Jubiläumsausgabe

Anamnese und körperliche Untersuchung

J. Seiderer-Nack • A. Sternfeld

72 Abbildungen
154 Tabellen

4., aktualisierte Auflage
2018

Lehmanns Media

Zuschriften und Anregungen an:

Prof. Dr. med. Julia Seiderer-Nack
juliaseiderer@gmx.de

Dr.med. Angelika Sternfeld
Angelika.sternfeld@web.de

Aus Gründen der einfacheren Lesbarkeit wird sprachlich das generische Maskulinum (z. B. Arzt, Patient) verwendet; es sind jedoch stets Personen männlichen und weiblichen Geschlechts (Ärztin, Patientin) gleichermaßen gemeint.

Wichtiger Hinweis:
Die Erkenntnisse in der Medizin unterliegen laufendem Wandel durch Fortschritt und klinische Erfahrungen. Die Autoren dieses Werkes haben große Sorgfalt darauf verwendet, dass die gemachten Angaben dem derzeitigen Wissensstand entsprechen.
Dies entbindet den Benutzer nicht von der Verpflichtung, in eigener Verantwortung die entsprechenden Empfehlungen der Hersteller zu überprüfen und festzustellen, ob die Indikationen, Dosierungen und Hinweise auf Kontraindikationen gegenüber den in diesem Buch gemachten Angaben abweichen. Jegliche Haftung diesbezüglich wird ausgeschlossen.

4., aktualisierte Auflage 2018

Helmholtzstraße 2-9
10587 Berlin

ISBN: 978-3-86541-956-9 www.lehmanns.de

Grafiken: Andreas Fischer
Satz und Umschlaggestaltung: Lehmanns Media
Druck: Drukarnia Dimograf, Bielsko-Biała

Anamnese

Hauptsymptome bei Präsentation

Grund des Arztbesuches, Symptomcharakterisierung (Lokalisation, Qualität / Quantität, Beginn / Dauer, Verlauf / Frequenz, Auslöser, bessernde / verstärkende Faktoren, Begleitsymptomatik), bisherige Diagnostik / Therapie, körperliche / seelische Beeinträchtigung

Medizinische Vorgeschichte

Med. Vorerkrankungen, Operationen, Unfälle / Trauma, Frakturen, Krankenhausaufenthalte, Erkrankungen im Kindesalter, Vorsorgeuntersuchungen, Impfstatus, geburtshilfliche Anamnese, psychiatrische Vorerkrankungen

Medikamente

Verschreibungspflichtige und frei verkäufliche Medikamente, Handels- / Wirkstoffname, Dosis / Dauer / Grund der Einnahme, Nebenwirkungen, Compliance / Gründe für Non-Compliance, Vitaminpräparate, naturheilkundliche Präparate, Homöopathie

Allergien

Medikamente, Kontrastmittel / Jod, Desinfektionsmittel / Latex / Pflaster, Nahrungsmittel, Konservierungsstoffe incl. Reaktion, Heuschnupfen, Asthma

Sozialanamnese

Psychosoziales Umfeld (Familienstand, soziale Integration, häusliche Umgebung und Versorgung), Berufsanamnese, Alkohol, Nikotin, Drogen- / Medikamentenabusus, Ernährungsgewohnheiten, körperliche Aktivität, Reiseanamnese, Sexualanamnese

Familienanamnese

Gesundheitszustand / Erkrankungen / Todesursache von Eltern / Großeltern / Geschwistern / Kindern, genetische Erkrankungen, maligne Erkrankungen, Diabetes mellitus, Hypertonus, KHK/ MI, Apoplex, kolorektale Polypen, Nierenerkrankungen, Tbc, Epilepsie, psychiatrische Erkrankungen

Systemübersicht

Allgemein: allgemeines Befinden / Gesundheitsstatus, Müdigkeit, körperliche / geistige Leistungsfähigkeit, Fieber / Schüttelfrost, Nachtschweiß, Gewichtsverlust, Appetit / Durst, Gewichtsveränderung, Trinkmenge, Hautveränderung, Juckreiz / Urtikaria, Nägel, Haarwuchs, erhöhte Blutungsneigung / Hämatome, Hitze- / Kälteintoleranz

Kopf-Hals: Kopfschmerz; Sehstörungen / Visusverlust / Doppelbilder, Photophobie, Schmerzen, Entzündung, verstärkte Tränensekretion; Hörverlust / Tinnitus/ Ohrenschmerzen / Schwindel, Geruchssinn / NNH-Infekte / Nasenbluten, Geschmacksempfinden, Zahnstatus, Zahnfleischbluten, Mundaphthen / Ulzera, Halsschmerzen, Lymphknotenschwellungen

Kardiovaskuläres System: Thoraxschmerz, arterieller Hypertonus, Klappenfehler / rheumatisches Fieber, Herzstolpern / Herzrhythmusstörungen, Synkope, Orthopnoe / Dyspnoe, Nykturie, periphere Ödeme, Claudicatio intermittens, venöse Insuffizienz (Schwellung der Beine, sichtbare Venenzeichnung), Ulcus, vorausgegangene Diagnostik: EKG, Belastungs-EKG, Echo, Herzkatheter

Respiratorisches System: Husten, Auswurf, Hämoptyse, Dyspnoe / Orthopnoe, Stridor / Giemen / Asthma, Heiserkeit, Infektionen des respiratorischen Systems, Tbc-Status (frühere Infektion, Therapie, Exposition, Impfstatus)

Gastrointestinales System: Übelkeit, Erbrechen, Nahrungsmittelunverträglichkeit, Hämatemesis, Kaffeesatzerbrechen, Dysphagie / Schluckstörungen, Sodbrennen / Refluxkrankheit, Abdominalschmerz, Diarrhoe / Obstipation, Änderung der Stuhlgewohnheiten (Häufigkeit, Farbe, Konsistenz, Schmerz), Meteorismus, Teerstuhl (Meläna), rektale Blutung / Blutauflagerungen, Hämorrhoiden, Ikterus / gelbe Skleren, heller Stuhl / dunkler Urin

Endokrinologisches System: Hitze- / Kälteintoleranz, Gewichtsveränderungen, Änderungen des Habitus, Struma / Exophthalmus, Hirsutismus / Gynäkomastie, Polyurie / Polydipsie

Urogenitales System: ↑ Frequenz, Harnretention, Oligurie, Probleme beim Wasserlassen (Beginn, abgeschwächter Strahl / Pollakisurie), Dysurie / Algurie, Hämaturie / Nierensteine, Harnwegsinfekt, Inkontinenz / Urge-Symptomatik, Sexuelle Aktivität / Libido, Kontrazeption, Infektionsprophylaxe ♂ Erektile Dysfunktion / Impotenz, Skrotumschwellung, Entzündung, Ulcera /Aphthen, Ausfluss, ♀ Menstruation: letzte Periode, Zyklusdauer, Menarche / Menopause, Menstruationsbeschwerden (Metrorrhagie / Menorrhagie / Dysmenorrhoe), Ausfluss, Juckreiz, postmenopausale Blutung, Schwangerschaften / Fehlgeburten /Abort. Vaginismus / Dyspareunie. Brust: Laktation, Knoten, Schmerzen, Entzündung, Selbstuntersuchung. letzter Besuch beim Gynäkologen, Vorsorge / PAP / Mammogramm

Muskuloskeletales System: Schmerzen (Anlauf- / Ruheschmerz, radikulärer Schmerz, Rückenschmerz), Muskelschwäche, Bewegungseinschränkungen, Gelenkschwellung / -steife / -deformität, Arthritis, Gicht, Trauma / Fraktur

Neurologisches System / Psychiatrie: Schwindel / Synkope / Bewusstseinsverlust, Apoplex, Krampfanfälle; Motorik: Schwäche / Lähmung, Atrophie, unwillk. Bewegungen; Sensibilität: Schmerz, Parästhesien, Tremor, Gangunsicherheit / Koordinationsstörungen, Kopfschmerz, kognitive Defizite, Gedächtnisstörung, Konzentrationsstörung, Lesen / Schreiben, Änderung der Stimmungslage, Depression, Trauer, Angstreaktionen, Suizidgedanken, Ich-Störungen / Halluzinationen

Körperliche Untersuchung

Patient sitzt / liegt

Erscheinungsbild

Alter, Geschlecht, Vigilanz und Orientierung, Sprache, Allgemein- und Ernährungszustand, Gewicht, Größe, Habitus, Deformitäten, Kleidung, Hygiene, Geruch, Haut (Anämie / Ikterus / Zyanose)

Vitalparameter

Puls, Blutdruck (bds, evtl. im Sitzen / Stehen / Liegen), Atemfrequenz, Temperatur, Pulsoxymetrie

Kopf / Hirnnerven / Hals

Schädel: Form, Deformität, Sensibilität / Nervenaustrittspunkte (N. V), Druck- / Klopfschmerz NNH, mimische Muskulatur (N. VII), A.temporalis; **Augen:** Lider, Konjunktiven, Skleren, Pupillen (Symmetrie, Form), Pupillenreaktion (direkt / indirekt / Akkommodation), Augenbewegung (N. III / IV / VI), Nystagmus (N. VIII), Fundoskopie (Sehnerv, retinale Gefäße, Papille, Hämorrhagien / Exsudate), Gesichtsfeld / Visus (N. II), Kornea / -reflex (N. V), Ex- / Enophthalmus; **Nase:** Schleimhaut, Septum, Geruchssinn (N. I); Ohren: äußerer Gehörgang, Trommelfell (Lichtreflex, Mobilität), Rinne / Weber (N. VIII); **Mund / Mundhöhle:** Mundgeruch, Lippen, Schleimhaut, Gaumen, Zunge (N.XII), Geschmackssinn (N. VII), Zahnfleisch, Zähne / Zahnersatz, Kaumuskulatur (N. V), Pharynx, Tonsillen, Würgereflex (N. IX / X); **Hals:** Kehlkopf, Lymphknoten submental, submandibulär, prä- / postaurikulär, okzipital, zervikal, supraklavikulär

Patient sitzt frei

Schilddrüse: Palpation von dorsal / Auskultation; HWS: Bewegungsumfang, Meningismus / Muskelspasmus, M. sternocleidomastoideus / M. trapezius (N. XI)

Respiratorisch / Thorax

Insp: Form, Symmetrie, Atembewegung, Einsatz von Atemhilfsmuskulatur / interkostale Einziehungen, **Palp:** Druckschmerz, Stimmfremitus („99"); **Perk:** Klopfschall, Atemverschieblichkeit der Lungengrenzen; **Ausk:** Atemgeräusche, Nebengeräusche, Pleurareiben, Bronchophonie („66"); **Wirbelsäule:** Kyphose, Lordose, Skoliose, Druck- / Klopfschmerz; **Nierenlager:** Klopfschmerz

Patient in Rückenlage, Oberkörper 30°

Kardial

Insp: Jugularvenendruck / -puls, **Palp:** Herzspitzenstoß, Schwirren; **Ausk** (parasternal 2. ICR re, 2. ICR li, 3. ICR li-Erb, 5. ICR li, Herzspitze): Herztöne (Qualität, Lautstärke, Spaltung, zusätzliche Herztöne), Herzgeräusche (syst. / diast. / kontinuierlich, Lautstärke n. Levine, p. m., Fortleitung, Atemabhängigkeit); Perikardreiben, A.carotis (Strömungsgeräusch, fortgeleitete Herzgeräusche)

Mammae

Symmetrie, Hautveränderung / -einziehung, Sekretion, Raumforderung (Lokalisation, Größe, Druckschmerz, Verschieblichkeit), Lymphknoten axillär

Patient in Rückenlage, flach

Abdomen

Insp: Haut, Nabel, Narben, Bauchdecken, Leberhautzeichen; **Ausk:** Darmgeräusche, Gefäßgeräusche; **Perk:** Klopfschall, Lebergröße, Aszites (wandernde Flankendämpfung), Raumforderungen, Klopfschmerz; **Palp:** Druckschmerz, Abwehrspannung, Leberrand, Gallenblase, Milz, Aorta, Raumforderungen (Druckschmerz, Größe, Verschieblichkeit), Nieren, Blase, Lymphknoten inguinal, Hernien, McBurney, Lanz

Vaskulär

arteriell (Amplitude / Strömungsgeräusche): A. radialis, A. ulnaris, A. carotis, Aorta abdominalis, A. femoralis, A. poplitea, A. tibialis post., A. dorsalis pedis; **venös:** Varizen, venöse Insuffizienz

Extremitäten / Haut

Temperatur, Farbe, Pigmentation, Zyanose, Ödem, Trommelschlegelfinger, Turgor, Läsionen, Nägel, Behaarung, Varizen, Ulzera, Petechien, Purpura, Palmarerythem, Spider nävi, Asterixis

Muskuloskeletal

Gelenke: Bewegungsumfang aktiv-passiv (Neutral-Null), Schmerz, Schwellung, Erguss, Erythem, Krepitation, Deformität, Kontraktur, Dislokation, Stabilität; **Knochen:** Bewegungsumfang, Asymmetrie, Schmerzhaftigkeit

Neuro

GCS, MMSE: siehe nachfolgende Tabellen
Motorik: Muskelgruppen, Kraft, Tonus, Atrophie, Faszikulation, Klonus, unwillkürliche Bewegungen (Tremor, Tic, Chorea, Athetose, Asterixis, Ataxie), *Klassifikation:* 5-volle Kraft, 4-Bewegung gegen leichten Widerstand, 3-Bewegung gegen Schwerkraft, 2-Bewegung ohne Schwerkraft, 1-schwache Kontraktion, 0-Paralyse; *Innervation:* Hüftbeugung L2–L3, Kniestreckung L3–L4, Kniebeugung L5–S1, Plantarflexion S1–S2, Plantar L4–L5; obere Extremität: N. radialis (Handgelenkextension, Daumenextension), N. medianus (Handgelenkbeugung, Langfingerbeugung, M.abductor pollicis brevis), N. ulnaris (M. interossei, M. lumbricales 4 / 5, M. adductor pollicis)
Reflexe: Biceps C5–C6, Triceps C6–C7, Brachioradialis C5–C6, Patellarsehne L2–L4, Tibialis post. L5–S1, Achillessehne S1–S2, Bauchhautreflexe, Pyramidenbahnzeichen (Babinski)
Koordination: Barany-Zeige-Versuch, Finger-Nase-Versuch, Knie-Hacken-Versuch, Pronation-Supination, Diadochokinese
Sensibilität: spinothalamisch (Schmerz / Temperatur), Hinterstrang (Vibration / Propriozeption): Schmerz (scharf-stumpf), Temperatur, Berührung, Gelenkposition /-bewegung, Vibration, 2-Punkt-Diskrimination (2 mm), Stereognosis, Propriozeption; sensible Dermatome: Schultern C4, Daumen C6, Ulnarseite der Hand C8, Brustwarzen Th4, Nabel Th10, Oberschenkelvorderseite L2, großer Zeh L5, Fußsohle S1, N. radialis (dorsal zwischen Daumen / Zeigefinger), N. medianus (Mittelfingerspitze), N. ulnaris (Kleinfingerspitze)

Nervenwurzeln: M. levator scapulae C4, M. pectoralis major C5–Th1, M. deltoideus (N. axillaris) / M. biceps (N. musculocutaneus) / M. brachioradialis, M. supinator (N. radialis) C5–C6, M. pronator teres (N. medianus) C6–C7, M. triceps (N. radialis) / M. extensor carpi ulnaris (N. radialis) / M. flexor carpi ulnaris (N. medianus) C6–C7–C8, Mm. extensores digitorum (N. radialis) C7–C8, Mm. flexores digitorum (N. medianus / ulnaris) C7–C8–Th1, Thenar (N. medianus) / Hypothenar (N. ulnaris) / Mm. interossei (N. ulnaris) C8–Th1, M. iliopsoas (N. femoralis) / Adduktoren (N. obturatorius) L2–L4, Zehenextensoren (N. fibularis) L4–S1, M.quadriceps femoris (N. femoralis) L2–L4, M. tibialis ant. (N. fibularis) L4–L5, M. extensor hallucis longus (N. fibularis) / M. tibialis post. (N. tibialis) / Zehenflexoren (N. tibialis) L5–S1, M. gluteus maximus (N. glutealis inf.) / M. gastrocnemius / M. soleus (N. tibialis) L5–S2

Patient steht

Stand / Gangbild, Zehenspitzen- / Fersenstand, Romberg- / Unterberger-Versuch, Globalbewegungen (Nackengriff, Hocke, Einbeinstand, Seitwärtsbeugung, Drehung)

Optional:

Rektal

Insp: Hautläsionen, Hämorrhoiden, Fissuren, Fisteln, **Palp:** Sphinktertonus, Raumforderungen, Strikturen, Stenosen, Schmerzempfindlichkeit (Douglasschmerz), Prostata, Stuhlfarbe / -konsistenz, Hämoccult-Test

Urogenital

♀ äußere Genitalien, Urethra, Blase, Uterus, Adnexe; ♂ Penis, Scrotum, Hoden, Perineum

Psych

Erscheinungsbild (Habitus, Mimik, Gestik); Bewußtsein (wach / somnolent / soporös / komatös) / Orientierung (Person / Zeit / Ort / Situation) / mnestische Funktion (Aufmerksamkeit / Wahrnehmung / Konzentration); Kontaktaufnahme (Art / Motivation); Intelligenz; Affektivität (Stimmungslage / Affektlabilität / -inkontinenz / -verflachung) / Antrieb (Antriebshemmung / -steigerung); Wahrnehmung (Illusion / Halluzination); Denken (formale / inhaltliche Denkstörung) / Ich-Erleben (Entfremdung / Beeinflussung); Krankheitsgefühl / -einsicht; Suizidalität

Mini Mental State	Aufgaben	
1. Orientierung	Frage nach Jahr, Jahreszeit, Monat, Wochentag, Datum. Je 1 Punkt.	0-5
	Land, Bundesland, Stadt, Klinik, Stockwerk. Je 1 Punkt.	0-5
2. Merkfähigkeit	Nennen von 3 Gegenständen (z. B. Ball, Haus, Schlüssel; 1 Sekunde pro Objekt).	
	Patient soll die 3 Gegenstände wiederholen. Pro Gegenstand 1 Punkt.	0-3
3. Aufmerksamkeit/ Rechnen	Patient soll von 100 jeweils 7 subtrahieren (100-93-86-79-72-65 …). Pro Antwort 1 Punkt, Abbruch nach 5 Antworten.	0-5
4. Kurzzeitgedächtnis	Patient soll die 3 Gegenstände (s. 2.) wiederholen. Pro Gegenstand 1 Punkt.	0-3
5. Sprache/ Sprachverständnis	Zeigen von 2 Gegenständen (z. B. Uhr, Stift). Patient soll Gegenstände benennen.	0-2
	Patient soll nachsprechen: *„Bitte keine Wenn und Aber"*	0-1
	Patient soll dreiteiligen Befehl ausführen: *„Nehmen Sie das Blatt, falten Sie es in der Mitte und legen Sie es auf den Boden"* (1 Punkt pro Handlung)	0-3
6. Lesen	Patient soll Aufforderung lesen und umsetzen: *„Schließen Sie die Augen"*	0-1
7. Schreiben	Patient soll einen kurzen Satz eigener Wahl aufschreiben.	0-1
8. Zeichnen	Patient soll 2 sich überschneidende Fünfecke nachzeichnen (auf separatem Blatt):	0-1

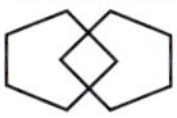

max. 30 Punkte, 24–30 Normalbefund, < 23 hinweisend auf Demenz

Glasgow-Coma-Scale	Reaktion	
Augen	Öffnung spontan	4
	Öffnung auf Ansprache	3
	Öffnung auf Schmerzreiz	2
	keine Reaktion	1
Motorisch	gezielte Bewegung auf Aufforderung	6
	gezielte Abwehr von Schmerzreizen	5
	pathol. Flexion auf Schmerzreiz	4
	pathol. Beugesynergismen auf Schmerzreiz	3
	pathol. Extension auf Schmerzreiz	2
	keine Reaktion auf Schmerzreiz	1
Verbal	orientiert zu Person / Ort / Zeit, beantwortet Fragen	5
	desorientiert, beantwortet Fragen	4
	inadäquate verbale Antwort	3
	unverständliche Laute	2
	keine verbale Reaktion	1

max. 15 Punkte, 15 Normalbefund

Pupillenweite (mm)

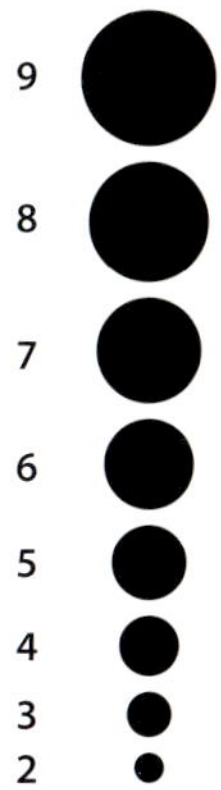

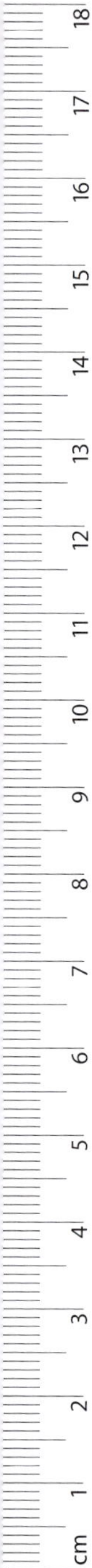

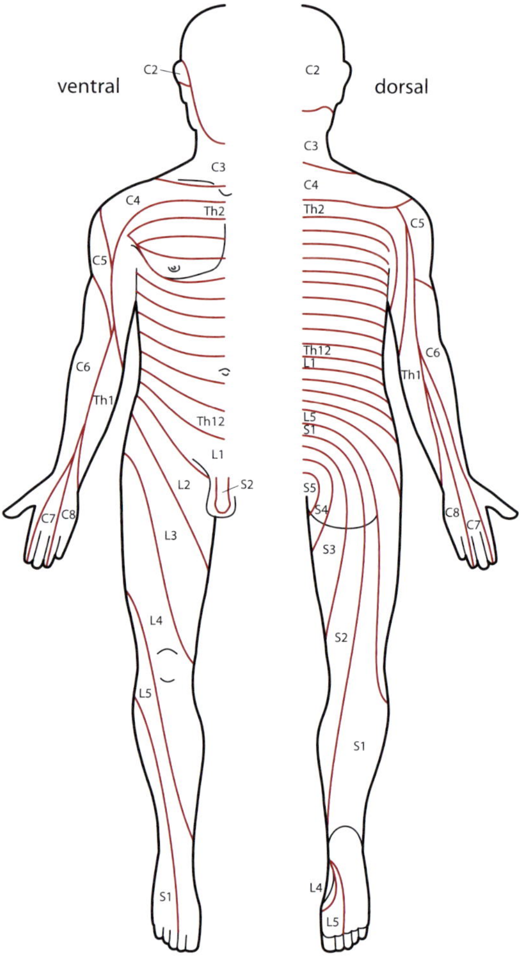

Auch als PDF verfügbar:

http://www.lehmanns.de/isbn/9783865419569

Vorwort der Autoren

Seit der ersten Auflage des Lehrbuches „Anamnese und körperliche Untersuchung“ im Jahr 2003 sind nun 15 Jahre vergangen – höchste Zeit also für eine Jubiläumsausgabe, die fachlich auf den neuesten Stand gebracht wurde und auch optisch einige Neuerungen bereit hält. Unser Grafiker Andreas Fischer hat den Abbildungen dankenswerterweise ein frisches Gesicht verpasst, der Satz wurde durch Lehmanns Media überarbeitet. Hinter der neuen Optik findet sich weiterhin in bewährter Tradition ein umfassendes und zugleich kompaktes Lehrbuch als praxisorientierter Begleiter für das Medizinstudium und die Patientenkontakte in Famulatur und Praktischem Jahr. Insbesondere für die Vorbereitung auf Patientenvorstellungen oder Prüfungen am Krankenbett/OSCE soll das Buch durch die Beispielpatienten im Anhang als Anleitung für eine fundierte und vollständige Anamnese und klinische Untersuchung dienen. Weiterhin enthält das Buch eine Kitteltaschenkarte mit zusätzlichem App-Format, um die Inhalte für die Anwendung am Krankenbett jederzeit griffbereit zu haben.

Auch im Zeitalter von Tele-Medizin, Gesundheits-Apps und digitaler Vernetzung sind und bleiben Anamnese und körperliche Untersuchung des Patienten zentrale medizinische Basisfähigkeiten und Grundlage ärztlichen Handelns. Dass eine lückenhafte Anamnese und ungenügende Kommunikation mit dem Patienten problematisch sein können, ist wissenschaftlich gut belegt: Die Anforderung unnötiger diagnostischer Verfahren, erhöhte Kosten und mangelnde Compliance können die Folgen sein. Nicht zuletzt legt die Kommunikation in der Anamnese auch die Basis für ein tragfähiges Vertrauensverhältnis zwischen Arzt und Patient.

Ohne die hilfreichen Kommentare und Anregungen unserer Leser könnten wir nicht an der stetigen Verbesserung von Inhalt und Form dieses Lehrbuches arbeiten. Ihnen und unseren klinischen Lehrern, die unser Medizinstudium und unsere klinische Ausbildung durch ihr persönliches Vorbild und ihr Engagement in der medizinischen Lehre geprägt haben, gilt unser besonderer Dank. Nicht zuletzt möchten wir uns bei unseren Familien und Freunden für deren Unterstützung und Motivation bedanken.

München, Februar 2018

Julia Seiderer-Nack   Angelika Sternfeld

Anamnese

What is spoken of a clinical picture is not just a photograph of a man sick in bed, it is an impressionistic painting of the patient surrounded by his home, his work, his relations, his friends, his joys, sorrows, hopes and fears.

Francis Weld Peabody, 1881–1927

Anamnese

Allgemeine Einführung

Unter dem Begriff Anamnese *(griech. anamnesis: Erinnerung)* wird in der Medizin die **Krankengeschichte** des Patienten, d. h. Art und Verlauf seiner Symptome verstanden, die der Arzt im Gespräch mit dem Patienten selbst **(Eigenanamnese)** oder unter Einbeziehung von Dritten (z. B. Angehörige, **Fremdanamnese**) erfragt. Ziel der Anamnese ist jedoch nicht nur der Gewinn von Informationen über das medizinische Beschwerdebild des Patienten, sondern auch der Einblick in seinen psychosozialen Hintergrund, seine persönlichen und beruflichen Probleme sowie sein Krankheitsverständnis. Gleichzeitig werden in der Anamnese auch die Grundlagen für den Aufbau einer vertrauensvollen **Arzt-Patient-Beziehung** gelegt, die durch die Verantwortung und den Respekt des Arztes gegenüber den Informationen und Emotionen des Patienten bestimmt wird. Von besonderer Bedeutung ist hierbei die **Empathie** des Arztes, d. h. die Fähigkeit zum einfühlenden Verstehen der emotionalen Erlebnisweise und der Gedankenwelt des Patienten.

Gerade für den Medizinstudenten ist die Fülle von Informationen und Eindrücken, die sich aus dem Anamnesegespräch ergeben kann, zu Beginn oft unübersichtlich und schwer zu strukturieren. So definiert sich die Qualität einer Anamnese nicht durch das Sammeln möglichst zahlreicher Daten, sondern erfordert kritische Wahrnehmung, Denken in pathophysiologischen Zusammenhängen, gezieltes Fragen und aufmerksames Zuhören, um die für die weitere Diagnostik und Therapie relevanten Informationen aus den Erzählungen des Patienten herausarbeiten zu können. Um das Beschwerdebild des Patienten anhand spezifischer Fragen differentialdiagnostisch eingrenzen zu können, bedarf es daher auch eines fundierten theoretischen Wissens um die Charakteristika der einzelnen Krankheitsbilder.

Grundvoraussetzung für eine gute Anamnese ist ein adäquater **Gesprächsrahmen**, der durch räumliche und zeitliche Faktoren bestimmt wird. Hierzu sollte ein möglichst ruhiger und heller Raum gewählt werden, der für Anamnese und Untersuchung des Patienten eine ausreichende Privatsphäre gewährleistet. Unterbrechungen durch Pflegepersonal und Besucher sowie durch eventuell anstehende apparative Untersuchungen sollten durch vorherige Information weitestgehend reduziert werden. Auch von Seiten des Arztes sollten Störungen wie ständiges Klingeln des Telefons oder Piepsers, Unterbrechungen durch Kollegen sowie sichtbarer Zeitdruck vermieden werden, um dem Patienten das Gefühl der vollen Aufmerksamkeit vermitteln zu können. Arzt und Patient sollten sich während der Anamnese auf etwa gleicher **Augenhöhe** in ausreichender **Distanz** entspannt gegenübersitzen. Ungleiche Augenhöhe oder fehlende räumliche Distanz (z. B. Untersucher dicht neben dem Patienten auf dessen Bett sitzend) sind äußere Zeichen einer Gesprächsasymmetrie und können negative Gefühle wie Unterlegenheit, Bedrohung oder Respektlosigkeit hervorrufen.

Auch sollte der Untersucher sicherstellen, einfache und für den Patienten klar verständliche Formulierungen zu verwenden und sich gegebenenfalls dessen **Sprachniveau** anzupassen. Die unbedachte Verwendung von medizinischen

Termini, Abkürzungen und wissenschaftlicher Fachsprache seitens des Arztes führt häufig zu unnötigen Sprachbarrieren und Informationsdefiziten, die die Distanz zwischen Arzt und Patienten zusätzlich verstärken. Doch auch Elemente der nonverbalen Kommunikation wie Körpersprache, Mimik und Gestik des Arztes können dem Patienten Desinteresse, Hektik oder auch Nervosität signalisieren und das Anamnesegespräch nachdrücklich beeinflussen – nicht vergessen sei hierbei auch das äußere Erscheinungsbild des Arztes bzw. Medizinstudenten, deren Kleidung und Habitus auch Zeichen des Respekts gegenüber dem Patienten darstellen.

Vor Beginn der Anamnese sollte sich der Untersucher anhand der Krankenakte kurz über wichtige persönliche **Daten des Patienten** wie Name und Alter, Familienstand, Beruf und nationale Herkunft, Grund der Überweisung bzw. stationären Aufnahme sowie bereits durchgeführte Voruntersuchungen und deren Befunde informieren. Dies erleichtert nicht nur den Gesprächsablauf, sondern zeigt den Arzt als interessierten und vorbereiteten Gesprächspartner des Patienten. Zur **Begrüßung** des Patienten wird dieser mit seinem Namen und formaler Anrede angesprochen und durch kurzen Händedruck Höflichkeit und Respekt signalisiert. Der Untersucher stellt sich dem Patienten mit seinem Namen und genauer Funktion (z.B. PJ-Student, Stationsarzt, Oberarzt) vor und informiert ihn über Ziel, Ablauf und auch Zeitaufwand der bevorstehenden Anamnese und Untersuchung. Besonderes Augenmerk gilt dabei dem aktuellen körperlichen und psychischen Zustand des Patienten (z.B. Schmerzen, Erschöpfung, starke Emotionen), der die Verschiebung des Gespräches auf einen späteren Zeitpunkt erforderlich machen kann. Einverständnis und Kooperation des Patienten sind daher Grundvoraussetzungen für das weitere Vorgehen.

Die **Eröffnung** des Gespräches sollte anhand möglichst allgemein gehaltener **offener Fragen** erfolgen, die dem Patient die Gelegenheit bieten, in eigenen Worten den Grund seines Besuches bzw. seine Hauptsymptome zu schildern („Wie kann ich Ihnen helfen?", „Was führt Sie zu mir / uns?", „Was beunruhigt Sie?"). Hierbei sollte der Untersucher dem Patienten durch aktives Zuhören konzentrierte Aufmerksamkeit vermitteln und diesen in seinen Erzählungen nicht zu früh durch Nachfragen unterbrechen. Oft helfen Ermunterungen oder Reflexionen („Erzählen Sie bitte weiter", „Ich höre zu", „Können Sie mir dies noch etwas genauer schildern?") gerade schüchternen Patienten, mit ihren Schilderungen fortzufahren. Hierbei sollte der Untersucher sicherstellen, unklare Formulierungen sowie Fachausdrücke von Seiten des Patienten in ihrer Bedeutung zu klären, um Symptome und Erkrankungen zu präzisieren („Sie sprachen gerade von Herzattacke – können Sie mir näher schildern, was vorgefallen ist?", „Was verstehen Sie unter der von Ihnen angesprochenen Allergie?"). Eine abschließende **Zusammenfassung** der Patientenerzählung durch den Arzt kann eventuellen Missverständnissen vorbeugen und gibt dem Patienten zugleich das Gefühl, richtig verstanden worden zu sein („Wenn ich Sie richtig verstanden habe, besteht diese Übelkeit seit drei Wochen").

Um die gewonnenen Informationen näher zu spezifizieren, werden im weiteren Verlauf der Anamnese vor allem **geschlossene Fragen** angewandt („Wie häufig tritt dieser Schmerz auf?", „Wie hoch war das Fieber?"), mit deren Hilfe die vom Patienten geschilderten Hauptsymptome differentialdiagnostisch weiter eingegrenzt werden können (vgl. Kapitel Systemorientierte Anamnese und Körperliche Untersuchung, S. 33 ff). Wichtig hierbei ist die **Vermeidung von Suggestivfragen**, die der Patient nur mit Ja oder Nein beantworten kann und oft verfälschende Antworten zur Folge haben („Strahlt Ihr Brustschmerz in den Arm aus?", „Ist Ihr Urin dunkel?"). Fragen mit mehreren abgestuften Antwortmöglichkeiten („Wohin strahlt Ihr Brustschmerz aus?", „Welche Farbe hat Ihr Urin?") stellen hier die bessere Alternative dar. Fällt dem Patienten die Schilderung seiner Symptome und deren Charakteristika sichtbar schwer, so kann der Untersucher auch mehrere Antwortmöglichkeiten zur Auswahl geben („Ist Ihr Schmerz kolikartig, stechend, dumpf oder brennend?"), ohne den Patienten dabei durch zu viele Antwortoptionen zu überfordern.

Anamnese bei Kindern und Jugendlichen

In der Anamnese von Säuglingen und Kleinkindern bezieht der Arzt seine Informationen meist fremdanamnestisch über Eltern oder Erziehungsberechtigte, die mit dem kleinen Patienten vertraut sind. Auch die Beobachtung der Interaktion zwischen Eltern und Kind während der Anamnese kann hierbei oft wertvolle Informationen geben (vgl. Kapitel Pädiatrische Anamnese und Untersuchung, S. 248 ff). Ältere Kinder dagegen können entsprechend ihres Entwicklungsstandes in die Anamnese miteinbezogen und über ihre Beschwerden kindgerecht befragt werden. Mit zunehmender Selbstständigkeit entwickeln viele Jugendliche auch das Bedürfnis, ohne Beisein der Eltern mit dem Arzt sprechen zu können, was respektiert werden sollte. Problematisch kann sich hierbei jedoch der Umgang mit vertrauensvollen Informationen und Nachfragen der Eltern gestalten, die in Absprache mit dem Jugendlichen erfolgen sollte.

Anamnese im Alter

Im Gespräch mit älteren Patienten sieht sich der Arzt oftmals mit **multiplen chronischen Erkrankungen,** Einschränkungen der **körperlichen und kognitiven Funktionen,** aber auch schwierigen **Änderungen der Lebensumstände** wie Verlust des Partners, soziale Isolation oder Umzug ins Alten- oder Pflegeheim konfrontiert, die anamnestisch besonderer Beachtung und Empathie bedürfen. Hierbei stehen trotz oft schwieriger Anamnesebedingungen Respekt und Höflichkeit gegenüber dem Patienten im Vordergrund, taktlose Anreden („Oma") sowie herablassende und infantile Kommunikationsformen sollte man strikt vermeiden. Ist die Kommunikationsfähigkeit des Patienten aufgrund schwerer körperlicher Erkrankungen oder kognitiver Einschränkungen deutlich vermindert, sollten – falls möglich – fremdanamnestische Quellen miteinbezogen werden, um vollständige Informationen zu erhalten.

Anamnese bei Patienten mit Migrationshintergrund

In der Anamnese und Untersuchung von Patienten mit Migrationshintergrund stehen oftmals **Sprachbarrieren** im Vordergrund, die eine effektive Kommunikation zwischen Arzt und Patient behindern können. Dies rechtfertigt jedoch nicht Distanzlosigkeit oder überlautes und infantiles Sprechen, welches in keiner Weise dem Verständnis von Taktgefühl und Respekt entspricht. Falls möglich, sollte die Hilfe eines neutralen Dolmetschers in Anspruch genommen werden, um das Vertrauen zwischen Arzt und Patient nicht zu beeinträchtigen und eine möglichst authentische Übersetzung zu erreichen. Angehörige dagegen neigen meist dazu, die Schilderungen des Patienten in verkürzter oder ergänzter Fassung zu übersetzen und beeinträchtigen so den neutralen Informationsgewinn. Hilfreich können auch zweisprachige Fragebögen oder Informationsbroschüren sein. Neben sprachlichen Barrieren erfordern aber auch **kulturelle und religiöse** Faktoren das Verständnis und Einfühlungsvermögen des Arztes.

Umgang mit Emotionen

Nicht selten wird der Arzt oder Medizinstudent im Verlauf des Anamnesegesprächs mit emotionalen Reaktionen des Patienten konfrontiert, die Ausdruck von Trauer, Verzweiflung, Angst oder auch Aggression und Wut sein können. Gerade jüngeren Ärzten fällt es hierbei oftmals schwer, angesichts eines weinenden oder anklagenden Patienten adäquat zu reagieren und gleichzeitig mit dem aufkommenden Gefühl der eigenen Hilflosigkeit und Trauer umzugehen. Auch erscheinen allgemeine Beschwichtigungen oder Redewendungen („Das wird schon wieder", „Alles halb so schlimm") angesichts der persönlichen Situation des Patienten häufig inhaltslos und unangebracht. Grundsätzlich sollte versucht werden, den Gefühlen und emotionalen Reaktionen des Patienten im Anamnesegespräch Raum zu geben und diesen mit Respekt und persönlichem Verständnis zu begegnen („Ich kann gut verstehen, dass die Situation / die Krankheit Sie bedrückt und traurig macht. Wenn es Ihnen hilft, können Sie mir gerne mehr über Ihre Sorgen erzählen"). Oft bringt es dem Patienten bereits deutliche Erleichterung, seine Emotionen und Sorgen zum Ausdruck bringen zu können, ohne sich dafür rechtfertigen oder schämen zu müssen.

Struktur und Inhalt der medizinischen Anamnese

In der medizinischen Anamnese ist gerade für den Anfänger ein **strukturiertes Vorgehen** wichtig, um ein möglichst umfassendes Bild des Patienten und seiner Erkrankung erheben zu können. Während in deutschsprachigen Kliniken standardisierte Vordrucke bzw. Anamnesebögen den Stationsalltag dominieren, findet sich der Untersucher im angloamerikanischen Raum meist mit einem einfachen weißen Blatt Papier konfrontiert, auf dem Anamnese und Untersuchung nach einem festen inhaltlichen Schema ausführlich, jedoch frei dokumentiert werden. Pro und Contra dieser unterschiedlichen Vorgehensweisen soll der Wertung jedes Einzelnen überlassen bleiben– jedoch mit der Betonung, dass medizinische Anamnese mehr ist als das bloße Ankreuzen auf standardisierten Vordrucken.

In Abhängigkeit von Patient und Beschwerdebild können **Umfang und Zeitaufwand der Anamnese** deutlich variieren – so ist für die Erstanamnese eines Patienten bei stationärer Aufnahme verständlicherweise ein ausführlicheres und intensiveres Gespräch erforderlich als für den Besuch eines langjährig bekannten Patienten in der Sprechstunde des niedergelassenen Arztes. Für die Erhebung einer umfassenden medizinischen Anamnese hat sich folgendes Schema in Struktur und Inhalt bewährt (vgl. auch beiliegende Kitteltaschenkarte), dessen einzelne Punkte im Folgenden näher behandelt werden.

Übersicht über die medizinische Anamnese

Tabelle 1

Hauptsymptome bei Präsentation
Grund des Arztbesuches, Symptomcharakterisierung (Lokalisation, Qualität /Quantität, Beginn /Dauer, Verlauf / Frequenz, Auslöser, bessernde / verstärkende Faktoren, Begleitsymptomatik), bisherige Diagnostik / Therapie, körperliche / seelische Beeinträchtigung
Medizinische Vorgeschichte
Medizinische Vorerkrankungen, Operationen, Unfälle / Trauma, Frakturen, Krankenhausaufenthalte, Erkrankungen im Kindesalter, Vorsorgeuntersuchungen, Impfstatus, geburtshilfliche Anamnese, psychiatrische Vorerkrankungen
Medikamente
Verschreibungspflichtige und frei verkäufliche Medikamente, Handels- /Wirkstoffname, Dosis /Dauer /Grund der Einnahme, Nebenwirkungen, Compliance /Gründe für Non-Compliance, Vitaminpräparate, naturheilkundliche Präparate
Allergien
Medikamente, Kontrastmittel / Jod, Desinfektionsmittel / Latex / Pflaster, Nahrungsmittel, Konservierungsstoffe, Art und Intensität der Reaktion; Heuschnupfen, Asthma
Sozialanamnese
Psychosoziales Umfeld (Familienstand, soziale Integration, häusliche Umgebung und Versorgung), Berufsanamnese, Alkohol, Nikotin, Drogen- /Medikamentenabusus, Ernährungsgewohnheiten, körperliche Aktivität, Reiseanamnese, Sexualanamnese
Familienanamnese
Gesundheitszustand / Erkrankungen / Todesursache von Eltern /Großeltern /Geschwistern / Kindern, genetische Erkrankungen, maligne Erkrankungen, Diabetes mellitus, Hypertonus, KHK, Apoplex, kolorektale Polypen, Nierenerkrankungen, Tbc, Epilepsie, psychiatrische Erkrankungen
Systemübersicht
vgl. S. 16

Hauptsymptomatik

Im Mittelpunkt der Anamnese steht die **subjektive Hauptsymptomatik** des Patienten, die dieser mit Hilfe offener Einleitungsfragen frei und ausführlich schildert. Die Beschreibung der Beschwerden sollte hierbei in möglichst chronologischer Reihenfolge und in den eigenen Worten des Patienten dokumentiert werden („Druck über dem Herzen seit 3 Tagen, seit gestern Herzklopfen"). Bestehen mehrere Symptome gleichzeitig, so werden diese in der Reihenfolge ihrer subjektiven Relevanz für den Patienten notiert. Um das Symptom bzw. den Schmerzzustand des Patienten differentialdiagnostisch besser eingrenzen zu können, ist eine eingehende Charakterisierung jedes einzelnen Symptoms erforderlich, die – wie am nachfolgenden Beispiel „Schmerz" gezeigt – anhand der nachstehend aufgeführten Kriterien erfolgen kann:

Tabelle 2

Charakterisierung eines Symptoms – z. B. „Schmerz"

Kriterium	*Beschreibung*
Lokalisation	Ort und Ausstrahlung des Schmerzes, Änderung der Lokalisation und Schmerzausbreitung
Qualität / Charakter	dumpf, drückend, brennend, stechend, bohrend, kolikartig, ziehend
Quantität / Intensität	Einteilung auf Schmerzskala (1 bis 10), konstant / progredient / abnehmend
Zeitliches Auftreten	Beginn (akut / subakut / chronisch), Dauer, Frequenz, konstant / intermittierend, tageszeitliche / jahreszeitliche Schwankungen, freies Intervall
Auslöser	körperliche Aktivität, Änderung der Körperposition, Wetter, Nahrungsaufnahme, Emotionen / psychische Belastung
Bessernde / verstärkende Faktoren	Wärme / Kälte, Lageveränderung, Nahrungsaufnahme / Trinken, Medikamente
Begleitsymptomatik	Übelkeit, Erbrechen, Fieber, Schwindel, Atemnot, Husten
Bisherige Diagnostik	Labor, EKG, Röntgen, CT, Biopsie, Endoskopie

Von Bedeutung sind in diesem Zusammenhang auch Fragen nach dem **Grad der körperlichen und seelischen Beeinträchtigung,** die der Patient durch seine Erkrankung bzw. Symptome empfindet. Informationen über berufliche Einschränkungen oder Schwierigkeiten in der Verrichtung täglicher Aufgaben (Haushalt, Ankleiden ohne Hilfe) sowie den individuellen psychischen Leidensdruck des Patienten können dem Untersucher helfen, den Schweregrad der Erkrankung in seiner Bedeutung für Alltag und Lebensqualität des Patienten besser einzuschätzen. Oftmals kann auch die eigene Einschätzung des Patienten (z. B. „Was halten Sie für die Ursache Ihrer momentanen Beschwerden?") zu erstaunlichen Einsichten in das Krankheitsverständnis des Patienten, aber auch zu differentialdiagnostisch relevanten Informationen führen. Nicht vergessen werden darf in diesem Zusammenhang, dass ein Arztbesuch nicht immer aus primär medizinischen Beweggründen erfolgt, und die geschilderte Hauptsymptomatik daher nicht automatisch mit dem **Grund der ärztlichen Konsultation** gleichgestellt werden darf. Nicht selten verbergen sich hier andere Motive wie soziale Isolation, Wunsch nach Aufmerksamkeit und Kommunikation, Angst oder Trauer.

Medizinische Vorgeschichte

Nach Erhebung der Hauptsymptomatik sollte der Patient nach seiner medizinischen Vorgeschichte befragt werden, aus der sich oftmals wichtige Informationen im Bezug zur aktuellen Symptomatik ableiten lassen. Hierzu gehören:

Tabelle 3

Medizinische Vorgeschichte

	Beispiele
Medizinische Vorerkrankungen	aktuelle und frühere Beschwerden (z. B. KHK, Hypertonie, Herzinsuffizienz, DM, Asthma / COPD, Tbc)
Operation / Unfall / Trauma / Fraktur	Ort, Datum, Komplikationen, evtl. Bluttransfusionen
Frühere Krankenhausaufenthalte	Ort, Datum, Grund der Aufnahme, Diagnostik
Erkrankungen im Kindesalter	z. B. Masern, Mumps, Scharlach, Diphtherie, Röteln, Windpocken, Keuchhusten, rheumatisches Fieber
Vorsorgeuntersuchungen / Impfstatus	z. B. gynäkologische Vorsorge (Mammographie, PAP), Koloskopie, Hautkrebs-Screening, Zervix-Abstrich, Prostata-Vorsorge, Sigmoidoskopie, Tetanusschutz
Geburtshilfliche Anamnese	Schwangerschaften, Geburten, Aborte, Komplikationen
Psychiatrische Vorerkrankungen	Depression, Psychosen, Suchterkrankungen

Häufig ergeben sich dem Untersucher auch erst im weiteren Verlauf der Anamnese (Systemüberblick) und Untersuchung (Operationsnarben) zusätzliche Hinweise auf Vorerkrankungen, die der Patient bei der Befragung nicht erwähnt hat.

Medikamente

Jede Anamnese sollte die vom Patienten eingenommenen Medikamente mit genauer **Dosis** und **Einnahmeschema**, **Dauer** und **Grund** der Therapie beinhalten. Dies ist nicht nur für eine adäquate Weiterführung der pharmakologischen Therapie während des Krankenhausaufenthaltes von Bedeutung, sondern ermöglicht auch Rückschlüsse auf Neben- oder Wechselwirkungen. Neben **verschreibungspflichtigen Pharmaka** sollte der Patient explizit auch nach **frei verkäuflichen Arzneimitteln** wie Analgetika, Schlaftabletten, Laxantien, Vitaminpräparaten sowie naturheilkundlichen oder hömöopathischen Medikamenten gefragt werden, bei Frauen im gebärfähigen Alter ebenso nach **oralen Kontrazeptiva** („Pille"). Auch wenn die genannten Pharmaka von Patienten oftmals nicht als „Medikamente" empfunden werden, sind sie doch mit Neben- und Wechselwirkungen assoziiert und daher anamnestisch relevant.

Auch das beste Medikament zeigt keine Wirkung, wenn es nicht regelmäßig oder den Empfehlungen entsprechend eingenommen wird. Die regelrechte Einnahme eines verordneten Medikaments bzw. das Befolgen ärztlicher Anordnungen bezeichnet man als **Compliance**, entgegengesetztes Verhalten dementsprechend als Non-Compliance. Im Fall von **Non-Compliance** ist es wichtig, den Patienten nach dem Grund zu fragen – z. B. nach unangenehmen Nebenwirkungen wie Übelkeit oder Durchfall oder auch erektiler Dysfunktion (häufig bei Betablockern). Nur so lassen sich Missverständnisse vermeiden und durch eine bessere Information des Patienten eine höhere Compliance erreichen („Viele Patienten klagen bei der Einnahme von Betablockern über Potenzstörungen – haben Sie ähnliche Probleme bemerkt?"). Insbesondere im Umgang mit älteren Patienten ist die Frage nach der Compliance und der täglichen Einnahmegewohnheiten von großer Bedeutung – oft wird hier eine genaue und regelmäßige Medikamenteneinnahme durch Faktoren wie Demenz oder mangelnde soziale Unterstützung erschwert und kann zu schwerwiegenden Intoxikationen führen (z. B. Betablocker).

Allergien

Allergien bzw. Unverträglichkeitsreaktionen finden sich bei etwa 20 % aller Patienten und stellen daher ein signifikantes Problem in der täglichen Praxis dar. Das klinische Spektrum reicht dabei von der einfachen Hautrötung (z. B. Pflasterallergie) bis hin zum anaphylaktischen Schock, der einer intensivmedizinischen Behandlung bedarf. Durch eine detaillierte Erhebung der Medikamentenanamnese sowie der allergischen Vorgeschichte können so eventuell lebensbedrohliche Komplikationen vermieden werden. Auf die Frage, ob Allergien bekannt sind, werden die meisten Patienten, die von mittleren bis schweren Überempfindlichkeitsreaktionen betroffen sind, diese von selbst erwähnen. Jedoch lohnt sich unter Umständen ein genaueres Nachfragen, für das folgende Checkliste als Leitfaden dienen kann. Werden in der Anamnese allergische Reaktionen bejaht, sollte nicht nur die **auslösende Substanz**, sondern auch die **Art der Reaktion** vermerkt werden – z. B. Urtikaria, Angioödem, Asthma, Schock.

Tabelle 4

Allergien

	Beispiele
Allgemein	Heuschnupfen, allergisches Asthma, Nahrungsmittelallergie, Pflaster/Latex, Allergie gegen Konservierungsstoffe
Medikamente	Antibiotika, Analgetika, ACE-Hemmer, Desinfektionsmittel (Jod)
Kontrastmittel	Allergische Reaktionen auf Kontrastmittel (Jod) sind besonders für den Einsatz von bildgebenden Verfahren wie z. B. CT oder Angiographie von Bedeutung.

Sozialanamnese

Mit Hilfe der Sozialanamnese lassen sich wichtige Zusatzinformationen über den **privaten und beruflichen Hintergrund** erfassen, die das Beschwerdebild des Patienten in Bezug auf seine **individuellen Biographie** und **psychosoziale Situation** reflektieren. Auch bietet sie dem Untersucher die Gelegenheit, den Blick für den Patienten als Ganzes nicht zu verlieren, d. h. ihn nicht nur als Patient X mit Problem Y kennen zu lernen, sondern ihn als eigenständige Persönlichkeit mit menschlichen Eigenschaften wie sozialen und privaten Problemen, prägenden Lebensereignissen und Emotionen wie Angst, Trauer oder Enttäuschung wahrzunehmen und zu respektieren. Eine ausführliche Sozialanamnese beinhaltet daher Fragen nach dem **psychosozialen Hintergrund** des

Patienten, seiner **beruflichen Tätigkeit,** seinen **Lebensgewohnheiten** sowie möglichen **Risikofaktoren** (Nikotin, Alkohol, Drogen, Ernährung, körperliche Bewegung, Reisen). Auch sollte der Untersucher hierbei einen tieferen Einblick in das **Krankheitsverständnis** des Patienten und dessen **Bewältigungsstrategien** („Coping") gewinnen.

Nur sehr wenige Patienten erzählen einer fremden Person gerne und freiwillig von privaten und oftmals intimen Problemen. Die Erhebung der Sozialanamnese erfordert daher eine umsichtige Wortwahl sowie neutrale, nicht wertende Fragen, um die Privatsphäre des Patienten nicht zu verletzen („Welche berufliche Tätigkeit üben Sie derzeit aus?" anstelle von „Sind Sie arbeitslos?"). Auch kann der Hinweis auf die Vertraulichkeit der Informationen und die ärztliche Schweigepflicht dem Patienten helfen, offen mit dem Arzt zu kommunizieren. Erscheint der Patient sichtbar bedrückt und verschlossen, können einfache, offene Abschlussfragen wie „Gibt es noch etwas, das Sie mir erzählen möchten, oder das für mich wichtig wäre zu wissen, um Ihre Situation besser zu verstehen?" helfen, Problemfelder zu identifizieren.

Psychosoziales Umfeld

Fragen nach dem **Familienstand** des Patienten (allein oder in einer Partnerschaft lebend, Kinder) sowie seiner **privaten und sozialen Integration** (Familie, Freunde, Kollegen,Vereine, Selbsthilfegruppen) können helfen, einen genaueren Einblick in das psychosoziale Umfeld des Patienten, seine Lebensqualität sowie seinen emotionalen Rückhalt zu gewinnen. Insbesondere bei chronischen oder malignen Erkrankungen sollte die Bedeutung dieser Angaben nicht unterschätzt werden. Aber auch **kulturelle Herkunft** oder **religiöse Überzeugungen** spielen eine wichtige Rolle im Krankheitsverständnis und Coping und ziehen unter Umständen weitreichende Konsequenzen für therapeutische Interventionen nach sich (beispielsweise Bluttransfusionen bei Zeugen Jehovas).

Soziale und medizinische Problemfelder eröffnen sich zudem bei Fragen nach der **Wohnsituation** des Patienten (Asylbewerberheim, obdachlos, starke Luftverschmutzung), die auch für das Risiko einer infektiösen Exposition nicht unbedeutend ist (Tbc, COPD). Gerade bei älteren oder chronisch kranken Patienten sind die **räumlichen Bedingungen** (Anzahl der Treppen, Schlafzimmer und Bad im oberen Stockwerk) und **soziale Unterstützung** (Essen auf Rädern, Sozialstation) für eine optimale Versorgung nach dem Krankenhausaufenthalt entscheidend und sollten daher anamnestisch erfasst werden. Bei entsprechender Symptomatik können auch Angaben über **Haustiere** (z. B. Toxoplasmose, Vogelhalter-Lunge) und **Hobbies** (Allergien) des Patienten von Bedeutung sein.

Berufsanamnese

Die berufliche Situation des Patienten (erwerbstätig, berentet, arbeitslos), seine Arbeitsbelastung und berufliche Zufriedenheit, der Umgang mit Stress sowie evtl. finanzielle Schwierigkeiten können eine Vielzahl somatischer und psychischer Störungen bedingen und sollten daher fester Bestandteil der Anamnese sein. Insbesondere Beschwerden des respiratorischen (z. B. Pneumokoniosen) und muskuloskeletalen Systems (z. B. Karpaltunnelsyndrom), aber auch Erkrankungen der Haut (z. B. Kontaktekzem) oder des Hörapparates (z. B. Lärmschwerhörigkeit) werden häufig durch berufsbedingte Exposition gegenüber chemischen, physikalischen oder infektiösen Noxen bedingt und daher als **Berufs-**

krankheiten bezeichnet. Eine genaue Schilderung der **aktuellen und früheren beruflichen Tätigkeit**, Arbeitsbedingungen und Gefährdungspotentialen sowie Art und Dauer der Exposition gegenüber Noxen wie Asbest, Quarzstaub oder auch organischen Stäuben kann hierbei wichtige ätiologische Hinweise erbringen. Zu beachten sind jedoch unter Umständen lange Latenzzeiten von bis zu 30 Jahren zwischen Exposition und Manifestation der Erkrankung (vgl. Kapitel Respiratorisches System, S. 97 ff.).

Nikotin

Aktiv- sowie auch Passivrauchen stellen einen wichtigen Risikofaktor insbesondere für Erkrankungen des kardiovaskulären (KHK, pAVK) sowie respiratorischen (COPD, Bronchialkarzinom) Systems dar und sollten daher anamnestisch genau erfragt werden. Erfasst werden hierbei **Beginn und Dauer der Exposition** mit Angabe der sogenannten **pack years**: Rauchen von 2 Schachteln pro Tag über 5 Jahre ergibt 10 pack years. Wichtig in diesem Zusammenhang ist auch die Frage nach der **Motivation** und eventuellen früheren Versuchen des Patienten, das Rauchen aufzugeben.

Alkohol

Fester Bestandteil jeder Anamnese ist die Frage nach der **Häufigkeit, Menge und Art** der Alkoholkonsums (Bier, Wein, höherprozentige Spirituosen). Regelmäßiger Alkoholkonsum in höheren Mengen stellt nicht nur ein weitverbreitetes Suchtproblem dar (ca. 3–5 % der Bevölkerung), sondern bedingt zudem schwerwiegende Organschäden wie beispielsweise Leberzirrhose, akute und chronische Pankreatitis, Gastritis und Ulkus oder auch Karzinome von Mundhöhle / Speiseröhre. Der Übergang von „normalem“ Alkoholgenuss in den Alkoholmissbrauch ist dabei oft fließend, und dem Patienten der Krankheitswert seines Trinkverhaltens bzw. seiner Abhängigkeit meist nicht bewusst. Patienten mit Alkoholproblemen suchen beim Arztbesuch großteils keine Hilfe im Zusammenhang mit ihrem Alkoholproblem, sondern vielmehr die Behandlung von körperlichen Beschwerden.

Die Frage nach Alkoholkonsum bzw. -abhängigkeit stellt ein anamnestisch schwieriges Themengebiet dar und erfordert vom Untersucher oftmals ein hohes Maß an Sensibilität und Fingerspitzengefühl. Hierbei gilt es, das Suchtproblem des Patienten zu identifizieren, ohne zugleich durch moralische Wertung Schuld- und Versagensgefühle seitens des Patienten zu verstärken und ihm seine Selbstachtung und individuelle Würde zu nehmen. Oftmals kann eine einleitende Erklärung der medizinischen Relevanz dieses Themenbereiches eine offene und vertrauensvolle Kommunikation zwischen Arzt und Patient erleichtern: „Einige Lebererkrankungen werden durch giftige Stoffe, Medikamente oder auch Alkohol ausgelöst – deshalb ist es für mich wichtig zu wissen, wie viel Alkohol sie pro Woche zu sich nehmen“.

Bei Verdacht auf Alkoholmissbrauch empfiehlt sich als Screening der **CAGE-Test** (s. u.), der erste Informationen über Kontrollverlust, Abhängigkeit und auch psychosoziale Folgeerscheinungen geben kann. Werden mehr als 2 Fragen positiv beantwortet, ist der Verdacht mit einer Spezifität von etwa 88 % und einer Sensitivität von etwa 95 % begründet.

Tabelle 5

CAGE-Fragen

Cutting down	Hatten Sie schon einmal das Gefühl, Ihren Alkoholkonsum reduzieren zu müssen?
Annoyance by criticism	Waren Sie schon einmal über Kritik an Ihrem Trinkverhalten verärgert?
Guilty feelings	Hatten Sie wegen Ihres Alkoholkonsums bereits Schuldgefühle?
Eye opener	Haben Sie morgens Alkohol getrunken, um Ihre Leistungsfähigkeit zu verbessern oder um einen Kater loszuwerden?

Nicht vergessen werden sollten in diesem Zusammenhang auch die privaten und beruflichen Konsequenzen des Alkoholismus, die den Patienten zusätzlich belasten können und anamnestisch daher durchaus von Bedeutung sind. Fragen nach dem familiären Umfeld und der sozialen Einbindung des Patienten können nicht nur helfen, geeignete Therapiekonzepte zu finden, sondern auch die oftmals psychisch stark belasteten Angehörigen einzubeziehen.

Drogen- / Medikamentenabusus

Angesichts steigender Zahlen psychisch und physisch abhängiger Personen in Deutschland (ca. 1 Million medikamentenabhängiger Patienten, 30 % der Jugendlichen in Kontakt mit Partydrogen oder Cannabis), zeigt die Frage nach dem Konsum von Drogen und Medikamenten wie Analgetika oder Benzodiazepinen durchaus anamnestische Relevanz, wenngleich sicher nicht jede Patientengruppe (z. B. Geriatrie) einer ausführlichen Befragung bedarf. Bei entsprechenden Anhaltspunkten sollten jedoch Substanzbezeichnung, Dauer, Menge und Art des Konsums (intravenös, oral, transnasal), psychische und physische Abhängigkeit, Komplikationen sowie Entzugsversuche genau dokumentiert werden.

Ernährung / körperliche Bewegung

Insbesondere bei übergewichtigen Patienten sowie kardiovaskulären und metabolischen Erkrankungen kann die Frage nach den **Ernährungsgewohnheiten** (Häufigkeit und Zusammensetzung der Mahlzeiten, Art der Getränke) sowie **körperlicher Aktivität** wichtige Anhaltspunkte für mögliche Risikofaktoren und Präventionsmaßnahmen geben. Erfragt werden sollten insbesondere auch Gewichtsveränderungen, Diäten sowie das allgemeine Gesundheitsbewusstsein des Patienten. Aber auch potentiell gesunde Ernährungsweisen (z. B. Vegetarier) können bei zu einseitiger Nahrungszusammensetzung zu bestimmten Krankheiten prädisponieren (z. B. Anämie).

Sexualanamnese

Die Erhebung der Sexualanamnese wird von vielen Patienten, aber auch Ärzten und Medizinstudenten als heikles und unangenehmes Kapitel betrachtet, das ein besonderes Maß an **Sensibilität und Taktgefühl** erfordert. Zwar ist eine ausführliche Sexualanamnese sicher nicht fester Bestandteil einer jeden ärztlichen Anamnese, sollte jedoch bei entsprechendem klinischem Beschwerdebild nicht vergessen werden. Probleme im Bereich des Sexuallebens werden vom Patienten selten angesprochen, können jedoch sehr wichtige Informationen bieten. So kann beispielsweise das Vorliegen einer erektilen Dysfunktion Hinweis auf Diabetes mellitus sein, oder häufiges Wechseln der Sexualpartner eine wichtige Zusatzinformation bei Verdacht auf eine HIV-Infektion bieten. In diesem Zusammenhang sollte auch nicht vergessen werden, dass Beeinträchtigungen des Sexuallebens einen häufigen, aber selten genannten Grund für Non-Compliance in der Einnahme von Medikamenten darstellen (erektile Dysfunktionen z. B. durch Betablocker). Bestandteil der Sexualanamnese sind Fragen nach Häufigkeit des Geschlechtsverkehrs, Libido, evtl. auftretenden Störungen oder Schmerzen, Anzahl der Partner, persönlichen Neigungen und Zufriedenheit. Nicht fehlen sollten in diesem Zusammenhang auch Fragen nach Verhütung und Schutz vor infektiöser Risikoexposition sowie aktuellen und früheren sexuell-übertragbaren Krankheiten.

Um dem Patienten das Sprechen über diesen Themenbereich zu erleichtern, sollte der Untersucher vorab die Wichtigkeit und **medizinische Relevanz** seiner Fragen erläutern („Störungen der Sexualität sind ein häufiges Problem bei Patienten mit Diabetes mellitus – haben Sie selbst Schwierigkeiten bemerkt?"). Oftmals bieten sich auch Fragen im Anschluss an die gynäkologische oder urogenitale Anamnese als Überleitung in diesen Themenbereich an. Wichtig für eine offene Kommunikation zwischen Arzt und Patient ist gerade hierbei eine passende Wortwahl und adäquates Sprachniveau, das dem Patienten ermöglicht, ohne Hemmungen oder Schamgefühle über seine Probleme zu berichten. Um eventuelle Peinlichkeiten oder unbewusste moralische Wertungen zu vermeiden, sollte der Untersucher in seinen Fragen daher auch den Begriff „Partner" verwenden, da dies eheliche und außereheliche sowie auch heterosexuelle und homosexuelle Kontakte einschließt.

Reiseanamnese / Auslandsaufenthalte

Bei entsprechenden Symptomen des Patienten (z. B. unklares Fieber, Lymphadenopathie, Diarrhoe, Erhöhung des Leberenzyme) kann eine Frage nach **Auslandsreisen** insbesondere in tropische Gebiete wichtige Hinweise auf die Ätiologie der Symptome ergeben (z. B. Malaria, Hepatitis, Cholera). Hierbei sind neben der Frage nach Allgemeinmaßnahmen (z. B. Trinkwasser, Nahrung) und eventuell infektiösen Kontaktpersonen (sexuell übertragbare Krankheiten wie HIV oder Hepatitis) auch Zeitpunkt und die Art des Impfschutzes sowie Art und Dauer einer eventuell erfolgten Chemoprophylaxe (Malaria) von Bedeutung. Bei Verdacht auf Erkrankungen wie Lyme-Borreliose oder Frühsommer-Meningoenzephalitis (FSME), die durch Zecken übertragen werden können, empfiehlt es sich zudem, nach einem Aufenthalt in regionalen Risikogebieten zu fragen.

Familienanamnese

Die Erhebung einer Familienanamnese ist nicht nur für **genetisch bedingte Erkrankungen** wie beispielsweise Hämophilie oder Mukoviszidose relevant, sondern erfasst auch **familiär gehäuft auftretende Erkrankungen** wie Diabetes mellitus sowie **infektiöse Kontaktpersonen** (z. B. Tbc) im familiären Umfeld des Patienten. Zudem kann eine positive Familienanamnese – d. h. ein Auftreten des Krankheitsbildes innerhalb der näheren Verwandtschaft (Eltern, Großeltern, Geschwister, Kinder) – auch für **maligne Erkrankungen** wie das kolorektale Karzinom (z. B. familiäre adenomatöse Polyposis) oder das Mammakarzinom von Bedeutung sein. Alter, Gesundheitszustand bzw. Todesursache der nächsten

Angehörigen sollten daher in jeder Anamnese erfragt und dokumentiert werden. Als allgemeines Screening auf eventuelle familiäre Vorbelastung empfiehlt sich die Frage nach folgenden Krankheitsbildern: Diabetes mellitus, Hypertonus, KHK, Apoplex, Tumorerkrankungen, kolorektale Polypen, Nierenerkrankungen, Tbc, Epilepsie und psychiatrische Erkrankungen. Hierdurch lassen sich frühzeitig potentielle Risikofaktoren des Patienten erkennen und entsprechende Präventivmaßnahmen einleiten (z.B. Pankolektomie bei familiärer adenomatöser Polyposis).

Bei genetisch bedingten sowie malignen Erkrankungen empfiehlt sich zur übersichtlichen Darstellung der betroffenen Personen bzw. des Erbganges ein schematischer **Stammbaum** – hier ein Beispiel eines Stammbaums über drei Generationen mit gehäuftem Auftreten von Brustkrebs (der Pfeil bezeichnet die betroffene Patientin):

Abbildung 1

Stammbaumdarstellung

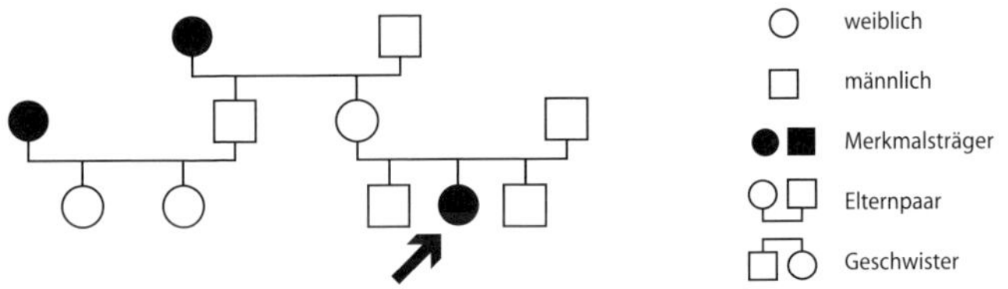

Systemübersicht

Zum Abschluss der Anamnese wird der Patient noch einmal systematisch zu den einzelnen Organsystemen befragt, die in der sogenannten Systemübersicht dokumentiert werden. Hierdurch sollen ein möglichst umfassendes Bild vom Gesundheitsstatus des Patienten erzielt und in Ergänzung zu den Hauptsymptomen differentialdiagnostisch relevante Symptome anderer Organsysteme erfasst werden. Die differentialdiagnostische Bedeutung häufiger klinischer Symptome ist im Kapitel Systemorientierte Anamnese und Körperliche Untersuchung nach Organsystemen geordnet umfassend dargestellt – folgende Checkliste soll jedoch an dieser Stelle als Überblick dienen:

Tabelle 6

Systemübersicht

Allgemein

Allgemeines Befinden / Gesundheitsstatus, Müdigkeit, körperliche / geistige Leistungsfähigkeit, Fieber / Schüttelfrost, Nachtschweiß, Gewichtsverlust, Appetit / Durst, Gewichtsveränderung, Trinkmenge, Hautveränderung, Juckreiz / Urtikaria, Nägel, Haarwuchs, erhöhte Blutungsneigung / Hämatome, Hitze- / Kälteintoleranz

Kopf-Hals

Kopfschmerz; Sehstörungen / Visusverlust / Doppelbilder, Photophobie, Schmerzen, Entzündung, verstärkte Tränensekretion; Hörverlust / Tinnitus / Ohrenschmerzen / Schwindel, Geruchssinn / NNH-Infekte / Nasenbluten, Geschmacksempfinden, Zahnstatus, Zahnfleischbluten, Mundaphthen / Ulzera, Halsschmerzen, Lymphknotenschwellungen

Kardiovaskuläres System

Thoraxschmerz, arterieller Hypertonus, Klappenfehler / rheumatisches Fieber, Herzstolpern / Herzrhythmusstörungen, Synkope, Orthopnoe / Dyspnoe, Nykturie, periphere Ödeme, Claudicatio intermittens, kalte Extremitäten, venöse Insuffizienz (Schwellung der Beine, sichtbare Venenzeichnung), Ulcus cruris, vorausgegangene Diagnostik: EKG, Belastungs-EKG, Echo, Herzkatheter, Bildgebung

Respiratorisches System

Husten, Auswurf, Hämoptyse, Dyspnoe / Orthopnoe, Stridor / Giemen / Asthma, Heiserkeit, Infektionen des respiratorischen Systems, Tbc-Status (frühere Infektion, Therapie, Exposition, Impfstatus)

Gastrointestinales System

Übelkeit, Erbrechen, Nahrungsmittelunverträglichkeit, Hämatemesis, Kaffeesatzerbrechen, Dysphagie / Schluckstörungen, Sodbrennen / Refluxkrankheit, Abdominalschmerz, Diarrhoe / Obstipation, Änderung der Stuhlgewohnheiten (Häufigkeit, Farbe, Konsistenz, Schmerz), Meteorismus, Teerstuhl (Meläna), rektale Blutung / Blutauflagerungen, Hämorrhoiden, Ikterus / gelbe Skleren, heller Stuhl / dunkler Urin

Endokrinologisches System

Hitze- / Kälteintoleranz, Gewichtsveränderungen, Änderungen des Habitus, Struma / Exophthalmus, Hirsutismus / Gynäkomastie, Polyurie / Polydipsie

Urogenitales System

↑ Frequenz, Harnretention, Oligurie, Probleme beim Wasserlassen (Beginn, abgeschwächter Strahl / Pollakisurie), Dysurie / Algurie, Hämaturie, Nierensteine, Harnwegsinfektionen, Inkontinenz / Urge-Symptomatik, Sexuelle Aktivität / Libido, Kontrazeption, mögliche Risikokontakte

♂: Erektile Dysfunktion / Impotenz, Skrotumschwellung, Entzündung, Ulzera / Aphthen, Ausfluss, ♀: Menstruation: letzte Periode, Zyklusdauer, Menarche / Menopause, Menstruationsbeschwerden (Metrorrhagie / Menorrhagie / Dysmenorrhoe), Ausfluss, Juckreiz, postmenopausale Blutung, Schwangerschaften / Fehlgeburten / Abort. Vaginismus / Dyspareunie. Brust: Laktation, Knoten, Schmerzen, Entzündung, Selbstuntersuchung, letzter Besuch beim Gynäkologen, Vorsorge / PAP / Mammogramm

Muskuloskeletales System

Schmerzen (Anlauf- / Ruheschmerz, radikulärer Schmerz, Rückenschmerz), Muskelschwäche, Bewegungseinschränkungen, Gelenkschwellung / -steife / -deformität, Arthritis, Gicht, Trauma / Fraktur

Neurologisches System / Psychiatrie

Schwindel / Synkope / Bewusstseinsverlust, Apoplex, Krampfanfälle; Motorik: Schwäche / Lähmung, Atrophie, unwillk. Bewegungen; Sensibilität: Schmerz, Parästhesien, Tremor, Gangunsicherheit / Koordinationsstörungen, Kopfschmerz, kognitive Defizite, Gedächtnisstörung, Konzentrationsstörung, Lesen / Schreiben, Änderung der Stimmungslage, Depression, Trauer, Angstreaktionen, Suizidgedanken, Ich-Störungen / Halluzinationen

Körperliche Untersuchung

„Teach the eye to see,
the finger to feel,
and the ear to hear.“

Sir William Osler, 1848–1919

Körperliche Untersuchung

Einführung

Nach Erhebung der Anamnese ermöglicht die körperliche Untersuchung dem Arzt, anhand der zuvor erhobenen Symptome und differentialdiagnostischen Überlegungen in den einzelnen Organsystemen gezielt und systematisch nach pathologischen Veränderungen zu suchen. Die körperliche Untersuchung des Patienten basiert dabei auf den **vier Grundprinzipien**:

- **Inspektion** (Äußerliche Betrachtung)
- **Palpation** (Betasten)
- **Perkussion** (Beklopfen)
- **Auskultation** (Abhorchen mit Hilfe des Stethoskops)

Zusätzlich werden bei bestimmten Fragestellungen auch **spezielle Funktionsprüfungen** der einzelnen Organsysteme bzw. Körperregionen durchgeführt.

Viele Patienten empfinden die körperliche Untersuchung aufgrund der damit verbundenen körperlichen Exposition als unangenehm, zudem bestehen oftmals Schamgefühle und Angst vor Schmerzen oder pathologischen Untersuchungsbefunden. Umso wichtiger ist es für den Untersucher, durch eine **ruhige, kompetente und systematische Vorgehensweise** Vertrauen zu schaffen und den Patienten über die einzelnen Schritte der Untersuchung zu informieren. Insbesondere unangenehme oder eventuell schmerzhafte Untersuchungen sollten dem Patienten in ihrem Sinn und Ablauf ausführlich erklärt werden, um Ängste und Spannungen zu reduzieren.

Zu Beginn empfiehlt es sich daher auch, den **ersten Körperkontakt** zwischen Arzt und Patient durch einen Händedruck oder vertraute Untersuchungen wie beispielsweise das Palpieren des Radialispulses herzustellen. Auch während der Untersuchung einzelner Organsysteme sollte der Arzt den **Patienten stets als ganze Person** wahrnehmen, d. h. durch Blickkontakt und Aufmerksamkeit dessen Körpersprache und Reaktionen im Blick behalten (z. B. ängstlicher oder schmerzverzerrter Gesichtsausdruck). Werden auffällige bzw. pathologische Untersuchungsbefunde erhoben, empfiehlt es sich, diese nicht sofort zu erwähnen, sondern im Anschluss im Rahmen eines ruhigen Gespräches zu erläutern. Dieses sollte auch Zeit für **Fragen des Patienten und Besprechung des weiteren Vorgehens** (apparative Diagnostik, Therapie) beinhalten.

Wie die Anamnese wird auch die körperliche Untersuchung durch äußere Faktoren maßgeblich beeinflusst. Falls es die Umstände auf Station bzw. in der Praxis erlauben, sollte die körperliche Untersuchung daher bei **angenehmer Raumtemperatur und guten Lichtverhältnissen in einem möglichst ruhigen Zimmer** erfolgen, das zugleich die Privatsphäre des Patienten wahrt. Der Patient sollte möglichst bequem und schmerzfrei auf einer verstellbaren Untersuchungsliege positioniert sein, die für den Untersucher von allen Seiten zugänglich ist und den Ablauf der einzelnen Untersuchungsschritte erleichtert. Hierbei wird aus Taktgefühl und Respekt eine unnötige Exposition von Körperteilen, die nicht unmittelbar Gegenstand der Untersuchung sind, vermieden (z. B. durch Nachthemd / Bettdecke). Vor Beginn der Untersuchung sollte der Arzt seine Hände gründlich reinigen und auf eine angenehme Temperatur seiner Hände sowie der benötigten Untersuchungsgeräte achten. Die für eine ausführliche körperliche Untersuchung erforderlichen **technischen Hilfsmittel** sind in Tabelle 7 zusammengefasst:

Tabelle 7

Hilfsmittel für die körperliche Untersuchung

• Uhr mit Sekundenzeiger	• Reflexhammer
• Blutdruck-Messgerät	• sterile Neuropins / Einmalnadel, Baumwolltupfer, Stimmgabel Ophthalmoskop / Otoskop
• Thermometer	• Handschuhe / Vaseline, Glasspatel
• Stethoskop	
• Lämpchen	
• Zungenspatel (Einmalspatel)	
• Zentimeter-Maßband	

Ablauf und Inhalt der körperlichen Untersuchung

Ablauf und Inhalt der körperlichen Untersuchung variieren im klinischen Alltag mit der jeweiligen medizinischen Relevanz und Zielsetzung sowie dem körperlichen Zustand des Patienten (z. B. bettlägerig, komatös). So unterscheidet sich eine ausführliche Erstuntersuchung bei stationärer Aufnahme in Inhalt und Ablauf verständlicherweise deutlich von der Erhebung eines Lokalbefundes bei der ambulanten Kontrolluntersuchung. Andererseits darf sich die Untersuchung des Patienten generell nicht nur auf das betroffene Organsystem (z. B. respiratorisches System bei Atemnot) beschränken, sondern muss möglichst **umfassende Informationen** über den körperlichen Zustand des Patienten erheben, um keine wichtigen Befunde zu übersehen.

Wichtig für die Abfolge der einzelnen Untersuchungsschritte ist in erster Linie ein **strukturiertes, systematisches Vorgehen**, welches neben **inhaltlicher Vollständigkeit** auch einen rationellen und **zeitlich effizienten** Ablauf der Untersuchung gewährleistet. Hierbei kann sich die Reihenfolge der einzelnen Untersuchungsschritte sowohl an **anatomischen Strukturen** (von Kopf bis Fuß) als auch an **Organsystemen** (Kardiovaskuläres System, Respiratorisches System etc.) orientieren. Jedoch sollte aus Gründen des Patientenkomforts sowie der Effizienz die Position des Patienten während der Untersuchung nicht unnötig oft verändert werden (Liegen-Stehen). Mit zunehmender Erfahrung wird jeder Arzt sein eigenes Schema entwickeln, das ihm ein zeitlich effektives und inhaltlich lückenloses Vorgehen ermöglicht. Dennoch sollte sich das Vorgehen des Untersuchers immer auch an den spezifischen Beschwerden des Patienten orientieren.

Das nachfolgend aufgeführte Schema (s. Tabelle 8) soll dem Studenten als **Leitstruktur für eine systematische und vollständige körperliche Untersuchung** dienen, die sich an anatomischen Strukturen und einem zeitlich effizienten Ablauf der Untersuchung ohne unnötig häufige Änderung der Patientenposition orientiert:

Tabelle 8

Überblick über den Ablauf der körperlichen Untersuchung

Patient sitzt / liegt

Erscheinungsbild

Alter, Geschlecht, Vigilanz und Orientierung, Sprache, Allgemein- und Ernährungszustand, Gewicht, Größe, Habitus, Deformitäten, Kleidung, Hygiene, Geruch, Haut (Anämie / Ikterus / Zyanose)

Vitalparameter

Puls, Blutdruck (bds, evtl. im Sitzen / Stehen / Liegen), Atemfrequenz, Temperatur, evtl. Pulsoxymetrie

Kopf / Hirnnerven / Hals

Schädel: Form, Deformität, Sensibilität / Nervenaustrittspunkte (N. V), Druck- / Klopfschmerz NNH, mimische Muskulatur (N. VII), A. temporalis;
Augen: Lider, Konjunktiven, Skleren, Pupillen (Symmetrie, Form), Pupillenreaktion (direkt / indirekt / Akkommodation), Augenbewegung (N. III / IV / VI), Nystagmus (N. VIII), Fundoskopie (Sehnerv, retinale Gefäße, Papille, Hämorrhagien / Exsudate), Gesichtsfeld / Visus (N. II), Korneareflex (N. V), Ex- / Enophthalmus;
Nase: Schleimhaut, Septum, Geruchssinn (N. I);
Ohren: äußerer Gehörgang, Trommelfell (Lichtreflex, Mobilität), Rinne / Weber (N. VIII);
Mund / Mundhöhle: Mundgeruch, Lippen, Schleimhaut, Gaumen, Zunge (N. XII), Geschmackssinn (N. VII), Zahnfleisch, Zähne / Zahnersatz, Kaumuskulatur (N. V), Pharynx, Tonsillen, Würgereflex (N. IX / X);
Hals: Kehlkopf, Lymphknoten submental, submandibulär, prä- / postaurikulär, okzipital, zervikal, supraklavikulär
Schilddrüse: Palpation von dorsal / Auskultation;
HWS: Bewegungsumfang, Meningismus/ Muskelspasmus, M. sternocleidomastoideus / M. trapezius (N. XI)

Patient sitzt frei

Respiratorisches System / Thorax

Insp: Form, Symmetrie, Atembewegung, Einsatz von Atemhilfsmuskulatur / interkostale Einziehungen,
Palp: Druckschmerz, Stimmfremitus („99");
Perk: Klopfschall, Atemverschieblichkeit der Lungengrenzen;
Ausk: Atemgeräusche, Nebengeräusche, Pleurareiben, Bronchophonie („66");
Wirbelsäule: Kyphose, Lordose, Skoliose, Druck- / Klopfschmerz;
Nierenlager: Klopfschmerz

Patient in Rückenlage, Oberkörper 30°

Kardiovaskuläres System

Insp: Jugularvenendruck / -puls,
Palp: Herzspitzenstoß, Schwirren;
Ausk: (parasternal 2. ICR re, 2. ICR li, 3. ICR li-Erb, 5. ICR li, Herzspitze): Herztöne (Qualität, Lautstärke, Spaltung, zusätzliche Herztöne), Herzgeräusche (syst. / diast. / kontinuierlich, Lautstärke, p. m., Fortleitung, Atemabhängigkeit); Perikardreiben, A. carotis (Strömungsgeräusch, fortgeleitete Herzgeräusche)

Mamma

Symmetrie, Hautveränderung / -einziehung, Sekretion, Raumforderung (Lokalisation, Größe, Druckschmerz, Verschieblichkeit), Lymphknoten axillär

Rückenlage, flach

Abdomen

Insp: Haut, Nabel, Narben, Bauchdecken, Leberhautzeichen;
Ausk: Darmgeräusche, Gefäßgeräusche;
Perk: Klopfschall, Lebergröße, Aszites (wandernde Flankendämpfung), Raumforderungen, Klopfschmerz;
Palp: Druckschmerz, Abwehrspannung, Leberrand, Gallenblase, Milz, Aorta, Raumforderungen (Druckschmerz, Größe, Verschieblichkeit), Nieren, Blase, Lymphknoten inguinal, Hernien

Vaskulär

arteriell: (Amplitude / Strömungsgeräusche): A. radialis, A. ulnaris, A. carotis, Aorta abdominalis, A. femoralis, A. poplitea, A. tibialis post., A. dorsalis pedis;
venös: Varizen, venöse Insuffizienz

Extremitäten / Haut

Temperatur, Farbe, Pigmentation, Zyanose, Ödem, Trommelschlegelfinger, Turgor, Läsionen, Nägel, Behaarung, Varizen, Ulzera, Petechien, Purpura, Palmarerythem, Spider nävi, Asterixis

Muskuloskeletal

Gelenke: Bewegungsumfang aktiv-passiv (Neutral-Null), Schmerz, Schwellung, Erguss, Erythem, Krepitation, Deformität, Kontraktur, Dislokation, Stabilität;
Muskulatur: Kraft, Atrophie, Schwellung, Schmerzhaftigkeit, Tonus, Faszikulation;
Knochen: Bewegungsumfang, Asymmetrie, Schmerzhaftigkeit

Neuro / Psych

Motorik: Muskelgruppen, Kraft, Tonus, Atrophie, Faszikulation, Klonus, unwillkürliche Bewegungen (Tremor, Tic, Chorea, Athetose, Asterixis, Ataxie), *Klassifikation:* 5-volle Kraft, 4-Bewegung gegen leichten Widerstand, 3-Bewegung gegen Schwerkraft, 2-Bewegung ohne Schwerkraft, 1-schwache Kontraktion, 0-Paralyse; *Innervation:* Hüftbeugung L2–L3, Kniestreckung L3–L4, Kniebeugung L5–S1, Plantarflexion S1–S2, Plantar L4–L5; obere Extremität: N. radialis (Handgelenkextension, Daumenextension), N. medianus (Handgelenkbeugung, Langfingerbeugung, M. abductor pollicis brevis), N. ulnaris (M. interossei, M. lumbricales 4 / 5, M. adductor pollicis)
Reflexe: Biceps C5–C6, Triceps C6–C7, Brachioradialis C5–C6, Patellarsehne L2–L4, Tibialis post. L5–S1, Achillessehne S1–S2, Bauchhautreflexe, Pyramidenbahnzeichen (Babinski)
Koordination: Barany-Zeige-Versuch, Finger-Nase-Versuch, Knie-Hacken-Versuch, Pronation-Supination, Diadochokinese
Sensibilität: spinothalamisch (Schmerz / Temperatur), Hinterstrang (Vibration / Propriozeption): Schmerz (scharf-stumpf), Temperatur, Berührung, Gelenkposition / -bewegung, Vibration, 2-Punkt-Diskrimination (2 mm), Stereognosis, Propriozeption; *sensible Dermatome:* Schultern C4, Daumen C6, Ulnarseite der Hand C8, Brustwarzen Th4, Nabel Th10, Oberschenkelvorderseite L2, großer Zeh L5, Fußsohle S1, N.radialis (dorsal zwischen Daumen / Zeigefinger), N. medianus (Mittelfingerspitze), N. ulnaris (Kleinfingerspitze)

Patient sitzt frei

Nervenwurzeln: M. levator scapulae C4, M. pectoralis major C5–Th1, M. deltoideus (N. axillaris) / M.biceps (N. musculocutaneus) / M. brachioradialis, M. supinator (N. radialis) C5–C6, M. pronator teres (N. medianus) C6–C7, M. triceps (N. radialis) / M. extensor carpi ulnaris (N. radialis) / M. flexor carpi ulnaris (N. medianus) C6–C7–C8, Mm. extensores digitorum (N. radialis) C7–C8, Mm. flexores digitorum (N. medianus / ulnaris) C7–C8–Th1, Thenar (N. medianus) / Hypothenar (N. ulnaris) / Mm.interossei (N. ulnaris) C8–Th1, M. iliopsoas (N. femoralis) / Adduktoren (N. obturatorius) L2–L4, Zehenextensoren (N. fibularis) L4–S1, M. quadriceps femoris (N. femoralis) L2–L4, M. tibialis ant. (N. fibularis) L4–L5, M. extensor hallucis longus (N. fibularis) / M. tibialis post. (N. tibialis) / Zehenflexoren (N. tibialis) L5–S1, M. gluteus maximus (N. glutealis inf.) / M. gastrocnemius / M.soleus (N. tibialis) L5–S2

Patient steht

Stand / Gangbild, Zehenspitzen- / Fersenstand, Romberg- / Unterberger-Versuch, Globalbewegungen (Nackengriff, Hocke, Einbeinstand, Seitwärtsbeugung, Drehung)

Seiten-/Rückenlage

Rektal Seiten- / Rückenlage

Insp: Hautläsionen, Hämorrhoiden, Fissuren, Fisteln,
Palp: Sphinktertonus, Raumforderungen, Strikturen, Stenosen, Schmerzempfindlichkeit (Douglasschmerz), Prostata, Stuhlfarbe / -konsistenz

Urogenital

♀: äußere Genitalien, Urethra, Blase, Uterus, Adnexe;
♂: Penis, Scrotum, Hoden, Perineum

Allgemeiner Eindruck vom Patienten

Vor der gezielten Untersuchung einzelner Organsysteme sollte sich der Arzt zunächst einen allgemeinen Eindruck über den körperlichen und seelischen Zustand des Patienten sowie die Schwere der Erkrankung verschaffen. Bereits bei Betreten des Untersuchungs- bzw. Krankenzimmers entstehen durch Beobachtung und Interaktion erste Eindrücke über das **Alter** des Patienten (kalendarisch / biologisch), seine allgemeine **körperliche Konstitution** (robust, vital, gebrechlich, schwach, körperlich behindert), seinen **Krankheitszustand** (akut/ chronisch, Erschöpfung, Schmerz, Luftnot) und **emotionale Verfassung** (Angst, Trauer, Depression). Auch aus der **Position und Körperhaltung** des Patienten im Krankenbett (z.B. sitzende Lagerung bei Dyspnoe, unruhiges Hin- und Her-wälzen bei Koliken, Schonhaltung einer Extremität) sowie seiner **Mimik und Gestik** (Angst, Apathie) lassen sich wichtige Rückschlüsse ziehen. Um den allgemeinen Zustand des Patienten später exakt wiedergeben zu können (z.B. bei der Chefvisite), sollte der Untersucher seine Wahrnehmungen möglichst anschaulich und bildlich zu dokumentieren versuchen – beispielsweise als „40-jährige, adipöse, febrile Patientin mit kolikartigen rechtsseitigen Oberbauchschmerzen, die sich bei Aufnahme unruhig im Bett wälzt."

Vitalparameter

Zu Beginn der Untersuchung sollten die **Vitalparameter** des Patienten (**Blutdruck, Puls, Atemfrequenz und Temperatur**) bestimmt werden, um vital bedrohliche Funktionsstörungen rechtzeitig erkennen und beheben zu können. Nachfolgende Tabelle gibt einen Überblick über Normwerte bei Erwachsenen, zu Normwerten bei Kindern vgl. Kapitel Pädiatrie, S. 257).

Tabelle 9

Vitalparameter

Vitalparameter	*Normbereich*	*Besonderheiten*
Puls [/min]	60–80 Tachykardie > 100 Bradykardie < 60	Bei gut trainierten Erwachsenen häufig physiologische Bradykardie.
Blutdruck [mmHg]	syst. 100–130, diast. bis 90 Hypertonie syst. >140, diast. > 90 Hypotonie syst. < 100	Ergebnisse der Blutdruckmessung stets mit Angabe von Seite und Extremität dokumentieren, z.B. „120/80 mmHg am rechten Oberarm". Bei gut trainierten Menschen häufig regulatorische Hypotonie.
Atemfrequenz [/min]	7–16 Tachypnoe ≥ 17 Bradypnoe ≤ 7	Auffälligkeiten der Atemfrequenz bzw. des Atemmusters (vgl. Kapitel Respiratorisches System, S. 101)
Temperatur [°C]	36–37,5 subfebril 37,5–38,5 Fieber > 38,5	Messung der Temperatur oral/ rektal/axillär möglich. Achtung: tageszeitliche Schwankungen (Temperatur abends höher) und Schwankungen zwischen Messorten (rektal bis 0,5°C höher).

In den entsprechenden Kapiteln finden sich ausführliche Erläuterungen zu Puls (vgl. Kapitel Kardiovaskuläres System, S. 77), Blutdruck (vgl. Kapitel Kardiovaskuläres System, S. 77) und Atmung (vgl. Kapitel Respiratorisches System, S. 101).

Eine Übersicht der differentialdiagnostischen Überlegungen bei Fieber findet sich nachfolgend zusammengestellt. Als **Fieber unbekannter Ursache** („fever of unknown origin") definiert man eine länger als 3 Wochen andauernde Erhöhung der Körpertemperatur auf über 38,5° C, deren Ursache auch nach einer Woche stationärer Diagnostik unklar bleibt.

Tabelle 10

DD Fieber

Infektionen	bakterielle Infekte, Abszess, Pneumonie, Harnwegsinfekt, Katheter, Tbc
	virale Infekte (CMV, EBV), HIV
	Lyme-Borreliose, Malaria, Parasiten
	Endokarditis, Rheum. Fieber
	Osteomyelitis
Maligne Erkrankungen	Lymphome
	Leukosen
	solide Tumoren
	Myelofibrosen
Kollagenosen / Vaskulitiden	SLE, Rheumatoide Arthritis, Still-Syndrom, Felty-Syndrom
	Polymyalgia rheumatica / A. temporalis
	Panarteriitis nodosa / Vaskulitiden
	Sarkoidose
Andere	Medikamente
	Lungenembolie, Thrombose, Phlebitis
	Myxödem / Thyreoiditis
	Hämatome
	selbstinduziert

Vigilanz und Orientierung

Als Vigilanz definiert man die **Bewusstseinslage** und **Wachheit** eines Patienten, die sich bereits während der ersten Interaktion abschätzen lässt. Patienten mit normaler Vigilanz erscheinen wach und aufmerksam, reagieren auf Fragen des Untersuchers adäquat und schnell mit sinnvollen Antworten und sind in der Lage, problemlos dem Gespräch zu folgen. Der Patient sollte zu **Person, Zeit und Ort** befragt werden, um **Orientierungsstörungen** abschätzen zu können, eine genauere Abklärung kognitiver Defizite erfolgt im Rahmen der neurologisch-psychiatrischen Untersuchung (vgl. Kapitel Neurologisches System, S. 229). Störungen der Vigilanz können vielfältige Ursachen aufweisen (z. B. Trauma, Intoxikation, Entzündung, metabolische Entgleisung, Tumor) und werden, wie in Tabelle 11 dargestellt, in **Somnolenz, Sopor** und **Koma** eingeteilt.

Tabelle 11

Bewusstseinsstörungen

	Definition
Somnolenz	abnorme Schläfrigkeit, aus der Patient durch äußere Reize (z. B. akustisch) leicht erweckbar ist
Sopor	schlafähnlicher Zustand ohne spontanen Bewegungen, in dem der Patient nur auf stärkere Reize (z. B. Schmerz) mit Abwehrbewegungen reagiert.
Koma	fehlende Reaktion auf äußere Reize, keine willkürlichen Bewegungen, ungezielte Abwehrbewegungen oder keine Reaktion auf Schmerzreize (vgl. auch Glasgow Coma Scale, Kapitel Neurologisches System, S. 232)

Sprache

Die Sprache des Patienten stellt nicht nur einen wichtigen Parameter für den Schweregrad einer Dyspnoe dar (häufige Unterbrechungen durch Luftholen), sondern kann **bei einer Vielzahl von körperlichen und seelischen Erkrankungen verändert** sein (z. B. monotones leises Sprechen bei M. Parkinson). Der Untersucher sollte daher insbesondere auf Schwierigkeiten bei der Lautbildung wie z. B. unklare Konsonanten oder kloßige Sprache, Auffälligkeiten in Tonhöhe, Sprechtempo oder Rhythmus sowie die Dynamik der Stimme achten (vgl. Kapitel Neurologisches System, S. 230).

Ernährungszustand

Der Ernährungszustand kann bereits bei Inspektion des Patienten grob abgeschätzt werden (schlank / adipös), sollte jedoch durch Messung von Größe und Gewicht sowie den sog. **Body-Mass-Index (BMI)** quantifiziert werden. Als Formel gilt hierbei: **BMI = Körpergewicht (kg) / Körpergröße (m)²**

Liegt der Index über 25, gilt der Patient als übergewichtig, ab einem BMI von über 30 spricht man von **Adipositas**, die in drei Schweregrade eingeteilt wird: Adipositas Grad I (BMI 30–34,9), Adipositas Grad II (BMI 35–39,9), Adipositas Grad III (BMI > 40). Einen BMI von unter 18,5 dagegen bezeichnet man als **Untergewicht**. Wichtig in diesem Zusammenhang kann auch das Verteilungsmuster sein – so haben Personen mit einer abdominellen Fettverteilung beispielsweise ein höheres Risiko für ein metabolisches Syndrom wie Personen mit Fettpolstern an Hüfte und Oberschenkeln. Daher wird nicht nur der BMI, sondern auch der Taillenumfang erhoben. Ein erhöhtes Risiko besteht bei einem Taillenumfang von > 102 Zentimeter bei Männern oder > 88 Zentimeter bei Frauen.

Gewichtsverlust und -zunahme sind häufige, unspezifische Symptome. Nachfolgend finden sich in Tabelle 12 und Tabelle 13 die wichtigsten differentialdiagnostischen Überlegungen:

Tabelle 12

DD Gewichtsverlust

Ursachen	*Beispiele*
Gastrointestinal	Malnutrition, Fasten, Malabsorption / Maldigestion wie z. B. chron. Pankreatitis, M. Crohn, Colitis ulcerosa, M. Whipple, Zöliakie, Z. n. Magen- / Darmresektion, chron. Diarrhoe
Chronischer Infekt	Tbc, HIV, Gastroenteritis, Wurmerkrankungen
Neoplasie	solide Tumore, Lymphome / Leukämien
Endokrin	Diabetes mellitus, Hyperthyreose, M. Addison
Psychogen	Anorexia nervosa, Bulimie, Depression

Tabelle 13

DD Gewichtszunahme

Ursachen	*Beispiele*
Ernährung	hyperkalorische, fettreiche Fehlernährung, Bewegungsmangel
Endokrin / metabolisch	Hypothyreose, Metabolisches Syndrom, Cushing-Syndrom, Akromegalie, Hypogonadismus, Insulinom, Hyperprolaktinämie
Kongenital	z. B. Prader-Willi-Syndrom
Medikamente	Glukokortikoide, orale Kontrazeptiva
Flüssigkeitsretention	chronische Herz- oder Niereninsuffizienz
Psychogen	Depression, Angststörungen, Frustration

Im Zusammenhang mit dem Ernährungszustand sollte bei der allgemeinen Inspektion des Patienten auch auf Zeichen der **Dehydratation** geachtet werden. Hierzu gehören trockene Schleimhäute, eine trockene, belegte Zunge sowie verminderter Hautturgor und stehende Hautfalten, die am besten am Handrücken des Patienten überprüft werden. Insbesondere ältere Patienten zeigen aufgrund verminderter Flüssigkeitszufuhr oder auch bedingt durch die Einnahme von Diuretika häufig Zeichen eines Flüssigkeitsdefizits, das einer umgehenden Behandlung bedarf. Störungen des Flüssigkeits- und Elektrolythaushaltes können sich auch in Form peripherer und zentraler **Ödeme** manifestieren, die bereits bei Inspektion des Patienten erkannt werden können (vgl. Kapitel Kardiovaskuläres System, S. 72).

Wuchs und Habitus

Unter Habitus versteht man das äußere Erscheinungsbild (Körpergröße, Proportionen, anatomische Besonderheiten), das bei einigen Erkrankungen charakteristisch verändert sein kann und daher unter Umständen bereits bei Inspektion des Patienten differentialdiagnostische Rückschlüsse zulässt. Hinsichtlich der Körper größe sollte zunächst auf auffälligen **Minderwuchs** oder **Hochwuchs** sowie die allgemeinen **Körperproportionen** geachtet werden. Minderwuchs kann hierbei beispielsweise Zeichen einer genetischen Erkrankung (z. B. Turner-Syndrom) sowie endokriner oder metabolischer Störung (z. B. Hypophysenstörung, Zöliakie) sein. Patienten mit extremen Hochwuchs dagegen sollten an das Vorliegen eines Marfan-Syndroms, Hypogonadismus oder eine Überproduktion an Wachstumshormon denken lassen.

Charakteristische Beispiele für Veränderungen der Körperproportionen sind die Achondroplasie (Minderwuchs, stark verkürzte Extremitäten, normaler Rumpf) oder auch das Marfan-Syndrom (Hochwuchs, überlange Extremitäten und Akren).

Kleidung, Hygiene, Geruch

Der allgemeine Eindruck des Patienten wird weiter durch sein **äußeres Erscheinungsbild**, seine **Kleidung** und **persönliche Körperhygiene** bestimmt, die Rückschlüsse auf Lebensumstände und Gesundheitsbewusstsein des Patienten erlauben, aber auch von medizinischer Relevanz sind (z. B. zu warme Kleidung bei Hypothyreose und abnormem Kälteempfinden, Kontaktekzem durch Schmuck oder Kosmetika). Zudem kann auch der Atem- und Körpergeruch des Patienten wertvolle differentialdiagnostische Hinweise geben – so beispielsweise als Azetongeruch bei Diabetes mellitus oder Foetor hepaticus bei Leberversagen.

Haut

Unter dem allgemeinen Eindruck des Patienten werden auch Auffälligkeiten der Haut und Hautanhangsgebilde erfasst. Hierzu gehören Veränderungen der **Hautfarbe** (z. B. Ikterus, Anämie, Zyanose, Pigmentstörungen) und **Gefäßzeichnung** (z. B. Teleangiektasien, Spider naevi), **Hautblutungen** und **Effloreszenzen** sowie sichtbare Störungen der **Nägel** und **Haare**. Eine ausführliche Zusammenstellung der dermatologischen Untersuchung findet sich im Kapitel Dermatologische Anamnese und Untersuchung, S. 241.

Systemorientierte Anamnese und körperliche Untersuchung

This is all very fine, but it won't do –
anatomy, botany. Nonsense, Sir!
I know an old woman in Covent Garden
who understands botany better,
and as for anatomy, my butcher
can dissect a joint full as well.
No, young man, all this is stuff:
you must go to the bedside,
it is there alone you can learn disease.

Thomas Sydenham, 1669

Systemorientierte Anamnese und körperliche Untersuchung

Kopf-Hals

Die anamnestisch relevanten Hauptsymptome sind im folgenden Kapitel zur besseren Übersicht den jeweiligen anatomischen Regionen (Augen, Hals-Nasen-Ohren, Schilddrüse) vorangestellt. Zur Abklärung des Leitsymptoms Kopfschmerzen sei auf das Kapitel Neurologisches System, S. 203, verwiesen.

Untersuchung der Schädel- und Gesichtsregion

Inspektion

Bei der **Inspektion der Schädels** beurteilt der Untersucher **Größe, Form** und **Proportionen** des Kopfes, die aufgrund angeborener oder auch erworbener Erkrankungen verändert sein können. Beispiele hierfür sind eine auffällige Verkleinerung (Mikrozephalus, z. B. durch intrauterine Infektionen) oder Vergrößerung (Makrozephalus, z. B. bei Hydrozephalus) des Schädels sowie auch Formveränderungen wie z. B. der Turmschädel, der durch eine vorzeitige Verknöcherung der Schädelnähte entsteht. Bei Säuglingen und Kleinkindern können zudem sichtbare Zeichen eines **Hydrozephalus** erfasst werden – hierzu gehören klaffende Schädelnähte und weite, gespannte Fontanellen sowie das sog. **Sonnenuntergangsphänomen** (Pupille nach unten gerichtet und von unterem Augenlid bedeckt).

Bei **Inspektion des Gesichts** lassen sich oftmals charakteristische Blickdiagnosen erheben, die durch Veränderungen der Gesichtskonturen oder Mimik bedingt sind – so beispielsweise bei der **Akromegalie** (vergröberte Gesichtszüge, vorspringender Kiefer und Augenwülste, wulstige Lippen), dem **Cushing-Syndrom** (Vollmondgesicht, rötliche Wangen, Hirsutismus), der **Hypothyreose** (schwammiges Gesicht, Lidödeme, trockene Haut, Verlust der lateralen Augen - brauen), beim **M. Paget** (knöcherne Vorwölbung der Stirn), beim **M. Basedow** (Exophthalmus), der **Sklerodermie** (Tabaksbeutelmund, Teleangiektasien) oder auch beim **M. Parkinson** (ausdruckslose Mimik, Maskengesicht, fettige Haut). Auch das Vorliegen einer **Fazialisparese** lässt sich oftmals bereits bei Inspektion durch Asymmetrie der Gesichtsmimik (z. B. hängender Mundwinkel) erkennen. Eine deutliche Rötung der Wangen kann nicht nur physiologische Norm, sondern auch Zeichen einer Mitralstenose **(Facies mitralis)** sein. Ödematöse Schwellungen im Augenbereich sollten an Störungen der Nierenfunktion (z. B. nephrotisches Syndrom) oder allergische Reaktionen denken lassen, starke Schwellungen im Mund- und Lippenbereich auch an das Vorliegen eines angioneurotischen Ödems (allergisch oder C1-Esterase-Inhibitor-Mangel). Weichteilschwellungen der Backen können Zeichen entzündlicher Prozesse im Bereich der Zähne, aber auch einer Parotitis bzw. Mumps-Infektion sein. Bei Patienten mit vorausgegangenem Schädel-Hirn-Trauma sollte insbesondere auf mögliche sichtbare Zeichen einer Schädelbasisfraktur geachtet werden – hierzu gehören ein Brillen- oder Monokelhämatom der Orbita, retroaurikuläre Blutungen oder auch eine Liquorrhoe aus Nase oder Ohr.

Palpation

Bei der Palpation der Schädelkalotte achtet der Untersucher auf Schwellungen, Unebenheiten sowie umschriebene oder generalisierte Druckschmerzhaftigkeit, die Hinweis auf eine Fraktur oder auch entzündliche Prozesse sein können. Bei älteren Patienten sollte bei entsprechender klinischer Symptomatik (Schläfenkopfschmerz, Gelenkschmerzen) zudem die **A. temporalis** auf Druckdolenz und Verhärtung palpiert werden (Riesenzell-Arteriitis).

Im Gesicht werden anschließend die **Nervenaustrittspunkte des N. trigeminus** palpiert: Foramen supraorbitale (N. ophthalmicus, V1), Foramen infraorbitale (N. maxillaris, V2), Foramen mentale (N. mandibularis, V3). Ein isolierter Druckschmerz über diesen Punkten kann Hinweis auf das Vorliegen einer Trigeminusneuralgie, entzündlicher oder raumfordernder Prozesse im Bereich der Nasennebenhöhlen (NNH) oder auch eine Meningitis sein.

Abbildung 2

Nervenaustrittspunkte

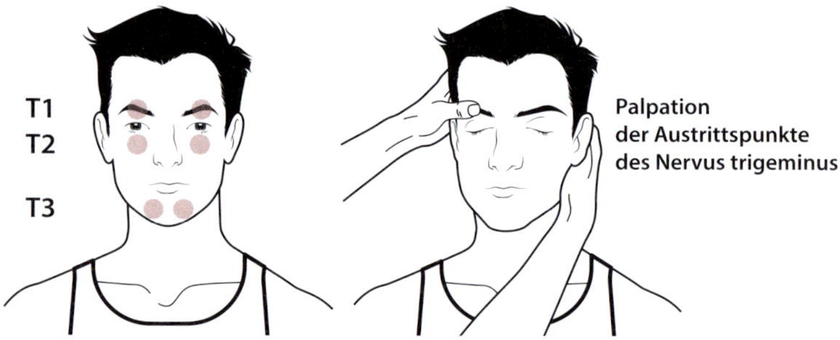

Perkussion

Bei der Perkussion beklopft der Untersucher mit Zeige- und Mittelfinger beide Seiten der **Schädelkalotte**, das **Mastoid** sowie die Areale der **Nasennebenhöhlen** über der Stirn (Sinus frontalis) und den Wangen (Sinus maxillaris). Umschriebener Klopfschmerz bei Perkussion der Kalotte kann Zeichen von Frakturen, entzündlichen oder tumorösen Knochenprozessen oder auch einer Meningitis sein. Gibt der Patient eine verstärkte Schmerzempfindung bei Beklopfen der NNH oder des Mastoids an, so ist an eine Sinusitis bzw. Mastoiditis zu denken.

Auskultation

Die Auskultation zeigt innerhalb der Schädel- und Gesichtsregion nur begrenzte Anwendbarkeit und wird daher nicht routinemäßig durchgeführt.

Anamnese und Untersuchung bei Erkrankungen der Augen

Hauptsymptome bei Präsentation

- ***Visusverlust:*** Beeinträchtigungen des Sehvermögens stellen für die meisten Patienten ein sehr beängstigendes Symptom dar. Anamnestisch muss hierbei zwischen einem **plötzlichen** (s. Tabelle 14) und einem **langsam progredient** einsetzenden **Visusverlust** (s. Tabelle 15) unterschieden werden, um differentialdiagnostische Eingrenzungen zu ermöglichen. Hilfreich sind hierbei oftmals **Begleitsymptome** wie z. B. Schmerzen, Lichtblitze oder Gesichtsfeldausfälle, ebenso können Informationen über ein vorangegangenes Trauma, bekannte Augenleiden (z. B. Glaukom) oder systemische Erkrankungen wie z. B. einen arteriellen Hypertonus erste Anhaltspunkte geben. Berichtet der Patient von einem schmerzlosen, jedoch nur vorübergehenden Verlust der Sehfähigkeit, so wird dies als **Amaurosis fugax** bezeichnet. Ursache hierfür ist ein embolischer oder spastischer Verschluss der A. centralis retinae, der warnender Hinweis auf das Vorliegen einer ipsilateralen Stenose der A. carotis sein kann.

Tabelle 14

Plötzlicher Verlust des Sehvermögens

Ursache	*Charakteristika*
Trauma	Anamnese
Zentralarterienverschluss	schmerzloser einseitiger Visusverlust innerhalb von Sekunden; Fundus: blass, kirschroter Fleck der Makula, Arterien sichtbar verdünnt
Zentralvenenverschluss	bei chronischem Glaukom, bei Arteriosklerose, Hypertonie, Polyzythämie; Fundus: „stürmischer Sonnenuntergang" (Blutungen, dilatierte Venen)
Netzhautablösung	schmerzlos, „Vorhang von oben" (Ablösung von unten nach oben) / „Mauer von unten" (Ablösung von oben nach unten), Prodromi: blitzende Lichter, „Rußregen", evtl. Gesichtsfeldausfälle; Fundus: Netzhaut grau und blasig
Glaskörperblutung	schmerzlos, häufig bei DM mit Neovaskularisationen, bei Netzhaut ablösung, bei Zentralvenenverschluss; große Blutung: kein roter Lichtreflex, Retina nicht sichtbar, kleine Blutung: Patient sieht kleine schwarze Punkte / kleine Ringe
Akutes Glaukom	akuter Visusverlust, starke Schmerzen, Farbringe um Lichtquellen, Nebelsehen, Übelkeit, Erbrechen, Pupille weit, Bulbus palpatorisch verhärtet, rotes Auge infolge Gefäßstauung
Arteriitis temporalis (Riesenzellarteriitis / M. Horton)	schmerzlos, zweites Auge gefährdet! Schmerzen beim Kauen, druckdolente Temporalarterien, evtl. pulslos, assoziiert mit Polymyalgia rheumatica, hohe Blutsenkung, Verschluss der Aa. ciliares post., dadurch Läsion des N.opticus; Fundus: Papille blass, geschwollen
Iritis	Sehverschlechterung v. a. für Nahsehen, dumpfer Schmerz, Photophobie, Tränenfluss, gemischte konjunktivale Injektion, Miosis

Tabelle 15

Langsamer Verlust des Sehvermögens

Ursache	*Charakteristika*
Optikusatrophie	Ursache: Kompression durch Tumor, Glaukom, Netzhautschädigung, Ischämie, toxisch (Tabak, Methanol, Blei, Arsen); Fundus: Papille blass
Optikusneuritis	subakut, über Stunden bis Tage, evtl. Schmerzen bei Augen bewegung, Pupillenreaktion direkt -, indirekt +, assoziiert mit MS; Fundus: unauffällig,
Stauungspapille	Ursache: Erhöhung des intraokulären Drucks, Fundus: hyperämische unscharf begrenzte Papille
Senile Makula-degeneration	Verschlechterung des zentralen Sehens, Metamorphopsie, Gesichtsfeld unverändert; Fundus: Papille normal, Makula: Pigment, feines Exsudat, Blutungen
Katarakt	schmerzlos, Sehverschlechterung durch „Schleier" vor den Augen, verstärkte Lichtempfindlichkeit
Choroiditis	Infektion der Retina durch Toxoplasmose, Tb, Sarkoidose, Fundus: grau-weißer, erhabener Fleck, später choroidoretinale Narbe
Malignes Melanom der Choroidea	Fundus: grau-schwarz, Netzhautablösung über Tumor

Weitere Informationen können auch aus der genauen Beschreibung der Sehstörung gewonnen werden. So spricht beispielsweise die Angabe von **„verschleiertem Sehen"** oder **„nebelartigem Vorhang"** für eine Trübung der brechenden Medien wie z. B. Linse, Glaskörper, Hornhaut oder Kammerwasser. Gibt der Patient anamnestisch das Sehen **farbiger Ringe um Lichtquellen** herum an, sollte an das Vorliegen eines Glaukoms gedacht werden. Das Sehen von **Doppelbildern** (Diplopie) dagegen ist charakteristisches Zeichen einer Augenmuskellähmung, die z. B. infolge eines Traumas, Tumoren der Orbita, einer Orbitaphlegmone, der endokrinen Orbitopathie, der multipen Sklerose oder einer Enzephalitis auftreten kann. Kommt es monokular zum Auftreten von Doppelbildern, kann dies auch durch eine Katarakt oder Linsenluxation bedingt sein. Lichtphänomene wie Blitze oder Flimmern (**Photopsie**) sollten an Glaskörpertraktionen an der Netzhaut denken lassen, kommen jedoch auch in Form von Flimmerskotomen bei der Migräne vor. Das Symptom der „fliegenden Mücken" (**mouches volantes**) spricht typischerweise für eine Trübung des Glaskörpers. Sieht der Patient Personen und Gegenstände nur noch verzerrt (**Metamorphopsie**), kann dies oftmals durch pathologische Prozesse der zentralen Netzhaut wie z. B. eine Netzhautabhebung bedingt sein.

▸ ***Rotes Auge:*** Sichtbare Rötungen des Auges stellen ein häufiges Symptom in der allgemeinen und fachärztlichen Praxis dar. Zur differentialdiagnostischen Eingrenzung muss hier zwischen einer sogenannten **konjunktivalen, ziliaren** oder **gemischten Injektion** sowie einer **Stauungshyperämie** und einem **Hyposphagma** unterschieden werden (s. Tabelle 16). Wegweisend können aber auch Begleitsymptome wie Schmerzen, Visusverlust, Tränenfluss, Lichtempfindlichkeit oder Größenveränderungen der Pupille sein.

Tabelle 16

DD Rotes Auge

	Charakteristika	Differentialdiagnose
Konjunktivale Injektion	vermehrte Füllung der oberflächlichen Bindehautgefäße; hellrote, einzeln abgrenzbare Gefäße	Konjunktivitis
Ziliare Injektion	vermehrte Füllung der tiefer gelegenen episkleralen Gefäße; blaurötliche Gefäße, kranzförmig um Kornea	Keratitis, Iritis, Zyklitis
Gemischte Injektion	Hyperämie der oberflächlichen und tiefen Gefäße	Iritis, Keratitis, Episkleritis
Stauungs-hyperämie	Stauung der episkleralen Venen, dunkelrot	akutes Glaukom, nach Netzhautvenenthrombose, intraokularer Tumor
Hyposphagma	Blutung in / unter Bindehaut, weinrote Fleckchen	ohne Krankheitswert, nach Trauma

▸ ***Schmerzen:*** Schmerzen im Bereich des Auges können durch eine Vielzahl pathologischer Prozesse an der Oberfläche oder auch in der Tiefe des Auges bzw. der Orbita bedingt sein. Brennende, juckende oder stechende Schmerzen werden zumeist durch oberflächliche Erkrankungen wie z. B. eine **Konjunktivitis, Keratitis oder Hornhauterosionen** verursacht, die oftmals Lichtscheu und Tränenfluss als Begleitsymptome zeigen. Erkrankungen wie **Glaukom oder akute Iritis** gehen mit tiefen, dumpfen Augenschmerzen einher und zeichnen sich zudem durch Begleitsymptome wie Übelkeit und Sehverschlechterung (Glaukom) bzw. Lichtscheu und Tränenfluss (Iritis) aus. Tiefe Schmerzen, die hinter dem Auge lokalisiert werden und v. a. bei Augenbewegungen auftreten sollten dagegen an einen **entzündlichen oder tumorösen Prozess der Orbita** (z. B. Orbitaphlegmone), aber auch an eine **Retrobulbärneuritis** (z. B. bei MS) denken lassen.

Medizinische Vorgeschichte

In der medizinischen Vorgeschichte sollten Sehstärke und Sehhilfen (Brille, Kontaktlinsen), vorausgegangene opthalmologische Erkrankungen, Operationen, Unfälle und Schädel-Hirn-Traumen erfragt werden. Von großer Bedeutung sind auch systemische Erkrankungen wie der Diabetes mellitus oder arterielle Hypertonus, Infektionskrankheiten (z. B. Tbc, Lues) und neurologische Störungen (z. B. MS). Bei Kindern sollte zudem eine detaillierte Schwangerschafts- und Geburtsanamnese (intrauterine Röteln-Infektion, Hypoxie, Frühgeburt im Inkubator), kindliches Schielen sowie infektiöse Kinderkrankheiten dokumentiert werden.

Medikamente

Eine Vielzahl pharmakologischer Substanzen kann zu reversiblen aber auch irreversiblen Schädigungen des Auges führen und sollte daher anamnestisch erfragt werden. Beispiele hierfür sind **Steroide** (Katarakt), **Amiodaron** (Korneaschäden), **Chloroquin** (Keratopathie / Retinopathie) oder **Neuroleptika** (Erhöhung des Augeninnendrucks).

Allergien

Hierbei sollte insbesondere bei einer Konjunktivitis nach einer **atopischen Prädisposition** bzw. Allergie gegen Pollen, Gräser u. a. gefragt werden. Oftmals stellen jedoch auch Kosmetika, Shampoo oder Parfum wichtige Allergene dar, die zu Hautveränderungen am äußeren Auge sowie zu inflammatorischen Reaktionen der Bindehaut führen können.

Familienanamnese

Anamnestisch relevant sind hierbei familiär bekannte Erbkrankheiten (Blindheit, genetische Syndrome), Augenerkrankungen (z. B. Glaukom), aber auch systemische Erkrankungen wie Diabetes mellitus oder arterieller Hypertonus. Beispiele für genetisch determinierte Erkrankungen des Auges sind Retinoblastom, Hornhauttrübungen bei Speicherkrankheiten oder Retinopathia pigmentosa.

Sozialanamnese

Bei Patienten mit eingeschränktem Sehvermögen sind anamnestisch insbesondere die soziale und berufliche Situation des Patienten, Grad der körperlichen Behinderung und Bewältigung der alltäglichen Aufgaben, Hilfeleistungen von außen bzw. Hilfsmittel wie Blindenhund oder Leselupe relevant. Beispiele für berufsbedingte Erkrankungen des Auges sind physikalische Schäden durch Infrarotstrahlen bei Glasbläsern und Eisengießereien (Linsentrübung, „Glasbläserstar“) oder Exposition gegenüber ionisierenden Strahlen, Entzündungen der Bindehaut bzw. Hornhaut durch Staub, mechanische Reizung, Gase und Dämpfe sowie toxische Schädigungen des Sehnervs durch Substanzen wie Blei, Quecksilber oder Methylalkohol. Bei entsprechender Symptomatik können auch Freizeitaktivitäten des Patienten (z. B. Schwimmen), Auslandsreisen, Risikoexposition für sexuell-übertragbare Erkrankungen (v. a. Lues) sowie der Nikotin- und Alkoholkonsum von Bedeutung sein (z. B. Tabak-Alkohol-Amblyopie).

Untersuchung des Auges

Inspektion

Die augenärztliche Untersuchung beginnt mit der Inspektion der äußeren Augenregion, d. h. der **Augenbrauen** und der **Augenstellung**. Anschließend erfolgt, teils mit Hilfe der Spaltlampe, die Inspektion des vorderen Augenabschnitts (**Lider, Bindehaut, Hornhaut, Iris, Vorderkammer, Pupille, Linse**) sowie die Inspektion des hinteren Augenabschnitts (**Glaskörper, Papille, Netzhaut**) mit Hilfe der Ophthalmoskopie.

- *Augenbrauen:* Ein Ausfall der lateralen Augenbrauen (**Hertoghe-Zeichen**) tritt gehäuft bei Patienten mit atopischem Ekzem auf, kann aber auch Zeichen einer Hypothyreose oder einer Thallium-Vergiftung sein. Ein vollständiger Verlust der Augenbrauen ist im Rahmen einer Chemotherapie oder auch einer Alopecia totalis möglich.

- *Augenstellung:* Ein zu großer **Augenabstand** wird als Hypertelorismus, ein verminderter Abstand als Hypotelorismus bezeichnet. Bei der Lage der Augen in der Orbita unterscheidet man **axiale Asymmetrien** (Exophthalmus, Enophthalmus), die am besten hinter dem Patienten stehend durch Blick von oben über die Stirn beurteilt werden können. Der Begriff **Exophthalmus** bezeichnet das Hervortreten des Bulbus aus der Orbita, welches zu den charakteristischen Augensymptomen des M. Basedow bzw. der endokrinen Orbitopathie (s. Tabelle 17) gehört; pathophysiologisch kommt es hierbei zu Einlagerungen von Glykosaminoglykanen in das periorbitale Gewebe sowie in die Augenmuskeln. Als **Enophthalmus** wird dagegen das Zurücksinken des Bulbus in die Orbita bezeichnet. Ursache hierfür kann ein Schwund des orbitalen Fettgewebes durch Abmagerung, Dehydratation, postentzündliche, traumatische oder degenerative Veränderungen oder auch ein angeborener Mikrophthalmus sein.

Tabelle 17

Augenzeichen der endokrinen Orbitopathie.

	Beschreibung
Stellwag-Zeichen	seltener Lidschlag (normal alle 2–3 Sekunden)
Dalymple-Zeichen	Retraktion des Oberlides, Skleraweiß ist bei Blick geradeaus oberhalb der Iris sichtbar
Graefe-Zeichen	Zurückbleiben des oberen Lides bei Blick nach unten, Sklera bleibt sichtbar
Moebius-Zeichen	Schwäche der Konvergenzbewegung

- *Augenlider:* Bei der Inspektion der Augenlider werden zunächst **Lidstellung** und **Lidspaltenweite** beurteilt. Stellungsanomalien des Augenlides wie z. B. eine sichelförmige Hautfalte am medialen Rand des Oberlids **(Epikanthus)** können hierbei Hinweis auf das Vorliegen einer Trisomie 21 sein. Die Lidspaltenweite beträgt normalerweise ca. 10 mm. Eine **Verengung der Lidspalte** kann durch einen Enophthalmus, eine Ptosis (Herabhängen des Oberlides), einen Blepharospasmus (Krampf des M. orbicularis oculi) oder auch ein Symblepharon (angeborene Lidverwachsung mit dem Augapfel) bedingt sein. Eine **Erweiterung der Lidspalte** findet sich dagegen bei Vorliegen eines Exophthalmus oder Lähmung des N. facialis. Hierbei kann es zu einem unvollständigen Lidschluss, dem sogenannten **Lagophthalmus** kommen, der schwerwiegende Kornea-Schäden hervorrufen kann (**Keratitis e lagophthalmo**).

Als **Ektropium** bezeichnet man eine Auswärtsdrehung des unteren Lidrandes, die häufig in höherem Lebensalter beobachtet wird und eine Störung des Tränenabflusses bedingen kann. Unter **Entropium** versteht man die Einwärtsdrehung des Lidrandes, bei der die Wimpern des eingedrehten Lidrandes zu Reizung und Erosionen der Konjunktiva und Kornea führen können. Bei Inspektion der Augenlider sollten zudem Veränderungen der Konsistenz und Oberflächenbeschaffenheit erfasst werden. Hierzu gehören Befunde wie das **Hordeolum** (Gerstenkorn), das **Chalazion** (Hagelkorn), **Xanthelasmen** (Hyperlipidämie) oder **Lidödeme** (z. B. bei allergischen Reaktionen, nephrotischem Syndrom, Hautemphysem). Aber auch Hautveränderungen wie das **Basaliom, Spinaliom** oder **Melanom** sollten im Bereich der Augenlider und Umgebung nicht übersehen werden. Schmerzhafte Schwellungen im inneren Lidwinkel (typische Paragraphenform des Oberlides) können Zeichen einer **Dakrozystitis** (Entzündung des Tränensacks), im äußeren Lidwinkel dagegen Zeichen einer **Dakroadenitis** (Entzündung der Tränendrüse) sein.

Bindehaut: Zur Inspektion des unteren Bindehautsacks wird das untere Lid vorsichtig nach unten gezogen, für die vollständige Betrachtung des oberen Bindehautsacks dagegen ist das sog. **Ektroponieren** erforderlich. Hierzu bittet der Untersucher den Patienten, nach unten zu sehen und fasst mit der linken Hand vorsichtig die oberen Wimpern des Patienten. Mit der anderen Hand wird mit Hilfe eines Stieltupfers leichter Druck auf die Mitte des oberen Augenlides ausgeübt und die Lidkante um den Stieltupfer herum gehoben.

Bei Inspektion wird insbesondere auf Rötungen, Schwellungen und Sekretion geachtet. Im Normalfall erscheint die Bindehaut reizfrei, eine **Rötung** legt den Verdacht auf eine virale, bakterielle oder allergische Konjunktivitis nahe (s. Tabelle 16). Differentialdiagnostisch wegweisend kann hierbei Farbe, Konsistenz und Menge des sichtbaren Sekrets (wässrig, eitrig) sein. Eine **Schwellung** der Bindehaut kann durch ein subkonjunktivales Exsudat entstehen (Chemosis), durch Blut (Hyposphagma) oder auch durch Luft (Emphysem). Hiervon abzugrenzen sind dreieckige Bindehautfalten, die als **Pterygium** (Flügelfell) bezeichnet werden und per se keinen Krankheitswert besitzen.

Hornhaut, Vorderkammer, Iris, Linse, Glaskörper: Die Beurteilung der **Hornhaut** erfolgt wie auch die Untersuchung der Vorderkammer und Iris mit Hilfe der **Spaltlampenuntersuchung** (siehe Lehrbücher der Augenheilkunde). Eine gesunde Hornhaut erscheint dabei klar und spiegelnd, ist annähernd kugelförmig gewölbt und zeigt im Normalfall keine Vaskularisation. Im Hinblick auf die Oberfläche ist auf Formveränderungen (z. B. Keratokonus) zu achten, des weiteren auf Trübungen oder Endothelbeschläge. Die **Vorderkammer** kann bei Luxation der Linse oder bei Aphakie (Fehlen der Linse) vertieft sein, aufgehoben ist sie bei malignem Glaukom. Beurteilt werden neben der Tiefe der Vorderkammer auch vorhandene Trübungen oder Spiegelbildungen (durch Eiter: Hypopyon, durch Blut: Hyphäma). Die Struktur der **Iris** ist im Normalfall reizfrei, eine verwaschene Struktur zeigt sich bei Iritis. Die Farbe der Iris wird im Seitenvergleich beurteilt (unterschiedliche Augenfarbe: Heterochromie). Eine Gefäßzeichnung ist bei einer gesunden Regenbogenhaut nicht sichtbar, Gefäßhyperämie und Neovaskularisationen sind pathologisch. Bei der Beurteilung der **Linse** achtet man auf vorhandene Trübungen (kapsulär / subkapsulär / kortikal / nukleär) und Auflagerungen, des weiteren auf die Lage und Mobilität der Linse (z. B. Linsenschlottern bei Subluxation / Luxation im Rahmen eines Marfan-Syndroms). Der **Glaskörper** wird auf seine Struktur hin untersucht, Trübungen, Einlagerungen oder Einblutungen werden dokumentiert.

Pupille: Die Pupillen sind beim Gesunden seitengleich groß, rund und in Abhängigkeit von den Lichtverhältnissen etwa 2–5 mm weit. Eine **Entrundung** der Pupille beobachtet man bei Trauma, postoperativ nach Linsenextraktion, Erhöhung des intraokularen Drucks oder auch bei angeborenen Fehlbildungen wie dem Kolobom. Als **Anisokorie** bezeichnet man eine Seitendifferenz der Pupillenweite von über 1 mm, die durch angeborene oder entzündliche Veränderungen, intrakranielle Druckerhöhung sowie Reiz- und Lähmungserscheinungen im sympathischen oder parasympathischen Nervensystem bedingt sein kann. Ursachen der **Mydriasis** (Pupillenerweiterung auf über 5 mm durch Sympathikusreizung oder N. oculomotorius-Lähmung) und **Miosis** (Pupillenverengung auf unter 2 mm durch Erregung des M. sphincter pupillae oder Lähmung des M. dilatator pupillae) sind in den nachfolgenden Tabellen zusammengefasst.

Tabelle 18

DD Mydriasis

Physiologisch	Schreck, Angst, Schmerz
Neurologisch	Mittelhirn-Läsion, Koma, Oculomotoriusparese (N. III), Migräne, zerebrales Aneurysma
Medikamentös	Epinephrin, Atropin, Kokain, LSD, Amphetamine
Andere	Glaukom-Anfall, Trauma, Optikusatrophie

Tabelle 19

DD Miosis

Physiologisch	Lichteinfall
Neurologisch	pontine Läsion, Hornersyndrom, Sinus-cavernosus-Thrombose, Meningitis, Syringomyelie, Stellatumblockade
Medikamentös	Opiate, Pilocarpin, Narkotika
Inflammatorisch	Iritis, Lues
Kongenital	

Zur Prüfung der **Pupillenreaktion** fixiert der Patient einen Punkt in der Ferne, damit sich die Pupillen nicht durch Akkommodation verengen. Der Untersucher beleuchtet beide Augen hintereinander mit einer hellen Lampe und achtet dabei auf die **direkte Lichtreaktion** der beleuchteten Pupille sowie die **indirekte Lichtreaktion** (konsensuelle Reaktion) der nicht beleuchteten Pupille. Normalerweise kommt es hierbei durch den Lichteinfall sowohl in dem gerade beleuchteten Auge als auch in dem nicht-beleuchteten Auge zu einer Verengung der Pupillen (Miosis). Grundlage dieser konsensuellen Reaktion ist eine teilweise Kreuzung der afferenten Fasern der Pupillenreflexbahn im Chiasma opticum. Ist keine eindeutige Lichtreaktion zu erzielen, so sollte die Untersuchung in einem abgedunkelten Zimmer wiederholt werden. Zur Überprüfung der **Konvergenzreaktion** (Naheinstellungsmiosis/Akkommodation) nähert der Untersucher einen vom Patient zu fixierenden Gegenstand (Finger, Bleistift) in der Mittellinie beider Augen aus der Ferne auf etwa 15 cm Abstand von der Nasenwurzel. Durch die Fixierung dieses sich annähernden Gegenstandes kommt es physiologischerweise zu einer Konvergenzbewegung der Bulbi und einer Verengung der Pupillen.

Durch die Überprüfung der direkten und indirekten Lichtreaktion sowie der Konvergenzreaktion der Pupillen lassen sich folgende pathologische Befunde differenzieren:

- ***Absolute Pupillenstarre:*** Bei einer absoluten Pupillenstarre sind sowohl die direkte und indirekte Lichtreaktion als auch die Konvergenzreaktion des erkrankten Auges aufgehoben. Grund hierfür ist ein Defekt im **efferenten Schenkel der Pupillenreflexbahn** (Sphinkterkern, N. oculomotorius, M. sphincter pupillae), der durch Trauma, Tumore oder entzündliche Prozesse (Meningitis/Enzephalitis) bedingt sein kann. Da die afferenten Fasern nicht betroffen sind, verläuft die konsensuelle Lichtreaktion des gesunden Auges bei Beleuchtung des erkrankten Auges normal.

- ***Amaurotische Pupillenstarre:*** Charakteristisch für die amaurotische Pupillenstarre ist ein Ausfall der direkten Lichtreaktion und Konvergenzreaktion des erkrankten Auges, während die konsensuelle Lichtreaktion bei Beleuchtung des gesunden Auges erhalten bleibt. Am gesunden Auge dagegen fällt die konsensuelle Lichtreaktion bei Beleuchtung des erkrankten Auges aus. Ursache ist eine Störung im **afferenten Schenkel der Pupillenreflexbahn** (Netzhaut, Sehnerv, Sehbahn), wie sie beispielsweise bei Optikusatrophie oder Zentralarterienverschluss vorkommen kann. Auch kann das betroffene Auge aufgrund der gestörten Afferenz kein Licht wahrnehmen, ist also blind.
- ***Reflektorische Pupillenstarre:*** Als reflektorische Pupillenstarre wird ein Ausfall der direkten und indirekten Lichtreaktion bei gleichzeitig erhaltener Konvergenzreaktion definiert. Grund ist eine Störung im **Schaltneuron der Pupillenreflexbahn oberhalb des Edinger-Westphal-Kerns** im dorsalen Mittelhirn, die häufig im Rahmen der Lues beobachtet wird. Eine reflektorische Pupillenstarre findet sich meist beidseitig und geht häufig mit einer überschießenden Miosis bei Konvergenz und Anisokorie einher (**Argyll-Robertson-Pupille**).
- ***Pupillotonie:*** Unter Pupillotonie versteht man eine **deutlich verzögerte und langsame Lichtreaktion** der Pupillen, die eine angeborene Anomalie ohne pathologischen Wert darstellt, jedoch leicht mit einer absoluten Pupillenstarre verwechselt werden kann. Tritt eine Pupillotonie in Kombination mit einem aufgehobenen Patellarsehnen- oder Achillessehnenreflexen auf, so spricht man von einem **Adie-Syndrom**, das zumeist jüngere Frauen betrifft.

Ophthalmoskopie (Spiegelung des Augenhintergrundes)

Für die Spiegelung des Augenhintergrundes stehen die Methoden der direkten und indirekten Ophthalmoskopie zur Verfügung. Bei der **direkten Ophthalmoskopie** mit Hilfe des Ophthalmoskops entsteht eine aufrechtes, seitenrichtiges Bild mit ca. 16facher Vergrößerung. Hierzu geht der Untersucher mit dem Ophthalmoskop bis auf wenige Zentimeter an das medikamentös erweiterte Auge des Patienten heran. Eine Fehlsichtigkeit (Weit- und Kurzsichtigkeit) des Patienten oder des Untersuchers wird dabei durch Vorschalten entsprechender Linsen am Ophthalmoskop ausgeglichen (Dioptrien werden addiert). Die direkte Ophthalmoskopie eignet sich vor allem zur Inspektion des zentralen Fundus und ist Methode der Wahl bei Verdacht auf hypertensive oder diabetische Veränderungen sowie das Vorliegen einer Stauungspapille.

Bei der **indirekten Ophthalmoskopie** entsteht mit Hilfe einer Lupe (15–30 dpt) ein seiten- und höhenverkehrtes Bild des Fundus (vgl. Abb 4), auf das der Untersucher in entsprechendem räumlichen Abstand akkommodieren muss. Diese Methode wird zur Beurteilung der Netzhautperipherie und zum allgemeinen Überblick angewandt. Beurteilt werden hierbei die Sehnervpapille, Arterien und Venen, Retina, Makula und Fovea centralis. Beim Gesunden erscheint die normale **Sehnervpapille** rund und scharf gegen die Netzhaut abgegrenzt, gelb-rot gefärbt und misst im Durchmesser ca. 0,5 mm. Aus der hellen Mitte der Papille treten die Zentralgefäße aus. Die **Arterien** können dabei an ihrer hellroten Farbe und hellen Reflexen identifiziert werden, **Venen** dagegen sind breiter und dunkelrot gefärbt. Die auf den Gefäßen sichtbare Breite des Lichtreflexes sollte dabei etwa ein Drittel der gesamten Gefäßbreite betragen.

Abbildung 3

Spiegelung des Augenhintergrundes

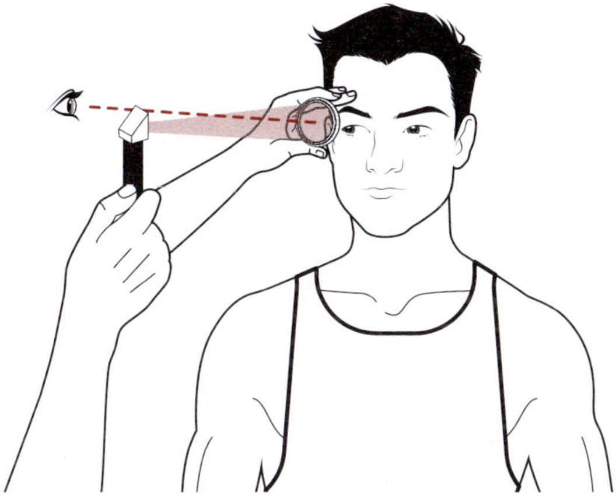

Abbildung 4

Normaler Fundus (rechtes Auge)

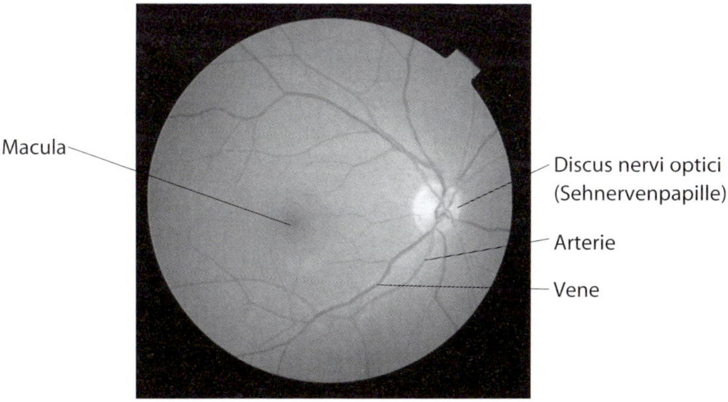

Zur Inspektion der gesamten **Retina** wird der Patient gebeten, in alle Richtungen zu blicken. Abschließend wird der Patient aufgefordert, direkt in die Licht - quelle des Untersuchers zu blicken, damit dieser temporal der Sehnervpapille die **Makula** und **Fovea centralis** beurteilen kann. Eine Übersicht über mögliche pathologische Befunde in der Ophthalmoskopie ist in Tabelle 20 dargestellt, typische Veränderungen bei arterieller Hypertonie und Diabetes mellitus finden sich in Tabelle 21 und Tabelle 22.

Tabelle 20

Wichtige Befunde bei der Ophthalmoskopie

	Befund	*Differentialdiagnose*
Stauungspapille	hyperämische, unscharf begrenzte Papille	*einseitig:* Tumor in Orbita / Sehnerv, Zentralvenenthrombose *beidseitig:* erhöhter intrakranieller Druck (Tumor, Blutung, Hydrozephalus, Meningitis, Pseudotumor cerebri)
Zentralvenen-thrombose	gestaute retinale Venen, bei ischämischer Form mit Papillenödem, Cotton-wool-Herde, Blutungen	Arteriosklerose, arterielle Hypertonie, Diabetes mellitus
Zentralarterien-verschluss	retinale Ischämie, kirschroter Fleck der Makula	Embolie, Bindegewebserkrankungen

Tabelle 21

Ophthalmoskopie: Fundus diabeticus

Stadium	*Charakteristische Befunde*
Nichtproliferative Retinopathie	Mikroaneurysmen, Punkt- / Fleckblutungen, harte Exsudate, evtl. Makulaischämie
Präproliferative Veränderungen	Cotton-wool-Herde (Mikro-Infarkte), intraretinale Gefäßanomalien
Proliferative Retinopathie	Neovaskularisationen der Papille (NVD), Neovaskularisationen an anderer Stelle (NVE), +/- Glaskörperblutung, +/- epiretinale Blutung
Diabetische Makulopathie	Makulaödem, harte Exsudate, intraretinale Blutungen, zentrales Sehvermögen gefährdet

Tabelle 22

Ophthalmoskopie: Fundus hypertonicus

Stadium	*Charakteristische Befunde*
I	leichte generalisierte Konstriktion der retinalen Arteriolen, keine fokale Konstriktion
II	deutliche generalisierte Konstriktion, fokale Konstriktion, Salus-Gunn-Venenzeichen
III	zusätzlich retinale Exsudate, Cotton-wool-Herde, Blutungen, makuläre Sternfigur
IV	zusätzlich Papillenödem

Palpation

Durch Bulbuspalpation im Seitenvergleich oder im Vergleich mit einer gesunden Person kann der Augeninnendruck grob abgeschätzt werden. Hierzu lässt man den Patienten mit geschlossenen Augen nach unten blicken, während man mit den Zeigefingern vorsichtig durch das Oberlid hindurch auf den Bulbus eindrückt. Harte, stark gespannte Bulbi sind dabei Hinweis auf eine **Erhöhung des intraokularen Drucks** (Glaukom). Eine exaktere Bestimmung des Augeninnendrucks ist mit Hilfe der Applanationstonometrie nach Goldmann möglich (siehe Lehrbücher der Augenheilkunde).

Augenmotilität

Die Motilität der Bulbi wird durch die sechs Augenmuskeln (s. Tabelle 23) gewährleistet. Die Funktion der Augenmuskeln wird geprüft, indem man den Patienten mit den Augen dem Finger des Untersuchers in die Hauptblickrichtungen (geradeaus, oben, rechts oben, rechts, rechts unten, unten, links unten, links, links oben) folgen lässt. Bei Ausfall von Augenmuskeln (z. B. bei einer Läsion des versorgenden Nerven, vgl. Kapitel Neurologisches System, S. 209 ff) ergeben sich charakteristische klinische Bilder:

Tabelle 23

Augenmuskeln

	Muskel	*Bewegung*	*Versorgung*	*Klinik bei Ausfall*
RL	M. rectus lateralis	Abduktion	N. abducens VI	Bulbusabweichung nach innen, Abduktionsdefizit beim Blick auf die Seite der Läsion
RM	M. rectus medialis	Adduktion	N. oculomotorius III	Bulbusabweichung nach unten außen, Diplopie, Ptosis (M. levator palpebrae), Mydriasis (M. sphincter pupillae)
RS	M. rectus superior	Hebung, Einwärtsrollen		
RI	M. rectus inferior	Senkung, Auswärtsrollen		
OI	M. obliquus inferior	Hebung, Auswärtsrollen		
OS	M. obliquus superior	Senkung, Einwärtsrollen	N. trochlearis IV	Bulbusabweichung, Diplopie

Sehstärke (Visusprüfung)

Die Prüfung der Sehschärfe (Visus) erfolgt subjektiv mit Hilfe von Sehtest-Tafeln; verwendet werden Landoltsche Ringe (Kreise mit einer Aussparung, die unterschiedlich gedreht sind), Pflügersche Haken (E-Haken in unterschiedlicher Drehung), Zahlen, Buchstaben sowie bei Kindern Bildtafeln. Testtafeln zur Fern- und Nahsichtprüfung finden sich nachfolgend sowie auch auf der dem Buch beigelegten Kitteltaschenkarte.

Die **Fern-Sehschärfe** (Testtafel siehe Kitteltaschenkarte) wird zur Ausschaltung der Akkommodation in einer Entfernung von einigen Metern mit Testtafeln geprüft, zunächst ohne Korrektur (Rohvisus, Visus sine correctione-sc), anschließend mit entsprechend korrigierenden Linsen (Visus cum correctione-cc). Der Visus errechnet sich dabei aus: Prüfungsentfernung / Entfernung, in der die Balkenbreite des Prüfzeichens unter dem Gesichtswinkel von 1 Winkelminute erscheint (diese Zahl ist auf jeder Testtafel neben bzw. über der entsprechenden Reihe vermerkt). Bei der Verwendung einer Visustafel nach Hermann Snellen ergibt sich der Visus aus dem Abstand in Metern geteilt durch die Zahl über der Zeile, die zuletzt gelesen werden kann. Der Visus wird dann als Dezimalzahl ausgedrückt; Normalwert ist ein Visus von 1,0.

Abbildung 5

Snellen-Tafel zur Visusprüfung*

36
D F
24
H Z P
18
T X U D
12
Z A D N H
9
P N T U H X
6
U A Z N F D T
5
N P H T A F X U
4
X D F H P T Z A N
3
F A X T D N H U P Z

* entspricht nicht der Originalgröße

Abbildung 6

Nahsicht -Testtafel

Er ging

langsam zum

Telefon und schrie.

Er wusste genau, wer

an der Tür kratzen würde. Ein
Geldschein fiel und machte

ein schreckliches Geräusch. Als Papiere
verbrannten, trauerte die Blume.

Ein weicher Schneefall ergoss sich neben den
öligen Resten des Abendessens auf den Tisch.

Draußen rollten Eier über den Rasen. Der Sonntag
war ein idealer Tag für einen kleinen Spaziergang.

Die Gegend ist zu kalt, um nach draußen zu gehen, es sei denn, man befindet
sich stets in Begleitung von dreizehn weißen Gänsen oder zehn wilden Räubern.

Zwei kleine Hunde starrten sie an. Ein Gedanke durchzuckte sie, als sie sich umdrehte,
und in diesem Moment brachen die Wolken auf und Regen schwebte auf die kleine Stadt.

Kann der Patient bei einer Entfernung von 3-4 Metern nichts erkennen, werden die Test-Tafeln in einer Entfernung von 1 Meter, dann 50 cm angeboten. Funktioniert auch das nicht, testet man das Erkennen der Zahl der ausgestreckten Finger **(Fingerzählen-FZ)** der Untersucherhand in 1 Meter Entfernung (dabei beträgt der Visus etwa 1/50). Bei noch schlechterem Visus wird die Untersucherhand in ca. 30 cm Entfernung bewegt **(Handbewegung-HB)**, weitere Tests erfassen die Lichtscheinwahrnehmung oder Lichtrichtungsangabe. Wichtig ist auch die Prüfung der **Nahsehschärfe**, die gewöhnlich mit Hilfe von Lesetexten unterschiedlicher Größe in etwa 30 cm Entfernung durchgeführt wird. Können bei der oben abgebildeten Nahsicht-Testtafel die letzen beiden Zeilen in einem Abstand von 30 cm gelesen werden, ist die Nahsicht normal.

Farbsinn

Der Farbsinn wird mit sogenannten **pseudoisochromatischen Tafeln** nach Ishihara oder Stilling-Velhagen geprüft. Diese Tafeln enthalten Zahlen und Buchstaben aus kleinen Farbkreisen in Verwechslungsfarben mit gleichem Helligkeitswert, aber verschiedenen Farbtönen / -sättigungen. Die Prüfung erfolgt bei Tageslicht in ca. 50–100 cm Entfernung. Bei Störungen des Farbsinns unterscheidet man Störungen bei **Trichromasie** (alle 3 Zapfentypen vorhanden) und **Dichromasie** (nur 2 Zapfentypen vorhanden):

Tabelle 24

DD Farbsinnstörungen

	Störung	*Häufigkeit*	*Vererbung*
Trichromasie	Deuteranomalie (Grünschwäche)	5 %	X-chromosomal rezessiv
	Protanomalie (Rotschwäche)	1 %	X-chromosomal rezessiv
	Tritanomalie (Blau-Gelb-Schwäche)	0,00001 %	autosomal-dominant
Dichromasie	Deuteranopie (Grünfehlsichtigkeit)	1 %	X-chromosomal rezessiv
	Protanopie (Rotfehlsichtigkeit)	1 %	X-chromosomal rezessiv
	Tritanopie (Blau-Gelb-Fehlsichtigkeit)	0,001 %	autosomal-dominant

Gesichtsfeld (Perimetrie)

Die Untersuchung des Gesichtsfeldes wird mit verschiedenen technischen Geräten (Perimetern) durchgeführt. Für alle Methoden gilt jedoch: die Prüfung erfolgt stets monokular, bei Abdeckung eines Auges muss der Patient mit dem anderen Auge einen Punkt fixieren, und jeweils angeben, wann er eine Marke auftauchen sieht. Diese Marken können weiß oder farbig sein (das Gesichtsfeld für die Farbe grün ist kleiner als das für rot, welches wiederum kleiner als das für blau ist), und in unterschiedlicher Größe und Helligkeit angeboten werden.

Zur groben Orientierung mit einfachen Mitteln eignet sich die sogenannte **Vergleichsperimetrie** (Konfrontations- / Paralleltest): Dabei sitzen sich Untersucher und Patient in etwa 50 cm Abstand gegenüber. Jeder verdeckt ein Auge mit der Hand derart, dass sich die verdeckten Augen jeweils gegenüberliegen. Nun führt man z. B. einen Wattebausch von außen in allen Quadranten genau in der Mitte zwischen beiden Personen in das Gesichtsfeld, der Patient gibt jeweils an, wann er den Wattebausch sieht. Die Angaben des Patienten werden mit der eigenen Wahrnehmung verglichen. Tabelle 25 fasst verschiedene Gesichtsfelddefekte zusammen:

Tabelle 25

Gesichtsfeldausfälle (Skotome)

	Ursache
Komplett, einseitig	Läsion des N. opticus, der Retina
Heteronyme Hemianopsie (Scheuklappen)	Läsion des Chiasma, Hypophysenprozesse
Homonyme Hemianopsie	Läsion des Tractus opticus oder zentral davon
Vergrößerung des blinden Flecks	Stauungspapille (norm. Visus)
Bjerrum-Skotom (bogenförmig vom blinden Fleck aus)	beginnende glaukomatöse Optikusatrophie
Rönne-Sprung (nasales Skotom)	fortgeschrittene glaukomatöse Optikusatrophie
Ringskotom	beginnende Retinopathia pigmentosa
Konzentrische Einengung	fortgeschrittene Retinopathia pigmentosa

Abbildung 7

Sehbahn mit Gesichtsfeldausfällen

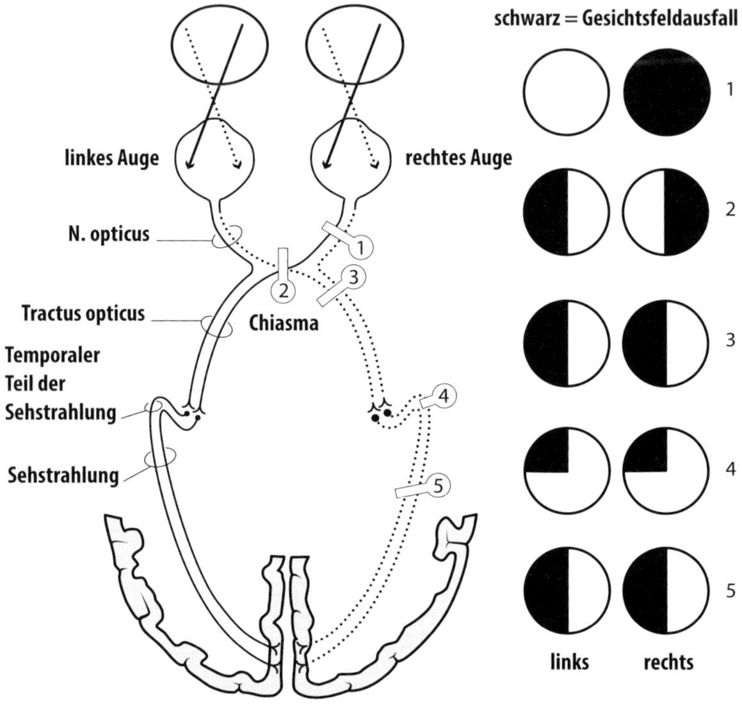

1 **Einseitiger kompletter Gesichtsfeldausfall**
2 **Heteronyme Hemianopsie**
3 **Homonyme Hemianopsie**
4 **Quadrantenanopsie**
5 **Homonyme Hemianopsie**

HNO-ärztliche Anamnese

Hauptsymptome bei Präsentation

▸ ***Nasenbluten (Epistaxis):*** Nasenbluten stellt ein sehr häufiges Symptom in der HNO-ärztlichen bzw. allgemeinärztlichen Konsultation dar und wird häufig durch eine harmlose Gefäßruptur im Bereich des Locus Kiesselbachii bedingt. Ursache hierfür sind zumeist mechanische Irritationen ohne Krankheitswert, die jedoch von entzündlichen, vaskulären, hämatologischen oder auch malignen Ursachen abgegrenzt werden müssen (s. Tabelle 26). Anamnestisch wichtig ist hierbei immer auch die Frage nach der Einnahme von Medikamenten wie Marcumar, die überdosiert zu massiven Blutungen führen können.

Tabelle 26

DD Nasenbluten

Ursache	*Differentialdiagnosen*
Mechanisch / lokal	Trauma, Fremdkörper, mech. Manipulation, starkes Schneuzen, Nasenpolypen, anatomische Fehlbildungen
Medikamentös / toxisch	Nasensprays, Nichtsteroidale Antirheumatika, Marcumar / Heparin, Kokain
Gerinnungsstörungen	z. B. Hämophilie, Thrombozytopenie, chronische Leberinsuffizienz, M. Osler
Infektionen	z. B. akute / chronische Rhinitis / Sinusitis
Systemische Erkrankungen	z. B. arterieller Hypertonus, M. Wegener
Tumore	z. B. Nasopharynx-Ca, Juveniles Nasenrachenfibrom

▸ ***Ohrenschmerzen:*** Insbesondere in der Pädiatrie stellen Ohrenschmerzen ein häufiges Symptom dar. Aber auch beim Erwachsenen gilt es, häufige entzündliche Ursachen wie die akute Otitis media gegen andere pathologische Prozesse im Ohr selbst oder in anatomischen Nachbarstrukturen (projizierter Schmerz) abzugrenzen (s. Tabelle 27). Anamnestisch wichtig sind hierbei Fragen nach **Beginn** (akut / subakut) und **Dauer,** genauer **Lokalisation** und **Ausstrahlung, Ohrsekretion** sowie **Begleitsymptomen** wie Fieber, Lymphknotenschwellungen, Tinnitus oder Minderung des Hörvermögens. In der Vorgeschichte sollten zudem vorausgegangene **Infekte** der oberen Luftwege, systemische Infekte (z. B. Masern, Scharlach, Influenza), bekannten Tubenventilationsstörungen (z. B. Rachenmandelhyperplasie bei Kindern), Ohroperationen oder Ohrspülungen, Manipulationen mit Wattestäbchen oder andere **Traumen** erfragt werden. Bei älteren Patienten mit Diabetes mellitus sollte immer auch die Möglichkeit einer malignen Otitis externa durch Pseudomonaden gedacht werden.

Tabelle 27

DD Ohrenschmerzen

Ursache	*Differentialdiagnosen*
Lokal entzündlich	akute Otitis media, Mastoiditis, Tuben-/Mittelohrkatarrh, Otitis externa, Gehörgangsfurunkel, Herpes zoster oticus
Trauma	Verletzung des knöchernen/häutigen Gehörgangs, Knall- oder Explosionstrauma
Neoplasie	z. B. Plattenepithelkarzinome/Sarkome des Mittelohrs
Fortgeleiteter Schmerz	z. B. Kiefergelenksarthritis, Parotitis, Kieferosteomyelitis, Angina tonsillaris, entzündliche Zahnprozesse, Glossopharyngeusneuralgie, Myogelosen und degenerative Veränderungen der HWS (über Plexus zervikalis C3)

▶ ***Schwerhörigkeit:*** Eine Verminderung bzw. Verlust des Hörvermögens kann in allen Altersstufen auftreten und durch eine Vielzahl entzündlicher, toxischer, genetischer, vaskulärer und tumoröser Faktoren bedingt sein (s. Tabelle 28). Anamnestisch wichtig sind der **Beginn** der Schwerhörigkeit (plötzlich, graduell, Manifestationsalter), **betroffene Frequenz** (z. B. Alterschwerhörigkeit v. a. hohe Töne) sowie **Begleitsymptome** wie z. B. Schmerzen, Tinnitus, Augensymptome, oder Schwindel. Zudem sollten vorausgegangene **Traumen**, medizinische **Vorerkrankungen** und Voroperationen, **Medikamente** sowie eine detaillierte **Familien- und Berufsanamnese** dokumentiert werden (siehe nachfolgende Sozialanamnese).

Tabelle 28

DD Hörverlust

Alter	*Ursachen*
Kinder/Jugendliche	Erbkrankheit (z. B. Alport-Syndrom), Embryopathie (z. B. intrauterine Rötelninfektion), konnatale Lues, Erythroblastosis fetalis (Rh-Inkompatibilität), Geburtstrauma (Hypoxie), chron. Mittelohrentzündung, Trauma
Erwachsene	*infektiös:* Labyrinthitis/Akustikusneuritis durch fortgeleitete Infektionen (Otitis media, Meningitis, Sinusitis), Herpes zoster oticus, Osteomyelitis *toxisch:* Alkohol, Streptomycin, Blei, Salicylate Otosklerose, M. Meniere, Lärmtrauma, Schädel-Hirn-Trauma, Akustikusneurinom, Kleinhirntumore, Durchblutungsstörungen, Psychogen
Senioren	v. a. Altersschwerhörigkeit (Presbyakusis)

▶ ***Tinnitus*** *(Def.: vom Patienten subjektiv wahrgenommene Geräusche in Ohr oder Kopf):* Tinnitus kann verschiedene Geräuschqualitäten aufweisen (summend, pfeifend, zischend); Ursachen hierfür sind nachfolgend im Überblick dargestellt. Wegweisend können neben medizinischer Vorgeschichte und Sozialanamnese insbesondere Begleitsymptome wie Hörminderung, Schwindel, Ohrschmerzen, Fieber sein.

Tabelle 29

DD Tinnitus

Ursachen	*Differentialdiagnose*
Otogen	z. B. Otitis media, Tubenbelüftungsstörungen, Infektionen des Hörnervs, Lärmschwerhörigkeit, M. Meniere
Vaskulär	Hypertonus, arteriovenöses Aneurysma, Anämie, Polyzythämie u. a.
Traumatisch	Schädel-Hirn-Trauma, akustische Traumen
Neoplasie	Hirntumor, Akustikusneurinom
Toxisch	z. B. Alkohol, CO, Blei, Medikamente: Aminoglykoside, Salicylsäure, Chinin
Muskulär / degenerativ	muskuläre Verspannungen / Fehlhaltungen / degenerative Veränderungen der HWS
Psychogen	z. B. emotionale Belastungssituationen, Stress

▸ ***Schwindel:*** Vgl. Kapitel Neurologisches System, S. 205

▸ ***Heiserkeit:*** Häufigste Ursache der Heiserkeit sind Infekte der oberen Luftwege sowie eine mechanische Überanstrengung der Stimme. Zum Ausschluss einer malignen Ursache sollte jedoch jede Heiserkeit, die länger als 3 Wochen besteht, durch eine Larynxspiegelung beim HNO-Facharzt abgeklärt werden. Anamnestisch wichtig sind daher Fragen nach der **Dauer** der Heiserkeit, vorausgegangenen respiratorischen **Infekten** oder **mechanische Überanstrengung** der Stimme (z. B. Schreien, Singen), **Alkohol-** und **Nikotinkonsum** sowie **Begleitsymptomen** wie Gewichtsverlust, Leistungsminderung, Husten, Auswurf, Hämoptysen.

Tabelle 30

DD Heiserkeit

Ursache	*Krankheitsbilder*
Kongenital	angeborene anatomische Anomalität
Entzündlich	Laryngitis, Larynx-Abszess, Infektionen der oberen Luftwege, angioneurotisches Ödem
Mechanisch / traumatisch	Überanstrengung der Stimmbänder, Stimmbandknötchen, schwerer Husten, Reizgas-Inhalation, Zigarettenrauch, Z. n. Intubation
Neoplasie	Larynx-Karzinom, Bronchial-Karzinom (N. recurrens-Kompression)
Endokrin / metabolisch	Hypothyreose / Myxödem, Akromegalie, M. Addison, Menopause
Neurologisch	Stimmbandlähmung, Myasthenia gravis, MS, ALS
Andere	Sarkoidose, Tbc, Syphilis, M. Wegener, Sicca-Syndrom

Medizinische Vorgeschichte

Anamnestisch relevant sind im HNO-ärztlichen Bereich bisherige Vorerkrankungen und Voroperationen, aber auch systemische Infekte, Traumen (z. B. Schädel-Hirn-Trauma) sowie Allgemeinerkrankungen wie z. B. Diabetes mellitus (Prädisposition für Pseudomonas-Otitis) oder arterieller Hypertonus (z. B. Epistaxis). Ebenso sollte nach der bisherigen Diagnostik und Therapie der einzelnen Erkrankungen gefragt werden.

Medikamente

Anamnestisch relevant sind hierbei potentiell **ototoxische Medikamente**, die unter Umständen irreversible Schäden der Haarzellen im Innenohr verursachen können. Beispiele hierfür sind Substanzen wie Chinin, Furosemid, Etacrynsäure, Cisplatin oder Aminoglykosid-Antibiotika. Bei der chronischen Rhinitis sind zudem Art und Dauer der verwendeten Nasensprays von Bedeutung (Atrophie der Nasenschleimhaut).

Allergien

Insbesondere bei der allergischen Rhinitis sollte nach bekannten Allergenen wie z. B. Gräser, Pollen, Hausstaub, Tierhaare gefragt werden.

Familienanamnese

Anamnestisch relevant ist hierbei für den HNO-ärztlichen Bereich insbesondere eine familiäre atopische Prädisposition (Heuschnupfen, Asthma, Neurodermitis). Weiter sollte eine in der Familie bekannte Schwerhörigkeit bzw. Taubheit erfragt werden, da diese auch genetisch bedingt sein kann (z. B. Alport-Syndrom).

Sozialanamnese

Eine detaillierte **Berufsanamnese** ist insbesondere in der Differentialdiagnose der Schwerhörigkeit von Bedeutung. Berufliche Tätigkeiten in lärmexponierter Umgebung wie z. B. Flugplatz, Motorenwerk oder Kesselschmiede können bei einem Pegel von über 85dB zur Ausbildung einer **Lärmschwerhörigkeit** führen, die Anerkennung als Berufskrankheit finden kann. Auch sollten in diesem Zusammenhang **Knall**- oder **Explosionstraumen** dokumentiert werden, ebenso tragen berufliche oder private **Tauchgänge** das Risiko des zu schnellen Auftauchens mit der Gefahr von Luftembolien im Innenohr. Auch für die Abklärung der ätiologischen Ursachen einer Rhinitis kann die Berufsanamnese hilfreich sein – so z. B. bei Exposition mit Allergenen in der beruflichen Tätigkeit als Bäcker (Mehlstaub) oder Schreiner (Holzstaub). Desweiteren sollten auch Haustiere und Freizeitaktivitäten erfragt werden. **Alkohol**- und **Nikotinabusus** stellen insbesondere für das Larynxkarzinom wichtige Risikofaktoren dar und sollten daher dokumentiert werden.

Untersuchung der Nase

Inspektion

Die Untersuchung beginnt mit der äußeren **Inspektion der Nase** und der umgebenden Areale, in der Auffälligkeiten der Form (z. B. Schiefstand durch Nasenbeinfraktur oder Septumdeviation, Sattelnase), Farbe (z. B. Phlegmone, Hämatom) und Struktur (z. B. Rhinophym, Tumor) erfasst werden. Hierbei ermöglicht ein leichtes Hochdrücken der Nasenspitze mit dem Daumen auch einen Blick auf die vorderen Anteile des Vestibulum nasi, der unter Umständen **Fremdkörper, Polypen** oder eine **Septumdeviation** erkennen lässt. Besteht bei dem Patienten ein deutlicher **Sekretfluss,** sollte dieser ebenfalls dokumentiert werden: wässrig (z. B. allergische Rhinitis, Liquorrhoe), eitrig (z. B. NNH-Entzündung) oder blutig (z. B. Trauma, Neoplasie, M. Wegener). Die Durchgängigkeit der Nase wird durch abwechselndes Zuhalten je eines Nasenloches beim Atmen überprüft. Eine Einschränkung der Nasenatmung kann hierbei Hinweis auf Polypen, Fremdkörper oder eine ausgeprägte Septumdeviation sein. In diesem Zusammenhang sollte auch auf die **Sprachqualität** des Patienten geachtet werden – so zeigt sich bei Verlegung der Nase durch Polypen, Adenoide oder Tumore eine sog. Rhinolalia clausa (näselnde Sprache), bei fehlendem Rachenabschluss im Rahmen einer Gaumenspalte oder Gaumensegelparese dagegen eine Rhinolalia aperta (klanglose Sprache).

Palpation und Perkussion

Die Palpation der äußeren Nase erfasst Schwellungen und Weichteiltumore und sollte v. a. bei Verdacht auf eine Fraktur des Nasenbeins durchgeführt werden (Stufenbildung, Druckdolenz). Die Perkussion der NNH und Nervenaustrittspunkte wurde bereits zuvor in diesem Kapitel beschrieben (s. S. 34).

Rhinoskopia anterior (vordere Rhinoskopie)

Technik: Für die Rhinoskopia anterior werden als Hilfsmittel eine Lichtquelle, ein Stirnreflektor sowie ein Nasenspekulum benötigt. Der Untersucher legt das Nasenspekulum in seine linke Hand und führt dies in geschlossenem Zustand mit senkrecht stehenden Branchen in den Nasenvorhof ein. Hier wird das Nasenspekulum gespreizt und der Vorhof auf Veränderungen inspiziert. Zur Inspektion der Nasenhaupthöhle wird der Kopf des Patienten zunächst mit der rechten Hand nach vorne geneigt (Position 1). Hierbei können der Nasenboden, der untere Nasengang, die untere Muschel sowie die unteren Anteile des Septums mit dem Locus Kieselbachii eingesehen werden. Anschließend wird der Kopf des Patienten leicht nach hinten geneigt (Position 2), wodurch der mittlere Nasengang, die mittlere Muschel und die oberen Anteile des Septums sichtbar werden. Wird der Kopf des Patienten maximal nach rückwärts geneigt (Position 3), ist auch das Nasendach zu inspizieren.

Abbildung 8

Rhinoskopia anterior

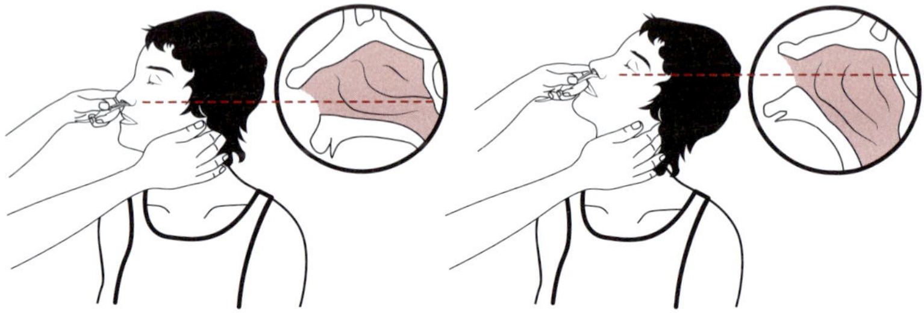

Normalbefund: Die Nasenschleimhaut erscheint blassrot-glänzend und feucht, zeigt keine Schwellungen oder Veränderungen der Oberfläche, das Septum steht mittig.

Pathologischer Befund: Häufige Auffälligkeiten sind eine Septumdeviation, Leistenbildungen, Schwellungen der Schleimhaut, Polypen, Borkenbildung, Fremdkörper sowie sichtbares Blut oder Eiter.

Rhinoskopia posterior (hintere Rhinoskopie)

Technik: Mit Hilfe der Rhinoskopia posterior wird bei entsprechender Indikation der Nasen-Rachenraum untersucht. Erforderliche Hilfsmittel sind hierbei ein Mundspatel sowie ein zuvor angewärmter gestielter Rachenspiegel. Der Untersucher nimmt den Mundspatel in die linke Hand und drückt die Zunge des Patienten leicht nach unten. Der Patient sollte dabei versuchen, durch die Nase zu atmen, um das Gaumensegel möglichst nicht zu kontrahieren. Der Spiegel wird mit der rechten Hand des Untersuchers in die Mundhöhle eingeführt und an der Uvula vorbei zwischen Gaumensegel und Rachenhinterwand geführt. Durch Dreh- und Kippbewegungen des Spiegels lassen sich so der Nasopharynx und die Choanen einsehen. Da durch die Manipulation der Würgereflex ausgelöst werden kann, sollte die Untersuchung vorsichtig so durchgeführt werden, dass weder Gaumensegel noch Rachenhinterwand berührt werden. Xylocain-Spray zur Oberflächenanästhesie kann hierbei hilfreich sein.

Abbildung 9

Rhinoskopia posterior

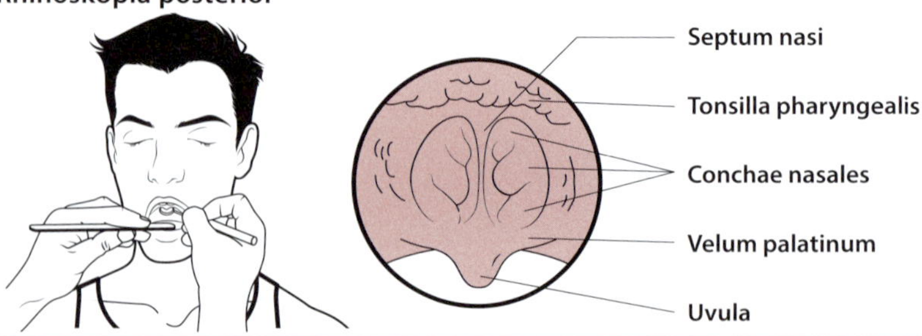

Normalbefund: Beim Gesunden ist die Mukosa reizlos, es finden sich keine Raumforderungen, die Rachenmandeln sind nicht vergrößert.

Pathologischer Befund: Häufige Befunde bei Kindern sind hyperplastische Rachenmandeln (Adenoide), die zu einer Behinderung der Nasenatmung führen, selten finden sich Polypen oder Tumoren.

Untersuchung der Ohren

Inspektion und Palpation des äußeren Ohres

Die Untersuchung der Ohren beginnt mit der Inspektion des äußeren Ohres. Hierbei wird auf Veränderungen von **Form** und **Kontur** der Ohrmuschel (z. B. Othämatom bei Boxern), **Hautveränderungen** (z. B. Basaliom), **Narben** und **Entzündungszeichen** (z. B. Rötung und Schwellung bei Perichondritis) sowie **Absonderungen** aus dem äußeren Gehörgang (Blut, Eiter, Schleim, Liquor) geachtet. Schmerzhafte **Schwellungen** des retroaurikulären Bereiches sollten dabei an das Vorliegen einer Mastoiditis denken lassen. Aber auch systemische Erkrankungen wie Gicht (Tophi durch Einlagerung von Natriumurat) oder Alkaptonurie (braun-schwarze Verfärbungen) können sich an der Ohrmuschel manifestieren. Durch Zug der Ohrmuschel nach außen oben kann der äußere Gehörgang besser eingesehen werden und auf pathologische Veränderungen hin inspiziert werden (z. B. Furunkel, Ekzem). Sind Bewegungen der Ohrmuschel oder Druck auf den Tragus für den Patienten sehr schmerzhaft, so liegt der Verdacht auf eine akute Otitis externa nahe (sog. **Tragusdruckschmerz**), bei Säuglingen sollte auch an eine akute Otitis media gedacht werden. Nicht vergessen werden sollte in diesem Zusammenhang auch eine Palpation der zervikalen Lymphknotenregionen, die bei entzündlichen Veränderungen schmerzhaft verdickt sein können.

Ohrspiegelung (Otoskopie)

Die Inspektion des Gehörgangs und Trommelfells wird als Otoskopie bezeichnet und mit Hilfe eines Ohrtrichters sowie einer Lichtquelle (Hohlspiegel oder Otoskop) am entspannt sitzenden Patienten durchgeführt. Zur Untersuchung des rechten Ohres zieht der Untersucher mit seiner linken Hand die Ohrmuschel des Patienten nach hinten oben und führt gleichzeitig mit dem Daumen und Zeigefinger seiner rechten Hand den Ohrtrichter vorsichtig und unter leichten Drehbewegungen in den Gehörgang ein (nur bis zur Grenze der Gehörgangshaare). Anschließend übernimmt die linke Hand des Untersuchers den Trichter, die rechte Hand führt den Kopf des Patienten und steht für instrumentelle Eingriffe zur Verfügung (z. B. Entfernung von Cerumen oder Fremdkörpern aus dem Gehörgang).

Der Gehörgang wird auf **Rötungen** und **Hautveränderungen** (z. B. Furunkel, Zoster oticus, maligne Ostitis externa durch Pseudomonas), **Schwellungen** (z. B. Gehörgangsexostosen), **Cerumen** oder **Fremdkörper** inspiziert. Einengungen des Gehörgangs durch Senkung der hinteren oberen Gehörgangswand sollten dabei an das Vorliegen einer Mastoiditis denken lassen. Das **Trommelfell** wird zur besseren Übersicht in vier Quadranten unterteilt und erscheint physiologischerweise als perlmutt-graue, glänzende Membran mit einem deutlichen Lichtreflex im vorderen unteren Quadranten.

Trommelfell (rechtes Ohr)

Abbildung 10

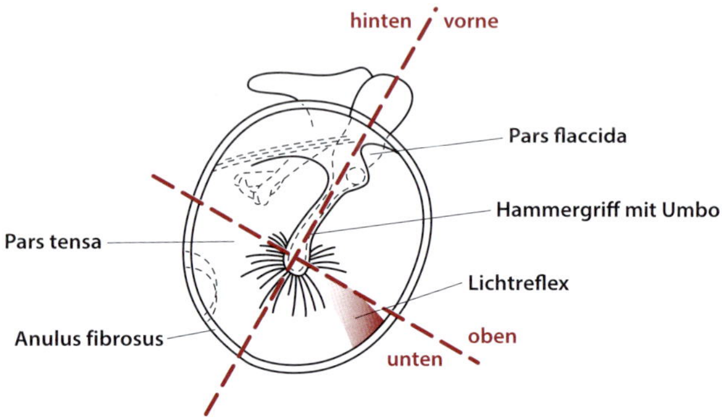

Kommt es zu Veränderungen der Stellung des Trommelfells (Retraktion / Vorwölbung), so fällt das Licht nicht mehr senkrecht ein und der Lichtreflex erscheint nicht mehr an gewohnter Stelle. Pathologische Befunde des Trommelfells können **Retraktionen** (z. B. chronischer Tubenmittelohrkatarrh), **Vorwölbungen** (z. B. Otitis media) oder **Perforationen** (Trauma) des Trommelfells, **Rötungen** (z. B. akute Otitis media), sichtbare Flüssigkeitsspiegel (z. B. Tubenmittelohrkatarrh) sowie zentrale (chronische Otitis media) oder randständige **Trommelfelldefekte** (Cholesteatom) sein.

Funktionsprüfungen des Gehörs

Ziel von Hörprüfungen ist der Gewinn von Informationen über die **Quantität** und **Qualität** der Schwerhörigkeit (Schweregrad, Frequenzbereich) sowie die Differenzierung zwischen **Schallleitungsstörungen** (Lokalisation: äußeres Ohr, Mittelohr) und **Schallempfindungsstörungen** (Lokalisation: Innenohr, Hörnerv). Orientierend lässt sich durch die sogenannte **Hörweitenprüfung** das Verständnis für Flüstersprache und Umgangssprache aus unterschiedlichen Entfernungen (0–8 m) prüfen. Hierzu wendet der Patient das zu überprüfende Ohr vom Untersucher ab und verschließt es mit seinem Finger (bei Prüfung der Umgangssprache sollten zudem Schüttelbewegungen mit dem verschließenden Finger durchgeführt werden). Als Prüfmaterial werden viersilbige Zahlwörter zwischen 21 und 99 verwendet, die vom Patienten jeweils richtig nachgesprochen werden müssen; die Hörweite wird dabei in Metern angegeben (s. Tabelle 31). In der klinischen Praxis werden zur genaueren Analyse jedoch audiometrische Verfahren eingesetzt.

Hörweite für Umgangssprache nach Mittermeyer

Tabelle 31

	Schweregrad nach Mittermeyer
6–8 Meter	normales Hörvermögen
4–6 Meter	geringgradige Schwerhörigkeit
1–4 Meter	mittelgradige Schwerhörigkeit
0,25–1 Meter	hochgradige Schwerhörigkeit
< 0,25 Meter	an Taubheit grenzende Schwerhörigkeit

Zur Differenzierung zwischen einer Schallleitungsstörung und einer Schallempfindungsstörung werden die Versuche nach Rinne und Weber durchgeführt:

- ***Rinne-Versuch***
  Ziel: Vergleich der Luft- und Knochenleitung des Ohres.

  Technik: Der Untersucher schlägt die Stimmgabel (440 Hz) an und setzt dem Patienten die schwingende Stimmgabel hinter dem Ohr auf das Mastoid. Sobald der Patient den Schall nicht mehr hören kann, wird ihm die Stimmgabel ohne neues Anschlagen dicht vor das Ohr bzw. den Meatus acusticus gehalten.

  Normalbefund: Der Patient hört die Schwingungen wieder, sobald die Stimmgabel vor das Ohr gehalten wird (Rinne positiv). Die Luftleitung ist lauter und länger als die Knochenleitung.

  Pathologischer Befund: Bei Patienten mit einer **Schallleitungsschwerhörigkeit** (Mittelohr) ist die Knochenleitung lauter und länger als die Luftleitung (Rinne negativ). Wird dem Patienten die Stimmgabel vor das Ohr gehalten, hört dieser die Schwingungen nicht besser als zuvor auf dem Mastoid. Beispiele für Erkrankungen mit negativem Rinne-Versuch sind die Otitis media oder auch eine Tubenventilationsstörung.

- ***Weber-Versuch***
  Ziel: Vergleich des Hörvermögens beider Ohren durch Knochenleitung.

  Technik: Der Untersucher schlägt die Stimmgabel (440 Hz) an und setzt sie dem Patienten auf die Mitte des Schädels.

  Normalbefund: Der Patient hört die Schwingungen auf beiden Ohren gleich laut.

  Pathologischer Befund: Bei einseitiger **Schallleitungsstörung** (Mittelohr) hört der Patient den Ton auf dem kranken Ohr lauter, bei einseitigen **Schallempfindungsstörungen** (Innenohr) wird der Ton im gesunden Ohr lauter empfunden. Dies kann z. B. durch eine Labyrinthitis, ototoxische Medikamente oder auch eine Lärmschwerhörigkeit bedingt sein.

Tubenfunktionsprüfungen

Die Tuba Eustachii sorgt für den Druckausgleich zwischen dem Druck im Mittelohr und dem atmosphärischen Druck, indem sie die Paukenhöhle mit dem Nasen-Rachen-Raum verbindet. Bei Schwellungen, Entzündungen oder raumfordernden Prozessen kann dieser Druckausgleich jedoch beeinträchtigt und so die Schwingung des Trommelfells und der Gehörknöchelchen behindert sein. Mit Hilfe verschiedener Untersuchungsverfahren kann die Tubendurchlässigkeit überprüft werden, jedoch muss zuvor eine eitrige Rhinitis ausgeschlossen werden, da ansonsten die Gefahr einer fortgeleiteten Infektion des Mittelohres besteht.

- ***Valsalva-Versuch***
  Hierbei wird der Patient aufgefordert, mit geschlossenem Mund und zugehaltenener Nase kräftig in die Nase auszuatmen und dadurch Luft durch die Tube in die Paukenhöhle zu pressen. Der Patient nimmt dabei ein deutliches

Knacken wahr, zudem kann bei der begleitenden Otoskopie eine Vorwölbung des Trommelfells beobachtet werden.

- ***Toynbee-Versuch***
  Der Patient wird aufgefordert, mit zugehaltener Nase zu schlucken. Wie beim Valsalva-Versuch kommt es hierdurch zu Druckänderungen in der Paukenhöhle und einer sichtbaren Trommelfellbewegung.

- ***Politzer-Versuch***
  Hierbei wird eine durchbohrte Metallolive mit angeschlossenem Gummiballon luftdicht an ein Nasenloch angesetzt und das andere Nasenloch fest verschlossen. Der Patient wird aufgefordert, laut „Coca-Cola" oder „Kuckuck" zu sagen, während der Untersucher den Gummiballon kräftig drückt. Durch die gesprochenen K-Laute erfolgt eine Kontraktion der Gaumenmuskulatur, die den Nasen-Rachen-Raum abschließt, den Lufteinstrom durch die Tube in die Paukenhöhle ermöglicht und vom Patienten als Knacken wahrgenommen wird.

Gleichgewichtsprüfungen

Vgl. Kapitel Neurologisches System, S. 224 ff.

Mundhöhle und Pharynx

Inspektion

Die Untersuchung der **Mundhöhle** erfolgt am entspannt sitzenden Patienten mit Hilfe eines Mundspatels und einer **Lichtquelle**. Beurteilt werden hierbei Veränderungen der Lippen, Wangenschleimhaut, Zähne, Gingiva, Zunge, Tonsillen, Gaumen und Rachenhinterwand. Falls der Patient eine Zahnprothese trägt, sollte diese vor Untersuchung entnommen werden. Auffällig kann hierbei ein deutlicher **Mund- bzw. Atemgeruch** des Patienten sein, dessen Differentialdiagnose und krankheitsspezifische Charakteristika in Tabelle 32 zusammengefasst sind:

Tabelle 32

DD Foetor ex ore

	Charakteristika
Mangelnde Mundhygiene, dentale Erkrankungen, Nahrungskarenz, verminderter Speichelfluss (Sjögren-Syndrom, Anticholinergika), bakterielle oder virale Tonsillitis	„schlechter Mund- bzw. Atemgeruch"
Lungenabszess, Empyem, Bronchiektasen	faulig, süß, aashaft
Ileus, intestinale Obstruktion	faulig, Stuhlgeruch
Coma diabeticum (Ketoazidose)	Acetongeruch (fruchtig, nach Äpfeln)
Coma hepaticum, „Foetor hepaticus"	süßlich-faulig (nach roher Leber oder Lehm)
Urämie, „Foetor uraemicus"	urinartig
Diphtherie	süßlich
Intoxikation mit Phosphor / Arsen	Knoblauchgeruch

- *Lippen*: Zunächst erfolgt die Inspektion der Lippen, die Farbe, Form und Oberflächenveränderungen umfasst. Auffällig hierbei sind beispielsweise eine deutliche **Blässe** oder **Zyanose**, **Entzündungszeichen** (Cheilitis), **Mundwinkelrhagaden** (z. B. Eisenmangel), gruppierte **Bläschen** (Herpes labialis), periorale **Pigmentflecken** (Peutz-Jeghers-Syndrom), **Hämangiome** (M. Osler) oder auch ein sog. **Tabaksbeutelmund** (Sklerodermie). Nicht übersehen werden sollten **Ulzerationen** oder **Leukoplakien**, die potentiell maligne Veränderungen darstellen und einer näheren Abklärung bedürfen (Lippenkarzinom). Asymmetrien der Lippenform können beispielsweise durch ödematöse **Schwellungen** (z. B. angioneurotisches Ödem bei Urtikaria oder C1-Esterase-Inhibitor-Mangel) oder auch eine **Fazialisparese** bedingt sein (hängende Mundwinkel, einseitig unvollständiger Lippenschluss).

- *Wangenschleimhaut:* Der Patient wird nun aufgefordert, den Mund leicht zu öffnen, damit der Untersucher unter Zuhilfenahme des Mundspatels die Wangenschleimhaut und Zahnreihen des Patienten einsehen kann. Hierbei können sowohl der **Mundgeruch** des Patienten als auch der **Zahnstatus** Hinweise auf dessen Körperhygiene und allgemeines Gesundheitsbewusstsein geben. Durch Inspektion der Wangenschleimhaut werden z. B. **Aphthen** (ovale, schmerzhafte Erosionen mit gerötetem Hof) und **Ulzerationen** (z. B. bei Stomatitis ulcerosa), **Leukoplakien** (weiße, nicht abstreifbare Beläge), **Soor** (weiße abstreifbare Beläge durch Candida-Infektion), **Enantheme** (entzündliche Veränderungen der Schleimhäute) oder auch **Einblutungen** (Trauma, hämorrhagische Diathese) erfasst. Als **Koplikscheʼ Flecken** bezeichnet man dabei kleine, stippchenförmige weiße Beläge der Schleimhaut mit gerötetem Hof gegenüber den oberen und unteren Molaren, die für das Prodromalstadium einer Maserninfektion typisch sind. Weiter sollte auch die Mündung des **Ausführungsganges der Parotis** inspiziert werden, die sich in der Wangenschleimhaut gegenüber dem zweiten oberen Molaren befindet.

- *Zähne, Gingiva:* Bei Inspektion der Zahnreihen sollten **Vollständigkeit** des Gebisses sowie **Zustand der Zähne** (saniert, kariös, verfärbt etc.) erfasst werden, ebenso sollte auch der **Zustand der Gingiva** (Zahnfleisch) dokumentiert werden. Rötung und Schwellung des Zahnfleischrandes sowie ein Schwund der Gingiva können hierbei Zeichen einer Gingivitis sein. **Zahnfleischbluten** findet sich bei Entzündungen der Gingiva, aber auch bei Vitamin-C-Mangel oder Gerinnungsstörungen. Eine **Hyperplasie** des Zahnfleisches kann neben idiopathischem Auftreten durch die Einnahme von Medikamenten (z. B. Phenytoin) bedingt sein, findet sich jedoch auch im Rahmen einer akuten Leukämie. Charakteristische **Pigmenteinlagerungen** der Gingiva finden sich bei M. Addison (braun), Peutz-Jeghers-Syndrom (bräunlich, punktförmig), einer Schwermetallvergiftungen (z. B. schwarzer Bleisaum), Cadmium-Exposition (gelb) oder auch vaskulären Missbildungen wie dem M. Osler.

- *Zunge:* Die herausgestreckte Zunge des Patienten wird zunächst durch **Inspektion** in ihrer Größe, Form und Oberfläche untersucht. Eine deutlich **vergrößerte Zunge** findet sich dabei bei Erkrankungen wie Akromegalie, Hypothyreose, Amyloidose, Down-Syndrom oder auch dem seltenen Melkersson-Rosenthal-Syndrom. **Atrophien** der Zungenmuskulatur sollten den Untersucher an eine Lähmung des N. hypoglossus denken lassen. Häufige und charakteristische Oberflächenveränderungen der Zunge sowie ihre Ursachen sind in Tabelle 33 zusammengefasst:

Tabelle 33

Zungenveränderungen

	Befund	*Ursache*
Normalbefund	Zunge feucht, rötlich, keine Beläge, keine Atrophie, gut beweglich	
Belegte Zunge	grau-weißer Belag	physiologisch, Fieber, gastroint. Erkrankungen, Parodontitis
Trockene Zunge	trockene Schleimhaut	Dehydratation
Himbeerzunge	tiefrote Zunge	Scharlach
Lackzunge (Lingua glabrata)	lackrote, glatte Zunge durch Papillenverlust	Mangel an Vit. B_{12} und Eisen, Leberzirrhose, Zytostatika
Landkartenzunge (Lingua geographica)	landkartenähnlicher Aspekt der Zunge durch unregelmäßig verstreute rote Flecken (Papillenverlust)	keine pathologische Bedeutung
Faltenzunge (Lingua plicata)	Furchen auf Zungenoberfläche	keine pathologische Bedeutung
Schwarze Haarzunge (Lingua villosa nigra)	braun-schwarze Verfärbung der Zunge durch elongierte Papillen	physiologischer Zufallsbefund oder nach Antibiotika-Therapie
Leukoplakie	weißer, verdickter Fleck auf Zunge oder Mundschleimhaut, nicht abstreifbar	Präkanzerose!
Haarleukoplakie	unscharf begrenzte, nicht abstreifbare weiße Beläge am lateralen Zungenrand	EBV-Reaktivierung (meist bei Immundefekt)
Soor	abwischbare weiße Beläge auf Zungenoberfläche	Candida-Infektion (meist bei Immundefekt)

Um die Beweglichkeit der Zunge näher zu überprüfen, wird der Patient anschließend gebeten, die herausgestreckte Zunge in alle Richtungen zu bewegen. Bei Vorliegen eine **Hypoglossusparese** kommt es dabei zum Abweichen der Zunge auf die Seite der Läsion (vgl. Kapitel Neurologisches System, S. 215 ff.). Auch können bei gehobener Zunge das **Zungenbändchen** (verdickt bei Sklerodermie) und die Mündung der **Ausführungsgänge** der **Glandulae submandibulares** und **sublinguales** auf dem Mundboden inspiziert werden.

- ***Tonsillen, Gaumen und Rachenhinterwand:*** Für die Inspektion der hinteren Abschnitte der Mundhöhle wird die Zunge mit Hilfe des Mundspatels leicht nach unten gedrückt. Zu beachten ist hierbei, dass viele Patienten in diesen Arealen sehr empfindlich auf Berührung reagieren und es zur Auslösung des Würgereizes kommt, so dass besonders behutsames Vorgehen und u. U. auch ein Oberflächenanästhetikum erforderlich ist. Anschließend wird der Patient gebeten, „aaah“ zu phonieren – hierbei werden zusätzliche Anteile der Rachenhinterwand und Tonsillen sichtbar. Zudem kann die **Hebung des Gaumensegels** sowie der **Uvula** beurteilt werden, die physiologischerweise symmetrisch und seitengleich erfolgt. Abweichungen hiervon sollten an eine Läsion des N. glossopharyngeus oder N. vagus denken lassen („Kulissenphänomen", vgl. Kapitel Neurologisches System, S. 213).

Bei der Untersuchung der **Tonsillen** werden **Größe, Form** und **Oberfläche** durch Inspektion erfasst – bei ausführlicheren Untersuchungen erfolgt zudem eine instrumentelle Palpation sowie die mediale Luxation der Tonsillen (siehe Lehrbücher der HNO-Heilkunde). Charakteristische pathologische Befunde wichtiger Erkrankungen sind in Tabelle 34 zusammengefasst:

Tabelle 34

Pathologische Befunde der Tonsillen

Erkrankung	*Charakteristika*
Vergrößerte Tonsillen	physiologisch, immunologische Abwehrvorgänge
Akute Streptokokken-Angina	Rötung und Schwellung, weiß-gelbliche Stippchen auf Tonsillen, Pfröpfe in Krypten, druckdolente Halslymphknoten
Scharlach	düsterrote geschwollene Tonsillen und Rachenring, Himbeerzunge
Mononukleose	Rötung und Schwellung der Tonsillen, Fibrinbeläge, zusätzlich Exanthem, Lymphknotenschwellung und Splenomegalie
Diphtherie	weiß-fibrinöse konfluierende Beläge auf Tonsillen, Uvula und Gaumen, bei Berührung blutend, süßlicher Atemgeruch
Angina Plaut-Vincent	einseitige Ulzerationen
Angina agranulocytica	schmutzige Nekrosen und Ulzerationen auf Tonsillen, starker Foetor ex ore, keine Lymphknotenschwellung
Herpangina (Coxsackie A)	apthen-ähnliche Erosionen, hohes Fieber
Chronische Tonsillitis	Tonsillen zerklüftet und vernarbt, vergrößert oder atrophisch

- ***Speicheldrüsen***: Schwellungen oder Schmerzen der Speicheldrüsen (Glandula parotis, sublingualis, submandibularis) können durch entzündliche, mechanische, systemische, aber auch maligne Prozesse bedingt werden. Bei der Untersuchung sollten daher Größe und Form der ein- oder beidseitigen Schwellung, Konsistenz, Druckdolenz, Rötung und vergrößerte regionale Lymphknoten erfasst werden. Fällt bei Inspektion des Patienten eine Fazialisparese auf, so ist differentialdiagnostisch immer an tumoröse Erkrankungen der Gl. parotis zu denken. Weiter kann durch Druck auf die Drüse von außen versucht werden, den Austritt von Sekret oder Eiter aus dem Ausführungsgang in der Mundhöhle zu beobachten. Zudem sind Steine im Ausführungsgang durch Palpation oftmals zu ertasten. Die Differentialdiagnosen der Speicheldrüsenschwellung sind in Tabelle 35 zusammengefasst:

Tabelle 35

DD Speicheldrüsenschwellung

	Charakteristika
Speichelsteine	einseitig, v. a. Gl. submandibularis, Schwellung und Schmerzen beim Essen
Akute / chronische Sialadenitis	beidseitig, druckdolent, Rötung der Papille, Austritt von Eiter aus Papille (v. a. bei Nahrungskarenz)
Mumps	schmerzhaft, ein- oder beidseitig, Parotis
Sjögren-Syndrom	beidseitig, begleitend Xerostomie, Keratokonjunktivitis
Heerfordt-Syndrom	beidseitig, bei Sarkoidose, oft mit Uveitis, Fazialisparese
Mikulicz-Syndrom	beidseitig, oft bei Leukämie / Lymphomen, zusätzlich Schwellung der Tränendrüsen
Tumore der Speicheldrüse	*benigne:* langsam wachsend, nicht druckdolent, weiche Schwellung *maligne:* schnell wachsend, schlechte Verschieblichkeit gegen Haut, harte Konsistenz, Lymphknotenschwellung, Fazialisparese

Spiegelung des Larynx (Laryngoskopie)

Technik: Bei entsprechender klinischer Präsentation (z. B. Heiserkeit) kann der Kehlkopf mit Hilfe einer Lichtquelle, eines Stirnreflektors sowie eines zuvor erwärmten Kehlkopfspiegels gespiegelt werden. Der Untersucher umwickelt die herausgestreckte Zunge des Patienten hierzu mit Papier und fixiert sie zwischen Daumen und Mittelfinger der linken Hand. Der Kehlkopfspiegel wird mit der rechten Hand flach über den Zungenrücken bis vor die Uvula geschoben und diese mit der Rückseite des Spiegels leicht angehoben. Der Patient wird nun aufgefordert, „hiii" zu phonieren, damit durch Vorklappen der Epiglottis die Stimmlippen sichtbar werden. Hierbei ist zu beachten, dass ventraler und dorsale Anteil des Larynx im Spiegel umgekehrt erscheinen, die Seiten sind jedoch richtig wiedergegeben (rechts = rechts). Die Stimmlippen sollten am normal atmenden Patienten (**Respirationsstellung**) sowie während der Phonation von „hiii" (**Phonationsstellung**) inspiziert werden.

Normalbefund: Die Stimmlippen erscheinen beim Gesunden als glatt begrenzte weißliche Bänder, die Mukosa des Larynx ist reizlos.

Pathologische Befunde: Auffällig sind hierbei Rötungen oder Schwellungen der Stimmbänder und Epiglottis (z. B. bei Larnygitis), Granulationen, Ulzerationen, Sängerknötchen, Stimmbandpolypen oder auch Karzinome. Rückstände von Speichel im Recessus piriformis können Hinweis auf eine Schlucklähmung sein. Charakteristische Befunde zeigen sich zudem bei Stimmlippenlähmungen infolge einer Rekurrensparese (Stimmlippe in **Paramedianstellung**) oder auch eines Ausfalls des N. laryngeus sup. bzw. inf. (Stimmlippen schlaff bzw. in **Intermediärstellung**).

Laryngoskopie, Stellung der Stimmlippen

Abbildung 11

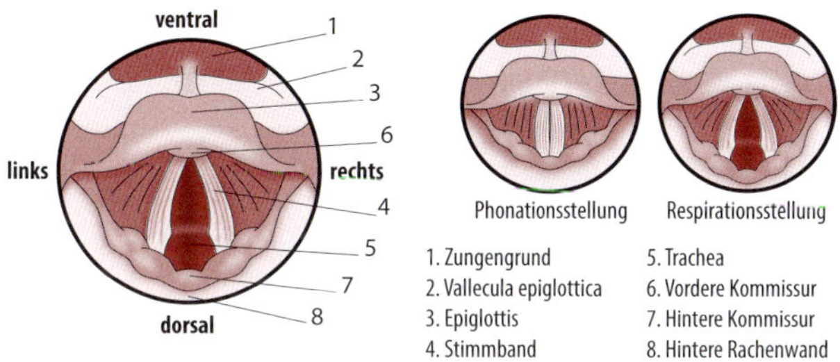

1. Zungengrund
2. Vallecula epiglottica
3. Epiglottis
4. Stimmband
5. Trachea
6. Vordere Kommissur
7. Hintere Kommissur
8. Hintere Rachenwand

Untersuchung der Halsregion

Die Untersuchung des Halses beginnt mit der **Inspektion**, in der sichtbare **Deformitäten** und **Fehlhaltungen, Schwellungen, Pulsationen** sowie **Narben** und **Hautveränderungen** erfasst werden sollten. Auffällig können hierbei der sog. Schiefhals (Torticollis: muskuläre Verspannung oder angeborene Verkürzung des M. sternocleidomastoideus) oder das Pterygium colli (Flügelfell: flügelartige Hautfalte zwischen Akromion und Processus mastoideus bei Turner-Syndrom), aber auch Bewegungseinschränkungen der HWS im Rahmen degenerativer Veränderungen oder bei M. Bechterew sein. Bei genauer Inspektion lassen sich **mediane** oder **laterale Halsfisteln** erfassen, die aus Überresten des Ductus thyreoglossus (median) bzw. der 2. und 3. Kiementasche (lateral) entstehen können und Öffnungen in Höhe des Schildknorpels (median) oder am Vorderrand des M. sternocleidomastoideus (lateral) aufweisen. Davon abzugrenzen sind erworbene Halsfisteln wie sie z. B. im Rahmen einer Lymphknoten-Tuberkulose auftreten können. Schwellungen im Halsbereich werden zumeist durch Vergrößerungen der Lymphknoten oder der Schilddrüse bedingt und durch Palpation und Auskultation näher erfasst.

Bedeutend ist auch die Inspektion der **Halsvenen** sowie der A. carotis, deren genaue Untersuchung in dem Kapitel Kardiovaskuläres System, S. 79 ff, dargestellt ist. So kann beispielsweise die Kompression der V. cava sup. durch einen malignen Tumor aufgrund der daraus entstehenden venösen Abflussbehinderung die Ausbildung einer sog. **oberen Einflussstauung** bedingen, die durch eine starke venöse Stauung im Bereich des Kopfes und Halses, Ödeme und eine starke Zyanose gekennzeichnet ist (auch **Stokes-Kragen** genannt).

Lymphknoten

- ***Inspektion:*** Bereits bei äußerer Betrachtung können extreme Vergrößerungen der Halslymphknoten (sog. **Lymphknotenpakete**) sichtbar werden, die den Untersucher an das Vorliegen einer malignen Grunderkrankung (Lymphome, CLL) denken lassen sollten. Weiter können durch die Inspektion differentialdiagnostisch wichtige Veränderungen wie eine **Lymphangitis** (roter Streifen), eine **Aktinomykose** (bläuliche, eiternde Lymphknoten) oder auch eiternde und fistelnde Lymphknoten (z. B. bei Tbc) erfasst werden.

◗ *Palpation*

Technik: Palpiert werden die Lymphknoten der nuchalen, subokzpitalen, retro- und präaurikulären, submentalen, submandibulären, zervikalen und supraklavikulären Region. Hierzu ertastet der Untersucher mit den Fingerspitzen von ventral **Größe** (in cm), **Anzahl, Lokalisation, Form, Konsistenz** (weich, hart, derb, fluktuierend) und **Druckdolenz** der Lymphknoten sowie die **Verschieblichkeit** gegenüber Haut und Muskulatur.

Normalbefund: Beim Gesunden sind die Lymphknoten nicht vergrößert und nicht druckdolent; jedoch stellt nicht jeder vergrößerte Lymphknoten per se einen pathologischen Befund dar, da diese als postentzündliche Veränderungen oft jahrelang bestehen können (z. B. bei EBV-Infektionen).

Pathologischer Befund: Man unterscheidet hierbei **lokalisierte** und **generalisierte** Lymphknotenschwellungen. Lokal begrenzte, schmerzhafte Lymphknotenschwellungen in der Halsregion werden zumeist durch Entzündungen der Nasennebenhöhlen, Tonsillen, Ohren, Zähne oder Mundschleimhaut bedingt. Lokale, nicht schmerzhafte und schwer verschiebliche Lymphknotenschwellungen dagegen können Zeichen maligner Lymphome (Hodgkin / Non-Hodgkin) oder Metastasen sein. Die Vergrößerung supraklavikulärer Lymphknoten links ist zudem ernstzunehmender Hinweis auf das Vorliegen eines Magenkarzinoms (sog. **Virchow-Knoten**; Ductus thoracicus mündet in die V. brachiozephalica ein). Die Differentialdiagnosen generalisierter Lymphknotenschwellungen (Hals, Leiste, Axilla) sind in Tabelle 36 zusammengefasst.

Tabelle 36

DD generalisierte Lymphknotenschwellung

Infektiöse Ursachen	Toxoplasmose, Tularämie; viral (z. B. EBV, CMV, HIV, Leishmaniasis, Dengue-Fieber); bakteriell (z. B. bakterieller Abszeß, Tbc, Syphilis)
Maligne Ursachen	Metastasen, Leukämie, Hodgkin / Non-Hodgkin-Lymphome
Systemische Ursachen	Medikamente: Phenytoin, Isoniazid, Thyreostatika; Sarkoidose und andere granulomatöse Ursachen; Juvenile rheumatoide Arthritis, Felty-Syndrom, Kollagenosen, SLE

Anamnese bei Schilddrüsenerkrankungen

Hauptsymptome bei Präsentation

Erkrankungen der Schilddrüse stellen eine der häufigsten endokrinen Störungen in Mitteleuropa dar. Patienten mit einer Vergrößerung der Schilddrüse **(Struma)** bemerken bei entsprechender Größenausdehnung eine Schwellung des medialen Halsbereiches und klagen oftmals über ein Globusgefühl oder Schluckbeschwerden. Störungen der Schilddrüsenfunktion, also eine **Hypo- oder Hyperthyreose,** manifestieren sich mit einer Vielzahl charakteristischer Symptome (s. Tabelle 37), die anamnestisch wegweisend sein können. Insbesondere bei Patienten mit Augensymptomen sollte dabei differentialdiagnostisch an das Vorliegen eines M. Basedow gedacht werden. Schmerzen der Schilddrüse dagegen sind zumeist durch eine akute Thyreoiditis bedingt. Nicht vergessen werden dürfen in diesem Zusammenhang auch Symptome wie **Leistungsminderung, Gewichtsverlust oder Lymphknotenschwellungen,** die Zeichen einer Neoplasie der Schilddrüse sein können.

Tabelle 37

Symptome der Hypo- / Hyperthyreose

Symptome der Hypothyreose	*Symptome der Hyperthyreose*
Kälteintoleranz, häufiges „Frieren"	Wärmeintoleranz, Schwitzen
Antriebslosigkeit, Müdigkeit	Nervosität, Unruhe, Tremor
Heisere Stimme	schnelles, hektisches Sprechen
Gewichtszunahme, Appetitlosigkeit	Gewichtsverlust, vermehrter Appetit / Heißhunger
Obstipation	Durchfälle, erhöhte Stuhlfrequenz
Trockene Haut, Myxödem, brüchige Haare	warme, feuchte Haut, Haarausfall
Bradykardie, Hypotonie	Tachykardie, Herzrhythmusstörungen, Hypertonie
Periorbitales Ödem	Exophthalmus (M. Basedow)
Muskelschmerzen	Muskelschwäche
Menorrhagien	Amenorrhoe / Oligomenorrhoe

Medizinische Vorgeschichte

Anamnestisch relevant sind hierbei bekannte **Schilddrüsenerkrankungen** (z. B. Struma), bisherige Diagnostik, Voroperationen oder auch **radiotherapeutische Interventionen.** Insbesondere bei malignen Erkrankungen in der Vorgeschichte (z. B. Lymphome) sollte nach einer externen Röntgenbestrahlung der Halsregion gefragt werden. Auch **Autoimmunerkrankungen** wie perniziöse Anämie, M. Addison oder Insulin-abhängiger Diabetes mellitus können aufgrund ihrer Assoziation mit einer Autoimmunerkrankung der Schilddrüse (Hashimoto-Thyreoiditis, M. Basedow) von Bedeutung sein. Selten kann eine Hypothyreose auch sekundär durch Störungen der **Hypophyse** entstehen, so beispielsweise nach Operationen, Schädel-Hirn-Trauma oder auch postpartal als sogenanntes Sheehan-Syndrom (Hypophysennekrose).

Medikamente

Insbesondere für die Abklärung einer Hypothyreose ist die Einnahme von **Thyreostatika** sowie Substanzen wie **Amiodaron** oder **Lithium** entscheidend, da diese eine Medikamenten-induzierte Unterfunktion der Schilddrüse bedingen können. Für die Ätiologie der Hyperthyreose dagegen sind neben Amiodaron insbesondere die Einnahme jodhaltiger Medikamente bzw. die Exposition mit **Jod** in Kontrastmitteluntersuchungen oder in Form von Desinfektionsmitteln von Bedeutung. Eine seltene, aber schwerwiegende Ursache für hyperthyreotische Funktionsstörungen stellt die bewusste exogene Zufuhr von Schilddrüsenhormonen dar (**Hyperthyreosis factitia**), die v. a. bei Personen in medizinischen Berufen mit dem Ziel einer Gewichtsabnahme vorkommen kann.

Allergien

Hierbei sollte nach einer möglichen Allergie gegen **Jod** gefragt werden, da diese häufig auftreten. Insbesondere jodhaltige Desinfektionsmittel- und Kontrastmittel stellen ein potentielles Risiko dar.

Familienanamnese

Bei Schilddrüsenerkrankungen wie dem M. Basedow und der Hashimoto-Thyreoditis finden sich genetische Prädispositionen, so dass familiär bekannte

Schilddrüsenerkrankungen sowie auch Autoimmunerkrankungen (IDDM, M. Addison, perniziöse Anämie) erfragt werden sollten. Besondere Bedeutung hat die Familienanamnese für das medulläre Schilddrüsenkarzinom, das in 20-25 % der Fälle autosomal-dominant vererbt wird und im Rahmen einer sogenannten **multiplen endokrinen Neoplasie** (MEN) in Assoziation mit einem Phäochromozytom oder einem primären Hyperparathyreoidismus auftreten kann.

Sozialanamnese

Häufigster Manifestationsfaktor der Struma in Deutschland ist der endemische Jodmangel, so dass Wohnort (Jodmangelgebiet) sowie auch Ernährungsfaktoren (jodiertes Speisesalz, Fisch) dokumentiert werden sollten. Wichtig sind im Hinblick auf eine mögliche Exposition gegenüber ionisierenden Strahlen aber auch die berufliche Tätgkeit des Patienten bzw. bei Patienten mit Migrationshintergrund auch ihre Herkunft (z. B. Reaktorkatastrophe).

Untersuchung der Schilddrüse

Inspektion

Die Untersuchung der Schilddrüse beginnt mit der **Inspektion** des ventralen Halsareals bei Normalhaltung sowie Reklination des Kopfes. Hierbei achtet der Untersucher auf evtl. sichtbares Schilddrüsengewebe und dessen Ausdehnung sowie die Beweglichkeit während des Schluckaktes. Eine sichtbare **Vergrößerung der Schilddrüse** wird dabei als **Struma** (im Volksmund auch "Kropf") bezeichnet, die in 3 Stadien eingeteilt werden kann (s. Tabelle 38)*. Der Begriff Struma sagt dabei jedoch nichts über die Ursache der Vergrößerung (benigne / maligne) oder den endokrinologischen Funktionszustand der Schilddrüse aus (Euthyreose / Hypothyreose / Hyperthyreose).

Tabelle 38

Klassifikation der Struma

Stadium	*Befund*
0	Keine Schilddrüsenvergrößerung
1	Tastbare Schilddrüsenvergrößerung, nur sichtbar bei Reklination des Kopfes
2	Tastbare Schilddrüsenvergrößerung, sichtbar auch bei Normalhaltung des Kopfes
3	Bereits auf Distanz sichtbare Schilddrüsenvergrößerung

Weiter sollte bei der Inspektion des Patienten Veränderungen der Augen (**Exophthalmus**), **Operationsnarben** (Kocherscher Kragenschnitt), gestaute Halsgefäße sowie sichtbare **Lymphknoten** geachtet werden. Auffällig können zudem ein deutlicher **Stridor** oder **Heiserkeit** sein (z. B. durch Kompression der Trachea, Läsion des N. recurrens).

* In seltenen Fällen (v. a. in Jodmangelgebieten) wird bei einer bereits von dorsal sichtbaren Schilddrüsenvergrößerung auch von einer Struma Grad IV gesprochen.

Palpation

Bei der bimanuellen Palpation werden **Größe, Form** und **Symmetrie** der Schilddrüse, ihre **Konsistenz** (z. B. knotige Veränderungen) und **Druckschmerzhaftigkeit** sowie die **Verschieblichkeit** der Schilddrüse beim Schluckakt erfasst. Hieraus lassen sich in Kombination mit den Befunden der Inspektion und Auskultation wichtige differentialdiagnostische Informationen gewinnen.

Technik: Zur Palpation der Schilddrüse stellt sich der Untersucher hinter den entspannt sitzenden Patienten. Der Untersucher umfasst den Hals des Patienten mit beiden Händen von hinten, legt seine Daumen in den Nacken und palpiert mit den Innenflächen des 2. bis 4. Fingers die ventral gelegene Schilddrüse. Erfasst werden dabei Größe, Form, Konsistenz, Begrenzung sowie die Verschieblichkeit gegenüber Haut und Muskulatur. Zur Überprüfung der Schluckverschieblichkeit erhält der Patient ein Glas Wasser und wird aufgefordert zu schlucken. Weiter sollten auch die zervikalen Lymphknotenareale nach Vergrößerungen palpiert werden.

Normalbefund: Die Schilddrüse ist bei normaler Größe kaum tastbar, homogen weich, gut verschieblich und nicht druckdolent und bewegt sich während des Schluckaktes gemeinsam mit dem Larynx nach kranial. Bei adipösen Patienten mit untersetztem Hals sowie bei retrosternaler Ausdehnung kann die Palpation der Schilddrüse jedoch erschwert sein.

Pathologischer Befund: Auffällige Befunde sind eine Größenzunahme der Schilddrüse (Struma), Asymmetrien, knotige Veränderungen, fehlende kaudale Abgrenzbarkeit (retrosternale Ausdehnung) sowie das Vorliegen eines Spontan- oder Druckschmerzes (DD Thyreoiditis). Eine Größenzunahme der Schilddrüse kann dabei in Form einer **Struma diffusa** (diffuse Vergrößerung, keine knotigen Veränderungen), als **Struma uninodosa** (solitärer Knoten) oder **Struma multinodosa** (zwei oder mehr Knoten) vorkommen. **Malignitätsverdächtig** sind eine rasche Zunahme der Vergrößerung, eine harte oder derbe Konsistenz, mangelnde Verschieblichkeit gegenüber den Nachbarstrukturen wie Haut und Muskulatur, eine eingeschränkte Schluckverschieblichkeit sowie vergrößerte Lymphknoten.

Auskultation

Finden sich bei Inspektion und Palpation der Schilddrüse Anzeichen für eine Vergrößerung (Struma), so sollte die Schilddrüse mit Hilfe des Stethoskops auch nach auffälligen Gefäßgeräuschen auskultiert werden:

Technik: Zur Auskultation der Schilddrüse legt der Untersucher die Membran des Stethoskops über beide Schilddrüsenlappen.

Normalbefund: keine Strömungsgeräusche / Schwirren.

Pathologischer Befund: Systolisch-diastolische Strömungsgeräusche / Schwirren über dem Schilddrüsenareal können Zeichen einer verstärkten Vaskularisation z. B. bei M. Basedow sein.

Kardiovaskuläres System

Kardiovaskuläre Anamnese

Hauptsymptome bei Präsentation

- ***Thoraxschmerz:*** Thorakale bzw. retrosternale Schmerzen stellen eines der häufigsten klinischen Leitsymptome dar und können ernstzunehmende Zeichen einer koronaren Herzerkrankung (KHK) sein, die sich in Form einer stabilen Angina pectoris (AP) oder eines akuten Koronarsyndroms (ACS) mit den Entitäten instabile AP, NSTEMI und STEMI manifestieren kann. Häufig klagen die Patienten hierbei über starke retrosternale Schmerzen, Brennen oder Enge- oder Druckgefühle in der Brust, die in Arm, Schulter, Kiefer oder auch Epigastrium ausstrahlen können und häufig von vegetativen Symptomen und Angstgefühlen begleitet sind. Die Differentialdiagnose des Thoraxschmerzes umfasst jedoch nicht nur **kardiologische**, sondern in ca. 20% der Fälle auch **pulmonale, gastrointestinale, muskuloskeletale** und **neurologische** Störungen, die bereits in der Anamnese durch gezielte Fragen eingegrenzt werden können. Eine Zusammenfassung der wichtigsten Ursachen thorakaler Schmerzen und ihrer Charakteristika ist in Tabelle 39 dargestellt. Richtungsweisend sind in der Anamnese insbesondere folgende Fragen:

Tabelle 39

Charakterisierung Thoraxschmerz

Frage nach:	
Lokalisation	retrosternal / epigastrisch / laterale oder dorsale Thoraxwand; diffus / punktgenau lokalisiert / variabel
Ausstrahlung	Kieferwinkel, Hals, linke Schulter / Arm, Epigastrium
Charakter	Druck / Engegefühl, vernichtend, dumpf, brennend, stechend, ziehend, kolikartig, intermittierend / Dauerschmerz
Beginn	akut / subakut
Dauer	Sekunden / Minuten / Stunden / Tage / Wochen
Auslöser	körperliche Anstrengung, kalte Luft, postprandial, Schlucken, Stress, Alkohol / Kaffee / scharfes Essen, Körperbewegungen, flaches Liegen, Verschlimmerung durch Inspiration / Husten
Bessernde / verstärkende Faktoren	Ruhe, Nitro, Veränderung der Lage, Essen etc.
Begleitsymptomatik	z. B. Übelkeit / Erbrechen, vegetative Symptomatik, Dyspnoe, Palpitationen, Husten, Auswurf, Fieber, Sodbrennen, Dysphagie, Parästhesien, Angstsymptomatik

Nicht vergessen werden sollte auch die Frage nach den **Risikofaktoren** für die Entstehung einer Arteriosklerose bzw. einer koronaren Herzerkrankung – wichtig sind hierbei insbesondere eine positive Familienanamnese, arterieller Hypertonus, Hyperlipidämie, Hypercholesterinämie, Diabetes mellitus / pathologische Glucosetoleranz, metabolisches Syndrom sowie das Rauchen.

Tabelle 40

DD Thoraxschmerz

Organsystem	*Krankheitsbilder*	*Charakteristika*
Kardiovaskuläres System	Angina pectoris	akut, substernales Druck- / Engegefühl, Ausstrahlung in Arm / Hals / Kiefer, Auslöser körperliche Belastung / kalte Luft / Essen, Dauer: min, Besserung auf Nitro / Ruhe
	Akutes Koronarsyndrom	akut, starkes anhaltendes substernales Druck- / Engegefühl, Ausstrahlung in Arm / Hals / Kiefer, Auslöser körp. Belastung, Dauer: min bis h, begleitend Dyspnoe, Übelkeit / Erbrechen, veg. Symptome, Todesangst, keine Besserung auf Ruhe / Nitro
	Perikarditis	akut / subakut, stechender Schmerz, ↑: Inspiration, ↓: Vorlehnen des Oberkörpers
	Lungenembolie	akut, stechen, Dyspnoe, Tachypnoe, ↑: Inspiration, evtl. Schocksymptomatik, Halsvenen gestaut
	Aortendissektion	akut, stechen oft zwischen Scapulae, Schocksymptomatik
	Funktionelle Herzbeschwerden	akut, anfallsartig, meist punktueller Schmerz über Herzregion und Auftreten in Ruhe, Angst
Respiratorisches System	Pneumothorax	akut, einseitig, stechend, ↑: Inspiration, Dyspnoe, Husten
	Pneumonie	akut / subakut, Dyspnoe, Fieber, Husten / Auswurf
	Pleuritis	akut / subakut, oft Rücken- / Seitenschmerz, stechend, ↑: Inspiration / Husten, Dyspnoe
Gastrointestinales System	gastroösophagaler Reflux	subakut, substernal, brennend, assoziiert mit Nahrungsaufnahme / Alkohol / Nikotin, ↑: im Liegen, Sodbrennen
	Ösophagusspasmus	anfallweise, substernal, brennend / krampfartig, ↑: Schlucken, Dysphagie, Besserung durch Nitro (!)
	Ulcus ventriculi / duodeni	akut / subakut, epigastrisch, assoziiert mit Nahrungsaufnahme, Druck- / Völlegefühl
	Ösophagitis	akut / subakut, brennend, häufig Sodbrennen / Dysphagie
	Pankreatitis	akut, epigastrisch, gürtelförmig ausstrahlend, Übelkeit / Erbrechen, Fieber, Meteorismus, evtl. Schocksymptomatik
	Cholezystitis	akut / subakut, kolikartig im ROQ, Auslöser oft fettige Nahrung, Übelkeit / Erbrechen, evtl. Ikterus
	subdiaphr. Abszess	akut / subakut, diffus, Fieber, Dyspnoe, ↑: Inspiration
Muskuloskeletales System	Trauma / Rippenfraktur, Tietzesyndrom (Osteochondritis)	akut / subakut, lokalisiert, bewegungsabhängig, bewegungsabhängig, ↑: Palpation
Neurologie	Zosterneuralgie	akut / subakut, einseitig, im Dermatom, gruppierte Bläschen
Andere	Angststörung, Hyperventilation	akut, Auslöser oftmals emotionaler Stress / Angst, Parästhesien, Kribbeln, Pfötchenstellung

▶ ***Dyspnoe*** *(Def.: Atemnot/Luftnot/Kurzatmigkeit):* In der kardiovaskulären Anamnese stellt das Symptom der Dyspnoe einen sehr wichtigen Hinweis auf das Vorliegen einer akuten oder chronischen Herzinsuffizienz dar. Hierbei können sowohl Atemnot bei körperlicher Anstrengung (**Belastungsdyspnoe**) wie auch Atemnot in Ruhe (**Ruhedyspnoe**) auftreten. Differentialdiagnostisch müssen jedoch auch nicht-kardiale Ursachen der Dyspnoe abgegrenzt werden (vgl. Kapitel Respiratorisches System, S. 94).

Anamnestisch wegweisend für das Vorliegen einer Herzinsuffizienz sind Fragen nach der körperlichen Belastbarkeit (z. B. Zahl der Treppenstufen bzw. Etagen ohne Dyspnoe) sowie auch Fragen nach flachem Liegen bzw. der Anzahl der Kissen im Schlaf. Da flaches Liegen den venösen Rückstrom zum Herzen und damit die Vorlast erhöht, bemerken Patienten mit Linksherzinsuffizienz hierbei eine Zunahme der Dyspnoe, die dann auch als **Orthopnoe** bezeichnet wird.

Basierend auf der Anamnese wird zur Quantifizierung des Schweregrades der **Herzinsuffizienz** die Klassifikation der New York Heart Association (**NYHA**) verwendet:

Tabelle 41

NYHA-Klassifikation

Stadium	*Beschwerdebild*
I	Beschwerdefrei, normale körperliche Belastbarkeit
II	Beschwerden bei starker körperlicher Belastung (z. B. Bergaufgehen), bei leichter körperlicher Belastung beschwerdefrei
III	Beschwerden bei leichter körperlicher Belastung (Gehen in der Ebene)
IV	Beschwerden in Ruhe

▶ ***Nykturie*** *(Def.: vermehrtes nächtliches Wasserlassen):* Bei Patienten mit kardiovaskulären Erkrankungen sollte anamnestisch nach einem vermehrten Harndrang und Wasserlassen bei Nacht gefragt werden, da das Symptom der Nykturie Hinweis auf das Vorliegen einer Herzinsuffizienz sein kann. Pathophysiologisch kommt es hierbei aufgrund des veränderten hydrostatischen Drucks in der horizontalen Lage bei flachem Liegen zu einer vermehrten Rückresorption und Ausschwemmung der Ödeme. Differentialdiagnostisch müssen jedoch Störungen der Blasenentleerung (z. B. Prostataadenom) oder auch eine chronische Niereninsuffzienz ausgeschlossen werden.

▶ ***Synkope*** *(Def.: kurzzeitiger Bewusstseinsverlust, „Ohnmacht"):* Die Differentialdiagnose der Synkope umfasst verschiedene Organsysteme (s. Tabelle 43), die anhand gezielter Fragen bereits in der Anamnese besser eingegrenzt werden können. Wichtige Hinweise geben folgende Fragen:

Tabelle 42

Charakterisierung der Synkope

Frage nach:	
Prodromi (Frühzeichen)	Schwindel / Palpitationen / Übelkeit / Tremor / Schweißausbrüche
Auslöser / Umgebung	Sitzen / Stehen / Temperatur / körperliche Anstrengung / Angst / Stress
Beginn	plötzlicher Sturz / Wanken / Hinsetzen
Dauer	Sekunden / Minuten
Verlauf	Zucken der Extremitäten / Zungenbiss / Inkontinenz, Hautfarbe / Puls (Fremdanamnese!)
Zustand danach	Bewusstsein und Orientierung / Konfusion / Amnesie

Tabelle 43

DD Synkope

Organsystem	*Erkrankungen*	*Charakteristika*
Kardial	Aorten- / Mitralstenose, KHK, HCM	„low cardiac output"; *Auslöser:* körperliche Aktivität, Anstrengung; selten Prodromi (Palpitationen)
	Arrhythmien	plötzliche Synkope, Sturz, Blässe, *Prodromi:* evtl. Palpitationen; „Adam-Stokes-Anfall"
	Long-QT-Syndrom	plötzlicher Herztod in Familienanamnese
Vaskulär / zirkulatorisch	vaso-vagal	*Auslöser:* langes Stehen / Schmerz / Angst / Hitze / Anstrengung / Blutabnahme; Prodromi: Übelkeit / Tremor / Schwitzen
	Orthostase	*Auslöser:* Lageänderung (Sitzen→Stehen), häufig bei DM (Autonome Neuropathie)
	Hypovolämie / Hypotension	*Auslöser:* Blutverlust, Dehydratation
	pressorisch-postpressorisch	*Auslöser:* Defäkation, Miktion, Pressen, Husten
	Carotissinus-Syndrom	*Auslöser:* Kopfdrehung / Druck auf Carotissinus
	Subclavian-Steal Syndrom	*Auslöser:* Armbewegung über Kopf, begleitend Schwindel, Dysarthrie, Diplopie
ZNS	TIA, zerebrovaskuläre Insuffizienz	begleitend oft Sehstörungen (Amaurosis fugax) / Sprachstörungen, neurolog. Defizite
	Krampfanfall / Epilepsie	Prodromi / Aura, Bewusstseinsverlust > 5 min, charakteristische motorische Bewegungen, evtl. Zungenbiss / Inkontinenz, starke Konfusion nach Synkope, Amnesie
	Migräne	Aura, Kopfschmerz, Photophobie
	Neuralgie	begleitend Hals- / Gesichtsschmerz (Glossopharyngeus- / Trigeminus-Neuralgie)
Endokrin / metabolisch	Hypo- / Hyperglykämie, Hypoxie, Addison-Krise	Medizinische Vorgeschichte
Medikamente	verschiedene	Medikamentenanamnese (Vasodilatatoren, Diuretika, neg. chrono- / inotrope Medikamente)

▸ *Palpitationen* *(Def.: subjektiv als unangenehm empfundenes Bewusstwerden des Herzschlages, „Herzklopfen"):* Palpitationen stellen ein für den Patienten oft sehr beunruhigendes und beängstigendes Symptom dar, das häufig auch als „Herzstolpern" oder „Stehenbleiben des Herzens" beschrieben wird. Ätiologisch finden sich zumeist Tachykardien, Vorhofflimmern oder Extrasystolen als Ursache, die mit Hilfe des EKG näher bestimmt werden können. Anamnestisch kann jedoch auch die Eingrenzung von anfallsartigem / kontinuierlichem Auftreten, regulärem oder irregulärem Herzschlag, Auslösern und Begleitsymptomatik (Schwindel, Thoraxschmerz, Synkope) erste differentialdiagnostische Hinweise bieten.

▸ *Ödeme* *(Def.: schmerzlose Schwellung durch Ansammlung von Flüssigkeit im Interstitium der Haut):* Ödeme entstehen durch Flüssigkeitsverschiebungen zwischen dem intra- und extravasalen Raum, die durch den hydrostatischen Druck, onkotischen Druck sowie die Kapillarpermeabilität bestimmt werden. Je nach Lokalisation unterscheidet man dabei **periphere Ödeme** (v. a. Knöchelregion / Unterschenkel) sowie **generalisierte Ödeme** (auch Gesicht / Orbitabereich). Differentialdiagnostisch müssen hierbei eine Vielzahl ätiologisch wichtiger kardiovaskulärer, hepatischer, renaler, endokriner sowie allergischer und medikamentöser Ursachen berücksichtigt werden (Tabelle 44). In der kardiovaskulären Anamnese stellen Ödeme einen wichtigen Hinweis auf das Vorliegen einer Rechtsherzinsuffizienz, Kardiomyopathie oder Pericarditis constrictiva dar.

Tabelle 44

DD Ödeme

Ursache	*Pathophysiologie*	*Erkrankungen*
Kardiovaskulär	erhöhter hydrostatischer Druck	Rechtsherzinsuffizienz, Globalherzinsuffizienz, Pericarditis constrictiva, Kardiomyopathie
Hypalbuminämie	verminderter onkotischer Druck	nephrotisches Syndrom, Leberzirrhose, exsudative Enteropathie, Unterernährung
Venöses System	erhöhter hydrostatischer Druck	chronisch venöse Insuffizienz, Thrombose, Tumorkompression
Lymphatisches System	Lymphobstruktion	kongenital, Tumor, Z. n. OP / Radiotherapie, Infektion, Filariose
Medikamente	Natrium- und Wasserretention erhöhte Kapillarpermeabilität	z. B. Kortikoide, NSAR, Östrogene, Minoxidil, Nifedipin
Endokrin	Natrium- und Wasserretention Einlagerung von Glykosaminoglykanen	Schwangerschaft, M. Cushing Hypothyreose (Myxödem)
Allergisch	erhöhte Kapillarpermeabilität	Insektenstich, Medikamente

▶ ***Claudicatio intermittens*** *(Def.: Belastungsabhängige ischämische Muskelschmerzen, lat. „intermittierendes Hinken"):* Unter Claudicatio intermittens versteht man belastungsabhängige ischämische Muskelschmerzen der unteren Extremität, die den Patienten nach einer bestimmten Gehstrecke reproduzierbar zum Stehenbleiben zwingen (**Schaufensterkrankheit**) und sich in Ruhe durch die dann wieder ausreichende arterielle Durchblutung bessern. Ursache hierfür ist die periphere arterielle Verschlusskrankheit (**pAVK**) der unteren Extremität, die in > 95 % durch eine fortgeschrittene Arteriosklerose der Gefäße bedingt ist. Anamnestisch wegweisend ist die genaue Schilderung des o. g. charakteristischen klinischen Beschwerdebildes sowie Fragen nach zumeist vorhandenen **Risikofaktoren der Arteriosklerose** (Nikotinabusus, DM, art. Hypertonus, Fettstoffwechselstörungen). Je nach Lokalisation der Stenose (aortoiliakal, femoropopliteal, Unterschenkel / Fuß) treten die ischämischen Schmerzen im Gesäß, Oberschenkel, Wade oder Fuß auf, so dass die genaue **Schmerzlokalisation** wichtige Hinweise geben kann. Charakteristisch ist auch eine Besserung des v. a. nächtlichen Ruheschmerzes durch Heraushängen des Beines aus dem Bett. Eine Sonderform stellt das sog. **Leriche-Syndrom** dar, bei dem es durch eine Stenose in Höhe der Aortenbifurkation zu Sexualfunktionsstörungen (Impotentia coeundi) und ischialgieformen Schmerzen kommen kann.

Wichtig für die Stadieneinteilung nach Fontaine (Tabelle 45) sind Fragen nach der ohne Schmerzen möglichen **Länge der Gehstrecke** sowie **Ruheschmerzen** und **trophischen Hautstörungen** (Nekrose / Gangrän).

Tabelle 45

Stadieneinteilung nach Fontaine

	Beschwerdebild
I	Beschwerdefreiheit, asymptomatisch
II	Ischämischer Belastungsschmerz (Claudicatio intermittens) bei **a** Gehstrecke > 200 m **b** Gehstrecke < 200 m
III	Ischämischer Ruheschmerz
IV	Nekrose / Gangrän

Bei einer akut einsetzenden Schmerzsymptomatik muss differentialdiagnostisch auch an einen **akuten embolischen** Gefäßverschluss gedacht werden, der sich klinisch durch die sog. „6 P" **pain** (Schmerz), **pallor** (Blässe), **pulselessness** (Puls - losigkeit), **paralysis** (motorische Störungen), **paraesthesia** (sensible Störungen) und **prostration** (Schock) manifestiert. Ätiologisch sind hierbei insbesondere kardiale Embolusquellen wie Vorhofflimmern, Mitralvitien, Myokardinfarkt oder Endokarditis von Bedeutung.

Medizinische Vorgeschichte

In der kardiologischen Anamnese wichtig sind insbesondere kardiovaskuläre Vorerkrankungen (z. B. KHK, Klappenvitien, rheumatisches Fieber, Arrhythmien, art. Hypertonus, Venenthrombosen, Lungenembolie, pAVK, Apoplex), Voroperationen (z. B. Bypass-OP), bisherige Diagnostik (EKG, Echokardiogramm, Herzkatheter, Doppler) und Therapie (konservativ/interventionell). Von entscheidender Bedeutung sind zudem Fragen nach **kardiovaskulären Risikofaktoren,** die in beeinflussbare Faktoren wie arterieller Hypertonus, Diabetes mellitus, metabolisches Syndrom, Hyperlipidämie und Nikotinabusus sowie nicht beeinflussbare Faktoren wie Alter, männliches Geschlecht und familiäre Prädisposition unterteilt werden und das Infarktrisiko um ein Vielfaches erhöhen können.

Medikamente

Hierbei sollte nach der aktuellen Medikation (z. B. Diuretika, Betablocker, ACE-Hemmer, Calciumantagonisten, Nitrospray, ASS, Marcumar) sowie deren Wirkung, Nebenwirkungen und der Compliance gefragt werden. Bei unklaren Kardiomyopathien sollte zudem nach vorausgegangener Chemo- oder Strahlentherapie gefragt werden.

Familienanamnese

In der Familienanamnese sollte neben angeborenen Herzfehlern nach dem Vorliegen einer KHK, arteriellen Hypertonus, DM, Apoplex, pAVK und Fettstoffwechselstörungen bei Eltern, Großeltern und Geschwistern gefragt werden. Falls Familienangehörige bereits verstorben sind, sollten in jedem Falle Todesursache sowie das Alter der Personen festgehalten werden.

Sozialanamnese

Hierbei sind insbesondere **Alkohol- und Nikotinkonsum, Ernährungsgewohnheiten, körperliche Bewegung** sowie **psychische Belastung/Umgang mit Stress** von anamnestischer Bedeutung. Um eventuelle soziale Problemfelder frühzeitig zu erkennen, sollten gerade ältere Patienten mit chronischer Herzinsuffizienz auch nach der häuslichen Umgebung und Wohnsituation (z. B. Treppen) gefragt werden. Das Vorliegen einer kardiovaskulären Erkrankung wie z. B. Herzrhythmusstörungen oder Myokardinfarkt kann zudem für bestimmte Berufsgruppen (z. B. Zugführer, Pilot) nachhaltige berufliche Auswirkungen zeigen, so dass eine detaillierte Berufsanamnese erhoben werden sollte.

Kardiovaskuläre Untersuchung

Inspektion

▶ ***Allgemein- und Ernährungszustand:*** Bei der allgemeinen Inspektion des Patienten werden neben akuten Schmerzzuständen oder Dyspnoe zunächst Auffälligkeiten des Ernährungs- und Hydrationszustandes wie z. B. Adipositas (Risikofaktor KHK), Kachexie* (chronische Herzinsuffizienz) oder auch Ödeme (Herzinsuffizienz) erfasst. Im Gesichtsbereich können vermehrte Blässe (Anämie), Ikterus (z. B. Hämolyse durch mechanische Herzklappen) oder auch eine auffallende Rötung und Gefäßerweiterung (z. B. Facies mitralis bei Mitralstenose), Xanthelasmen (Hyperlipidämie) oder ein Exophthalmus (Hyperthyreose) differentialdiagnostisch wichtige Hinweise geben. Das Vorliegen einer **Zyanose** wird als wichtiger Hinweis auf eine bestehende kardiovaskuläre oder pulmonale Grunderkrankung gewertet (Tabelle 46). Hierbei sind Haut und Schleimhäute durch einen Abfall des Sauerstoffgehalts im Blut bläulich verfärbt. Man unterscheidet eine **zentrale Zyanose** mit Reduktion der arteriellen O_2-Sättigung und Verfärbung der Schleimhäute und Zunge, sowie eine **periphere Zyanose** mit zyanotischen Fingern und Zehen (Akrozyanose), der eine erhöhte arterio-venöse O_2-Differenz durch erhöhten peripheren O_2-Verbrauch oder verminderter Zirkulation zugrunde liegt (arterielle O_2-Sättigung normal).

Tabelle 46

DD Zyanose

System	*Beispiele*
Pulmonal	COPD, Tumor, schwere Pneumonie
Kardiovaskulär	Herzfehler mit Rechts-Links-Shunt, Schock, Kälte, schwere Herzinsuffizienz, verminderte periphere Durchblutung
ZNS	Atemdepression, Hypoventilation
Hämatologie	Methämoglobinämie, Sulfhämoglobinämie

Bei der allgemeinen Inspektion des Patienten sollte zudem auf charakteristische Hinweise für das Vorliegen genetischer Syndrome geachtet werden, die oftmals mit kardiovaskulären Erkrankungen assoziiert sind – wie beispielweise das Marfan-Syndrom (Aortenaneurysma), Down-Syndrom (ASD, VSD) oder das Turner-Syndrom (Aortenisthmusstenose).

▶ ***Hände/Nägel:*** Durch Inspektion der Hände und Nägel können zudem anamnestisch wichtige Hinweise wie **Nikotinspuren** (v. a. 2./3. Finger), **Xanthome** (Fettstoffwechselstörung), **Osler-Knoten** (kleine druckschmerzhafte rötliche Knoten an Fingern und Zehen bei Endokarditis) oder **Splitterblutungen** (Mikro - embolien im Nagelbett bei bakterieller Endokarditis) gewonnen werden. Ebenso können **Trommelschlegelfinger** und **Uhrglasnägel** Hinweis auf das Vorliegen einer chronischen Hypoxie sein (siehe DD Trommelschlegelfinger Seite 101).

* Als Ursache einer sog. kardialen Kachexie bei chron. Herzinsuffizienz werden eine verminderte Absorption infolge gastrointestinaler Stauung, eine verminderte Gewebsperfusion sowie Muskelatrophie aufgrund zunehmender Immobilisation postuliert.

Abbildung 12

Trommelschlegelfinger, Uhrglasnägel

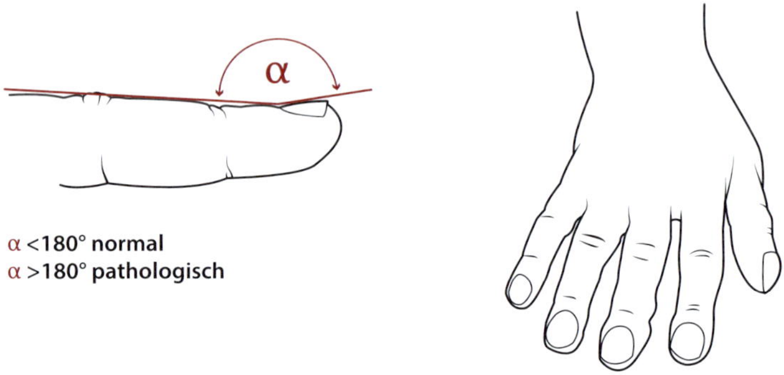

◗ ***Inspektion des Präkordiums:*** Bei der Inspektion des Präkordiums wird auf sichtbare **Operationsnarben** (z. B. mediane Sternotomie, laterale Thorakotomie), auffällige **Thoraxdeformitäten** und Vorwölbungen (vgl. Kapitel Respiratorisches System, S. 99), sichtbare **Pulsationen** (Klappenvitien / Herzinsuffizienz) sowie das Vorhandensein eines **Schrittmachers** (Impulsgeber meist unter M. pectoralis implantiert) geachtet.

*Das Herz und die Arterien pulsieren im gleichen Rhythmus, so dass man vom einen aufs andere schließen kann ...
geschwind und langsam ...
rhythmisch und unrhythmisch ...
gewaltig und schwach ...
und so fort.*

GALEN VON PERGAMON, 129–199

Messung von Puls und Blutdruck

▶ *Puls:* Die Messung des Pulses erfolgt durch Palpation der **A. radialis** ca. 3–5 cm proximal des Handgelenkes mit den Fingerkuppen des Zeige- und Mittelfingers. Hierbei können durch Palpation von Frequenz, Rhythmus, Volumen und Pulscharakter wichtige Informationen über evtl. pathologische Kreislaufverhältnisse gewonnen werden*.

Frequenz: Die normale Pulsfrequenz des Erwachsenen beträgt 60–100 / min, ist jedoch vom körperlichen Trainingszustand des Patienten abhängig (z. B. Ruhepuls bei Leistungssportlern unter 50 / min). Neben physiologischen Varianten kann eine Pulsfrequenz von unter 60 / min (**Bradykardie**) aber auch Hinweis auf Erregungsleitungsstörungen oder endokrine Störungen (Hypothyreose) sein. Ein Anstieg der Frequenz auf über 100 / min (**Tachykardie**) schließt differentialdiagnostisch sowohl supraventrikuläre und ventrikuläre Herzrhythmusstörungen als auch systemische Ursachen wie z. B. Fieber, Schmerz, Anämie oder Hyperthyreose ein.

Rhythmus: Ein unregelmäßiger Puls sollte nach Ausschluss einer respiratorischen Arrhythmie (Frequenz: ↑Inspiration, ↓Expiration) an das Vorliegen von Extrasystolen oder auch Vorhofflimmern denken lassen. **Extrasystolen** zeichnen sich durch einen regelmäßigen Grundrhythmus aus, der von einfallenden unregelmäßigen Extraschlägen (z. B. Extraschlag bei jeder 2. Herzaktion bei Bigeminus) und kompensatorischen Pausen (verlängerte Zeitspanne zwischen Extrasystole und nächster normalen systolischen Aktion) unterbrochen wird. Bei **Vorhofflimmern** dagegen kommt es zur Ausbildung einer **absoluten Arrhythmie**, d. h. zu einer völlig unregelmäßigen Abfolge der Ventrikelkontraktionen und Pulsintervalle, die keinen Grundrhythmus erkennen lässt. Bei zunehmender Herzfrequenz kommt es hierbei aufgrund der verminderten Kammerfüllung (durch Verkürzung der Diastole) nicht bei allen Herzaktionen zur Weiterleitung einer peripheren Pulsation und damit zur Ausbildung eines sog. **Pulsdefizits** zwischen peripher palpabler Pulsfrequenz und auskultierbarer Herzfrequenz.

* Als Kapillarpuls bezeichnet man sichtbare Pulsationen der kapillären Hautgefäße (Nagelbett), die durch große vom Herzen fortgeleitete Blutdruckamplituden (z. B. bei Aorteninsuffizienz) entstehen können.

Pulscharakter: Hierbei werden durch Palpation der A. radialis die Druckamplitude, z. B. altus / parvus (hoch / niedrig) und die Geschwindigkeit des Druckanstieges der Pulswelle, z. B. celer / tardus (schnell / langsam) erfasst, die wertvolle differentialdiagnostische Hinweise geben können (Tabelle 47).

Tabelle 47

DD Pulsformen

Pulsform	*Charakteristika*	*DD*
Pulsus parvus et tardus	verminderter Pulsdruck, flach ansteigende Pulswelle	Aortenstenose, Herzinsuffizienz
Pulsus celer et altus	erhöhter Pulsdruck, schnelles Ansteigen der Pulswelle, „Wasserhammerpuls"	Aorteninsuff., offener D. Botalli, Fieber, Hyperthyreose, körperliche Belastung
Pulsus filiformis	fadenförmig, undulierend	Hypovolämie, Schock
Pulsus bisferiens	systolischer Doppelgipfel	Aorteninsuffizienz, HOCM
Pulsus bigeminus	rhythmischer Wechsel von hartem und weichen Puls (Amplitude)	ventrikuläre Extrasystolen
Pulsus alternans	Änderung der Pulsamplitude durch unterschiedlich große Herzschlagvolumina	Herzinsuffizienz
Pulsus paradoxus	inspiratorische Abnahme der Pulsamplitude > 10 mmHg	konstriktive Perikarditis, Herzbeuteltamponade, COPD

◗ ***Blutdruck:*** Die Messung des systolischen und diastolischen Blutdruckes erfolgt durch die indirekte unblutige Methode nach **Riva-Rocci** (RR) mit Hilfe einer aufblasbaren Oberarmmanschette, die am Arm des liegenden Patienten über der A. brachialis in Herzhöhe angebracht wird. Der Unterrand der Manschette sollte dabei ca. 2,5 cm oberhalb der Ellenbeuge liegen. Wichtig ist die Verwendung einer passenden **Manschettengröße** (Standard-Manschette Erwachsene 12–14 cm breit, für Oberarmumfang bis max. 35 cm), da zu breite bzw. schmale Manschetten (dicke Oberarme, Atrophie, Kinder) zu falsch niedrigen bzw. hohen Messwerten führen können.

Mit Hilfe des Manometers wird die Manschette unter Palpation des Radialispulses so weit aufgeblasen, bis der Puls der A. radialis verschwindet und der Manschettendruck etwa 30 mmHg oberhalb dieser palpablen Grenze liegt. Der Manschettendruck wird nun langsam abgelassen (3 mmHg / s) und durch Auskultation mit dem Stethoskop über der A. brachialis das Auftreten pulssynchroner Strömungsgeräusche (**Korotkow-Geräusche**) bestimmt. Der systolische Blutdruck entspricht hierbei dem Manometer-Druck beim ersten Auftreten der Pulsationsgeräusche, der diastolische Blutdruck dem Druck bei Verschwinden der Pulsationsgeräusche.

Aufgrund tageszeitlicher Schwankungen sowie körperlicher und emotionaler Belastungen (Aufregung beim Arztbesuch) sollte der Blutdruck wiederholt gemessen werden, bevor die Diagnose eines arteriellen Hypertonus gestellt werden kann. Die WHO definierte Grenzwerte der arteriellen Hypertonie (Tabelle 48):

Tabelle 48

Einteilung der arteriellen Hypertonie

WHO-Stadium	*systolischer Blutdruck (mmHg)*		*diastolischer Blutdruck (mmHg)*
optimal	< 120	und	< 80
normal	< 130	und	< 85
hoch normal	130–139	und / oder	85–89
Grad I – mild	140–159	und / oder	90–99
Grad II – moderat	160–179	und / oder	100–109
Grad III – schwer	> 180	und / oder	> 110
isolierte systolische Hypertonie	> 140	und	> 90

Die Blutdruckmessung sollte bei Erstuntersuchung an beiden Armen durchgeführt werden, um eventuelle Seitendifferenzen (pathologisch bei über 20 / 15 mmHg) als Hinweis auf Gefäßstenosen (z. B. Aortenbogensyndrom / Takayasu-Arteriitis oder A. subclavia-Stenose) zu erfassen. Blutdruckdifferenzen zwischen Armen und Beinen dagegen sind als wichtiges Zeichen für das Vorliegen einer Aortenisthmusstenose zu werten (physiologischerweise liegt der systolische Blutdruck am Bein aufgrund der Wellenreflexion der Pulsation ca. 30–40 mmHg höher als in der oberen Extremität, der diastolische Druck hingegen ist niedriger).

Jugularvenenpuls

Durch die Inspektion des Jugularvenenpulses und die Bestimmung des zentralen Venendrucks im Rahmen der kardiologischen Untersuchung können wichtige Informationen über den venösen Rückstrom zum Herzen (preload) und die Rechtsherzfunktion gewonnen werden.

Technik: Zur Inspektion des **Jugularvenenpulses** wird der Patient mit 45° erhöhtem Oberkörper entspannt gelagert und der Kopf leicht zur Gegenseite gedreht. Der Jugularvenenpuls wird dabei lateral des M. sternocleidomastoideus oberhalb der Clavicula sichtbar.

Normalbefund: Physiologischerweise stellt sich der Jugularvenenpuls bei Inspektion als doppelgipflige Pulswelle dar. Durch die Füllung des rechten Atriums kommt es zur sog. **v-Welle** (valvuläre Welle), die nach Öffnung der Trikuspidalklappe rasch abfällt. Anschließend folgt die sog. **a-Welle** (atriale Welle), die durch die Vorhofkontraktion am Ende der Diastole entsteht.

Pathologischer Befund: Pathologische Kurvenverläufe finden sich z. B. bei der absoluten Arrhythmie bei Vorhofflimmern (keine a-Welle aufgrund fehlender effektiver Vorhofkontraktion), bei Perikarditis (hoher Druck mit raschem systolischen Druckabfall) oder bei Vorliegen einer Trikuspidalinsuffizienz (eingipflige hohe Welle durch systolischen Rückstrom des Blutes in die V. cava).

Jugularvenendruck

Technik: Der **Jugularvenendruck (JVD)** wird durch den Abstand der Halsvenenfüllung zum Manubriosternalgelenk bestimmt. Hierzu wird der Patient ebenfalls mit 45° erhöhtem Oberkörper gelagert, der Kopf leicht zur Gegenseite gedreht und der Abstand des manubriosternalen Winkels zum höchsten Punkt der Venenfüllung in cm angegeben. Cave: bei ausgeprägter Rechtsherzinsuffizienz findet sich oftmals eine Halsvenenstauung bis in die Kieferwinkel, so dass eine sorgfältige Inspektion erforderlich ist. Hierbei kann es hilfreich sein, die

Venen durch Druck mit dem Finger von außen kurz zu komprimieren und nach Lösen der Kompression den venösen Abfluss bis zur Höhe des zentralen Venendrucks zu verfolgen.

Normalbefund: Bei normalem venösem Druck sind die Halsvenen < 4 cm oberhalb des manubriosternalen Winkels gefüllt.

Abbildung 13

Bestimmung des Jugularvenendrucks

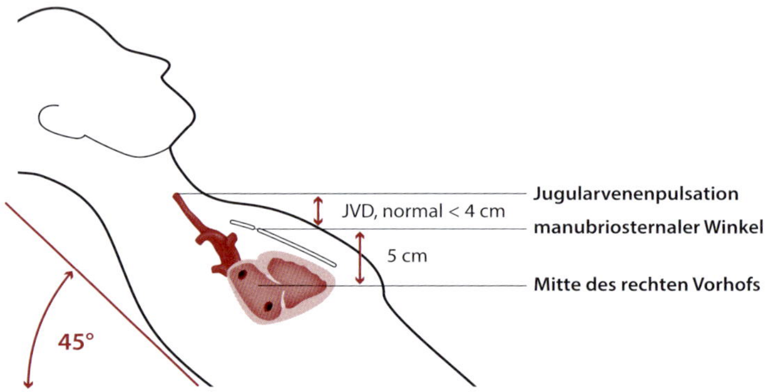

Pathologischer Befund: Eine sichtbare Halsvenenfüllung über 4 cm oberhalb des manubriosternalen Winkels wird als pathologisch gewertet. Mögliche Ursachen eines erhöhten Jugularvenendrucks sind in Tabelle 49 zusammengefasst. Eine deutliche Zunahme des Jugularvenendrucks bei Inspiration (sog. **Kussmaul-Zeichen**) kann Hinweis auf eine Perikarditis constrictiva oder Herzbeuteltamponade sein. Bei Verdacht auf das Vorliegen einer Rechtsherzinsuffizienz kann zudem der sog. **hepatojuguläre Reflux** getestet werden. Hierzu übt der Untersucher mit der Hand ca. 60 sec einen festen Druck auf den rechten Oberbauch aus und beobachtet gleichzeitig den Jugularvenendruck. Kommt es durch den Druck auf die Leber zu einem Anstieg des Jugularvenendrucks > 1 cm, so spricht man von einem positiven hepatojugulären Reflux, der Hinweis auf eine Rechtsherzinsuffizienz darstellt.

Tabelle 49

DD erhöhter Jugularvenendruck
Rechtsherzinsuffizienz
Trikuspidalinsuffizienz
Herzbeuteltamponade / Perikarditis constrictiva
Lungenembolie
Obstruktion der V. cava sup. (z. B. bei Bronchialkarzinom)

Palpation

Die Palpation des Präkordiums erfolgt durch Auflegen der flachen Hand des Untersuchers auf die Brustwand des entspannt in Rückenlage liegenden Patienten. Hierdurch können pathologische Veränderungen des Herzspitzenstoßes sowie präkordiales Schwirren erfasst werden.

▶ ***Herzspitzenstoß:*** Als Herzspitzenstoß bezeichnet man das während der Systole tastbare Anstoßen des Herzens an die Brustwand, welches physiologischerweise im **5. ICR der Medioclavicularlinie** (MCL) als kurzer schwacher Impuls mit einem **Durchmesser von unter 2 cm** lokalisiert ist. Bei erschwerter Palpation (Adipositas, Emphysem) kann der Herzspitzenstoß auch durch Linksseitenlage oder Vorbeugen des Patienten verstärkt werden. Bei Frauen ist die Untersuchung des Herzspitzenstoßes oftmals durch die darüberliegende Mamma erschwert – hier empfiehlt es sich, die Patientin um das Anheben der Brust zu bitten oder von kaudal her die Mamma vorsichtig mit der Hand nach kranial zu schieben. Palpiert werden **Position, Breite** und **Qualität** des Herzspitzenstoßes, die auf pathologische Kreislaufverhältnisse hinweisen können.

Abbildung 14

Palpation des Herzspitzenstoßes

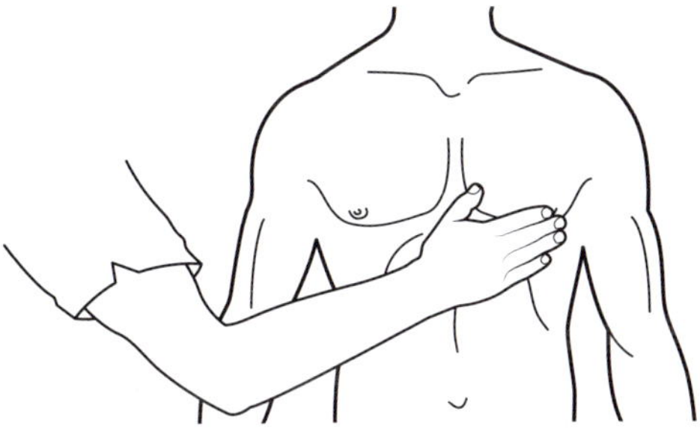

Hypertrophie und Dilatation des linken Ventrikels führen zu einer **Verlagerung** des Herzspitzenstoßes nach lateral / unten (7. ICR) sowie einer **Verbreiterung** auf über 2 cm. Bei Erkrankungen mit erhöhtem Herzzeitvolumen (z. B. Fieber, Anämie, Hyperthyreose) wird der Herzspitzenstoß aufgrund einer Zunahme der Amplitude dagegen sehr deutlich palpabel und als **„hebender Herzspitzenstoß"** beschrieben. In seltenen Fällen kann es durch eine Verklebung entzündlicher Perikardblätter (Pericarditis constrictiva) auch zu einer systolischen Einwärtsbewegung kommen, die als „negativer Herzspitzenstoß" bezeichnet wird.

▶ ***Präkordiales Schwirren:*** Als präkordiales Schwirren bezeichnet man deutlich tastbare Vibrationen der Brustwand durch laute Herzgeräusche, die bei schwerer Aortenstenose oder Ventrikelseptumdefekt (systolisch) oder auch einem offenen Ductus Botalli (systolisch-diastolisch) palpiert werden können. Bei Hypertrophie des rechten Ventrikels (z. B. bei Pulmonalstenose) können zudem rechts parasternal Hebungen getastet werden.

Perkussion

Die Herzperkussion (Bestimmung der Lungen-Leber-Grenzen) wird aufgrund ihrer Ungenauigkeit (Adipositas, Emphysem) heute kaum mehr durchgeführt – für Aussagen über die Herzgröße werden bildgebende Verfahren wie die Röntgen-Thorax-Aufnahme sowie die Echokardiographie herangezogen.

Auskultation

Die Auskultation des Herzens erfolgt mit Hilfe des **Stethoskops** (R. Laennec, franz. Arzt, 1816), dessen Trichter (mit Membran) und Glocke selektiv unterschiedliche Frequenzen verstärken. So können hochfrequente Töne (z. B. bei Aorteninsuffizienz) am besten mit der Membran auskultiert werden, für niederfrequente Töne (z. B. bei Mitralstenose) eignet sich dagegen die Glocke des Stethoskops. Die Auskultation sollte in einer möglichst ruhigen Umgebung erfolgen, um störende Nebengeräusche weitgehend auszuschließen. Der Patient wird entspannt in Rückenlage mit leicht erhöhtem Oberkörper positioniert und über folgenden Arealen mit Trichter und Membran auskultiert*:

Abbildung 15

Areale der Herzauskultation

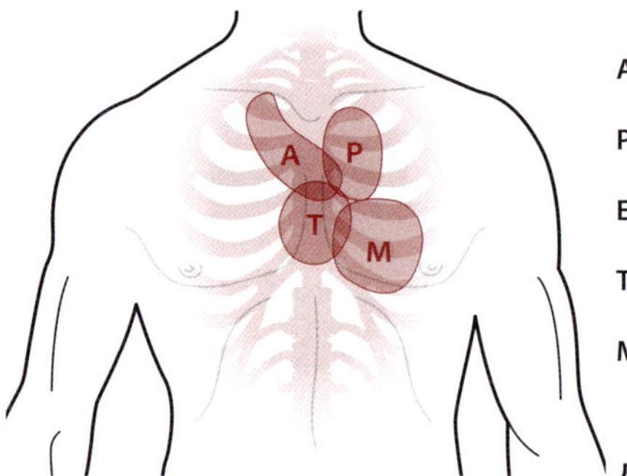

A	Aortenregion 2. ICR re. parasternal
P	Pulmonalregion 2. ICR li. parasternal
Erb	Erbscher Punkt 3. ICR li. parasternal
T	Trikuspidalregion 4./5. ICR re. parasternal
M	Mitralregion 5. ICR links, Apex cordis

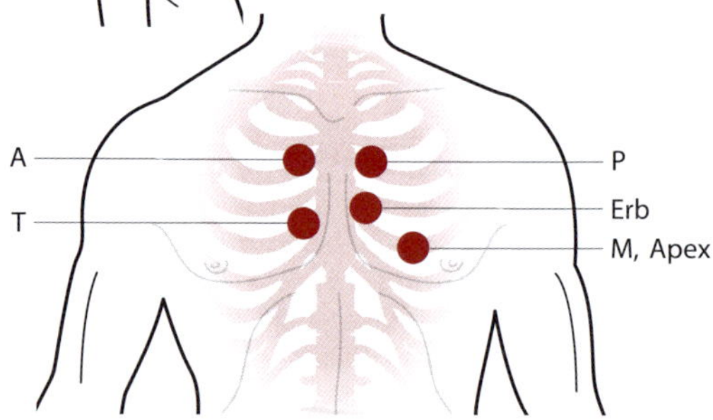

Da sich durch Änderung der Körperposition des Patienten bestimmte Herzgeräusche auch verstärken bzw. abschwächen können, sollte die Auskultation zudem in **Linksseitenlage** des Patienten (Mitralstenose ↑) sowie bei **vorgebeugtem Oberkörper** (Aorteninsuffizienz ↑) erfolgen.

Während der Auskultation achtet der Untersucher auf **Herzfrequenz** (Tachykardie / Bradykardie), **Herzrhythmus** (regelmäßig / unregelmäßig, evtl. Pulsdefizit zu Radialispuls), **Herztöne** (1./2. HT, diastolischer 3./4. HT, Extratöne) sowie **Herzgeräusche** (systolisch / diastolisch).

* Neben diesen klassischen Auskultationspunkten sollte insbesondere bei Verdacht auf Aortenisthmusstenose zusätzlich auch zwischen den Schulterblättern am Rücken auskultiert werden.

Gerade für den Anfänger ist es oft schwer, Herztöne und Herzgeräusche durch die Atemgeräusche der In- und Expiration hindurch zu identifizieren. Falls bei dem Patienten keine Kontraindikationen (z. B. schwere Dyspnoe) vorliegen, sollte man ihn daher bitten, den Atem nach der Exspiration kurz anzuhalten. In der entstehenden Atempause können so kardiale Geräuschphänome besser charakterisiert werden.

Herztöne (HT): Herztöne sind kurze Schallphänomene, die während der normalen Herzaktion durch Bewegungen der Herzklappen und Kontraktion des Herzmuskels entstehen. Man unterscheidet hierbei den physiologischerweise vorkommenden 1. und 2. Herzton, zusätzliche diastolische ventrikuläre Füllungstöne (3. und 4. Herzton) sowie Extratöne:

Herztöne

Abbildung 16

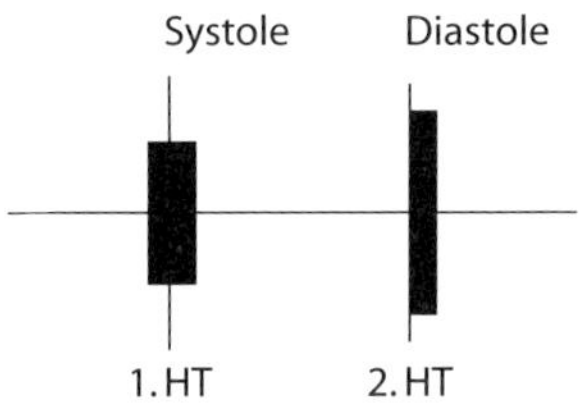

1. Herzton: Der 1. HT entsteht durch die Anspannung der Kammermuskulatur beim **Schluss der Mitral- und Trikuspidalklappe** (Atrioventrikularklappen) zu Beginn der Systole und ist am lautesten über der Herzspitze hörbar. Ein lauter 1. HT findet sich bei Vorliegen einer Mitralstenose sowie bei Tachykardie, ein abgeschwächter 1. HT dagegen kann Zeichen einer Mitralinsuffizienz oder AV-Überleitungsstörung sein.

2. Herzton: Der 2. HT entspricht dem **Schluss der Aorten- und Pulmonalklappe** (Semilunarklappen) am Ende der Systole und ist am lautesten über der Herzbasis zu auskultieren. Einen lauten 2. HT findet man bei arterieller Hypertonie, ein leiser 2. HT kann Hinweis auf eine Aortenstenose sein.

Die Identifizierung von 1. und 2. HT erfolgt über die zeitliche Zuordnung zu Systole und Diastole: Der Abstand zwischen 1. und 2. HT (Systole) ist bei normaler Herzfrequenz deutlich kürzer als der Abstand zwischen 2. und 1. HT (Diastole). Der 1. HT schließt sich also an die längere Diastolendauer an und geht der kürzeren Systolendauer voraus. Zudem ist der 1. HT unmittelbar vor Beginn des Karotis-Pulses lokalisiert (Kontrolle durch Palpation der A. carotis).

3. Herzton: Der 3. HT wird durch eine **rasche diastolische Ventrikelfüllung** bedingt und führt zum Klangbild eines protodiastolischen Galopprhythmus, welches am besten über der Herzspitze zu auskultieren ist. Das Vorliegen eines 3. HT bei Kindern und Jugendlichen ist ohne Krankheitswert, bei Erwachsenen dagegen wichtiger Hinweis auf das Vorliegen einer Herzinsuffizienz.

4. Herzton: Der 4. HT wird durch eine **verstärkte enddiastolische Vorhofkontraktionen** hervorgerufen und weist insbesondere im Erwachsenenalter auf das Vorliegen einer Herzinsuffizienz bzw. verstärkten Druckbelastung der Ventrikel hin. Durch diesen Vorhofton kommt es auskultatorisch zum sog. präsystolischen Galopprhythmus. *

Extratöne: Systolische Extratöne lassen sich in frühsystolische Austreibungstöne (ejection clicks, z. B. bei Aortenvitien) sowie meso- und spätsystolische clicks (z. B. bei Mitralklappenprolaps) differenzieren. Häufigster diastolischer Extraton ist der **Mitralöffnungston (MÖT),** der durch das Zurückschnellen der stenosierten Klappensegel in den Vorhof entsteht und wichtiger Hinweis auf das Vorliegen einer Mitralstenose ist.

Bei der Auskultation der Herztöne wird zudem auf eine auskultatorische **Spaltung der Herztöne** geachtet. Diese kann physiologischerweise beim Herzgesunden auskultierbar sein, jedoch auch ein ernstzunehmendes Zeichen kardiovaskulärer Erkrankungen darstellen:

Spaltung des 1. Herztons: Die seltene Spaltung des 1. HT findet sich physiologischerweise über dem Trikuspidalareal, kann über der Herzspitze jedoch auch Zeichen einer gestörten intraventrikulären Erregungsleitung oder ventrikulärer Extrasystolen sein.

Spaltung des 2. Herztons: Die physiologische atemabhängige Spaltung des 2. HT beruht auf dem **ungleichzeitigen Schluss von Aorten- und Pulmonalklappe** und wird durch den entstehenden negativen intrathorakalen Druck bei tiefer Inspiration verstärkt. Dabei schließt die Aortenklappe zeitlich vor der Pulmonalklappe. Von einer **pathologischen Spaltung** spricht man dagegen bei einer atemunabhängigen fixierten Spaltung des 2. HT, wie sie beispielsweise bei einem Vorhofseptumdefekt oder einer Pulmonalstenose gefunden werden kann. Von einer paradoxen Spaltung spricht man, wenn die Spaltung des 2. HT während der Expiration verstärkt und während der Inspiration vermindert wird (Pulmonalsegment schließt vor Aortenklappe). Häufigste Ursache einer paradoxen Spaltung ist der Linksschenkelblock.

◗ ***Herzgeräusche:*** Herzgeräusche sind zwischen den Herztönen auftretende Schallphänomene, die durch Turbulenzen und Wirbelbildungen des Blutstroms entstehen. Ätiologisch unterscheidet man hierbei **organisch** bedingte Herzgeräusche durch angeborene oder erworbene Herzfehler, **funktionelle** Herzgeräusche (z. B. bei Fieber, Anämie, Hyperthyreose) sowie **akzidentelle** Herzgeräusche bei Herzgesunden ohne strukturelle oder hämodynamische Veränderungen, die vor allem bei Kindern häufig anzutreffen sind. Neu aufgetretene Herzgeräusche beim Erwachsenen sollten differentialdiagnostisch an eine Endokarditis oder auch einen Myokardinfarkt (ischämischer VSD / Papillarmuskelabriss) denken lassen. Zur näheren Beschreibung der Herzgeräusche achtet man auf:

* Sind bei einem Patienten mit Herzinsuffizienz sowohl ein 3. als auch 4. Herzton vorhanden, so findet sich bei der Auskultation ein **Viererrhythmus.** Bei Anstieg der Herzfrequenz (Tachykardie) können 3. und 4. HT auskultatorisch verschmelzen, wodurch sich ein sog. **Summationsgalopp** entwickelt.

- *Auftreten und Dauer:* Herzgeräusche können durch ihre Lage zu den Herztönen bzw. durch Palpation des Karotispulses in systolische und diastolische Geräusche unterschieden werden. Systolische Geräusche liegen folglich zwischen dem 1. und 2. Herzton, diastolische Geräusche zwischen dem 2. und 1. Herzton. Je nach Dauer des Herzgeräusches kann weiter in holosystolische (während der gesamten Systole), früh-, meso- (mittel-) und spätsystolische bzw. diastolische Geräusche sowie nach deren Form (bandförmig, spindelförmig, Crescendo, Decrescendo) unterteilt werden.
- *Lokalisation:* Hierbei werden der Ort der größten Intensität (**punctum maximum**) sowie eine eventuelle **Fortleitung** des Geräusches (z. B. in Karotiden bei Aortenstenose, in Axilla bei Mitralinsuffizienz) bestimmt.
- *Lautstärke:* Die Lautstärke von Herzgeräuschen wird nach **Levine** in 6 Grade eingeteilt:

Tabelle 50

Lautstärke der Herzgeräusche

Grad	*Beschreibung*
1/6	sehr leise, nur bei Apnoe und großer Konzentration hörbar
2/6	leise, nach Aufsetzen des Stethoskops jedoch sofort hörbar
3/6	mittellaut, ohne tastbares Schwirren
4/6	laut, häufig mit leichtem Schwirren
5/6	sehr laut, nur mit Stethoskop hörbar, mit starkem Schwirren
6/6	sehr laut, auch ohne Stethoskop hörbar, mit starkem Schwirren

- *Frequenz:* Herzgeräusche weisen unterschiedliche Frequenzen auf: hochfrequent hört man z. B. das Herzgeräusch bei einer Aorteninsuffizienz; ein Beispiel für ein niederfrequentes Geräusch ist die Mitralstenose.
- *Klangcharakter:* Einige Herzgeräusche zeichnen sich zudem durch einen speziellen Klangcharakter aus, dessen Beschreibung oft zusätzliche differentialdiagnostische Anhaltspunkte bietet. Beispiele hierfür sind Charakteristika wie rau (Aortenstenose), blasend (Mitralinsuffizienz, Aorteninsuffizienz), rumpelnd (Mitralstenose), reibend (Perikarditis), Maschinengeräusch (offener Ductus Botalli) oder auch sausend (Venensausen).

Zudem können Herzgeräusche durch ihre Abhängigkeit von der Position des Patienten (siehe Auskultation) sowie der Atmung weiter differenziert werden. So kann beispielsweise bei Inspiration (Zunahme des venösen Rückstroms zum Herzen) eine Zunahme rechtsseitiger Herzgeräusche sowie eine Abnahme linksseitiger Herzgeräusche beobachtet werden. Bei Anwendung des **Valsalva-Manövers** (maximale Inspiration, dann Expiration gegen geschlossene Glottis / Bauchpresse) werden die meisten Herzgeräusche durch Abnahme des Herzminutenvolumens in ihrer Intensität vermindert. Eine differentialdiagnostisch wichtige Ausnahme stellt jedoch die hypertrophe obstruktive Kardiomyopathie (HOCM) dar, bei der es im Rahmen dieses Manövers durch eine zusätzliche Einengung der linksventrikulären Auswurfbahn zu einer Zunahme des systolischen Geräusches kommt.

Eine Zusammenfassung der wichtigsten angeborenen und erworbenen Herzfehler sowie ihrer charakteristischen Auskultationsbefunde ist in Tabelle 51 dargestellt:

Tabelle 51

DD Auskultationsbefunde am Herzen

	Herzfehler	*Auskultationsbefund*
Systolikum	Aortenstenose 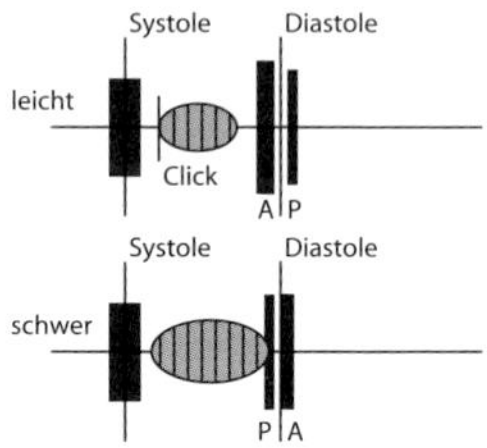	spindelförmiges raues Systolikum mit p. m. über 2. ICR rechts parasternal, Fortleitung in die Karotiden, je stärker Stenose, desto später in Systole das Geräuschmaximum, evtl. frühsyst. ejection click, leiser 1. HT, evtl. paradoxe Spaltung des 2. HT
	Mitralinsuffizienz 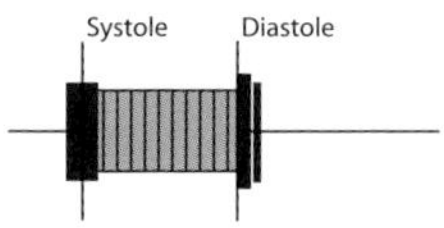	leiser 1. HT, hochfrequentes Holosystolikum im Anschluss an 1. HT mit p.m. über Herzspitze, Fortleitung in Axilla, evtl. 3. HT (Füllungston), evtl. niederfrequentes Diastolikum (relative Mitralstenose)
	Aortenisthmusstenose 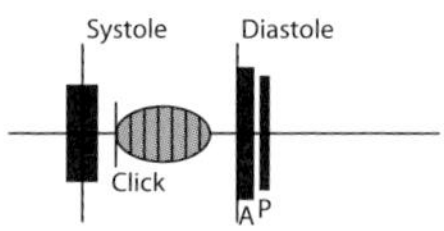	Mesosystolikum p.m. links parasternal mit Fortleitung in Rücken, frühsyst. Click (Aortendehnungston), evtl. Strömungsgeräusche über Interkostalgefäßen (Kollateralen)
	Vorhofseptumdefekt (ASD) 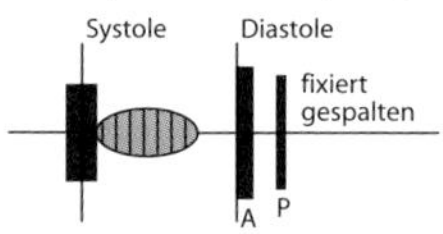	spindelförmiges raues Systolikum mit p. m. über 2. / 3. ICR li parasternal (relative Pulmonalstenose durch vermehrten Blutfluss), fixierte, atemunabhängige Spaltung des 2. HT, evtl. Mesodiastolikum (relative Trikuspidalstenose durch vermehrten Blutfluss)
	Ventrikelseptumdefekt (VSD) 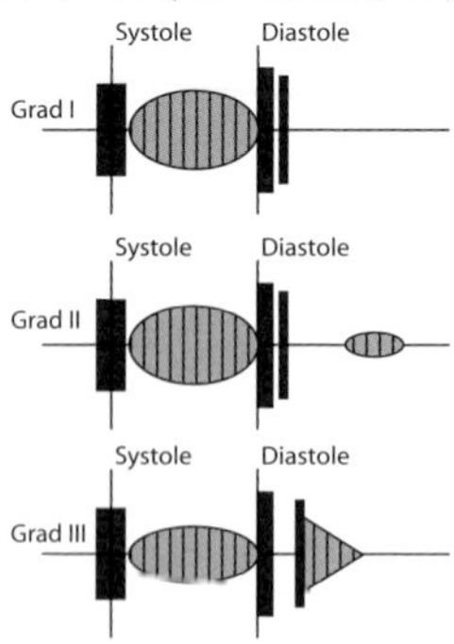	Grad I: lautes Pressstrahl-Systolikum mit p. m. über 3. / 4. ICR links parasternal Grad II: zusätzlich Diastolikum (rel. Mitralstenose) mit p.m. über Herzspitze Grad III: leiser werdendes / fehlendes Systolikum, Graham-Steell-Geräusch (frühdiast. Decrescendo über 2. / 3. ICR links parasternal aufgrund rel. Pulmonalinsuffizienz), knallender Pulmonalis-Schlusston, evtl. syst. Ejektionsclick über 2. / 3. ICR links parasternal

Fortsetzung auf der nächsten Seite

Fortsetzung von Tabelle 51

	Mitralklappenprolaps 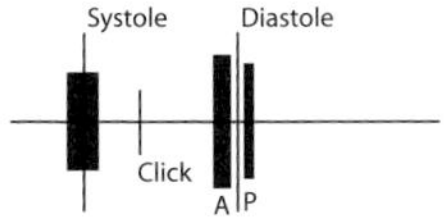	mesosystolischer Click, verstärkt durch Valsalva-Manöver
	Pulmonalstenose 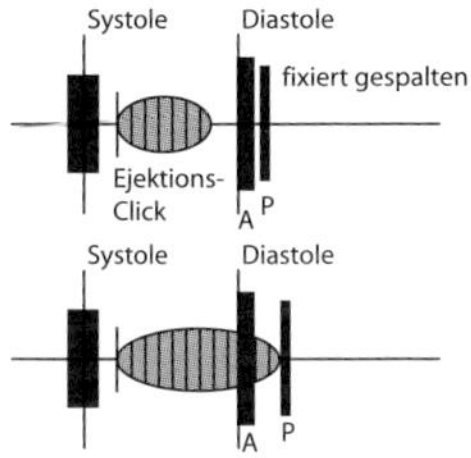	raues, spindelförmiges Systolikum mit p.m. 2./3. ICR links parasternal, fixierte, atemunabhängige Spaltung des 2. HT, oft syst. Ejektionsclick
	HOCM 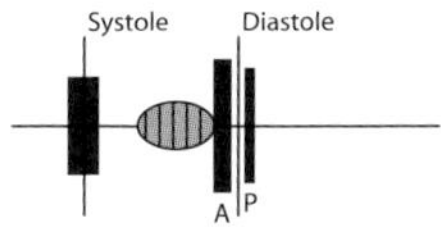	spätsyst. spindelförmiges Geräusch mit p.m. linker Sternalrand, verstärkt durch Valsalva-Manöver
Diastolikum	Aorteninsuffizienz 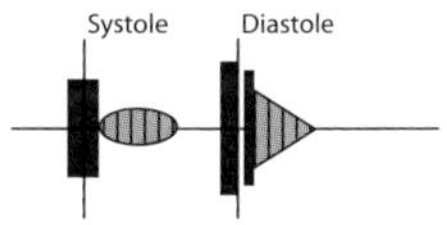	diast. Decrescendo mit p.m. über Erb (3. ICR li parasternal), verstärkt durch vorgebeugten Oberkörper, spindelförmiges Frühsystolikum (relative Aortenstenose), evtl. spätdiast. Austin-Flint-Geräusch (diast. Blutreflux behindert vorderes Mitralsegel)
	Mitralstenose 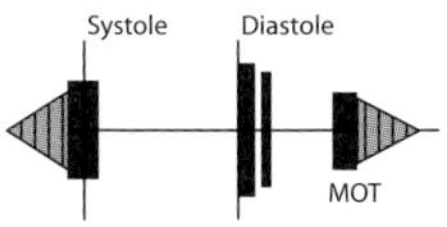	paukender 1. HT, Mitralöffnungston (MÖT), niederfrequentes diast. Decrescendo mit p.m. über Herzspitze, verstärkt durch Linksseitenlage, präsyst. Crescendo, evtl. früh-diast. Graham-Steel-Geräusch (funktionelle Pulmonalinsuffizienz durch Überdehnung des Klappenrings)
Systolikum-Diastolikum	offener Ductus Botalli PDA 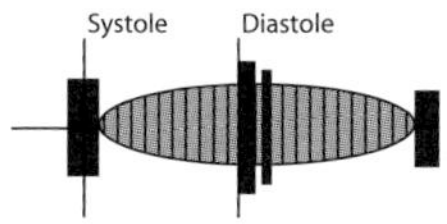	kontinuierliches syst.-diast. Maschinengeräusch mit p.m. 2. ICR li parasternal

Aufgrund ihres häufigen Vorkommens soll an dieser Stelle auch auf die Charakteristika **akzidenteller Herzgeräusche** eingegangen werden. Diese ausschließlich systolischen Herzgeräusche sind am besten über dem 2./3. ICR links parasternal ohne Fortleitung auskultierbar, leise (2/6 bis 3/6) und zeigen eine deutliche Lageabhängigkeit (leiser im Stehen). Eine vor allem im Kindes- und Jugendalter vorkommende physiologische Sonderform stellt hierbei das sog. **Nonnensausen** (Venensausen) dar, welches durch eine erhöhte Strömungsgeschwindigkeit in den Jugularvenen sowie im Angulus venosum entsteht und als sausendes systolisch-diastolisches Geräusch insbesondere im Bereich der Clavicula auskultierbar ist.

Im Anschluss an die Auskultation sollte in Korrelation mit den anamnestisch erhobenen Befunden zudem auf **klinische Zeichen einer Links- oder Rechtsherzinsuffizienz** geachtet werden. So finden sich bei der Linksherzinsuffizienz oftmals Zeichen eines kardialen Lungenödems oder Pleuraergusses, bei der Rechtsherzinsuffizienz dagegen ein erhöhter Jugularvenendruck, periphere Ödeme, eine Hepatomegalie als Ausdruck einer chronischen Stauung sowie eventuell die Bildung von Aszites. Aber auch in der Untersuchung anderer Organsysteme lassen sich differentialdiagnostisch wichtige Hinweise auf kardiovaskuläre Erkrankungen gewinnen. Als Beispiele sind hier Befunde wie Splenomegalie (Herzinsuffizienz, Endokarditis), pulsatile Leber (Trikuspidalinsuffizienz) oder Fundoskopie (art. Hypertonie, Roth-spots bei Endokarditis) zu nennen.

Untersuchung des peripheren Gefäßsystems

Arterielles System

◗ *Inspektion:* Bereits bei Inspektion der Extremität lassen sich sichtbare Zeichen einer arteriellen Minderversorgung erkennen. Insbesondere an den Akren (Hände, Zehen) können **Veränderungen der Hautfarbe** wie deutliche Blässe oder auch bläuliche Verfärbungen Hinweis auf eine Störung des arteriellen Zuflusses sein, die in weit fortgeschrittenen Stadien auch zu trophischen Hautdefekten wie dem **Ulcus cruris** oder **Gangrän** (ischämische Nekrose) führen kann (vgl. S. 29).

Eine Sonderform ischämischer Störungen stellt das sog. **Raynaud-Syndrom** dar, welches vorwiegend an den Arterien der Finger lokalisiert ist und anfallsweise vor allem bei Kälte zu einer schmerzhaften Abfolge von Ischämie (Blässe), Zyanose (blaue Verfärbung) und anschließender reaktiver Hyperämie (Rötung) der Akren führt. Ätiologisch unterscheidet man das primäre Raynaud-Syndrom ohne Grunderkrankung von sekundären Formen, die beispielsweise durch Sklerodermie, das Thoracic-outlet-Syndrom oder auch eine Kryoglobulinämie bedingt sein können, und typischerweise einen asymmetrischen Befall mit organischer Veränderung der Arterien aufweisen.

◗ *Palpation und Auskultation:* Die Erhebung des **arteriellen Pulsstatus** erfolgt durch seitenvergleichende Palpation der A. carotis, A. subclavia, A. radialis, A. ulnaris, A. femoralis, A. poplitea, A. tibialis posterior, A. dorsalis pedis sowie der Aorta abdominalis. Hierbei wird insbesondere auf die **Stärke des Pulses** (+++, ++, +, abwesend, siehe Abb. 17) und **Seitengleichheit** geachtet. Fehlende oder abgeschwächte Pulse können Hinweis auf das Vorliegen einer Gefäßstenose/ pAVK oder auch einer Aortenisthmusstenose sein. Zudem wird mit Hilfe des Stethoskops über der A. carotis, A. femoralis, Aorta abdominalis sowie periumbilikal über der A. renalis nach Strömungsgeräuschen auskultiert. Strömungsgeräusche über den Karotiden sind Zeichen einer Gefäßstenose, die zu gefährlichen zerebrovaskulären Komplikationen führen kann (TIA, PRIND, Apoplex). Bei Stenosen der Nierenarterie (sekundärer Hypertonus) können periumbilikale Strömungsgeräusche zu hören sein.

Abbildung 17

Dokumentation des Pulsstatus

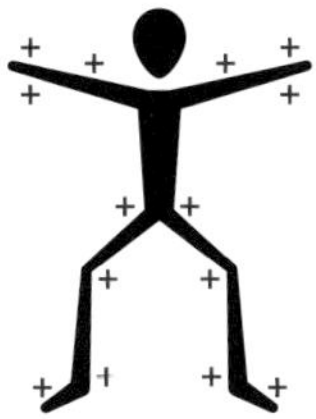

Funktionstests

Lagerungsprobe nach Ratschow

Indikation: V. a. periphere arterielle Verschlusskrankheit (pAVK)

Durchführung: Der Patient liegt mit senkrecht gehobenen Beinen auf dem Rücken und führt über 2 bis 5 Minuten kreisende Bewegungen in den Sprunggelenken aus. Hierbei wird vom Untersucher auf ein Abblassen von Zehen und Füßen sowie eine evtl. entstehende Schmerzsymptomatik geachtet. Anschließend setzt sich der Patient mit herabhängenden Beinen auf, wobei Rötung und Venenfüllung der unteren Extremität erfasst werden.

Normalbefund: Gesunde Personen können mit senkrecht gehobenen Beinen über längere Zeit ohne Beschwerden oder sichtbares Abblassen der Extremität kreisende Bewegungen ausführen. Nach dem Aufsetzen tritt physiologischerweise nach ca. 5 bis 10 Sekunden eine seitengleiche Rötung durch reaktive Hyperämie auf, die Füllung der Venen erfolgt innerhalb von 15 Sekunden.

Pathologischer Befund: Bei Vorliegen einer arteriellen Durchblutungsstörung kommt es bei Kreisen der erhobenen Beine zu einem deutlichen Abblassen der Extremität und ischämischen Muskelschmerzen. Die reaktive Hyperämie nach Aufsetzen zeigt sich verzögert (> 10 Sekunden), ebenso die Venenfüllung (> 15 Sekunden).

Allen-Test

Indikation: Überprüfung des Palmarkollateralkreislaufs z. B. vor Punktion der A. radialis (zur invasiven Blutdruckmessung oder Blutgasanalyse), s. Abb. 18.

Durchführung: Der Untersucher komprimiert durch manuellen Druck A. radialis und A. ulnaris des Patienten, der die Hand bis zum Abblassen wiederholt zur Faust schließt. Bei geöffneter Hand wird die Kompression der A. ulnaris bzw. der A. radialis beendet und die Wiederdurchblutung der Handfläche beobachtet.

Normalbefund: Bei intakter Funktion des Arcus palmaris kommt es innerhalb von 15 Sekunden nach Freigabe einer der Arterien zur sichtbaren Wiederdurchblutung der Handfläche.

Pathologischer Befund: Bei insuffizienter Funktion des Arcus palmaris ist die Wiederdurchblutung deutlich verzögert und eine Punktion der A. radialis daher kontraindiziert.

Allen-Test

Abbildung 18

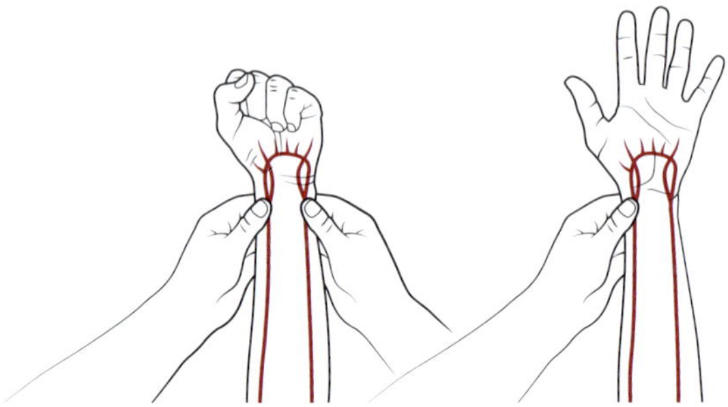

- ***Schellong-Test***

  Indikation: Verdacht auf hypotone Kreislaufdysregulation bei Abklärung von unklaren Synkopen / Schwindel.

  Durchführung: Nach 10 min ruhigem Liegen und Messung von HF und RR wird der Patient senkrecht aufgestellt (Kipptisch / Aufstehen am Bettrand) und über weitere 10 min in regelmäßigem Abstand HF und RR gemessen.

  Normalbefund: Beim Gesunden kommt es nach dem Aufstehen zu einer Abnahme des systolischen RR um < 20 mmHg und des diastolischen RR um < 10 mmHg. Gleichzeitig kommt es zu einem Anstieg der Herzfrequenz um ca. 20 %.

  Pathologischer Befund: Bei Vorliegen einer Kreislaufdysregulation kommt es zu einem überhöhten Frequenzanstieg bei Abnahme des systolischen RR und Zunahme des diastolischen RR (sympathikotone Form bei vermehrtem venösen Pooling), fehlendem Herzfrequenzanstieg (asympathikotone Form bei Störungen des autonomen Nervensystems), rasch wechselnden RR-Werten (dynamisch-labile Form) oder auch Frequenzabfall (neurokardiogene Form bei hypersensitivem Barorezeptor).

Venöses System

Inspektion und Palpation: Inspektion und Palpation des venösen Systems sind insbesondere für die Diagnosestellung einer chronisch venösen Insuffizienz, einer tiefen Beinvenenthrombose oder auch einer Thrombophlebitis von Bedeutung, deren charakteristische klinische Zeichen daher nach Erkrankungen geordnet dargestellt werden soll:

- ***Varizen (Krampfadern):*** Bei der Inspektion des stehenden Patienten fallen hierbei zunächst unregelmäßige Aussackungen und geschlängelte Erweiterungen der oberflächlichen Venen auf, die im allgemeinen Sprachgebrauch als Krampfadern oder auch **Varizen / Varikosis** bekannt sind. Varizen können einen allenfalls kosmetisch störenden Befund ohne weiteren Krankheitswert darstellen, jedoch auch Hinweis auf das Vorliegen einer venösen Insuffizienz sein. Die Funktion der tiefen Beinvenen bzw. Venenklappen sollte daher mit Hilfe der Funktionstests nach **Trendelenburg und Perthes** (s. Abb. 20 / 21) näher bestimmt werden.

Eine Insuffizienz der tiefen Leitvenen im Oberschenkel manifestiert sich im Verlauf als chronisch venöse Insuffizienz. Diese wird je nach klinischem Erscheinungsbild in drei Stadien unterteilt. In **Stadium I** treten reversible Ödeme im Fuß- und Unterschenkelbereich auf, es kommt zu Besenreiservarizen, außerdem zur sog. Corona phlebectatica (dunkelblau sichtbare Hautvenen am lateralen und medialen Fußrand). **Stadium II** ist durch persistierende Ödeme gekennzeichnet, außerdem kommt es zu trophischen Hautveränderungen wie Hämosiderose (rotbraune Hyperpigmentierung), Dermatosklerose oder Atrophie blanche (depigmentierte, atrophische Hautbezirke oberhalb der Sprunggelenke); die Entstehung eines Stauungsekzems wird begünstigt. In **Stadium III** schließlich finden sich floride oder abgeheilte Ulzera cruris, häufig im Bereich oberhalb des Innenknöchels.

Beim Vorliegen eines Ulcus cruris muss neben chronisch venöser Insuffizienz differentialdiagnostisch auch an arterielle Durchblutungsstörungen oder das Vorliegen eines Diabetes mellitus (neuropathische und ischämische Komponente) als Ursache gedacht werden. Wichtige Unterscheidungsmerkmale wie Lokalisation, Hauttemperatur und Pulsstatus sind in Tabelle 52 zusammengefasst:

Tabelle 52

DD Ulcus

	Arterielles Ulcus	Venöses Ulcus	Diabetisches Ulcus
Lokalisation	Zehen, Füße	Innenknöchel	druckbelastete Stellen (z. B. Fußsohle)
Schmerzen	starke Schmerzen	kaum Schmerzen	kaum Schmerzen
Hauttemperatur	↓ Temperatur	Temperatur+	Temperatur +/-
Pulsstatus	↓ periphere Pulse	periphere Pulse +	periphere Pulse +/-
Charakteristika	Haut blaß / bläulich / atrophisch, ↓ Behaarung, Nekrosen / Gangrän	Ödeme, Atrophie, Hämosiderose, erweiterte Venen	↓ Sensitivität, ↓ Reflexe, Kallusbildung

D ***Tiefe Beinvenenthrombose:*** Die tiefe Beinvenenthrombose kann bei Inspektion durch eine meist schmerzhafte unilaterale Schwellung und zyanotische Verfärbung des Beines sowie das Hervortreten oberflächlicher Kollateralvenen (sog. **Pratt'sche Warnvenen**) imponieren. In der seitenvergleichender Messung des Beinumfanges gilt eine Differenz > 1,5 cm als pathologisch. Bei Palpation können sich neben einer deutlichen Überwärmung des Beines verschiedene Druckpunkte im Venenverlauf schmerzhaft zeigen. Beispiele hierfür sind Druckpunkte in der Leiste (**Rielander-Zeichen**), im Bereich des Adduktorenkanals, der Kniekehle (**Tschmarke-Zeichen**), der Waden oder retromalleolär (**Bisgaard-Zeichen**). Wichtige Früherkennungszeichen sind zudem der **Homans-Test** (Wadenschmerz bei Dorsalflexion des Fußes) sowie das **Payr-Zeichen** (Druckschmerz der Plantarmuskulatur). Ein **Fehlen klinischer Zeichen einer Thrombose schließt diese jedoch nicht aus**, so dass bei begründetem Verdacht (Anamnese, Risikofaktoren, Klinik) eine bildgebende Diagnostik durchgeführt werden muss.

Bei Verschluss des gesamten venösen Gefäßquerschnittes einer Extremität kommt es zur Ausbildung einer **Phlegmasia coerula dolens**, die durch zunehmende Kompression der arteriellen Versorgung einen lebensbedrohlichen vaskulären Notfall darstellt. Klinisch zeigen sich neben starken Schmerzen ein ausgeprägtes Ödem und Zyanose, die Haut ist jedoch im Gegensatz zur unkomplizierten tiefen Beinvenenthrombose (Überwärmung) aufgrund des verminderten arteriellen Zuflusses kühl.

Abbildung 19

Klinische Zeichen einer tiefen Beinvenenthrombose

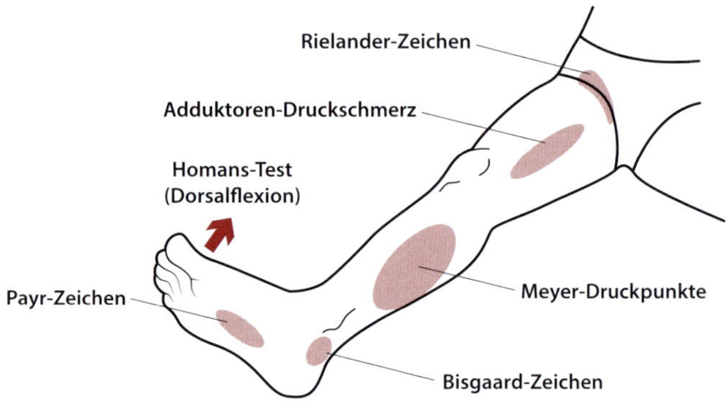

- ***Thrombophlebitis:*** Die Thrombophlebitis stellt eine oberflächliche, epifasziale Venenentzündung dar, die sich bei Inspektion durch gerötete Venenstränge und eine nur gering ausgeprägte Schwellung auszeichnet. Bei Palpation sind die Venenstränge schmerzhaft verdickt tastbar. Zudem sollte auch auf mögliche Ursachen wie Venenzugänge mit Medikamenten / Infusionen geachtet werden.

- ***Funktionstests***
- ***Trendelenburg-Test***

Indikation: Überprüfung venöser Klappeninsuffizienzen / Vv. perforantes.

Durchführung: Die Beine des Patienten werden hochgelagert, das Blut aus den Varizen nach proximal ausgestrichen und die V. saphena magna unterhalb der Leiste mit Hilfe eines Stauschlauches komprimiert. Am stehenden Patienten wird nun bei anliegendem Stauschlauch die Venenfüllung beobachtet. Anschließend wird der Stauschlauch entfernt und am immer noch stehenden Patienten die retrograde Füllung der oberflächlichen Venen beobachtet.

Normalbefund: Beim Gesunden kommt es unter Kompression zu einer sehr langsamen oder fehlenden Füllung der Varizen von distal nach proximal (Vv. perforantes intakt), zudem kann nach Entfernen des Stauschlauches keine retrograde Füllung der oberflächlichen Venen beobachtet werden (Klappen intakt).
Pathologischer Befund: Bei insuffizienten Vv. perforantes kommt es nach Anlegen des Stauschlauches zu einer sichtbaren schnellen Venenfüllung, bei insuffizienten Venenklappen wird nach Lösen der Kompression eine rasche retrograde Füllung der Venen von proximal nach distal beobachtet.

Abbildung 20

Trendelenburg-Test

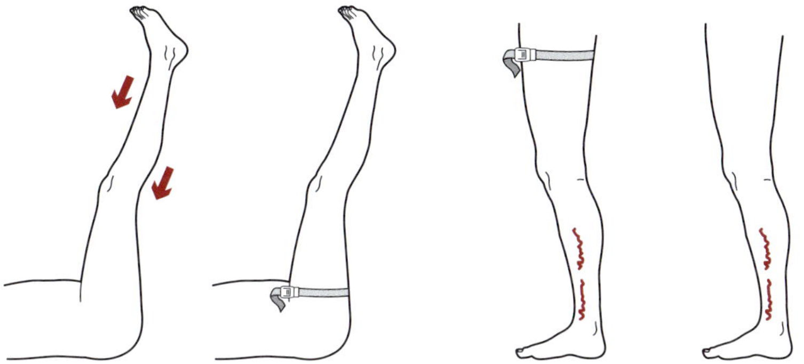

▷ ***Perthes-Test***

Indikation: Überprüfung der Funktionsfähigkeit der tiefen Beinvenen (z.B. vor Venen-Stripping)

Durchführung: Am stehenden Patienten wird ein Stauschlauch oberhalb der Varizen angelegt und der Patient aufgefordert, mit angelegtem Stauschlauch umherzugehen.

Abbildung 21

Perthes-Test

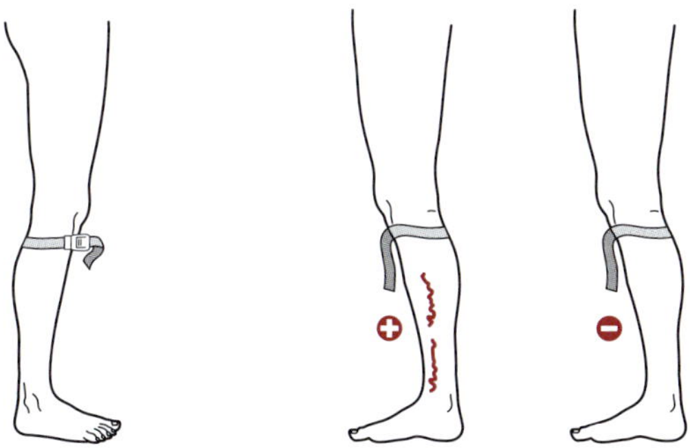

Normalbefund: Normalerweise kommt es beim Gehen durch die Muskelpumpe zu einer Entleerung der Varizen über die intakten Vv. perforantes und tiefen Beinvenen.

Pathologischer Befund: Von einem positiven Perthes-Test (pathologisch) spricht man bei einer fehlenden Varizenentleerung, die auf eine Abflussbehinderung/ Insuffizienz im Bereich der tiefen Beinvenen hinweist. Die definitive Entscheidung zum gefäßchirurgischen Eingriff erfolgt auf Basis angiographischer Verfahren.

Respiratorisches System

Respiratorische Anamnese

Hauptsymptome bei Präsentation

▸ ***Husten:*** Husten stellt eine reflektorische Antwort auf eine Reizung der tracheobronchialen Schleimhaut durch Entzündungen, Fremdkörper oder Raumforderungen dar. Oftmals können aber auch extrapulmonale Erkrankungen oder Medikamente die Ursache dieses für den Patienten oft sehr störenden Symptoms sein. Wichtige Charakteristika sind daher **Dauer** und **tageszeitliches Auftreten** des Hustens sowie der Auswurf von **Sputum**.

Tabelle 53

DD Husten

Ursache	*Charakteristika*
Virale Infektion, Interstitielle Lungenerkrankung, Allergien, Medikamente (ACE-Hemmer)	trocken (kein Auswurf)
Akute / chronische Bronchitis, chronische Sinusitis, COPD, Pneumonie, Bronchiektasen, Tbc, Neoplasie	produktiv (mit Auswurf)
Chronischer Raucherhusten, COPD	morgens, produktiv
Herzinsuffizienz	nachts, oft rötliches Sputum
Gastroösophagaler Reflux	Husten nach Mahlzeiten oder flachem Liegen

▸ ***Dyspnoe*** *(Def.: Atemnot / Luftnot / Kurzatmigkeit):* Die Differentialdiagnose der Atemnot umfasst nicht nur zahlreiche Krankheitsbilder des Respirationstraktes, sondern auch kardiovaskuläre, metabolische, neurologische sowie psychiatrische Erkrankungen, die durch genaue Symptomevaluation gegeneinander abgegrenzt werden müssen (vgl. Kapitel Kardiovaskuläres System, S. 70).

Wichtig ist zunächst die Frage nach der **Dauer** der Dyspnoe – hierbei sollte festgelegt werden, ob die Atemnot ein **akutes** oder ein **chronisches** Problem darstellt bzw. die Beschwerden seit Minuten / Stunden / Tagen oder gar Wochen bis Jahren bestehen. Eine akute, innerhalb von Minuten auftretende Dyspnoe kann beispielsweise durch eine Lungenembolie, einen Pneumothorax, Fremdkörperaspiration oder auch einen akuten Asthmaanfall bedingt sein. Dagegen klagen Patienten mit COPD oder Lungenfibrose oft über monate- bis jahrelange Atembeschwerden und können den genauen Beginn der Symptome oft nicht mehr festlegen. Um den Schweregrad bewerten zu können, sind zudem Fragen nach der körperlichen Belastbarkeit oft hilfreich: Tritt die Atemnot bereits in Ruhe auf (**Ruhedyspnoe**) oder nur bei körperlicher Belastung (**Belastungsdyspnoe**)? Wieviele Treppenstufen / Etagen kann der Patient ohne Auftreten von Dyspnoe bewältigen? Wird die Atemnot durch flaches Liegen verstärkt (**Orthopnoe**) bzw. wie viele Kissen braucht der Patient zum Schlafen (kardiales Lungenödem)?

Auch die Frage nach der **Variabilität der Beschwerden** kann wichtige Hinweise geben: Besteht die Atemnot **dauernd** oder tritt sie **anfallsweise** auf (z. B. bei Asthma bronchiale)? Ist die Atemnot **tagsüber** oder **nachts** verschlimmert (z. B. paroxysmale nächtliche Dyspnoe bei kardialem Lungenödem; Pollenexposition tagsüber bei allerg. Asthma) oder gibt es bestimmte **auslösende Faktoren** wie z. B.

Anstrengung, Rauchen, Haarspray, Hausarbeit / Beruf, Kontakt mit Tieren? Weiter lassen sich durch **Begleitsymptome** wie Husten, Auswurf, Thoraxschmerz, Fieber, Nachtschweiß oder Gewichtsverlust differentialdiagnostisch wichtige Zusatzinformationen gewinnen. Nicht vergessen werden sollte auch die Frage nach **Aktiv-** oder **Passivrauchen** des Patienten.

Tabelle 54

DD Dyspnoe

System	*Krankheitsbilder*	*Charakteristika*
Mechanisch	Fremdkörperaspiration, Obstruktion obere Atemwege	akut, Stridor
Pulmonal	Pneumonie	akut, Fieber, Schüttelfrost, Husten, Auswurf
	Pneumothorax	akut, einseitiger Thoraxschmerz
	Bronchitis	akut, Husten, Auswurf
	Asthma	akut, anfallsartig, spez. Auslöser (z. B. Pollen, Sport), Husten, Stridor, Berufsanamnese, Atopie)
	Exogen-allerg. Alveolitis	akut, Myalgien, Berufsanamnese (s. Tabelle 57)
	Pleuraerguss	akut / chron., Vorerkrankungen
	Bronchialkarzinom	akut / chron., Hämoptyse, Husten, Gewichtsverlust
	COPD	chronisch, Husten, Auswurf, Raucheranamnese
	Interstit. Lungenerkrankung	chron., Belastungsdyspnoe / Ruhedyspnoe, Husten
	Tuberkulose	chron., Husten, Auswurf, Hämoptyse, subfebrile Temp., Nachtschweiß, Gewichtsverlust
Kardio-vaskulär	Herzinsuffizienz	akut / chron., Orthopnoe, Belastungsdyspnoe, paroxysmale nächtliche Dyspnoe, basal feuchte RGs
	Lungenembolie	akut, pleuritischer Thoraxschmerz
Neuro	Neuromuskulär	chron., muskuläre Insuffizienz
	Erhöhter Hirndruck	akut / chron., Kopfschmerz, Übelkeit
Musk / Skel	Kyphoskoliose	chron., Ruhe- / Belastungsdyspnoe
Endokrin	Diabetes mellitus	akut, Kussmaul-Atmung, Aceton-Geruch
Häm / Onk	Anämie	chron., Belastungsdyspnoe
Psyche	Hyperventilation, Angststörungen	akut, Auslöser psychische Faktoren / Angst, Parästhesien / Kribbeln / Taubheitsgefühl

▸ ***Auswurf / Sputum:*** Differentialdiagnostisch wichtig ist die **Menge** des abgehusteten Sputums (große Mengen bei Bronchiektasen, v. a. morgens), die **Farbe** des Sputums (s. Tabelle 55) sowie die **Häufigkeit** des Abhustens. So ist die **chronische Bronchitis** von der WHO als Husten und Auswurf an den meisten Tagen während mind. 3 Monaten in 2 aufeinanderfolgenden Jahren definiert.

Tabelle 55

DD Auswurf

Ursachen	*Charakteristika*
Asthma, COPD, Neoplasie	mukös
chronische Bronchitis, Pneumonie	gelb-grün
Bronchiektasen	dreischichtig (Schaum, viskös, gelb-grün)
Pneumonie	purulent / braun-rot
Lungenödem	braun-rot, schaumig
Lungenembolie, Bronchiektasen, Abszess, Neoplasie, Tbc	blutig

▸ ***Hämoptyse*** *(Def.: Aushusten von blutig tingiertem Sputum oder geringen Blutmengen, die aus Pharynx/Larynx, Bronchien oder den Lungen stammen):* Das Ab - husten von Blut stellt ein häufiges Begleitsymptom bei Infekten der Atemwege dar, kann jedoch auch ein unter Umständen akut lebensbedrohliches Symptom schwerwiegender Lungenerkrankungen sein. Differentialdiagnostisch wichtig ist hierbei eine Abgrenzung gegenüber Blutungen aus dem Nasopharynxbereich (Epistaxis) oder Gastrointestinaltrakt (Hämatemesis). Zur Evaluation von Hämoptyse gehören folgende Faktoren:

- **Blutmenge / Farbe:** frisches rotes Blut oder nur Blutbeimischung im Sputum
- **Vorausgegangenes Trauma**
- **Gerinnungsstörung:** bekannte Gerinnungsstörung, Einnahme von Marcumar / Heparin / ASS
- **Begleitsymptome:** Thoraxschmerz (Lungenembolie), Fieber (Entzündung), Gewichtsverlust / Nachtschweiß (Neoplasie, Tbc)

Tabelle 56

DD Hämoptyse

Ursache	*Krankheitsbilder*
Infektion	Bronchitis, Pneumonie, Abszess, Tbc, Bronchiektasen, Aspergillom, Aktinomykose
Gerinnungsstörung	angeborene Koagulopathie, Marcumar-Therapie, Heparin, Leberinsuffizienz, Leukämie
Kardiovaskulär	Lungenembolie, Lungeninfarkt, Herzversagen, Mitralstenose
Neoplasie	Bronchialkarzinom, Metastasen
Rheumatologie	Vaskulitis, Wegener, Goodpasture, Polyarteriitis nodosa

▸ ***Thoraxschmerz:*** Vgl. Kapitel Kardiovaskuläres System, S. 68

▸ ***Heiserkeit:*** Vgl. Kapitel Kopf-Hals, S. 51

Medizinische Vorgeschichte

In der Vorgeschichte sind insbesondere **pulmonale Vorerkrankungen** (z. B. Tbc, Asthma, Bronchitis) und Kinderkrankheiten (Keuchhusten, Pneumonie), **Voroperationen, Trauma, Krankenhausaufenthalte** sowie bisherige **Diagnostik** (z. B. Röntgen, Spirometrie) und **Therapie** zu erfragen. Aber auch **extrapulmonale Erkrankungen** (z. B. kardiovaskulär, neurologisch, rheumatisch) können sich pulmonal manifestieren und sollten daher in der Vorgeschichte eruiert werden.

Medikamente

Hierbei sollte nach der **aktuellen Medikation** (z. B. Beta2-Mimetika, inhalative und orale Kortikoiden, Theophyllin, inhalative Parasympatholytika) sowie deren **Wirkung, Nebenwirkungen und der Compliance** gefragt werden. Zudem können Medikamente wie ASS, Betablocker oder auch ACE-Hemmer respiratorische Symptome verursachen oder verschlimmern (Asthma, Husten) oder wie im Falle von Immunsuppressiva für die Entstehung pulmonaler Infektionen präsdisponieren. Weiter sollte bei entsprechenden Risikopersonen (z. B. Mukoviszidose, COPD, Z. n. Splenektomie) der aktuelle **Impfstatus** (Pneumokokken, Haemophilus, Influenza) erfragt werden, bei V. a. Tuberkulose ebenso die **BCG-Impfung**.

Familienanamnese

In der differentialdiagnostischen Abklärung des Asthma bronchiale liegt bei einer positiven Familienanamnese für Asthma, Heuschnupfen oder atopisches Ekzem oftmals eine familiäre **atopische Prädisposition** vor. Fragen nach **vererbbaren pulmonalen Erkrankungen** (Mukoviszidose, α-1-Antitrypsin-Mangel) oder infektiösen Kontaktpersonen (z. B. Tbc) können weiterhelfen.

Sozialanamnese

Hierbei ist insbesondere eine genaue Evaluation des **Nikotinkonsums** (aktiv und passiv) als Haupt-Risikofaktor für die chronische Bronchitis sowie das Bronchialkarzinom wegweisend. Die Angabe des Nikotinkonsums sollte in sog. **pack years** erfolgen (vgl. Kapitel Anamnese, S. 12). Zudem können **Haustiere** (Katzen, Vögel) und **Hobbys** des Patienten auslösende Faktoren pulmonaler Beschwerden sein (Asthma, exogen-allergische Alveolitis, Ornithose). Auch die **häusliche Wohnsituation / Klima** (Sammelunterkunft bei V. a. Tbc, Luftverschmutzung bei V. a. COPD / Asthma) stellt einen wichtigen Risikofaktor pulmonaler Erkrankungen dar. Bei unklaren Pneumonien können oftmals auch die **Reiseanamnese** (Legionellen) oder auch sexuelle Risikoexposition (Pneumocystis-carinii-Pneumonie bei HIV) weitere Hinweise geben.

Berufsanamnese

In der Differentialdiagnose pulmonaler Erkrankungen ist die Berufsanamnese wie in keinem anderen Organsystem von entscheidender Bedeutung. Durch die Exposition gegenüber **organischen und anorganischen Stäuben** (s. Tabelle 57, Tabelle 58) ist eine Vielzahl von Berufsgruppen potentiell gefährdet, eine chronische oder auch maligne Lungenerkrankung zu entwickeln, die zugleich entschädigungspflichtige Berufskrankheiten darstellen. Akute respiratorische Komplikationen durch berufliche Exposition finden sich beispielsweise durch Reizgase (toxisches Lungenödem, ARDS) oder auch Isocyanate (Asthma, exogen-allergische Alveolitis), die insbesondere in der Farben- und Kunststoffherstellung Verwendung finden.

Anamnestisch wegweisend ist die Frage nach der **Art der beruflichen Tätigkeit,** die aufgrund der z. T. langen **Latenzzeiten** (Asbest: 30 Jahre zwischen Exposition und Folgeschäden) nicht nur den aktuellen Beruf, sondern auch alle früheren Beschäftigungen einschließen sollte. Insbesondere bei organischen Stäuben kann das **zeitliche Auftreten** nach Exposition (z. B. 6–24h nach Kontakt mit Heu bei exogen-allergischer Alveolitis oder die klassische Montagssymptomatik bei Byssinose) sowie eine **Symptombesserung am Wochenende** ein zusätzlicher Hinweis auf eine berufsbedingte respiratorische Erkrankung sein.

Tabelle 57

Pulmonale Erkrankungen durch organische Stäube

Erkrankung	*Exposition*	*Antigen*
Farmerlunge	schimmliges Heu, Weizen	thermophile Aktinomyzeten
Befeuchterlunge	Luftbefeuchter, Klimaanlage	thermophile Aktinomyzeten
Malzarbeiterlunge	schimmlige Gerste	Aspergillus clavatus
Käsewäscherlunge	schimmliger Käse	Penicillium casei, Aspergillus clavatus
Spätleselunge	Weinreben-Schimmel	Botrytis cinerea
Vogelhalterlunge	Federn, Exkremente	Antigene von Vögeln
Byssinose	Textilindustrie	Baumwolle, Flachs, Hanf

Tabelle 58

Pulmonale Erkrankungen durch anorganische Stäube

Exposition	*Beruf*	*Erkrankung*
Kohlenstaub	Bergarbeiter	Pneumokoniose
Silikate (Quarzstaub)	Glas- / Porzellan- / Keramikindustrie, Steinbruch, Metallhütte, Bergbau, Sandstrahlen	Silikose, Siliko-Tbc, COPD, Emphysem, Caplan-Syndrom
Asbest	Bauarbeiter, Abbrucharbeiter, Schiffsbau, Heizungsbauer, Minenarbeiter	Asbestose, Pleura-Mesotheliom, Bronchialkarzinom, Larynx-Karzinom
Eisenstaub	Eisenhütten, Schweißer, Kesselreiniger	Siderose
Beryllium	Luftfahrt- / Elektro- / Atomindustrie	Berylliose

Untersuchung des respiratorischen Systems

Inspektion

Die Untersuchung des respiratorischen Systems beginnt mit der Inspektion des Patienten, in der insbesondere **Allgemein- und Ernährungszustand,** eventuelle **Thoraxdeformitäten** und **Hautveränderungen** sowie **Frequenz, Tiefe** und **Regelmäßigkeit** der Atmung erfasst werden. Bereits erste Eindrücke wie Atemnot beim Entkleiden im Untersuchungszimmer oder auffallende Kurzatmigkeit beim Sprechen oder flachem Liegen können wichtige Informationen für den Untersucher darstellen.

◗ ***Allgemein- und Ernährungszustand:*** Bei der allgemeinen Inspektion des Patienten werden initial akute **Schmerzzustände** oder **Dyspnoe**, Auffälligkeiten des Ernährungszustandes wie **Kachexie** (evtl. Hinweis auf malignen Grundprozess wie z. B. Bronchialkarzinom) oder **Adipositas** (evtl. Hinweis auf kardiovaskuläre Probleme oder auch Nebenwirkung langjähriger Kortikoid-Therapie) oder auch Auffälligkeiten der **Körperhaltung** (z. B. Patient aufrecht sitzend und Arme aufgestützt, sichtbarer Einsatz der Atemhilfsmuskulatur bei schwerer Dyspnoe) erfasst. Besonders beachtet werden sollte zudem das Vorliegen einer peripheren oder zentralen **Zyanose** (vgl. Kapitel Kardiovaskuläres System, S. 75). Bei chronisch-obstruktiven Lungenerkrankungen wird dabei zwischen dem Typ des sog. **blue bloater** (Adipositas, Zyanose) und des sog. **pink puffer** (Kachexie, rosa Hautfarbe, deutliche Lippenbremse) unterschieden.

Weitere Auffälligkeiten bei der allgemeinen Inspektion können das Vorliegen eines **Tremors** (feinschlägig bei Einnahme von Beta2-Sympathomimetika bei Asthma / COPD oder grobschlägig als „flapping tremor“ bei CO_2-Retention), eines **Horner-Syndroms** mit Miosis, Ptosis und Enophthalmus (z. B. Pancoast-Tumor), eines erhöhten Jugularvenendrucks (Cor pulmonale) oder auch einer **oberen Einflussstauung** mit Gesichtsödem, Chemosis und erhöhtem Jugularvenendruck (z. B. Bronchialkarzinom) sein.

◗ ***Thoraxdeformitäten:*** Bei Inspektion des knöchernen Thorax lassen sich anatomische Deformitäten und Vorwölbungen feststellen, die die Atemexkursion der Lunge nicht nur deutlich behindern, sondern auch Hinweis auf die zugrundeliegende Erkrankung geben können (Tabelle 59).

Abbildung 22

Thoraxdeformitäten

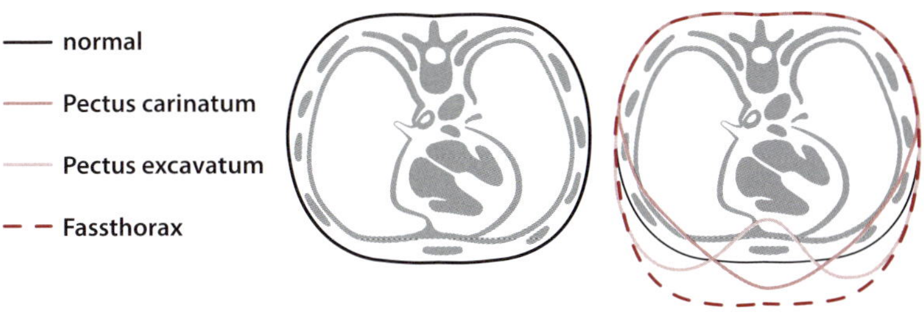

Tabelle 59

DD Thoraxdeformitäten

Deformität	*Charakteristika*	*DD*
Fassthorax	starrer Brustkorb, ↓ Atemexkursion, AP-Durchmesser > Lateraldurchmesser, untere Thoraxapertur erweitert, tiefstehende Lungengrenzen, Sahlische Gefäßgirlande an Rippenbogen	Asthma bronchiale, COPD / Emphysem, Cor pulmonale, resp. Insuffizienz
Pectus excavatum (Trichterbrust)	bogenförmige Einziehung des unteren Sternums, Verkleinerung des AP-Durchmessers, bei starker Ausprägung kardiopulm. Komplikationen (z. B. seitlich verlagertes Herz)	Rachitis, Osteomalazie
Pectus carinatum (Hühnerbrust)	kahnförmige Vorwölbung von Sternum und Rippenknorpel	Rachitis, Osteomalazie, schweres Asthma
Kyphoskoliose	laterale / dorsale Verkrümmung der BWS, bei starker Ausprägung resp. Insuffizienz	Rachitis / Tbc, kongenital, Trauma, Osteoporose
Voussure (Herzbuckel)	lokalisierte Vorwölbung des knöchernen Thorax	angeborener Herzfehler

◗ ***Hautveränderungen:*** Bei Inspektion der Haut können **Narben** im Bereich des Thorax wichtige Informationen über vorausgegangene Operationen oder Traumata liefern, ebenso können **Effloreszenzen** wichtige Hinweis für differential-diagnostische Überlegungen sein – so können beispielsweise Thoraxschmerzen durch Infektion mit dem Herpes-zoster-Virus bedingt sein, die durch vesikulär-pustulöse Effloreszenzen im jeweiligen thorakalen Segment gekennzeichnet ist. Eine weitere Auffälligkeit bei Inspektion ist das sog. **Hautemphysem**, eine subkutane Luftansammlung, die im Thoraxbereich z. B. durch Rippenfrakturen, die Ruptur eines Bronchus oder des Ösophagus (lufthaltige Organe) hervorgerufen werden kann. Charakteristisch hierfür sind subkutane Schwellungen, die unter „Knirschen“ wegdrückbar sind. Weitere differentialdiagnostisch interessante Befunde sind z. B. das **Erythema nodosum** (Tbc, Sarkoidose), der **Lupus pernio** (Sarkoidose) oder das **atopische Ekzem** (allerg. Prädisposition).

Zur vollständigen Inspektion der Haut gehört auch eine Betrachtung der Nägel, die Hinweise auf das Vorliegen einer chronischen Hypoxie bieten können. Wichtigstes Zeichen hierbei sind die sog. **Trommelschlegelfinger**, eine Auftreibung und Weichteilverdickung der Fingerendphalangen sowie die sog. **Uhrglasnägel**, eine stark konvexe Krümmung des Nagels in Längsrichtung, die am besten bei seitlicher Betrachtung zu erkennen ist (vgl. Abb. 12, S. 76). Die genaue Pathogenese für die Entstehung dieser Veränderungen ist unklar.

Tabelle 60

DD Trommelschlegelfinger / Uhrglasnägel

Kardiovaskulär	kongenitale zyanotische Vitien, Endokarditis, AV-Aneurysmen
Pulmonal	Bronchiektasen, Bronchial-Ca, Lungenfibrose, Empyem, Mukoviszidose
Andere	idiopathisch / familiär, Leberzirrhose, M. Crohn, C. ulcerosa, Malabsorption, Schilddrüsenerkrankungen

▶ ***Atmung:*** Bei der Inspektion des Patienten werden die **Atemfrequenz** (Anzahl der Atemzüge / Minute), die **Atemtiefe** sowie die **Regelmäßigkeit der Atmung** (siehe Abb. 23) erfasst. Die normale Atemfrequenz ist altersabhängig und beträgt beim Erwachsenen etwa 7–16 Atemzüge / min, bei Säuglingen ca. 40 / min und bei Kindern ca. 25 / min. Die Messung der Atemfrequenz sollte jedoch vom Patienten unbemerkt bleiben, da Frequenz und Tiefe sonst häufig bewußt verändert werden. Atemtiefe und Regelmäßigkeit werden durch die Beobachtung der Thorax- und Abdomenbewegungen während der Atmung festgestellt, die Hinweise auf kardiopulmonale Erkrankungen oder zentrale Störungen der Atemregulation geben können (s. Tabelle 61).

Zudem sollte als Zeichen schwerer Dyspnoe bei Inspektion auf einen verstärkten Gebrauch der **Atemhilfsmuskulatur** (Mm. scaleni, M. sternocleidomastoideus, Mm. pectorales, äußere Bauchmuskulatur) sowie abnorme **Einziehungen / Vorwölbungen der Interkostalräume** während der In- und Exspiration geachtet werden (z. B. bei Asthma / COPD). Diagnostisch hilfreich können auch das **Verhältnis von Inspiration und Exspiration** (obstruktive Lungenerkrankungen: ↑ Expirationszeit) sowie das Vorhandensein eines hörbaren **Stridors**, eines durch Obstruktion der Atemwege bedingten scharfen pfeifenden Atemgeräuschs, sein. (z. B. bei Fremdkörpern, Asthma bronchiale, Tumor, Struma). Nicht zuletzt kann auch der **Geruch der Atemluft** (z. B. Aceton-Geruch bei Coma diabeticum) Hinweise auf Erkrankungen geben.

Tabelle 61

DD Atemstörungen

Atemtyp	*Charakteristika*	*DD*
Tachypnoe	↑ Atemfrequenz (> 16 / min)	↑ O_2-Bedarf (Fieber, Schmerz, körp. Anstrengung), ↓ O_2-Angebot (kardial / pulm.)
Bradypnoe	↓ Atemfrequenz (< 7 / min)	↑ Hirndruck, Opiate
Hyperventilation	schnell, vertieft, Schwindel, Parästhesien, „Pfötchenstellung"	psychogen, Angst, Fieber, Hyperthyreose, ZNS, ASS-Intoxikation
Kussmaul-Atmung	rhythmisch, abnorm tief (Azidose-Kompensation durch ↑ Abatmung von CO_2)	Coma diabeticum Coma uraemicum
Cheyne-Stokes-Atmung	periodisch zu- / abnehmende Frequenz und Tiefe sowie Atempausen	Defekt des bulbären Atemzentrums, z. B. bei Enzephalitis / Apoplex
Biot-Atmung	unregelmäßig mit plötzlichen Atempausen	↑ Hirndruck, Trauma, Meningitis, Frühgeborene

Abbildung 23

Atemkurven

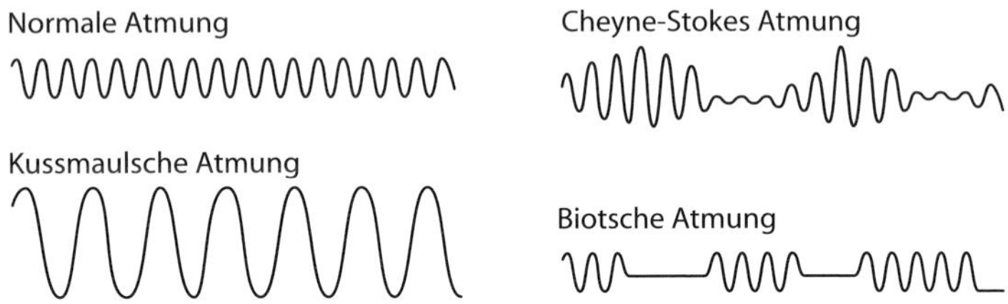

Palpation

Die Palpation des Thorax erfolgt idealerweise am sitzenden Patienten und dient der Überprüfung der Atemexkursionen, des Stimmfremitus sowie einer eventuellen Druckschmerzhaftigkeit des Thorax. Zur vollständigen Thorax-Palpation gehört auch die Untersuchung der Trachea, des Herzspitzenstoßes (vgl. Kapitel Kardiovaskuläres System, S. 81) sowie der zervikalen Lymphknoten (vgl. Kapitel Kopf-Hals, S. 63 ff).

◗ *Position der Trachea*

Technik: Der Untersucher legt hierzu an der ventralen Thoraxwand Zeige- und Mittelfinger auf das kraniale Ende des Sternums und tastet die gerundeten Trachealknorpel.

Normalbefund: Die Trachea liegt zentral ohne seitliche Deviation.

Pathologischer Befund: Eine seitliche Verschiebung der Trachea kann Hinweis auf eine Mediastinalverschiebung (z. B. beim Spannungspneumothorax) sein.

◗ *Atemexkursion*

Technik: Hierzu werden beide Thoraxhälften des Patienten in Höhe der 10. Rippe von dorsal mit den Händen umfasst, wobei sich die Daumen des Untersuchers in der Mitte an der Wirbelsäule treffen. Zwischen Daumen und Wirbelsäule wird durch sanften Druck eine kleine Hautfalte gebildet und der Patient gebeten, tief einzuatmen.

Normalbefund: Bei normaler Atemexkursion und Thoraxbeweglichkeit kommt es zu einem spürbaren Auseinanderweichen der Daumen und Verstreichen der Hautfalte.

Pathologischer Befund: Eine einseitig verminderte Atemexkursion weist auf einen pathologische Prozess der Lunge bzw. Pleura hin, der beispielsweise durch einen Pleuraerguss, Pneumothorax, Pneumonie oder Atelektase verursacht werden kann. Zudem können chronisch-obstruktive Lungenerkrankungen (z. B. Emphysem), Lungenfibrosen oder auch muskuloskeletale Erkrankungen auch zu einer beidseitigen Einschränkung der Thoraxbeweglichkeit führen.

Stimmfremitus

Technik: Zur Prüfung des Stimmfremitus, der tastbaren Vibrationen des Thorax bei der Phonation, werden beide Handflächen des Untersuchers in Höhe der 8.–10. Rippe flach auf die hintere Thoraxwand gelegt und der Patient aufgefordert, mit tiefer Stimme die Zahl „99" auszusprechen. Die hierdurch hervorgerufenen Vibrationen werden durch das Lungengewebe auf die Thoraxwand übertragen und sind physiologischerweise über beiden Thoraxhälften seitengleich ausgeprägt. Bei der Prüfung des Stimmfremitus handelt es sich jedoch um einen grob orientierenden Test, der großen Variationen (z. B. Dicke der Thoraxwand / Adipositas) unterliegt und daher nur als möglicher Hinweis auf ein pathologisches Geschehen gesehen werden sollte.

Normalbefund: seitengleicher Befund.

Pathologischer Befund: Ein einseitig verstärkter Stimmfremitus kann Zeichen eines pulmonalen Infiltrates, eine Abschwächung der palpablen Vibration dagegen Hinweis auf einen Pleuraerguss, einen Pneumothorax oder auch eine Atelektase sein.

Untersuchung des Stimmfremitus

Abbildung 24

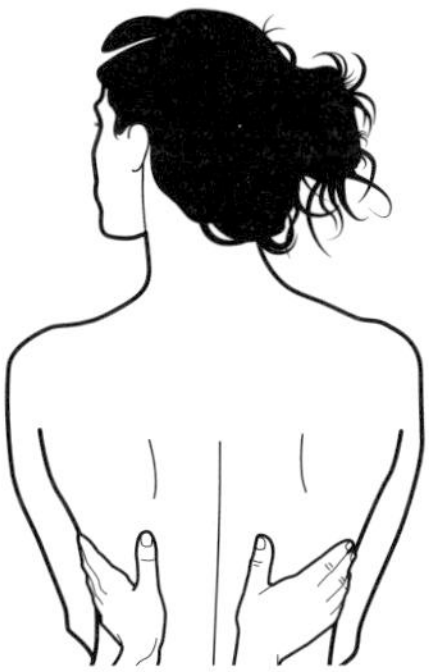

Druckschmerzhaftigkeit: Bei der Palpation der vorderen und hinteren Thoraxwand wird auf lokalisierte Schmerzen (z. B. bei Rippenfrakturen / Interkostal - neuralgie) oder auch muskuläre Verspannungen geachtet. Bei Trauma-Patienten kann eine schmerzhafte Thoraxkompression in Frontal- und Sagittalebene zudem Hinweis auf eine Rippenserienfraktur oder auch eine instabile Thoraxwand sein.

Perkussion

Durch die Perkussion werden Thoraxwand und Lungengewebe in Schwingungen versetzt, deren Resonanz Rückschlüsse auf eventuelle pathologische Prozesse (z. B. verdichtetes flüssigkeitsgefülltes Gewebe oder vermehrter Luftgehalt) geben kann. Die maximal erreichbare Tiefe des Perkussionsschalls beträgt jedoch nur etwa 5 cm, so dass tieferliegende pathologische Prozesse mit dieser Technik nicht erfasst werden können, ebenso ist die Perkussion bei adipösen oder sehr muskulösen Patienten deutlich erschwert. Durch die Perkussion lassen sich zudem die Lungengrenzen sowie die Atemverschieblichkeit des Zwerchfells erfassen. Diese ergibt sich aus der Differenz der Höhe des gedämpften Klopfschalls zwischen maximaler In- und Exspiration.

Abbildung 25

Lungengrenzen

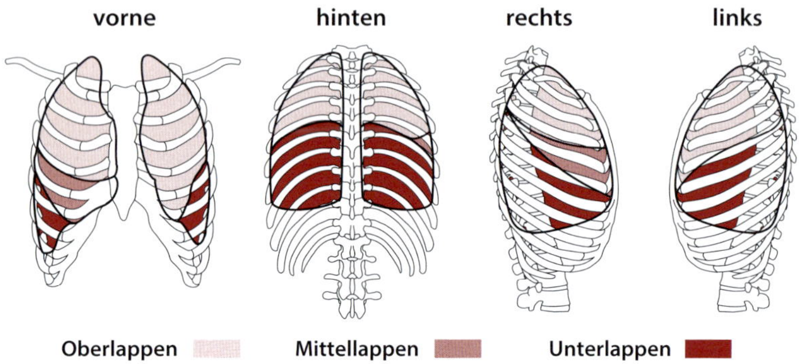

Technik: Zur Perkussion wird der Mittelfinger der nicht-dominanten Hand des Untersuchers überstreckt und parallel zu den Interkostalräumen fest auf die Thoraxwand des Patienten gelegt (Plessimeter-Finger). Die Spitze des Mittelfingers der anderen Hand wird dann leicht gekrümmt in schnellen kurzen Bewegungen aus dem Handgelenk heraus auf den distalen Teil des Plessimeterfinger geklopft und rasch zurückgezogen.

Abbildung 26

Technik der Perkussion

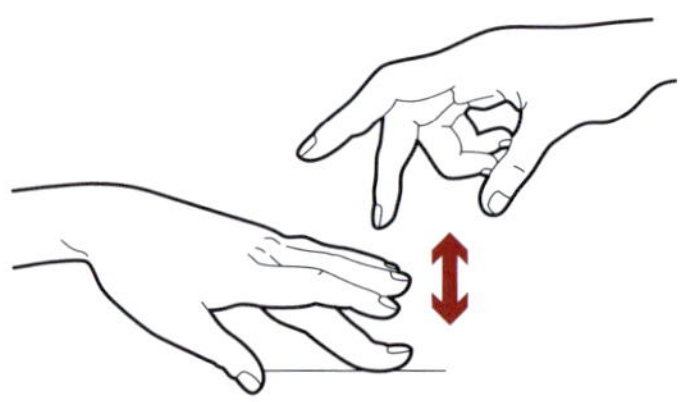

Normalbefund: seitengleich sonorer Klopfschall, atemabhängige Verschieblichkeit des Zwerchfells 5–6cm.

Pathologischer Befund: hyposonor / gedämpfter Klopfschall, hypersonorer Klopfschall (s. Tabelle 62).

Tabelle 62

DD Perkussionsbefunde am Thorax

Schallqualität	*Charakteristika*	*Pathophysiologie*	*DD*
sonor	tief, laut, lang	Normalbefund	
hyposonor / gedämpft	hoch, gedämpft, kurz	verdichtetes Gewebe	Pneumonie, Erguss, Atelektase
hypersonor	tief, sehr laut, lang anhaltend	pathologisch vermehrter Luftgehalt	Lungenemphysem, Pneumothorax
tympanitisch	musikalisch, laut	vermehrter Luftgehalt	Magenblase

Auskultation

Durch die Auskultation der Lunge während der In- und Exspiration lassen sich für die Differentialdiagnose wichtige Befunde erheben.

Technik: Die Auskultation erfolgt idealerweise am sitzenden Patienten, der mit leicht geöffnetem Mund bei normaler Atemfrequenz regelmäßig ein- und ausatmet. Mit der Membran des Stethoskops werden im Seitenvergleich vordere und hintere Thoraxwand entsprechend den Perkussionslinien von oben nach unten auskultiert. Hierbei achtet man auf **Atemgeräusche** sowie **Nebengeräusche** (s. Tabelle 63).

Normalbefund: Vesikuläratmen über beiden Lungen seitengleich, Bronchialatmen nur über Trachea / Interskapulär, keine Nebengeräusche.

Pathologische Befunde: siehe Tabelle 64

Abbildung 27

Auskultationsareale der Lunge

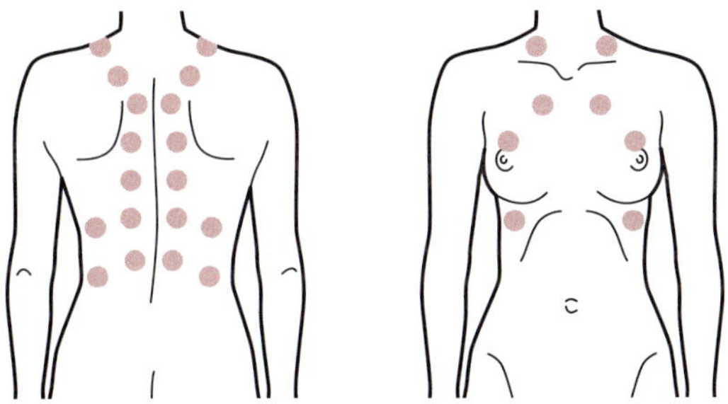

- ***Atemgeräusche:*** Das physiologischerweise über der Lunge auskultierbare Atemgeräusch nennt man **vesikuläres Atmen.** Dieses entsteht durch das Eindringen von Luft in den Alveolarraum bzw. die Dehnung der Alveolarwände. Vesikuläres Atmen ist ein leises, niederfrequentes Atemgeräusch und in der Inspirationsphase deutlich länger zu hören als in der Exspirationsphase.

Über der Trachea sowie den großen Atemwegen (Interskapularraum) hört man physiologischerweise das sog. **Bronchialatmen**, ein hochfrequentes, lautes und z. T. auch pfeifendes Atemgeräusch, welches in Exspiration stärker zu hören ist. Bronchialatmen entsteht durch Schwingungen im Bronchialbaum, die unter bestimmten pathologischen Bedingungen (Infiltrat) auch durch die Lungensubstanz fortgeleitet und an der äußeren Thoraxwand auskultiert werden können – z. B. als Hinweis auf eine Pneumonie.*

Wichtig ist auch die **Lautstärke des Atemgeräusches** im Seitenvergleich: ein einseitig abgeschwächtes oder aufgehobenes Atemgeräusch kann Hinweis auf einen Pleuraerguss oder auch einen Pneumothorax sein, ein beidseitig vermindertes leises Atemgeräusch findet man beispielsweise bei einem ausgeprägten Lungenemphysem.

* Als selten auftretende Sonderformen des Atemgeräusches kennt man zudem das amphorische Atmen (metallisch klingendes Atemgeräusch, Hinweis auf Lungenkavernen) sowie das puerile Atmen (Atemform v. a. bei schlanken Kindern mit deutlich hörbarer Exspiration infolge einer dünnen Thoraxwand).

▶ ***Nebengeräusche:*** Nebengeräusche sind akustische Phänomene, die physiologischerweise nicht bei der Thoraxauskultation zu hören sind. **Trockene Rasselgeräusche** (Giemen / Brummen / Pfeifen) entstehen durch Einengung der unteren Atemwege (Ödem oder Spasmus der Bronchialmuskulatur) und sind vor allem in Exspiration zu hören. Oftmals werden die Atemwege jedoch auch von Schleimfäden verlegt, die abgehustet werden können – daher sollte der Patient nach Aufforderung zum Husten nochmals auskultiert werden.

Feuchte Rasselgeräusche sind besonders in Inspiration auskultierbar und entstehen durch Flüssigkeitsansammlungen in den Alveolen (feinblasig) oder Bronchien (mittel- / grobblasig). Feuchte Rasselgeräusche lassen sich weiter in nicht-klingende (ohrfern, niederfrequent) und klingende Rasselgeräusche (ohrnah, hochfrequent) unterscheiden. Klingende RGs sind typisch für Infiltration (Pneumonie) und treten v. a. lokalisiert auf; nicht-klingende RGs können Hinweis auf ein Lungenödem / Bronchitis / Alveolitis sein.

Ein weiteres charakteristisches Nebengeräusch ist das sog. **Pleurareiben**, das durch das Aneinanderreiben der entzündeten Pleurablätter (Pleura visceralis / Pleura parietalis) bei einer Pleuritis sicca (trockene Pleuritis) entsteht. Pleurareiben ist ein ohrnahes, schabendes Geräusch, das in In- und Exspiration auskultiert werden kann und oft mit dem Knarren von Lederschuhen verglichen wird. Charakteristischerweise gibt der Patient in diesem Bereich starke thorakale Schmerzen an, die sich bei tiefer Inspiration oder Husten verschlimmern. Kommt es im Verlauf zur Ausbildung eines Pleuraergusses (Pleuritis exsudativa) mit Ansammlung von Flüssigkeit zwischen der Pleurablättern, verschwindet das Pleurareiben. Über der betroffenen Thoraxhälfte findet man einen hyposonoren Klopfschall sowie ein aufgehobenes Atemgeräusch.

Tabelle 63

DD Auskultationsbefunde der Lunge

Atemgeräusche	*Charakteristika*	*Physiologisch*	*Pathologisch*
Vesikuläratmen	leise, tief, Insp. > Exp.	Lungengewebe	Normalbefund
Bronchialatmen	laut, hoch, Exp. > Insp.	Trachea / große Luftwege	über der Lunge bei Infiltrationen (Pneumonie)

Nebengeräusche	*Charakteristika*	*Differentialdiagnose*
Trockene RG	Giemen / Brummen / Pfeifen	Asthma, COPD, Bronchitis
Feuchte RG	fein- / grobblasig, klingend	Pneumonie
	feinblasig, nicht-klingend	kardiales Lungenödem (basal)
	grobblasig, nicht-klingend	Bronchitis, Bronchiektasen
Pleurareiben	ohrnah, hörbar in In- und Exspiration, „Lederknarren“	Pleuritis sicca (z. B. bei Pneumonie, Lungenembolie)
Siderophonie	„Knistern“, v. a. Inspiration	Lungenfibrose

Bronchophonie: Ebenfalls zur Auskultation gehört die Prüfung der sog. **Bronchophonie**, der Fortleitung der Sprache des Patienten über die Thoraxwand. Diese beruht ebenso wie der Stimmfremitus auf den unterschiedlichen Leitungsqualitäten des Lungengewebes für hohe und tiefe Frequenzen.

Technik: Hierzu setzt man das Stethoskop im Seitenvergleich auf die hintere Thoraxwand und bittet den Patienten, mit Flüsterstimme die Zahl **„66"** zu sagen (hohe Frequenz).

Normalbefund: seitengleicher Befund

Pathologische Befunde: Bei Verdichtung des Lungengewebes (Infiltrat) kommt es aufgrund der besseren Leitfähigkeit flüssigkeitsgefüllten Gewebes zu einer deutlich stärker auskultierbaren Fortleitung über dem betroffenen Lungenabschnitt, die Hinweis auf eine Pneumonie sein kann.

Tabelle 64

Pathologische Untersuchungsbefunde der Lunge

DD	*Inspektion*	*Perkussion*	*Palpation*	*Auskultation*
Normalbefund	unauffällig	sonor	Atemexkursion / Stimmfremitus seitengleich	Vesikuläratmen, keine Rassel- / Reibegeräusche
Asthma bronchiale	exp. Stridor, ↑ Exspirium, ↑ Atemhilfsmuskulatur	sonor / hypersonor (Lunge überbläht)		↓ AG, Giemen / Brummen / Pfeifen
COPD / Emphysem	Fassthorax, pink puffer / blue bloater, Zyanose, Trommelschlegelfinger, geblähte Supraclaviculargruben, ↑ Atemhilfsmusk., Presslippenatmung, ↑ Exspiration	hypersonor (Lunge überbläht)	bei Emphysem ↓ Atemexkursion beidseitig	↓ AG, Giemen / Brummen / Pfeifen, bei entzündl. Komponente auch feuchte RG
Pneumothorax	einseitiger Thoraxschmerz	hypersonor	↓ Atemexkursion ↓ Stimmfremitus	fehlende AG über betroffenem Gebiet
Spannungspneumothorax	Trachea / Mediastinum zur Gegenseite verschoben, obere Einflussstauung, ↓ RR, ↑ HF	hypersonor	↓ Atemexkursion ↓ Stimmfremitus	fehlende AG über betroffenem Gebiet
Lobärpneumonie	↑ Atemhilfsmuskulatur, Fieber, Tachypnoe, Tachykardie, Thoraxschmerz (Pleuritis), Auswurf	hyposonor	↑ Stimmfremitus	Bronchialatmen, feuchte, klingende RG, pos. Bronchophonie
Atypische Pneumonie	Halsinspektion (Tracheobronchitis), trockener Husten	oft unauffällig	oft unauffällig	oft unauffällig
Pleuraerguss	Nachschleppen der betroffenen Thoraxhälfte beim Atmen	hyposonor / absolute Dämpfung	↓ Atemexkursion ↓ Stimmfremitus	fehlende AG
Atelektase	Mediastinum zur betroffenen Lungenseite verschoben	hyposonor	↓ Atemexkursion ↓ Stimmfremitus	↓ AG
Lungenödem (kardial)	Herzspitzenstoß verlagert / verbreitert, 3. / 4. HT, Arrhythmien, evtl. periphere Ödeme, ↑ JVP bei Globalinsuffizienz	sonor / hyposonor	oft unauffällig	insp. feuchte, nicht-klingende RG an Lungenbasis

Gastrointestinaltrakt

Gastrointestinale Anamnese

Hauptsymptome bei Präsentation

◗ ***Abdominelle Schmerzen*** werden durch eine Vielzahl akuter und chronischer Erkrankungen bedingt, die sowohl intra- als auch extraabdominell lokalisiert sein können (s. Tabelle 65). Differentialdiagnostisch müssen dabei akute und vital gefährdende Schmerzursachen – wie beispielsweise die Perforation eines Hohlorgans – von funktionellen Beschwerden, wie sie z. B. im Rahmen eines Reizdarmsyndroms (Colon irritabile) auftreten, unterschieden werden. Gleichzeitig stellt die Magen-Darm-Region auch eines der häufigsten Manifestationsareale für psychische Befindlichkeitsstörungen und psychosomatische Erkrankungen dar, die eine Abgrenzung von organischen Ursachen oftmals erschweren. Anamnestisch wichtig sind daher Fragen nach **Lokalisation, Ausstrahlung, zeitlichem Auftreten, Schmerzsymptomatik, Auslösern, bessernden / verstärkenden Faktoren, Begleitsymptomen** sowie **Voroperationen** und **Vorerkrankungen:**

- *Lokalisation:* Durch die genaue Schmerzlokalisation in die verschiedenen Regionen des Abdomens lassen sich aufgrund der anatomischen Lage der Organe erste differentialdiagnostische Zuordnungen machen (s. Abbildung 28). Hierbei sind jedoch auch Varianten wie z. B. eine retrozökal gelegene Appendix zu beachten, die das klinische Bild deutlich verändern können. Auch kann die Lokalisation abdomineller Schmerzen im Krankheitsverlauf variieren – so sind beispielsweise die Schmerzen im Rahmen einer Appendizitis zu Beginn oft periumbilikal lokalisiert, verlagern sich dann jedoch in den rechten unteren Quadranten (McBurney-Punkt, Lanz-Punkt).

Abbildung 28

DD abdominelle Schmerzen nach Lokalisation

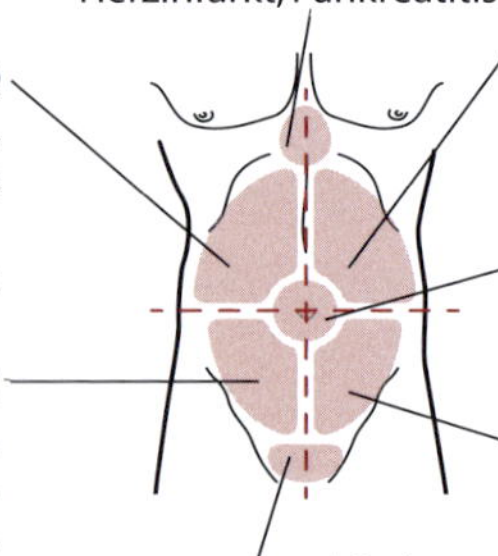

R = rechter, L = linker, O = oberer, U = unterer, Q = Quadrant

- *Ausstrahlung:* Abdominell bedingte Schmerzen können auch in weiter entfernte Körperregionen ausstrahlen, wodurch die differentialdiagnostische Eingrenzung unter Umständen erleichtert werden kann. So strahlen Schmerzen des Pankreas gürtelförmig in den Rücken aus, Schmerzen einer Nieren- oder Ureterkolik in Leiste, Skrotum oder Labien, Schmerzen der Gallenwege in die rechte Schulter, Schmerzen durch Erkrankungen des Magens oder der Milz (Kehr-Zeichen) dagegen meist in die linke Schulter. Andererseits können auch extraabdominelle Erkrankungen wie ein Myokardinfarkt oder eine basale Pneumonie in das Abdomen ausstrahlen und so intraabdominelle Störungen vortäuschen.
- *Zeitliches Auftreten:* Hierbei werden **Beginn** der Schmerzen (akut / subakut / chronisch), **Dauer** (Sekunden, Minuten, Stunden, Tage) und **Frequenz** (konstant, intermittierend, wellenförmig) erfasst. Plötzliche, akut einsetzende Schmerzen sind häufig durch Perforationen von Hohlorganen oder Mesenterialarterienverschlüsse bedingt, langsam zunehmende Schmerzen dagegen sind meist Zeichen einer entzündlichen (Appendizitis, Pankreatitis) oder obstruktiven Störung (Ileus). Hierbei sollte auch nach dem Auftreten eines **schmerzfreien Intervalls** (z. B. bei Mesenterialarterienverschluss) gefragt werden. Im Hinblick auf **tageszeitliche Schwankungen** werden nächtlich auftretende abdominelle Beschwerden häufiger durch organische Ursachen als durch funktionelle Störungen bedingt.
- *Schmerzcharakter:* Grundsätzlich können hierbei viszerale und somatische Schmerzen unterschieden werden. **Viszeraler Schmerz** entsteht durch Druckerhöhung in Hohlorganen und deren Kontraktion (z. B. Ileus) mit einhergehender Erhöhung der Wandspannung, er ist dumpf, bohrend und kolikartig und kann nur schlecht lokalisiert werden. Die betroffenen Patienten sind sichtbar unruhig und suchen Erleichterung im Umhergehen, häufig findet sich auch eine vegetative Begleitsymptomatik mit Übelkeit, Schweißausbruch, Tachykardie und Blässe. **Somatischer Schmerz** hingegen ist akut auftretend, gleichbleibend schneidend scharf und brennend und am Ort der Reizung lokalisiert (z. B. bei Perforation). Es finden sich Abwehrspannung, lokalisierter Druckschmerz und Loslassschmerz, die betroffenen Patienten nehmen eine Schonhaltung ein und bewegen sich möglichst wenig. Um den Schmerzcharakter möglichst genau erfassen zu können, sollte der Patient seine Beschwerden in eigenen Worten beschreiben – hierbei können Begriffe wie brennend, drückend, kolikartig, dumpf, scharf, stechend, penetrierend dem Untersucher wertvolle Informationen über die Schmerzsymptomatik geben.
- *Auslöser, bessernde / verstärkende Faktoren:* Erfragt werden sollten hierbei insbesondere der Bezug zu **Nahrungsaufnahme** (z. B. Gallekolik nach fettigem Essen) sowie der zeitliche Zusammenhang (z. B. Sofortschmerz bei Ösophaguserkrankungen oder peptischem Ulcus, fixes Intervall nach Nahrungsaufnahme bei Angina abdominalis oder Stenose). Wichtig sind auch Fragen nach Bezug zu **Alkoholkonsum** (z. B. Mallory-Weiss-Syndrom), **Stuhlgang** und **Miktion, Erbrechen** (z. B. Linderung der Schmerzen bei Obstruktion), **Körperposition** (z. B. Besserung der Peritonitis im flachen Liegen), **Atmung, Medikamenten** (z. B. Gastritis durch NSAR), **Menstruationszyklus** (z. B. Mittelschmerz) oder auch **emotionalen Ereignissen**.

- *Begleitsymptomatik:* Differentialdiagnostisch wichtig sind Symptome wie Fieber, Übelkeit, Erbrechen, Gewichtsverlust, Appetitlosigkeit, Diarrhoe, Obstipation, Meteorismus, Dysphagie oder auch Miktionsbeschwerden.

- *Voroperationen und Vorerkrankungen:* Insbesondere für die Differentialdiagnose abdomineller Schmerzen sind genaue Angaben über Voroperationen von besonderer Bedeutung – so kann beispielsweise ein Ileus durch Verwachsungen und Adhäsionen bedingt sein (sog. Briden-Ileus). Auch kann die genaue Frage nach Vorerkrankungen oftmals wichtige Hinweise geben, so z. B. bei einer Pseudoperitonitis im Rahmen einer diabetischen Ketoazidose. Zudem sollte bei weiblichen Patienten im gebärfähigen Alter immer nach der Möglichkeit einer Schwangerschaft gefragt werden.

Tabelle 65

DD abdominelle Schmerzen

		Beispiele
Abdominell	Entzündung +/- Perforation	Appendizitis, Divertikulitis, Pankreatitis, Gastritis, Gastroenteritis, Cholezystitis, Hepatitis, Ulcus ventr. / duod., M. Crohn / Colitis ulcerosa, Adnexitis, Pyelonephritis, Zystitis, Choledocholithiasis, Nephrolithiasis
	Ileus	mechanisch (Briden, Volvulus, Invagination, Tumorstenose), paralytisch
	Trauma	Milzruptur, Leberruptur
	Neoplasie	Magen- / Pankreas- / Gallenblasenkarzinom, Peritonealkarzinose
	Vaskulär	Mesenterialinfarkt / -thrombose, Darmischämie, Niereninfarkt, Aortendissektion, intraperitoneale Blutungen
Extra-abdominell	Thorax	Akutes Koronarsyndrom, Pneumonie (v. a. basal), Pleuritis (v. a. basal), Pneumothorax, Lungenembolie, Ösophagitis, Ösophagustumor, Hiatushernie
	Skelett	Frakturen (v. a. Wirbelkörper), Nervenwurzelreizsyndrom
	Genital	Hodentorsion
	Häm / Onk	hämolytische Krise, Leukose, Hämophilie
	Stoffwechsel	Porphyrie, Diabetes mellitus, Hyperlipidämie, M. Addison, Hyperparathyreoidismus, Urämie, C1-Esterase-Inhibitor-Mangel
	Kollagenose	Panarteriitis nodosa, SLE, Dermatomyositis
	Neuro / Psych	Lues, Epilepsie, Neuralgie, Psychosen
	Infektion	Herpes zoster, Malaria, Leptospirosen, Meningitis, EBV, Trichinose, Coxsackie-Virus, CMV-Enteritis
	Intoxikation	Blei, Thallium, Arsen, Alkohol (Hepatitis)

Unter dem Begriff des **Akuten Abdomens** werden akute Manifestationen von Erkrankungen im Bauchraum definiert, die einer sofortigen Diagnostik und Therapie bedürfen. Leitsymptome hierbei sind abdomineller Spontanschmerz, Abwehrspannung, Übelkeit / Erbrechen sowie ein deutlich eingeschränkter Allgemeinzustand, der bis hin zum Schock führen kann. Häufigste Ursachen eines akuten Abdomens sind akute Appendizitis oder Cholezystitis, Ileus, Ulkusperforation sowie akute Pankreatitis.

Tabelle 66

DD Erbrechen

System	*DD*	*Charakteristika*
Gastrointest./ Abdomen	Gastritis	kurz nach Nahrungsaufnahme, Übelkeit, krampfartiger epigastrischer Schmerz
	Ulcus ventriculi	epigastrischer Schmerz, v.a. nachts/morgens, Nüchternschmerz
	Ulcus duodeni	epigastrischer Schmerz, v.a. postprandial
	Achalasie	Regurgitation unverdauter Nahrung, keine Übelkeit, kein Schmerz
	Perforation	Vernichtungsschmerz, peritonitische Zeichen
	Pylorusstenose	schwallartig, übelriechend, 6–12h nach Nahrungsaufnahme
	Ileus	oft fäkulent, gallig, unabhängig von Nahrungsaufnahme, Meteorismus
	akute Cholecystitis	oft nach fetter, schwerer Mahlzeit, Schmerz ROQ
	akute Pankreatitis	oft Nahrungsreste, gürtelförmiger Schmerz
	Appendizitis	Erbrechen nach Schmerzeintritt
	Harnwegssteine/ Kolik	unabh. von Nahrungsaufnahme, kolikartiger Schmerz RUQ/LUQ
ZNS	erhöhter Hirndruck	unabh. von Nahrungsaufnahme, v.a. morgens, kein abdomineller Schmerz, RR ↑
	Meningitis/ Enzephalitis	unabh. von Nahrungsaufnahme, Meningitiszeichen, Kopfschmerz
	Migräne	Photophobie, starker Kopfschmerz, Aura
	M. Menière/Labyrintherkrankungen	unabh. von Nahrungsaufnahme, Schwindel, Hörverlust, Tinnitus
Endokrin/ metabolisch	chron. Niereninsuffizienz/Urämie	Foetor uraemicus
	Diab. Ketoazidose	unabh. von Nahrungsaufnahme; evtl. Koma, Acetongeruch der Atemluft
	M. Addison	unabh. von Nahrungsaufnahme; RR ↓
	Schwangerschaft	v.a. morgens, starke Übelkeit
Medikamente	NSAR, Antibiotika, Opiate, Digoxin, Chemotherapie	Medikamentenanamnese
Intoxikationen	Alkohol	oft wässrig-schleimig, v.a. morgens
	Drogen	z.B. enge Pupillen, Zeichen von i.v.-Injektionen, RR ↓
Psychogen	Angstattacken, Bulimie	Anamnese

▸ ***Übelkeit/Erbrechen:*** Erbrechen kann durch eine Vielzahl infektiöser, toxischer, psychischer, zentralvenöser oder reflektorischer Reize hervorgerufen werden, denen eine Aktivierung des Brechzentrums am Boden des 4. Ventrikels gemeinsam ist. Differentialdiagnostisch wichtig sind hierbei Fragen nach dem **zeitlichen Auftreten** (akut/chronisch, Frequenz, Tageszeit), **auslösenden Faktoren** (z.B. Nahrung, Alkohol) bzw. anderen betroffenen Personen (z.B. Arbeitskollegen in Kantine), der **Qualität des Erbrochenen** (z.B. sauer, gallig, unverdaute Nahrungsreste, fäkulent, blutig, schwallartig), der **Beziehung zur Nahrungs-**

aufnahme (abhängig/unabhängig, sofort nach Essen, lange nach Mahlzeit) und **Schmerzsymptomatik** (z. B. vor/nach abdominellen Schmerzen) sowie nach Begleitsymptomen wie Fieber, Diarrhoe, Meteorismus, Schwindel. Wichtige Hinweise ergeben sich oftmals auch aus der medizinischen Vorgeschichte (z. B. neurologische oder endokrine Erkrankungen) sowie durch Fragen nach Medikamenten, Alkohol- und Drogenkonsum. Tabelle 66 zeigt die häufigsten Ursachen des Erbrechens und ihre jeweiligen Charakteristika im Überblick.

▶ ***Dysphagie*** *(Def.: Subjektives Gefühl einer Schluckstörung ohne Schmerzen; Schmerzen beim Schlucken: Odynophagie):* Die Dysphagie ist ein Leitsymptom von Erkrankungen des Ösophagus, denen unterschiedliche entzündliche, mechanische oder auch neuromuskuläre Pathomechanismen zugrunde liegen können (Tabelle 67), die in jedem Falle einer sorgfältigen Abklärung bedürfen. Differentialdiagnostisch hilfreich sind hierbei Fragen nach:

- *Beginn und zeitlicher Verlauf:* **Akut** auftretende Schluckbeschwerden legen zumeist ein entzündliches Geschehen nahe, v. a. im Kindesalter sollte zudem immer auch an eine Obstruktion durch verschluckte Fremdkörper oder Nahrungsbestandteile gedacht werden. **Langsam progredient** zunehmende Beschwerden können Hinweis auf peptische Stenosen, aber auch auf das Vorliegen eines Ösophaguskarzinoms sein. Intermittierend auftretende Beschwerden dagegen finden sich bei diffusem Ösophagusspasmus oder auch dem Zenker-Divertikel. Abzugrenzen hiervon sind oropharyngeale Ursachen von Schluckbeschwerden wie beipielsweise die Angina tonsillaris, wobei Beschwerden charakteristischerweise nur zu Beginn des Schluckaktes auftreten.
- *Bezug zur Nahrungsaufnahme:* Schluckbeschwerden, die ausschließlich bei **festen Nahrungsbestandteilen** auftreten, sind meist Hinweis auf mechanische Störungen wie Stenosen, Tumore oder auch eine Kompression des Ösophagus von außen. Bei verminderter Peristaltik bzw. Motilitätsstörungen wie der Achalasie oder Sklerodermie dagegen klagen Patienten meist sowohl bei **festen als auch flüssigen Nahrungsmitteln** über eine Dysphagie. Kommt es während der Nahrungsaufnahme auch zum Verschlucken in die Trachea oder einer nasopharyngealen Regurgitation, liegen meist neurologische Störungen mit einer ungenügenden Abdichtung des Larynx beim Schluckakt (z. B. Gaumensegelparese bei Apoplex) zugrunde. Charakteristisch für das Vorliegen von Ösophagus-Divertikeln, aber auch für die Achalasie sind nächtliche Regurgitationen von z. T. unverdauten Speiseresten.
- *Begleitsymptome:* Symptome wie **Gewichtsverlust oder Kachexie** sollten insbesondere bei langsam zunehmenden Schluckbeschwerden immer an die Möglichkeit eines Karzinoms denken lassen. **Fieber oder Lymphknotenschwellungen** sprechen eher für ein entzündliches Geschehen; **Muskelschwäche oder Paresen** dagegen für neuromuskuläre Funktionsstörungen.
- *Schmerzsymptomatik:* Schmerzen beim Schlucken sprechen meist für ein entzündliches oder toxisches Geschehen im Ösophagus wie z. B. bei einer Herpes-Ösophagitis, Verätzung durch Säuren und Laugen oder lokale Schleimhautschäden durch Medikamente (z. B. Biphosphonate, Aspirin). Intermittierende heftige Schmerzen dagegen können Hinweis auf einen diffusen Ösophagus-

spasmus sein, der meist im höheren Lebensalter auftritt.

- *Vorerkrankungen:* Anamnestisch wichtige Vorerkrankungen sind beispielsweise neurologische bzw. neuromuskuläre Erkrankungen (z. B. Apoplex, MS), Refluxkrankheit bzw. Sodbrennen (erhöhtes Risiko für Adenokarzinom des Ösophagus), Immunsuppression (z. B. CMV-Ösophagitis bei HIV), Kollagenosen (z. B. Sklerodermie) sowie Voroperationen (z. B. Fundoplicatio nach Nissen) oder auch eine vorausgegangene Strahlentherapie.

Tabelle 67

DD Dysphagie

Mechanische Störung	Motilitätsstörung	Entzündlich	Andere
Ösophagus / Kardia-Ca	Achalasie, neuromusk.	Refluxösophagitis	Plummer-Vinson-
Pharynx- / Larynx-Ca	Erkrankungen	Candidaösophagitis	Syndrom
Peptische Strikturen	Ösophagus-Spasmus	Herpes	(Eisenmangel)
Narbige Strikturen	Sklerodermie	Tollwut	Globus hystericus
Divertikel	Myasthenia gravis	Tetanus	(psychogen)
Fremdkörper	ZNS-Erkrankungen		
Retrosternale Struma	(Bulbär- / Pseudo-		
Aortenaneurysma	bulbärparalyse /		
Dysphagia lusoria	Apoplex)		

- ***Dyspepsie*** *(Def.: Oberbauchbeschwerden unterschiedlicher Genese)*: Die Dyspepsie (v. a. im angloamerikanischen Sprachgebrauch als „dyspepsia“ verbreitet) bezeichnet Beschwerden wie **Schmerzen, Sodbrennen, Völlegefühl** mit Lokalisation im Oberbauch, denen eine Vielzahl unterschiedlicher Ursachen zugrunde liegen kann (Tabelle 68). Insbesondere das Sodbrennen stellt dabei eines der häufigsten gastroenterologischen Symptome dar, welches als brennender Schmerz im Bereich des Epigastriums mit Ausstrahlung in Rachen und Mund geschildert wird. Charakteristisch sind hierbei Auslöser wie Kaffee, Alkohol oder scharfe Speisen sowie eine Schmerzverstärkung im Liegen oder Bücken.

Tabelle 68

DD Dyspepsie

Gastrointestinaltrakt	Syst. Erkrankungen	Medikamente	Andere
Peptisches Ulkus	Niereninsuffizienz	NSAR	Alkohol
Refluxösophagitis	Hyperkalzämie /	Eisen	Schwangerschaft
akute / chron. Gastritis	Hyperparathyreoidismus	Steroide	Adipositas
Ösophagus- / Magen-Ca	Myokardischämie	Biphosphonate	Depression
Gallensteine / Pankreatitis	Angina abdominalis	Kalium	Angststörungen
funktionell		Calcium	

- ***Singultus (Schluckauf)*** *(Def.: durch plötzliche unwillkürliche Kontraktionen des Zwerchfells kurzes, laut hörbares Einatmen mit nachfolgendem geräuschvollen Glottisverschluss):* Singultus stellt eine meist vorübergehende Störung ohne pathologische Bedeutung dar, kann jedoch auch auf ernsthafte Störungen wie lokale Prozesse oder Reizzustände im Bereich des Diaphragmas sowie zentralnervöse Erkrankungen (z. B. Enzephalitis, Tumor) hinweisen.

▶ ***Diarrhoe*** *(Def: > 3x täglich flüssiger oder wässriger Stuhl; > 200 g Stuhl/d):* Wie das Erbrechen ist auch die Diarrhoe ein typisches Symptom bei Magen-Darm-Erkrankungen, das vielfältige Ursachen aufweisen kann (s. Tabelle 69). Wichtig hierbei sind Fragen nach **Beginn und Dauer** des Durchfalls (akut / chronisch), **Bezug zur Nahrungsaufnahme, Stuhlfrequenz, Volumen, Konsistenz** und **Farbe** sowie **Schleim- oder Blutbeimischungen**. Auch sollten mögliche Begleitsymptome wie Fieber, Übelkeit (z. B. infektiöse Gastroenteritis), abdominelle Schmerzen und Tenesmen (z. B. M. Crohn) oder auch Gelenkschmerzen (z. B. M. Reiter nach Yersinien-Infektion) erfasst werden. Differentialdiagnostisch wegweisend können zudem Fragen nach **Auslandsaufenthalten** (z. B. Amöbenruhr), Medikamenten-Einnahme (z.B. Clostridium difficile Infektion nach Antibiotikagabe) nach weiteren betroffenen Personen sein.

Tabelle 69

DD Diarrhoe

Ursachen	*Differentialdiagnosen*
Infektion	z.B. Bakterien (z.B. E. coli, Salmonellen, Campylobacter), Viren (z.B. Rotaviren, Noroviren), Clostridium-difficile Infektionen nach Antibiotika-Gabe, Protozoen, opportunistische Infektionen bei HIV
Chronisch entzündliche Darmerkrankungen	Morbus Crohn, Colitis ulcerosa
Medikamente	z.B. Antibiotika, Laxantien, Chemotherapie
Maldigestion/ Malabsorption	Exokrine Pankreasinsuffizienz, Gallensäureverlust-Syndrom, Kurzdarmsyndrom, M. Whipple, ischämische Colitis, kollagene Colitis
Nahrungsmittel-intoleranzen	z.B. Laktoseintoleranz, Fruktoseintoleranz, Zöliakie, Histamin-intoleranz
Tumore/Neoplasien	z.B. Kolorektales Karzinom, Lymphome, Karzinoide
Endokrin/Metabolisch	z.B. Hyperthyreose, Diabetes mellitus
Funktionell	Reizdarmsyndrom, psychische Ursachen

In diesem Zusammenhang darf nicht vergessen werden, dass jede **Veränderung der Stuhlgewohnheiten** (Diarrhoe, Obstipation, vermehrter Windabgang, Blut/ Schleimauflagerungen) Hinweis auf ein kolorektales Karzinom sein kann und daher weiter verfolgt werden muss.

▶ ***Steatorrhoe*** *(Def.: Ausscheidung von > 7 g Fett/d im Stuhl, „Fettstühle"):* Als Sonderform der Diarrhoe können sogenannte **Fettstühle** auftreten, die durch die Ausscheidung von Fettbeimengungen oder auch unverdauten Nahrungsanteilen charakterisiert sind und auf eine Störung im Bereich des Dünndarms hinweisen. Häufigste Ursache hierfür sind die exokrine Pankreasinsuffizienz, Maldigestion und Malabsorption, gestörter Lymphabfluss, eine Ileitis terminalis (z. B. M. Crohn).

◗ ***Obstipation*** *(Def.: Stuhlentleerung < 3 x / Woche):* Das Symptom der Obstipation stellt eines der am häufigsten von Patienten genannten Symptome dar, dessen Ursache von chronisch-habituellen Funktionsstörungen bis zu malignen Erkrankungen reichen kann (Tabelle 70). Hierbei sollte der Untersucher jedoch beachten, dass Obstipation ein unter Umständen sehr subjektives Symptom darstellen kann und die individuellen Ansichten über eine „normale" Stuhlfrequenz deutlich variieren können. Abgeklärt werden sollten daher insbesondere **Frequenz** und **Konsistenz** des Stuhls, **Stuhldrang, Pressen** und **Schmerzen** bei der Defäkation, unvollständige Entleerung des Darms, **Blut**- oder **Schleimauflagerungen** sowie die Einnahme von **Laxantien.**

Tabelle 70

DD Obstipation

Ursachen	*Beispiele*
Ernährung	faserarme Kost, verminderte Flüssigkeitszufuhr (chronisch habituelle Obstipation)
Mechanisch / entzündlich	Adenom, Karzinom, Divertikulitis, Strikturen / Briden, Hernien, entzündliche Darmerkrankungen, anorektale Erkrankungen (Fissuren, Abszesse, Hämorrhoiden, Rektumprolaps / Rektozele)
Endokrin / metabolisch	Diabetes mellitus, Hypothyreose, Hyperkalzämie, Hypokaliämie, Schwangerschaft
Neurogen	autonome Neuropathie, Multiple Sklerose, Parkinson, Apoplex, M. Hirschsprung / Agangliosen, Querschnittslähmung, Reizdarmsyndrom
Medikamente	Opiate, Anticholinergika, Antazida, Ca-Antagonisten, Eisen
Andere	Immobilisation, Fieber, Depression, Anorexia nervosa

◗ ***Meteorismus*** *(Def.: Blähungen; Luft- bzw. Gasansammlung im Magen-Darm-Trakt):* Das Symptom Meteorismus wird von Patienten subjektiv meist als aufgeblähter Bauch, Völlegefühl, Druckempfindungen oder auch krampfartige Bauchschmerzen beschrieben. Ursache hierfür können beispielsweise Motilitätsstörungen des Darms, Nahrungsmittel (Hülsenfrüchte, Kohl) oder Medikamente (z. B. Acarbose).

◗ ***Flatulenz*** *(Def.: Abgang von Darmgasen aus dem Rektum):* Das Symptom Flatulenz wird von den meisten Patienten als sehr unangenehm empfunden und nur selten thematisiert. Ursache hierfür können blähende Nahrungsmittel, aber auch Störungen des Nervensystems oder lokale Erkrankungen wie Rektumprolaps oder entzündliche Veränderungen des Analkanals sein. Das **Symptom des „falschen Freundes"** bezeichnet eine Flatulenz mit gleichzeitigem ungewolltem Stuhlabgang, die Hinweis auf das Vorliegen eines kolorektalen Karzinoms sein kann.

◗ ***Hämatemesis*** *(Def.: Erbrechen größerer Mengen von rotem oder kaffeesatzfarbenem Blut):* Hämatemesis ist charakteristisches Zeichen einer **oberen gastrointestinale Blutung** und stellt ein sehr ernstzunehmendes Symptom mit unter Umständen vitaler Bedrohung des Patienten dar. Die Blutungsquelle liegt dabei proximal des sogenannten Treitzschen Bandes im Ösophagus, Magen oder Duodenum. Ist das erbrochene Blut kaffeesatzfarben, so ist dies durch den Kontakt mit Magensäure und der konsekutiven Bildung von Hämatin bedingt. Anamnestisch abzugrenzen hiervon sind die Hämoptyse (Blutbeimischungen im Sputum) sowie die Hämoptoe (Bluthusten). Die häufigsten Ursachen einer oberen gastrointestinalen Blutung sind in Tabelle 71 zusammengestellt:

Tabelle 71

DD obere GI-Blutung

Ursache	*Häufigkeit*
Ulcus ventriculi / duodeni	35–50 %
Erosive Gastritis	10–20 %
Ösophagitis	10 %
Varizen (Ösophagus / Magenfundus)	10 %
Mallory-Weiss-Syndrom	5 %
Magen- / Ösophaguskarzinom	2–3 %
Vaskulär (z. B. M. Osler)	2 %

▶ ***Meläna** (Def.: Entleerung eines schwarzen, glänzenden, klebrigen Stuhls, „Teerstuhl"):* Ebenfalls Zeichen einer oberen **gastrointestinalen Blutung** ist die sogenannte Meläna, die durch Kontakt des Blutes mit Salzsäure und Bildung von Hämatin entsteht. Voraussetzung für die Bildung des Teerstuhls sind ein Blutvolumen von mind. 80 ml und eine Verweildauer des Blutes im Darm von mehr als 6 Stunden. Wichtig in der Differentialdiagnose der Meläna ist jedoch auch die Möglichkeit einer Blutung im Bereich des Nasen-Rachenraumes (z. B. bei Epistaxis oder Zahnextraktionen), bei der Blut verschluckt wird und so im Magen in den Kontakt mit Salzsäure gelangt. Bei sehr träger Darmpassage können auch untere gastrointestinale Blutungen durch bakteriellen Abbau des Blutes eine Schwarzfärbung des Stuhl verursachen. In diesem Zusammenhang darf auch eine mögliche Verfärbung des Stuhls durch Heidelbeeren, Kohle, Eisenpräparate oder Lakritze anamnestisch nicht vergessen werden.

▶ ***Hämatochezie** (Def.: rektaler Abgang von sichtbarem rotem Blut, „rotes Blut im Stuhl"):* Hämatochezie ist typisches Zeichen der **unteren gastrointestinalen Blutung**, die durch Blutungsquellen distal des Treitzschen Bandes im Dünndarm, Kolon und Rektum hervorgerufen werden kann (s. Tabelle 72). Abzugrenzen hiervon ist eine Rotfärbung des Stuhls durch pflanzliche Farbstoffe (z. B. rote Beete, Heidelbeeren) oder in seltenen Fällen auch eine massive obere gastrointestinale Blutung, bei der durch kurze Passagezeit oder fehlende Magensäureproduktion eine Schwarzfärbung des Stuhles ausbleibt. Um mögliche Ursachen einer Hämatochezie besser eingrenzen zu können, sollte nach der genauen Farbe des Blutes (z. B. hellrot bei rektaler Blutung, dunkelrot bei Blutung aus dem Kolon), Lokalisation (Blut mit Stuhl vermischt: Dünndarm / Kolon, Blut oberflächlich aufgelagert: Anus / Hämorrhoiden) sowie Stuhlkonsistenz und assoziierter Schmerzsymptomatik (z. B. Hämorrhoiden, Analfissur) gefragt werden.

DD untere GI-Blutung

Tabelle 72

Lokalisation	*Beispiele*
Dünndarm	Dünndarmtumoren, Meckeldivertikel, Angiodysplasie, Mesenterialinfarkt
Kolon (dunkelrote, geleeartige Blutspuren oder homogene dunkelrote Beimischung)	Colitis ulcerosa / Morbus Crohn, Divertikulose, Polypen, Kolorektales Karzinom, Angiodysplasie, ischämische Colitis, infektiöse Colitis
Rektum / Anus (hellrotes, in Streifen aufgelagertes Blut)	Hämorrhoiden, Fissuren, Proktitis, Tumore

▶ ***Ikterus*** *(Def.: Gelbfärbung von Haut / Schleimhäuten und Skleren durch Ablagerung von Bilirubin im Gewebe):* Nach Untergang der Erythrozyten wird Häm nach Abtrennung des Globins zu Bilirubin abgebaut. Dieses wird in der Leber mittels der UDP-Glucuronyltransferase konjugiert und gelangt durch die Galle in den Dünndarm, in dem es mit dem Stuhl ausgeschieden oder durch den enterohepatischen Kreislauf teilweise rückresorbiert wird. Ein Ikterus wird bei ausreichendem Tageslicht in den Konjunktiven über der Sklera sichtbar, wenn das Gesamtbilirubin im Serum den Wert von 2 mg / dl überschreitet. Pathophysiologisch unterscheidet man einen **prähepatischen, intrahepatischen** und **posthepatischen Ikterus**, deren Ursachen und Charakteristika in Tabelle 73 zusammengefasst sind. Häufigste Ursache stellen hierbei die akute Hepatitis sowie ein Verschlussikterus durch Gallensteine oder Tumore dar. Abzugrenzen hiervon ist eine pseudoikterische Verfärbung durch übermäßigen Konsum von Karotten oder Aprikosen, die insbesondere in der Gesichtsregion sowie den Handflächen ausgeprägt ist, jedoch keinen Krankheitswert besitzt.

DD Ikterus

Tabelle 73

	Krankheitsbilder	*Charakteristika*
Prähepatisch (hämolytisch)	Hämolytische Anämien, ineffektive Erythropoese	Hämolytische Kriesen, Splenomegalie
Intrahepatisch (hepatozellulär)	Leberzirrhose, alkoholischer Leberschaden, Hepatitis, Toxine / Drogen, Neoplasie, Stauungsleber, Lymphom, Metastasen, Leukämien, fam. Hyperbilirubinämiesyndrome (z. B. M. Meulengracht)	Leberhautzeichen wie Spider naevi, Caput medusae, Bauchglatze bei Leberzirrhose; evtl. Lymphknotenschwellungen und Splenomegalie bei malignen Erkrankungen
Posthepatisch (cholestatisch)	Gallensteine, Raumforderung im Bereich des Pankreas, Primär Biliäre Zirrhose PBC, Primär Sklerosierende Cholangitis PSC	dunkler Urin, heller Stuhl

Für die differentialdiagnostische Eingrenzung des Ikterus können folgende anamnestische Gesichtpunkte von Bedeutung sein:

- *Beginn und zeitlicher Verlauf:* **Akut** auftretende ikterische Zustände können beispielsweise durch eine infektiöse Hepatitis, toxische Leberschäden oder den Abgang eines Gallensteines bedingt sein. Ein **langsam progredient** auftretender Ikterus kann nicht nur durch chronische Erkrankungen wie eine Leberzirrhose bedingt sein, sondern sollte immer auch als ernstzunehmender Hinweis auf eine Raumforderung gesehen werden. **Intermittierend** auftretende Gelbfärbungen der Skleren dagegen sind charakteristisch für hämolytische Episoden oder familiäre Hyperbilirubinämiesyndrome.
- *Begleitsymptome:* Mit dem Ikterus einhergehendes **Fieber** kann Zeichen einer infektiösen Hepatitis, aber auch einer Cholangitis sein. **Übelkeit** und **Erbrechen** finden sich sowohl bei der Choledocholithiasis als auch bei der Virushepatitis, rechtsseitige Oberbauchbeschwerden sowie die **Unverträglichkeit fettiger Speisen** sollten an ein Gallenleiden denken lassen. Charakteristisch für den posthepatischen Ikterus (Verschlussikterus) ist die anamnestische Schilderung von **dunklem Urin** und **hellem Stuhl**. Starker **Juckreiz** kann insbesondere bei Frauen charakteristisches Zeichen einer primär biliären Zirrhose (PBC) sein. Ein signifikanter ungewollter **Gewichtsverlust** stellt einen oftmals entscheidenden Hinweis für das Vorliegen einer malignen Grunderkrankung dar (z. B. Pankreaskarzinom).
- *Schmerzsymptomatik:* Während rechtsseitige **intermittierende kolikartige** Oberbauchbeschwerden charakteristisch für eine Cholelithiasis bzw. Choledocholithiasis sind, können **anhaltende dumpfe** Schmerzen in dieser Region Hinweis auf eine infektiöse Virushepatitis sein. Bei Vorliegen eines **schmerzlosen** Ikterus muss immer eine maligne Raumforderung (Tumor, Metastasen) ausgeschlossen werden, weitere Ursachen sind familiäre Hyperbilirubinämiesyndrome oder Hämolyse.
- *Risikofaktoren:* Als Risikofaktoren für eine infektiöse Virushepatitis als Ursache des Ikterus gelten intravenöser Drogenabusus, Bluttransfusionen, sexueller Kontakt mit infektiösen Personen, Tropenaufenthalte, Tätowierungen oder Piercing sowie Berufe im medizinischen Bereich (Hepatitis B), chronischer Alkoholkonsum dagegen sollte an einen alkoholtoxischen Leberschaden bzw. eine Leberzirrhose denken lassen. Als Risikofaktor wird auch die Einnahme von hepatotoxischen Medikamenten (einschließlich naturheilkundlichen Heilmitteln) oder eine vorausgegangene Anästhesie (z. B. Halothan) definiert. Adipositas und/oder Diabetes mellitus sind Risikofaktoren für die Entstehung einer Fettleber, die zu einer Fettleberhepatitis (NASH) oder Leberzirrhose führen kann.

Medizinische Vorgeschichte

Die medizinischen Vorgeschichte sollte im Hinblick auf das gastrointestinale System vorausgegangene abdominelle chirurgische Eingriffe, gastrointestinale Vorerkrankungen wie peptisches Ulcus und HP-Status (Helicobacter pylori), Darmerkrankungen, Funktionsstörungen von Leber, Galle und Pankreas sowie maligne Veränderungen des Gastrointestinaltrakts beinhalten. Auch sollte der Patient nach der bisherigen Diagnostik durch endoskopische Eingriffen oder bildgebende Verfahren befragt werden. Bei entsprechender hepatischer Symptomatik und Verdacht auf eine virale Hepatitis sollte der Patient auch nach vorausgegangenen Bluttransfusionen, Tätowierungen oder auch Piercing befragt werden.

Medikamente

Bei Erkrankungen des gastrointestinalen Systems ist neben der regelmäßigen Dauermedikation insbesondere nach der Einnahme von **Steroiden** sowie **nichtsteroidalen Antirheumatika (NSAR)**, wie z. B. Diclofenac oder **ASS** zu fragen, da diese mit einem stark erhöhten Risiko für die Entwicklung einer Gastritis bzw. eines peptischen Ulcus und gastrointestinalen Blutungen einhergehen. So zeigt sich das Risiko für ein peptisches Ulkus durch NSAR 4fach, bei Kombination von NSAR und Steroiden sogar mehr als 10fach erhöht. Bei Vorliegen eines Ulcus ventriculi bzw. duodeni sollte auch nach einer vorausgegangenen HP Eradikationstherapie gefragt werden. Wichtig sind zudem Fragen nach nicht-verschreibungspflichtigen Medikamenten wie **Laxantien und Antazida**, die mit zu den häufigsten Substanzen in der gastroenterologischen Therapie zählen.

Die Einnahme von **Immunsuppressiva** geht einher mit einer erhöhten Inzidenz gastrointestinaler Infektionen wie z. B. Candida-Befall in Oropharynx und Ösophagus, eine vorausgegangene Antibiotika-Therapie dagegen sollte in der Differentialdiagnose der Diarrhoe den Verdacht auf eine pseudomembranöse Colitis durch Infektion mit Clostridium difficile lenken. Bei entsprechender klinischer Symptomatik (z. B. Ikterus) müssen auch **hepatotoxische Medikamente** wie Paracetamol oder eine vorausgegangene Anästhesie mit Halothan erfragt werden. Die Einnahme **oraler Kontrazeptiva** kann unter Umständen für die Abklärung von Raumforderungen der Leber von differentialdiagnostischer Bedeutung sein (Fokal noduläre Hyperplasie, Adenom).

Familienanamnese

In der Familienanamnese sollte der Patient insbesondere nach kolorektalen Polypen oder **kolorektalen Karzinomen** in der Familie befragt werden. So stellt beispielsweise die Familiäre Adenomatöse Polyposis (FAP) eine obligate Präkanzerose für die Entstehung eines kolorektalen Karzinoms dar, was jedoch bei rechtzeitigem Erkennen durch eine prophylaktische Pankolektomie verhindert werden kann. Aber auch für **chronisch entzündliche Darmerkrankungen** oder das **Ulcus ventriculi / duodeni** sind familiäre Prädispositionen bekannt, die daher anamnestisch erfragt werden sollten.

Sozialanamnese

Neben dem **psychosozialen Umfeld** des Patienten, das durch Stress und emotionale Belastung durchaus Einfluss auf den Verlauf von Erkrankungen wie dem Ulcus ventriculi / duodeni, chronisch entzündlichen Darmerkrankungen oder auch dem Colon irritabile haben kann, sollte auch die **berufliche Tätigkeit** des Patienten (z. B. unregelmäßige Nahrungsaufnahme bei Schichtdienst) sowie seine **Wohnsituation** (z. B. hygienische Verhältnisse, Kantinenversorgung bei infektiöser Diarrhoe) erfasst werden. Der Konsum von **Nikotin und Alkohol** stellt insbesondere für Erkrankungen des gastrointestinalen Systems einen bedeutenden Risikofaktor dar, der detailliert erfragt werden sollte. Beispiele hierfür sind eine höhere Inzidenz des Ösophaguskarzinoms bei Rauchern oder die Entwicklung einer Leberzirrhose bei übermäßigem Alkoholabusus. Ernährungsgewohnheiten und Zusammensetzung des Nahrung sind nicht nur bei diätetischen Fragestellungen oder Gewichtsproblemen von Bedeutung, sondern spielen auch bei Erkrankungen wie z. B. der Divertikulose (Prädisposition: ballaststoffarme Nahrung) eine wichtige Rolle. Auch sollten **Unverträglichkeiten** von

Nahrungsmitteln explizit erfragt werden, wie z. B. bei abdominellen Beschwerden nach Konsum von Milchprodukten (Laktose-Intoleranz). Nicht vergessen werden darf bei entsprechender Symptomatik (z. B. Diarrhoe, Ikterus) auch die **Reiseanamnese** des Patienten, der Kontakt zu möglicherweise infektiösen Personen (auch sexuelle Risikoexposition, z. B. bei Hepatitis B) sowie der entsprechende Impfstatus.

Gastrointestinale Untersuchung

Die Zuordnung der erhobenen Befunde erfolgt auf Basis der Quadranteneinteilung des Abdomens (s. Abbildung 29). Im Gegensatz zur Untersuchungsabfolge bei anderen Organsystemen erfolgt bei der Untersuchung des Abdomens die Auskultation bereits vor der Perkussion und Palpation, da diese Untersuchungsmethoden Veränderungen der Darmgeräusche bewirken können.

Abbildung 29

Quadranteneinteilung des Abdomens

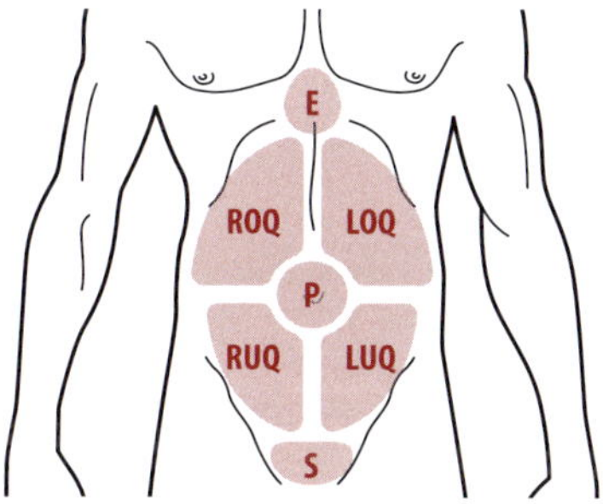

ROQ	rechter oberer Quadrant
LOQ	linker oberer Quadrant
RUQ	rechter unterer Quadrant
LUQ	linker unterer Quadrant
E	epigastrisch
S	suprapubisch
P	periumbilical

Inspektion

Die Untersuchung des Abdomens beginnt mit der Inspektion des liegenden Patienten, dessen Beine leicht angezogen sind, um die Bauchdecken bestmöglich zu entspannen. Die Arme des Patienten sollten aus dem selben Grund locker zu beiden Seiten des Oberkörpers abgelegt werden. Zunächst sollte sich der Untersucher einen allgemeinen Eindruck über den Ernährungs- und Gesundheitszustand und die körperliche Verfassung des Patienten machen, wobei bereits die **Körperhaltung** des Patienten wichtige Hinweise geben kann – so zeigen Patienten mit kolikartigen Schmerzen (z. B. Galle, Niere) eine deutliche Unruhe und suchen Erleichterung in Bewegung und Lageänderung, Patienten mit Peritonitis dagegen versuchen sich möglichst ruhig zu halten, um Erschütterungen des Abdomens zu vermeiden. Erfasst werden sollten bei Inspektion insbesondere charakteristische Veränderungen der Haut, Behaarung, Gefäßzeichnung sowie Auffälligkeiten der Bauchdecken, die in Tabelle 74 zusammenfassend dargestellt sind:

Tabelle 74

Inspektionsbefunde des Abdomens

	Befund	*Differentialdiagnose*
Haut / Gefäßzeichnung, Behaarung	Operationsnarben	vorausgegangene abdominelle OP
	Striae (Hautdehnungsstreifen, längliche geriffelte Streifen durch Risse der elastischen Fasern der Haut)	exzessive Adipositas, starke Gewichtsabnahme, Schwangerschaft, Cushing-Syndrom, Glukokortikoide
	verstärkte Venenzeichnung / Caput medusae	Leberzirrhose, Pfortaderthrombose (Umgehungskreislauf)
	Cullen-Zeichen (livide Verfärbung der Umbilikalregion)	akute Pankreatitis
	Grey-Turner-Zeichen (livide Verfärbung der lateralen Bauchdecken)	akute Pankreatitis
	Bauchglatze (Verlust der männlichen Sekundärbehaarung am Bauch)	z. B. Leberzirrhose
Bauchdecken	Einziehung	Kachexie, Anorexia nervosa, Exsikkose
	Vorwölbung	Adipositas, Schwangerschaft, Cushing-Syndrom, Aszites, Meteorismus, Tumor, Zysten, Narben- / Nabelhernie, Rektusdiastase
	sichtbare Pulsationen	Aortenaneurysma, z. T. physiologisch bei sehr schlanken Patienten
	sichtbare Peristaltik	Ileus, Pylorusstenose , M. Hirschsprung, z. T. physiologisch bei sehr schlanken Patienten

Dabei sollte auch auf eventuell vorhandene **Operationsnarben** im Bereich des Abdomens geachtet werden, die oftmals wertvolle Hinweise auf Vorerkrankungen geben können:

Abbildung 30

Operationsnarben im Bereich des Abdomens

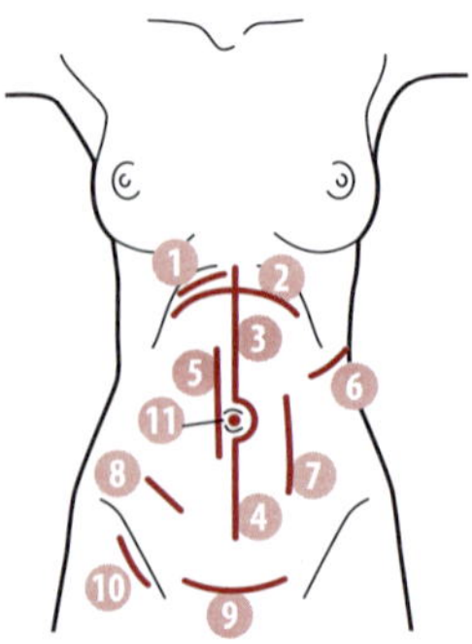

1	Rippenbogenrandschnitt	Cholecystektomie
2	Oberbauchquerschnitt	Oberbaucheingriffe
3	Oberbauchmedianschnitt	Laparotomie
4	Unterbauchmedianschnitt	Laparotomie
5	Paramedianschnitt	Laparotomie
6	Flankenschnitt	Niereneingriffe
7	Pararektalschnitt	Rektumresektion
8	McBurney-Schnitt	Appendektomie
9	Pfannenstielschnitt	Hysterektomie Eingriffe im Becken
10	Inguinalschnitt	Leistenhernien-OP
11	Umbilikalincision	Laparoskopie

Insbesondere chronische Erkrankungen der Leber bieten eine Vielzahl charakteristischer Befunde, die bereits bei Inspektion erfasst werden können und in Tabelle 75 zusammenfassend dargestellt sind:

Tabelle 75

Haut- und Organzeichen bei Leberzirrhose

• Aszites	• Dupuytren-Kontraktur
• vermehrte abd. Venenzeichnung / Caput medusae	• Lackzunge, Lacklippen
• Ikterus	• Pergamenthaut, evtl. Hautblutungen
• Foetor hepaticus	• Teleangiektasien
• feinschlägiger Fingertremor, später flapping tremor	• Kratzspuren durch Pruritus
• Muskelatrophie	• Weißnägel
• Spider naevi	• Bauchglatze
• Palmarerythem	• Gynäkomastie
	• Hodenatrophie

Auskultation des Abdomens

Die Auskultation des Abdomens erfolgt ebenfalls am liegenden Patienten und kann wichtige Hinweise zur Darmperistaltik sowie abdominellem Gefäßstatus geben. Selten finden sich auch Reibegeräusche im linken oberen Quadranten des Abdomens, die Hinweis auf einen Milzinfarkt sein können (Perisplenitis).

▸ *Darmgeräusche:* Die Auskultation von Darmgeräuschen gibt Auskunft über die peristaltische Aktivität des Darmes, die insbesondere bei Verdacht auf einen Darmverschluss (Ileus) von großer Bedeutung ist (Tabelle 76).

Technik: Am entspannt liegenden Patienten wird mit dem Stethoskop in allen **vier Quadranten** des Abdomens auskultiert.

Normalbefund: Physiologischerweise sind pro Minute etwa fünf bis zehn mittel- bis hochfrequente, glucksende Darmgeräusche über allen vier Quadranten zu hören. Zu beachten ist, das dieser Befund durch Faktoren wie Tageszeit, Nahrungsaufnahme und körperliche Aktivität deutliche Variationen aufweisen kann.

Pathologische Befunde: Verstärkte, lebhafte Darmgeräusche können im Rahmen einer Gastroenteritis, im Hungerzustand oder bei Malabsorption auftreten und werden bei ausgeprägtem Befund auch als **Borborygmi** („Gurgelgeräusche") bezeichnet. Spritzende bzw. stark plätschernde Darmgeräusche finden sich beispielsweise auch bei mechanischen Stenosen, bei denen flüssiger Darminhalt durch eine Engstelle gepresst wird. Hochgestellte, metallisch klingende Darmgeräusche sind charakteristisch für den sog. **mechanischen Ileus**. Sind dagegen innerhalb einer Auskultationszeit von über 3 Minuten keine Darmgeräusche auskultierbar („Totenstille"), so spricht dies für das Vorliegen eines **paralytischen Ileus** (Tabelle 76).

Tabelle 76

DD Ileus

	Paralytischer Ileus	*Mechanischer Ileus*
Ursachen	Peritonitis, toxisches Megakolon, postoperativ, medikamentös, nach mechanischem Ileus, Hypokaliämie, Urämie, Ketoazidose, Schwangerschaft, Mesenterialinfarkt	Tumor, Stenose, Fremdkörper, Briden, Divertikulitis, Hernien, Volvulus, Invagination, Gallensteine
Symptomatik	Übelkeit, Erbrechen, starker Meteorismus, Schmerzsymptomatik geringer ausgeprägt	starke kolikartige Schmerzen, diffus lokalisiert, Wind- und Stuhlverhalt, Übelkeit, Erbrechen
Auskultation	fehlende Darmgeräusche („Totenstille")	hochgestellte, klingende Darmgeräusche

▸ ***Abdominelle Strömungsgeräusche***: Auch Veränderungen der abdominellen Gefäße (Aorta abdominalis, Aa. renales) können durch die Auskultation erfasst werden.

Technik: Am entspannt liegenden Patienten wird mit dem Stethoskop in der Medianlinie vom Epigastrium bis zum Umbilicus (Aorta abdominalis) sowie in der periumbilikalen Region etwas lateral der Medianlinie (Aa. renales) auskultiert.

Pathologische Befunde: Abdominelle Strömungsgeräusche können durch pathologische Veränderungen in der Aorta (z. B. Aneurysma) oder den Aa. renales (Nierenarterienstenose) hervorgerufen werden.

Perkussion des Abdomens

Mit Hilfe der Perkussion können aufgrund unterschiedlicher Schallqualitäten nicht nur die Verteilung von Luft und Flüssigkeit im abdominellen Raum erfasst, sondern auch die Größe von Organen oder Charakteristika auffälliger Tastbefunde näher bestimmt werden. Darüber hinaus stellt die Perkussion des Abdomens eine sensitive Methode zur Diagnose des Aszites dar. Die Perkussion erfolgt in allen 4 Quadranten und erfasst die physiologische Verteilung von **tympanitischem Klopfschall** über luftgefüllten Arealen (z. B. Darmschlingen) und **gedämpftem Klopfschall** über soliden Organen oder Ansammlungen von Flüssigkeit. Charakteristisch ist daher auch eine suprapubische Dämpfung durch eine gefüllte Harnblase.

Pathologisch sind ein deutlich verstärkter und ausgedehnter tympanitischer Klopfschall (z. B. Meteorismus, Pneumoperitoneum) oder sog. pathologische Dämpfungen, die Hinweis auf vergrößerte Organe, solide Raumforderungen oder Flüssigkeitsansammlungen (Aszites, Blut) sein können.

▸ ***Perkussion der Leber:*** Mit Hilfe der Perkussion lassen sich durch die unterschiedlichen Schallqualitäten über der Lunge (**sonor**), der Leber (**gedämpft**) sowie den Darmschlingen des Abdomens (**tympanitisch**) Größe und Lage der Leber annähernd bestimmen:

Technik: Die Perkussion der Leber beginnt mit der Bestimmung des **kranialen Leberrandes** in der rechten Medioclavicularlinie. Hierzu bestimmt der Untersucher perkutorisch die Grenze zwischen dem sonoren Klopfschall über dem luftgefüllten Lungengewebe und dem gedämpften Klopfschall über der Leber (in Inspiration etwa in Höhe der 6. Rippe). Die Perkussion wird entlang der Medioclavicularlinie nach kaudal fortgesetzt, bis der gedämpfte Klopfschall der Leber in den tympanitischen Klopfschall über den luftgefüllten Darmschlingen übergeht und so den kaudalen Leberrand anzeigt. Die Entfernung zwischen kranialem und kaudalem Leberrand wird in Zentimetern dokumentiert und entspricht grob-abschätzend der Lebergröße.

Normalbefund: Beim gesunden Erwachsenen beträgt die Lebergröße in der Medioclavicularlinie ca. 8–12 cm (Männer) bzw. 7–11 cm (Frauen).

Pathologische Befunde: Die Differentialdiagnosen bei Lebervergrößerung (**Hepatomegalie**) sind in Tabelle 79 zusammengefasst. Befindet sich freie Luft unter dem Zwerchfell (z. B. durch Perforation eines Hohlorgans oder eine interponierte Darmschlinge zwischen Leber und Bauchwand beim sog. Chilaiditi-Syndrom), so kann die Leberdämpfung deutlich vermindert und die Einschätzung des unteren Leberrandes folglich erschwert sein. Andererseits können intrathorakale Prozesse wie z. B. ein rechtsseitiger Pleuraerguss zu einer vermehrten Klopfschalldämpfung über der Lunge führen, die nicht mit einer Vergrößerung der Leber verwechselt werden darf.

Eine weitere hilfreiche Methode zur Bestimmung der Lebergröße stellt neben der Perkussion und Palpation die sog. **Kratzauskultation der Leber** dar. Hierzu wird die Stethoskop-Membran in der Medioclavicularlinie oberhalb des Rippenbogens aufgesetzt und es werden mit einem Holzspatel oder dem Fingernagel horizontale Kratzbewegungen von kranial nach kaudal entlang der Medioclavicularlinie durchgeführt. Im Gegensatz zu schlecht leitendem luftgefülltem Lungengewebe bzw. Darmschlingen ist die Schallübertragung des Kratzgeräusches über dem wasserreichen Leberparenchym deutlich verstärkt, wodurch eine akustische Einschätzung der Lebergrenzen ermöglicht wird.

Abbildung 31

Perkussion des Abdomens

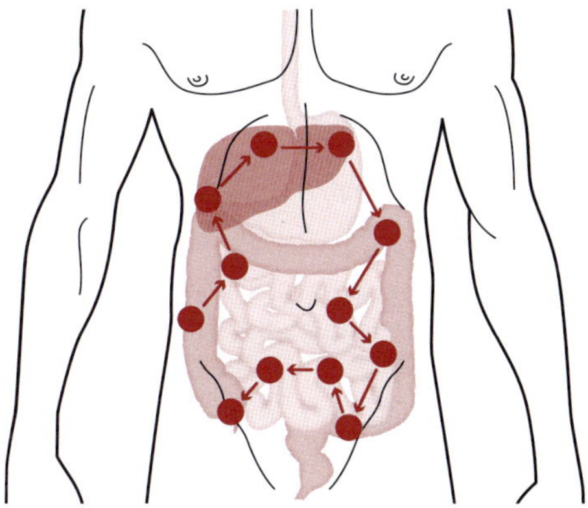

Kratzauskultation der Leber

Abbildung 32

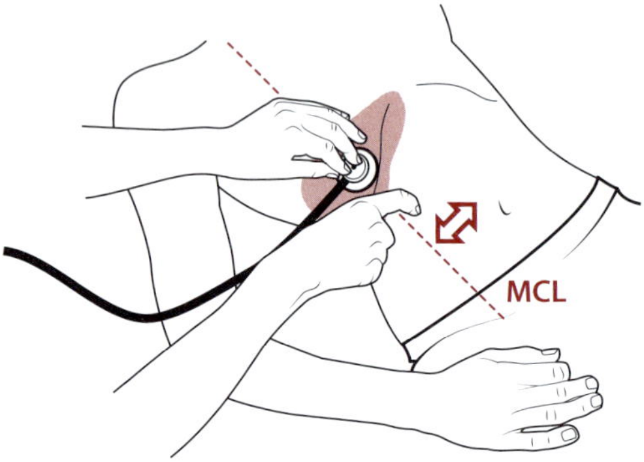

▸ ***Aszites** (Def.: Ansammlung von Flüssigkeit in der freien Bauchhöhle):* Die vielfältigen Ursachen von Aszites sind in Tabelle 77 zusammengefasst. Basierend auf der Zusammensetzung der Flüssigkeit (Eiweißgehalt, spezifisches Gewicht, Zellzahl) werden dabei Exsudat und Transsudat sowie hämorrhagische und chylöse Aszitesformen unterschieden. Patienten mit Aszites präsentieren sich klinisch zumeist mit unspezifischen abdominellen Schmerzen und Spannungsgefühlen, Zunahme des Bauchumfanges oder auch einer Beeinträchtigung der Atemfunktion, da der erhöhte intraabdominelle Druck die Beweglichkeit des Zwerchfells deutlich einschränken kann. Bei **Inspektion** des Patienten legen eine deutliche Vorwölbung der Bauchdecken und Flanken oder auch ein verstrichener Nabel den Verdacht auf Aszites nahe, der mit Hilfe der Perkussion nachgewiesen werden kann:

Der Nachweis von Aszites durch **Perkussion** erfolgt in **Rückenlage** des Patienten, in der die Flüssigkeit in die tieferen Regionen des Abdomens abfließt, die luftgefüllten Darmschlingen dagegen obenauf schwimmen. Folglich kommt es bei Perkussion des Abdomens zu einer Dämpfung der Flanken (Flüssigkeit) und einem tympanitischen Schallphänomen an der ventralen Bauchwand (Luft). Der Untersucher sollte hierbei versuchen, die Grenze zwischen lateraler Flankendämpfung und zentraler Tympanie perkutorisch genau zu bestimmen und zu markieren. Im Anschluss wird der Patient gebeten, sich in die **Rechtsseitenlage** zu begeben, in der es bei Vorliegen von Aszites infolge der veränderten Schwerkraftverhältnisse zu einer Verschiebung der Flüssigkeit kommt. Perkutorisch findet sich hierdurch verschobene Schallgrenzen mit einer deutlichen Tympanie über der linken Flanke und gedämpftem Klopfschall über der rechten Flanke (**wandernde Flankendämpfung**). Zu beachten ist hierbei, das der klinische Nachweis von Aszites meist erst ab ca. 2 Litern Flüssigkeit möglich ist. In der **Knie-Ellenbogen-Lage** des Patienten können auch geringere Aszitesmengen nachgewiesen werden, da sich diese infolge der Schwerkraft ventral an der Bauchwand sammeln und dort eine lokalisierte Dämpfung des Klopfschalls bewirken. Jedoch stellt gerade bei kleinen Flüssigkeitsmengen die Sonographie die sensitivste Nachweismethode dar.

Abbildung 33

Wandernde Flankendämpfung bei Aszitesperkussion

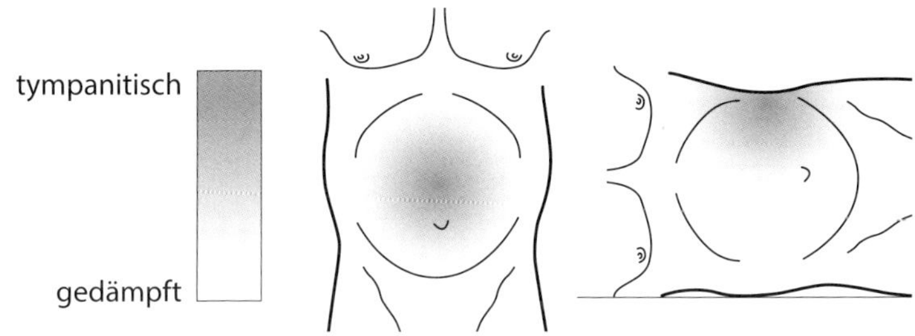

Eine weitere, wenn auch sehr begrenzt aussagefähige klinische Methode zum Nachweis von Aszites ist die **Palpation von Flüssigkeitswellen**. Hierbei legt der Untersucher eine Hand an die Flanke des Patienten und klopft mit den Fingern des anderen Hand kurz an die gegenüberliegende Flanke, um eine Flüssigkeitsbewegung auszulösen. Kann die Fluktuationswelle an der anderen Flanke getastet werden, so liegt der Verdacht auf Aszites nahe.

Tabelle 77

DD Aszites

Transsudat	Leberzirrhose Budd-Chiari-Syndrom, Pfortaderthrombose Rechtsherzinsuffizienz, konstriktive Perikarditis Nephrotisches Syndrom Exsudative Enteropathie Meigs-Syndrom (Ovarialfibrom)
Exsudat	Tumore / Metastasen Entzündung: Peritonitis, Pankreatitis, Hepatitis, Tbc Peritonealkarzinose Polyserositis / Vaskulitis / Kollagenosen Lymphome
Chylös	traumatische Läsion des Ductus thoracicus, Kompression durch Lymphome / Karzinome
Hämorrhagisch	Trauma, Tbc, Peritonealkarzinose, hämorrhagische Diathese, iatrogen nach Punktion

Palpation des Abdomens

Durch die Palpation des Abdomens können nicht nur Form, Größe und Konsistenz der intraabdominellen Organe bestimmt, sondern auch Resistenzen, schmerzhafte Areale sowie charakteristische Zeichen einer peritonealen Reizung erfasst werden, die in der Differentialdiagnose pathologischer Veränderungen des Abdomens von Bedeutung sind.

Technik: Die Palpation des Abdomens erfolgt am auf dem Rücken liegenden, entspannten Patienten; der Untersucher sitzt neben dem Patienten in Höhe der Untersuchungsliege bzw. des Krankenbetts. Kopf und Oberkörper des Patienten sollten zur Relaxation der Abdominalmuskulatur leicht erhöht liegen, die Arme werden locker ausgestreckt neben den Körper gelegt und der Patient gebeten, normal und ruhig zu atmen. Voraussetzung für eine maximale Entspannung des Patienten sind zudem eine angenehme Raumtemperatur sowie warme Hände des Untersuchers. Grundsätzlich sollte die Palpation des Abdomens bei abdominellen Schmerzen immer schmerzfern, d. h. in einem von der Stelle der höchsten Schmerzintensität weit entfernten Quadranten beginnen.

Zunächst werden oberflächlich und mit nur leichtem Druck der flach aufgelegten Palmarseite der Finger **alle 4 Quadranten** des Abdomens palpiert und hierdurch **schmerzhafte Regionen, Abwehrspannung der Bauchwand, oberflächliche Resistenzen oder auch Lücken in der Bauchwand** erfasst. Während der Palpation sollte der Untersucher immer auch das Gesicht des Patienten im Auge behalten, um schmerzbedingte Veränderungen der Mimik nicht zu übersehen. Durch die anschließende tiefere Palpation werden die **intraabdominellen Organe** palpiert und nach Größe, Form und Konsistenz beurteilt. Ebenso werden hierbei **abdominelle Resistenzen** erfasst, die nach Lokalisation, Größe, Form, Konsistenz, Druckdolenz, Verschieblichkeit sowie auch Pulsation beschrieben werden. Bei abdominellen Schmerzzuständen wird zudem der Loslassschmerz (s. u.) geprüft. Da diese Untersuchung beim Patienten u. U. Schmerzen auslöst und als unangenehm empfunden wird, sollte der Loslassschmerz erst gegen Ende der abdominellen Untersuchung geprüft werden.

Normalbefund: Beim Gesunden ist das Abdomen weich und ohne Abwehrspannung, oberflächliche und tiefe Palpation sind nicht schmerzhaft und zeigen keine Resistenzen, ein Loslassschmerz kann nicht ausgelöst werden. Die Palpation der Organe zeigt keine Auffälligkeiten in Bezug auf Größe, Form oder Konsistenz.

Pathologische Befunde:

- ***Abwehrspannung:*** Unter dem Begriff Abwehrspannung wird eine schmerzreflektorische Kontraktion der Bauchmuskulatur definiert, die sowohl willkürlich als auch unwillkürlich auftreten kann. Eine **willkürliche** Abwehrspannung kann zumeist durch Lageänderung (z. B. Beine anziehen) oder Ablenkung des Patienten durch ein Gespräch überwunden werden. Eine **unwillkürliche** Abwehrspannung bzw. Rigidität der Bauchdecke entsteht schmerzbedingt und reflektorisch und kann im Extremfall auch zum Bild des brettharten Abdomens führen, bei dem die Bauchdecken durch eine vorliegende Peritonitis krampfartig kontrahiert sind.
- ***Loslassschmerz:*** Hierzu drückt der Untersucher im entsprechenden Schmerzareal die Palmarseite seiner Finger etwa 30 Sekunden lang in die Bauchdecke des Patienten. Normalerweise kommt es hierbei zu einem allmählichen Nachlassen des aufgetretenen Druckschmerzes. Der Untersucher lässt dann – ohne Vorwarnung des Patienten – durch eine schnelle Bewegung seine Hand plötzlich los und achtet auf die Mimik des Patienten. Kommt es bei Lösen des abdominellen Drucks zu einer Schmerzverstärkung, so spricht man von einem positiven Loslassschmerz, der als Zeichen einer peritonitischen Reizung gewertet wird. Findet sich auch an der gegenüberliegenden Stelle des schmerzhaften Areals ein positiver Loslassschmerz (gekreuzter Loslassschmerz), so spricht dies für eine Generalisierung der Peritonitis.

- *Peritonitische Zeichen:* Unter peritonitischen Zeichen werden unterschiedliche pathologische Untersuchungsbefunde des Abdomens zusammengefasst, die alle gemeinsam auf das Vorliegen einer Peritonitis hinweisen. Eine Peritonitis ist als Entzündung des Peritoneums definiert und entsteht zumeist bei Perforation eines Hohlorganes oder entzündliche Veränderungen. Neben der bereits erwähnten **Abwehrspannung** und dem **Loslassschmerz** zeigen Patienten mit Peritonitis **starke Schmerzen bei Erschütterung** des Abdomens (z. B. bei leichtem Beklopfen der Bauchdecken), eine **Schmerzverstärkung durch Husten** sowie auch eine **kutane Hyperästhesie** (starke Schmerzen durch oberflächliches Kneifen einer Hautfalte). Lässt sich der Patient aus dem Zehenstand in den Hackenstand fallen, so führt dies bei Vorliegen einer Peritonitis durch die entstehende Erschütterung ebenfalls zu einer deutlichen Schmerzzunahme.
- *Resistenzen:* Intraabdominelle Resistenzen können beispielsweise durch maligne Raumforderungen, Lymphknotenschwellungen, Abszesse oder auch Gefäßaneurysmen bedingt sein, müssen jedoch insbesondere bei schlanken Patienten von normalen Organbefunden, einer gefüllten Harnblase oder auch harten Kotballen (Skybala) abgegrenzt werden. Oftmals empfiehlt es sich daher, die Untersuchung zu einem späteren Zeitpunkt bzw. nach Darmentleerung und Miktion zu wiederholen.
- *Appendizitis-Zeichen:* Neben charakteristischen anamnestischen Informationen wie periumbilikale Schmerzen, Schmerzwanderung in den rechten Unterbauch, Übelkeit, Erbrechen und Fieber können auch klinische Untersuchungsbefunde den Verdacht auf eine akute Appendizitis verstärken. Hierzu gehören die klassischen Druckpunkte im rechten Unterbauch (siehe Abbildung), aber auch Schmerzverstärkung durch Veränderung der Körperposition sowie die rektale Untersuchung. Die wichtigsten Untersuchungsbefunde der akuten Appendizitis wurden in Tabelle 78 im Überblick zusammengefasst. Zu beachten sind jedoch anatomische Variationen wie z. B. die retrozökale Lage der Appendix, die das klinische Bild deutlich variieren können.

Tabelle 78

Befunde bei Appendizitis

McBurney-Punkt	Druckschmerz auf der Linie Spina iliaca ant. sup. rechts – Nabel, ca. 1/3 cm von der Spina entfernt
Lanz-Punkt	Druckschmerz auf der Linie Spina iliaca ant. sup. rechts / links, ca. 1/3 von rechter Spina entfernt
Blumberg-Zeichen	Schmerz im Bereich der Appendix bei Loslassen der auf der Gegenseite eingedrückten Bauchdecke (gekreuzter Loslassschmerz)
Rovsing-Zeichen	Schmerz im Bereich des Zökums bei Ausstreichen des Kolons vom Sigma nach proximal
Douglas-Schmerz	Schmerz bei rektaler Palpation des Douglas-Raums (v. a. bei Lage im kleinen Becken)
Psoas-Zeichen	Schmerz im rechten Unterbauch bei Anheben des rechten Beins in der Hüfte gegen Widerstand durch Reizung der Psoasfaszie (v. a. bei retrozökaler Lage)
Sitkowski-Zeichen	Schmerzzunahme in Linksseitenlage
Obturator-Zeichen	Schmerzen bei Innenrotation des rechten Beines

Abbildung 34

Appendizitis-Zeichen

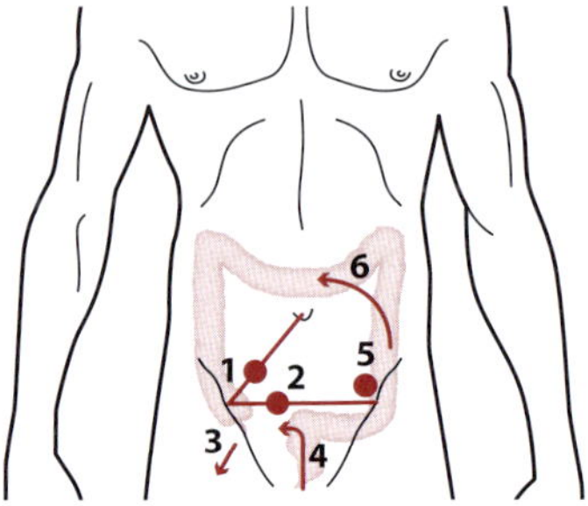

1 McBurney
2 Lanz
3 Psoas
4 Douglas
5 Blumberg
6 Rovsing

Palpation der Leber

Technik: Die Palpation der Leber beginnt im rechten unteren Quadranten des Abdomens, während der Patient aufgefordert wird, tief einzuatmen. Durch die Bewegung der Leber bei Inspiration (ca. 2 cm nach kaudal) stößt dabei der untere Leberrand an die Fingerspitzen der flach aufgelegten palpierenden Hand des Untersuchers. Ist der Leberrand palpabel und seine **Position im Bezug zum Rippenbogen** bestimmt, so wird er nach medial und lateral verfolgt und es werden hierbei **Konsistenz, Oberfläche, Druckdolenz** oder auch **Pulsationen** der Leber erfasst. Kann der Leberrand initial nicht getastet werden, wird die Hand des Untersuchers näher nach kranial an den Rippenbogen gerückt und die Palpation wiederholt. Wird die Palpation dagegen im rechten oberen Quadranten begonnen, besteht bei einer ausgeprägten Hepatomegalie (z. B. bei CML) die Gefahr, dass ein bis in den unteren Quadranten reichender Leberrand nicht erfasst wird.

Bei Bestimmung des unteren Leberrandes ist jedoch zu beachten, dass intrapulmonale Veränderungen wie z. B. ein ausgeprägtes Lungenemphysem zu einer Verschiebung der Leber nach kaudal führen können und so eine Hepatomegalie vortäuschen kann. Daher sollte für die Größenbestimmung der Leber anstatt der Position des unteren Leberrandes immer die Ausdehnung der Leber in der Medioclavicularlinie in cm angegeben werden, die durch Perkussion bzw. Kratzauskultation erfasst wurde.

Abbildung 35

Palpation der Leber

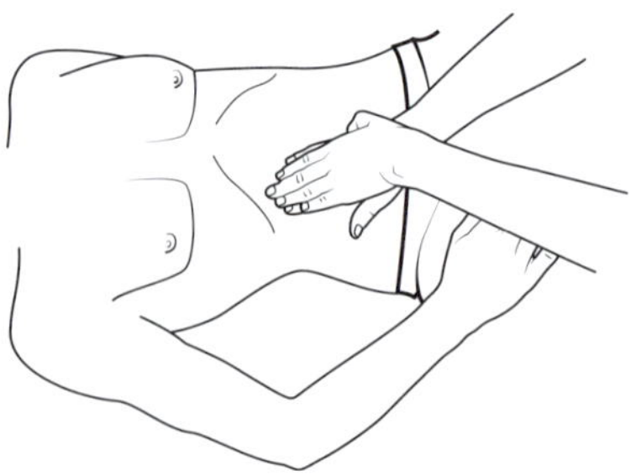

Normalbefund: Die normale Lebergröße gemessen von kranial nach kaudal beträgt beim erwachsenen Patienten in der Medioclavicularlinie 8–12 cm (Männer) bzw. 7–11 cm (Frauen). Die Palpation der Leber ist für den Patienten nicht schmerzhaft und zeigt einen nur leicht abgerundeten Leberrand, der bei tiefer Inspiration etwa 2–3 Querfinger unter dem Rippenbogen tastbar ist. Die Oberfläche der Leber ist glatt und die Konsistenz elastisch und weich. Kann der Leberrand durch Palpation während der Inspiration nicht ertastet werden, so ist dies jedoch nicht als pathologischer Organbefund, sondern als Normvariante zu werten.

Pathologische Befunde: Veränderungen der Größe, Konsistenz und Oberfläche der Leber sowie auch eine druckschmerzhafte Palpation oder auskultierbare Strömungsgeräusche stellen wichtige Hinweise auf pathologische Organveränderungen dar, deren Differentialdiagnose in Tabelle 79 zusammengefasst ist:

Tabelle 79

DD Untersuchungsbefunde der Leber

	Differentialdiagnose
Druckschmerz	Hepatitis, Kapselspannungsschmerz bei ausgeprägter Hepatomegalie, Leber-Abszess, Cholangitis, Stauungsleber bei Rechtsherzinsuffizienz
Hepatomegalie	*weich:* Hepatitis, Rechtsherzinsuffizienz, alkoholischer Leberschaden (Frühstadium), nicht-alkoholische Fettlebererkrankung (NAFLD), Virusinfektion (EBV), hämolyt. Anämie, Leukämie, Lymphom, Sarkoidose *hart/knotig:* Tumore, Metastasen, Leberzirrhose
Leber verkleinert, hart, mit derber Oberfläche	fortgeschrittene Leberzirrhose
Leberrand abgerundet	Fettleber, Hepatitis, Rechtsherzinsuffizienz
Leberrand knotig	hepatozelluläres Karzinom, Lebermetastasen, Leberzirrhose, Zysten
Pulsationen	Trikuspidalinsuffizienz
Strömungsgeräusche	hepatozelluläres Karzinom
Hepatojugulärer Reflux	Rechtsherzinsuffizienz

Palpation der Gallenblase

Technik: Die Gallenblase wird am entspannt liegenden Patienten am kaudalen Leberrand in der Medioclavicularlinie palpiert.

Normalbefund: Die Gallenblase ist im Normalfall nicht tastbar und nicht druckdolent.

Pathologische Befunde: Zu einer tastbaren Vergrößerung der Gallenblase kann es durch einen Aufstau von Galle bei Verschluss des D. cysticus oder D. choledochus (Gallenblasen-Hydrops), eitrige Entzündungen (Gallenblasen-Empyem) oder auch maligne Raumforderungen (Gallenblasen-Karzinom) kommen. Die vergrößerte Gallenblase ist dabei als atemverschiebliche, elastische Resistenz medial der MCL zu tasten, deren Schmerzhaftigkeit bei Palpation weitere differential-

niert, die den Verdacht auf ein Pankreaskopfkarzinom oder auch eine Papillenstenose nahe legt und häufig mit einem Ikterus einhergeht.

Eine deutliche Druckdolenz in der Region der Gallenblase kann Hinweis auf eine Cholecystitis oder eine akute Gallenkolik sein, sollte aufgrund der anatomischen Nachbarschaft differentialdiagnostisch aber immer auch an andere Ursachen wie das Ulcus ventriculi / duodeni, Gastritis, Pankreatitis u. a. denken lassen. Als charakteristisches Zeichen für das Vorliegen einer akuten Cholezystitis dagegen kann das sog. **Murphy-Zeichen** dienen – hierbei wird der Patient aufgefordert, während der Palpation der Gallenblasenregion tief einzuatmen. Kommt es dabei schmerzbedingt zu einer Unterbrechung der tiefen Inspiration, so spricht man von einem positiven Murphy-Zeichen.

Palpation der Milz

Technik: Die Palpation der Milz erfolgt zunächst in Rückenlage des Patienten, wobei, Größe, Konsistenz und Druckschmerzhaftigkeit erfasst werden. Die linke Hand des Untersuchers wird um die linke Flanke des Patienten gelegt und drückt die Milz dabei von dorsal nach ventral. Die rechte Hand palpiert nun die Region unterhalb des linken Rippenbogens von distal nach proximal, beginnend im linken unteren Quadranten. Der Patient wird aufgefordert, tief einzuatmen – hierbei kommt es bei einer vergrößerten Milz durch die tiefe Inspiration zu einem tastbaren Anstoß des unteren Milzrandes an die palpierenden Finger. Ist die Milz in Rückenlage nicht zu tasten, kann der Untersuchungsvorgang in Rechtsseitenlage des Patienten wiederholt werden. Hierbei kommt es zu einer Verlagerung der Milz nach ventral und rechts, die die Palpation häufig erleichtert.

Abbildung 36

Palpation der Milz

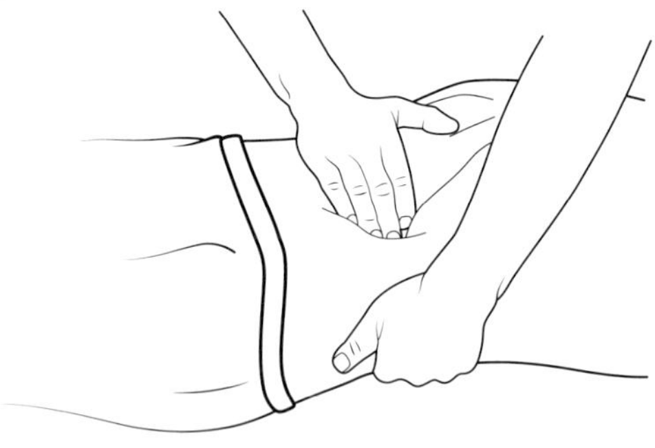

Normalbefund: Die Milz ist beim Erwachsenen im Normalfall nicht tastbar, da sie komplett vom knöchernen Thorax überlagert ist.

Pathologische Befunde: Eine palpable Milz stellt einen pathologischen Untersuchungsbefund dar, der auf eine deutliche Vergrößerung (**Splenomegalie**) schließen lässt, deren verschiedene Ursachen in Tabelle 80 im Überblick dargestellt sind. Die ausgeprägtesten Befunde werden hierbei bei Erkrankungen wie den chronischen Leukämien, Lymphomen und Osteomyelofibrose, aber auch bei der Malaria beobachtet. Abzugrenzen hiervon sind jedoch eine vergrößerte linke Niere (z. B. bei polyzystischer Nierendegeneration) oder auch Tumore des linken Oberbauches (z. B. kolorektales Karzinom).

Ist die Konsistenz der vergrößerten Milz weich, spricht dies am häufigsten für infektiöse bzw. septische Prozesse, derbe Vergrößerungen dagegen lassen chronisch neoplastische Prozesse vermuten. Eine schmerzhafte Palpation der Milz legt den Verdacht auf einen Milzinfarkt (z. B. im Rahmen einer Endokarditis), aber auch einen Abszess bzw. eine Perisplenitis nahe. Hierbei kann es zudem zum Reiben der Milzkapsel gegen das Peritoneum parietale kommen, das durch Auskultation als Reibegeräusch im linken oberen Quadranten erfasst werden kann.

DD Splenomegalie

Tabelle 80

	Differentialdiagnosen
Pfortaderhochdruck	Leberzirrhose, Pfortaderthrombose, Budd-Chiari-Syndrom
Infektion	EBV, HIV, Toxoplasmose, Röteln, Malaria, CMV, Sepsis, Endokarditis, Tbc
Neoplasie	Myeloproliferative Syndrome, Leukämie, Lymphome
Hämolytische Anämie	Sphärozytose, Sichelzellanämie, Thalassämie
Speicherkrankheiten / Infiltration	M. Gaucher, M. Niemann-Pick, Amyloidose
Rheumatologie / Kollagenosen	Juvenile rheumatoide Arthritis, Felty-Syndrom, Sarkoidose, SLE, Vaskulitis, M. Behçet

◗ ***Untersuchung des Pankreas:*** Aufgrund seiner retroperitonealen Lage dorsal des Magens und des Mesenteriums ist das Pankreas einer Tastuntersuchung nicht zugänglich. In der Pankreasdiagnostik stehen daher bildgebende (Sonographie, Computertomographie, ERCP, Magnetresonanztomographie, MRCP) sowie laborchemische Diagnoseverfahren im Vordergrund.

◗ ***Palpation der Bauchaorta***

Technik: Bei schlanken Patienten kann die Aorta abdominalis als pulsierende Raumforderung durch Palpation entlang der Mittellinie getastet werden.

Normalbefund: Eine normale Aorta überträgt die Pulsationen nach ventral, ohne das es hierbei zu lateralen Ausstrahlungen kommt. Unangenehme Empfindungen während der Palpation können normal sein und beruhen auf einer Reizung des Plexus solaris.

Pathologische Befunde: Eine deutliche Verbreiterung der Aorta und nach lateral übertragene Pulsationen sind hinweisend auf ein **Bauchaortenaneurysma**.

◗ ***Hernien*** *(Def.: Vorfall von Eingeweideteilen (Bruchinhalt) in eine Ausstülpung des Peritoneums (Bruchsack) durch eine Öffnung der Bauchwand (Bruchpforte))*: Die häufigsten Formen der äußeren Hernien sind hierbei Leistenhernien, Schenkelhernien, Nabelhernien, epigastrische Hernien und Narbenhernien, die sich in Form einer Vorwölbung oder Schwellung, als unspezifische Schmerzen beim Heben von Lasten oder körperlicher Aktivität oder auch sehr akut durch Komplikationen wie z. B. die Inkarzeration (Einklemmung) manifestieren können.

Technik: Die Untersuchung von Hernien beginnt mit der **Inspektion** am stehenden Patienten, der aufgefordert wird, den intraabdominellen Druck durch Husten oder auch Pressen zusätzlich zu erhöhen. Der Untersucher achtet hierbei auf Vorwölbungen der Bauchdecke und Leistenregion. Zur **Palpation** der Leistenhernien beim Mann tastet sich der Untersucher am Oberrand des Hodensacks die äußere Öffnung des Leistenkanals und führt den kleinen Finger der rechten Hand mit Skrotalhaut in den Leistenkanal ein, bis die Fingerbeere die Hinterwand des Leistenkanals berührt. Der Patient wird nun erneut zum Husten aufgefordert – im Falle eine indirekten Hernie schlägt diese nun gegen die Fingerspitze des Untersuchers, eine direkte Hernie dagegen gegen die seitliche Fingerbeere des Untersuchers (**Bailey-Anstoßtest**). Liegt der Verdacht auf eine Leistenhernie nahe, so sollte auch versucht werden, diese zu reponieren, d.h. durch sanften Druck mit den Fingern wieder in die Bauchhöhle zurückzuschieben – schmerzhafte Repositionsversuche müssen jedoch unterlassen werden! Abschließend sollte auch eine **Auskultation** der Schwellung erfolgen, um evtl. im Bruchsack enthaltende Darmschlingen durch den Nachweis von Darmgeräuschen zu erfassen.

Abbildung 37

Lokalisation von Leistenhernien

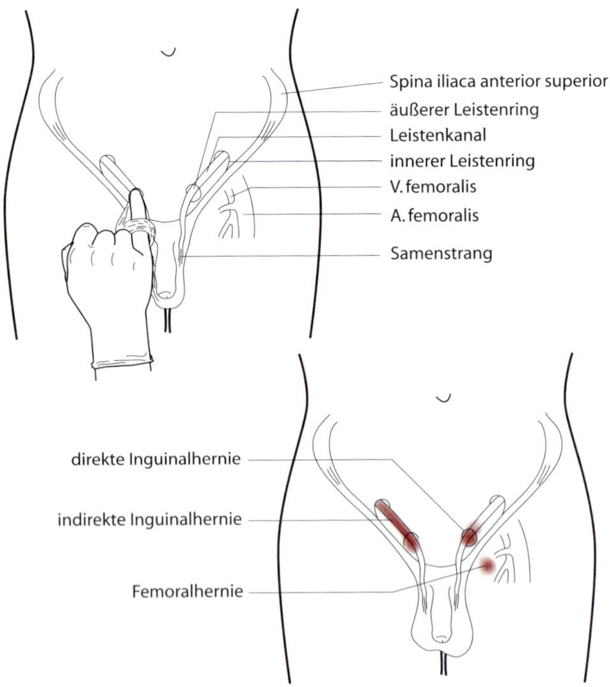

Normalbefund: Keine Vorwölbung bei Inspektion, Husten oder Palpation. Jedoch kann nicht jede Hernie durch die körperliche Untersuchung erfasst werden, so dass bei entsprechender Symptomatik auch bildgebende Verfahren herangezogen werden sollten (Sonographie).

Pathologische Befunde:

- ***Direkte Leistenhernie:*** Direkte Leistenhernien sind zumeist **erworben** und treten **medial der epigastrischen Gefäße** auf direktem Wege durch die Bauchdecke. Bei Palpation des Inguinalkanals kommt es zum Hustenanprall der Hernie an die seitliche Fingerbeere.
- ***Indirekte Leistenhernie:*** Indirekte Leistenhernien sind meist **angeboren** (fehlende Obliteration des Processus vaginalis nach dem Descensus testis) und daher häufig bei Kindern anzutreffen. Charakteristisch ist ein Verlauf aus dem inneren Leistenring **lateral der epigastrischen Gefäße** durch den Leistenkanal zum äußeren Leistenring, häufig ist auch eine Ausdehnung bis ins Skrotum bzw. die großen Labien möglich. Bei Palpation des Inguinalkanals kommt es zum Hustenanprall der Hernie an die Fingerspitze.
- ***Schenkelhernie:*** Schenkelhernien sind selten und betreffen meist ältere Frauen, als Bruchpforte dient dabei die **Lacuna vasorum**. Hierbei kommt es zu einer tastbaren Vorwölbung kaudal des Ligamentum inguinale und medial der epigastrischen Gefäße. Der Leistenkanal ist bei Palpation leer.

Von Hernien abzugrenzen sind inguinale Schwellungen anderer Genese, wie z. B. Lymphknotenschwellungen, eine Dilatation der V. saphena, ein Aneurysma der A. femoralis, eine Hodenektopie, ein Psoasabszess oder Lipome.

Analregion und rektale Untersuchung

Die komplette Untersuchung des Abdomens beinhaltet auch die **Inspektion der Analregion** sowie die **rektale Tastuntersuchung**. Gerade auch bei Patienten über dem 40. Lebensjahr sollte diese fester Bestandteil jeder ausführlichen ärztlichen Untersuchung sein, um die Früherkennung von Rektum- und Prostatakarzinomen zu ermöglichen. Klinische Symptome wie Veränderung der Stuhlgewohnheiten, rektaler Blut- oder Schleimabgang sowie eine ungeklärte Anämie stellen immer eine Indikation zur rektalen Untersuchung dar. Auch in der Differentialdiagnose abdomineller Schmerzen (z. B. Appendizitis, Extrauteringravidität) kann eine rektale Untersuchung durch Befunde wie Druckschmerzhaftigkeit oder Fluktuationen im Douglasschen Raum hilfreiche Informationen bieten. Die rektale Untersuchung stellt jedoch für die meisten Patienten einen unangenehmen und mit Schamgefühlen und Schmerzerwartung verbundenen Teil der abdominellen Untersuchung dar; Informationen über Ablauf und Grund der Untersuchung sowie Wahrung der Privatsphäre sind daher von besonderer Bedeutung.

Technik: Die Inspektion der Analregion und rektale Untersuchung kann in Linksseitenlage mit leicht angezogenen Knien, im Stehen mit vornübergebeugtem Oberkörper, in Knie-Ellenbogen-Lage sowie auch in Steinschnittlage erfolgen. Die für den Patienten angenehmste und daher am häufigsten angewandte Position dürfte jedoch die Linksseitenlage darstellen, bei der nur die Analregion exponiert werden sollte, der restliche Teil der Körpers und insbesondere die Genitalregion jedoch mit einer Decke abgedeckt werden können. Als Hilfsmittel sollten Untersuchungshandschuhe bzw. ein Fingerling, Gleitmittel (z. B. Vaseline) sowie ein Hämoccult-Test bereitgehalten werden.

Für die **Inspektion der Analregion** werden die Gesäßbacken vorsichtig angehoben und der Anus sowie die umgebende Haut bei guten Lichtverhältnissen betrachtet. Auffällig sind hierbei insbesondere Hautveränderungen, Marisken, Fissuren, perianale Thrombosen und Hämorrhoiden (s. Tabelle 82). Zudem wird der Patient aufgefordert, wie bei der Defäkation zu pressen, um ein mögliches Prolabieren von Hämorrhoiden oder auch eines Anal- bzw. Rektumprolaps zu erfassen. Die **Palpation des Rektums** beginnt am äußeren Analring, den der Untersucher vorsichtig mit dem rechten Zeigefinger berührt und hierdurch den Analreflex (Kontraktion des Sphincter ani externus) auslöst. Unter Verwendung von ausreichend Vaseline wird nun der palpierende Finger unter leichtem Druck in den Analkanal eingeführt, während man den Patienten leicht pressen lässt. Zunächst wird der **Sphinktertonus** (spontan und nach Aufforderung) beurteilt, im weiteren Verlauf werden durch Drehen des Fingers die **Wände des Analkanals** auf Veränderungen der Schleimhaut und Schmerzhaftigkeit hin palpiert. Beim Mann können an der Rektumvorderwand **Größe und Konsistenz der Prostata** ertastet werden, kranial davon bei pathologischen Veränderungen auch die Samenblasen. Bei weiblichen Patienten werden durch Palpation Veränderungen der inneren Geschlechtsorgane bzw. im Douglasschen Raum erfasst. Am Ende der rektalen Untersuchung zieht man den Finger vorsichtig zurück und prüft den Fingerling auf Stuhlfarbe und eventuelle Blutspuren, zudem sollte mit evtl. Stuhlresten ein quantitativer immunologischer Stuhltest zur Darmkrebsvorsorge durchgeführt werden. Abschließend sollte dem Patienten Zellstoff zur Reinigung der Analregion angeboten werden.

Normalbefund: Die Analregion zeigt bei Inspektion und Pressen des Patienten keine Auffälligkeiten, der Analreflex ist regelrecht auslösbar, der Sphinktertonus deutlich ausgeprägt. Die Palpation des Rektums ist normalerweise nicht schmerzhaft, zeigt eine regelmäßige weiche Schleimhautkontur ohne Raumforderungen oder Konsistenzveränderungen. Zervix uteri und hintere Wand des Douglasschen Raumes sind bei gesunden Patienten weich, verschieblich und nicht schmerzhaft (zur Untersuchung der Prostata vgl. auch Kapitel Urogenitales System, S. 163).

Pathologische Befunde: Auffällige Befunde bei Inspektion der Analregion sowie deren Differentialdiagnosen sind in Tabelle 81 zusammengefasst:

Tabelle 81

Inspektionsbefunde rektale Untersuchung

	Charakteristika	*Differentialdiagnose*
Hautveränderungen	Ekzem, Rötung, Nässen, Rhagaden, Kratzspuren, Ulzeration, Condylomata accuminata	mangelnde Hygiene, Mykose, Wurmerkrankung, Proktitis, M. Bowen, Anal-Ca, Humanes Papillomavirus
Analfissuren	längsverlaufende Einrisse der Haut des Analkanals, z. T. extrem schmerzhaft	Trauma (harter Stuhl, Fremdkörper), chron. Obstipation, M. Crohn
Marisken	hypertrophe radiale Hautfalten am Analring	Endzustand perianaler Thrombosen, post partum
Hämorrhoiden (ab Grad II)	weiche bis derbknotige, leicht bläuliche Vorwölbung in anorektaler Gefäßregion	chron. Obstipation, sitzender Beruf, erhöhter Tonus des Analsphinkters
Perianale Thrombose	schmerzhafter, bläulicher Knoten am äußeren Analrand	forcierter Pressakt bei Defäkation, oftmals auch postpartum
Analprolaps	schleimhauttragende Vorwölbung mit radiärer Fältelung	Hämorrhoiden, Sphinkterschwäche
Rektumprolaps	schleimhauttragende Vorwölbung mit zirkulärer Fältelung	Schwäche des Beckenbodens, meist Frauen im höheren Alter
Analfisteln	sichtbare Fistelöffnungen, oft nässende oder eitrige Sekretion, Schmerzen	M. Crohn, Fortleitung von Divertikulitis / Appendizitis, Z. n. Strahlentherapie, Geburtstrauma
Pilonidalsinus	„Steißbeinfistel", subkutaner Epitheleinschluss über Steißbeinspitze, lokale Entzündungszeichen, Schmerzen	mangelhafte Hygiene, starke Behaarung, embryonaler Neuroporus

Ein bei rektaler Palpation auffällig **verminderter Sphinktertonus** kann sowohl durch altersbedingte Degeneration als auch durch einen Analprolaps, eine Proktitis oder ein Rektumkarzinom bedingt sein, nicht vergessen werden sollten in diesem Zusammenhang aber auch neurologische Ursachen (z. B. Kaudasyndrom). Veränderungen der Rektumschleimhaut wie **derbe oder knotige Oberflächenbeschaffenheit sowie tastbare Raumforderungen** sollten stets an das Vorliegen eines Rektumkarzinoms denken lassen. Hiervon abzugrenzen sind verhärtete Kotsteine in der Ampulle, weiche verschiebliche Knoten (DD Hämorrhoiden, polypöse Adenome) sowie Vorwölbungen in das Darmlumen, Tumore des kleinen Beckens, Descensus uteri oder auch eine volle Harnblase. **Schmerzen bei Palpation** der Rektumwände können durch entzündliche Veränderungen im Bereich der Appendix, Parametrien oder Adnexe bedingt sein, **Schmerzen im Douglasschen Raum** sollten immer auch an einen abszedierenden Prozess oder eine Extrauteringravidität denken lassen.

Tabelle 82

Klassifikation Hämorrhoiden

Grad	*Befund*
I	Knoten proximal der Linea dentata, von außen nicht sichtbar, nur proktoskopisch zu diagnostizieren
II	Knoten prolabieren beim Pressen nach außen, reponieren spontan
III	Knoten prolabieren beim Pressen nach außen, fixierter Prolaps, reponieren nicht spontan
IV	Fixierter Mukosaprolaps, manuell irreponibel

Urogenitales System

Anamnese bei Erkrankungen der Niere und ableitenden Harnwege

Hauptsymptome bei Präsentation

- ***Miktionsstörungen:*** Unter dem Begriff Miktionsstörungen werden vielfältige Formen der **Blasenentleerungsstörung** zusammengefasst, die auf mechanischen, neurogenen, entzündlichen wie auch psychischen Ursachen beruhen können. Oftmals werden Schwierigkeiten beim Wasserlassen auch unspezifisch als **Dysurie** bezeichnet.

- ***Strangurie:*** Schmerzen und Tenesmen bei der Miktion werden als Strangurie oder auch Algurie bezeichnet und stellen ein charakteristisches Symptom einer Zystitis oder Urethritis dar.

- ***Reizblase:*** Unter Reizblase versteht man einen vor allem bei Frauen vorkommenden chronischen Reizzustand der Blase, der durch imperativen Harndrang, erschwerte Miktion, Strangurie und diffuse suprapubische Schmerzen charakterisiert ist.

- ***Harnverhalt***: Beim akuten Harnverhalt ist dem Patient nicht möglich, seine Blase zu entleeren. Folgen sind starke suprapubische Schmerzen und ein imperativer Harndrang. Differentialdiagnostisch kommen mechanische, neurogene oder auch psychische Ursachen in Betracht.

- ***Unvollständige Harnentleerung:*** Hat der Patient das Gefühl einer unvollständigen Harnentleerung, so liegt eine Restharnbildung durch Obstruktion der ableitenden Harnwege z. B. durch ein Prostataadenom nahe.

- ***Harninkontinenz:*** Harninkontinenz bezeichnet den unwillkürlichen Urinabgang und stellt ein häufiges Symptom bei älteren Menschen, insbesondere bei Frauen dar. Häufigste Form der weiblichen Harninkontinenz ist hierbei die sog. **Stressinkontinenz**, bei der es infolge insuffizienter Beckenbodenmuskulatur zum Urinabgang bei Lachen, Niesen, Husten oder auch sportlichen Aktivitäten kommt. Davon abzugrenzen ist die sog. **Dranginkontinenz** (**Urge-Inkontinenz**), bei der es durch einen imperativen, nicht unterdrückbaren Harndrang zum Urinabgang kommt. Ursachen hierfür können Harnwegsinfektionen, mechanische Obstruktionen, postmenopausaler Östrogenmangel, psychosomatische Störungen oder auch vegetative Labilität sein. Unter einer **Reflexinkontinenz** versteht man einen Urinabgang durch unwillkürliche Blasenkontraktion ohne Harndrang, dessen Ursache Defekte des Rückenmarkes oberhalb des Miktionszentrums (S2–4) sind (z. B. Querschnitt). Eine weitere Form ist die sog. **Überlaufinkontinenz**, bei der es aufgrund mangelnder Blasenmotorik zur Überfüllung der Harnblase und unwillkürlichem Urinabgang ohne Detrusorkontraktionen kommt (z. B. bei Blasenautonomie infolge Läsion des Miktionszentrums).

- ***Harnstottern:*** Unter Harnstottern versteht man eine stoßweise erfolgende Miktion, die Zeichen eines Prostataadenoms oder auch einer Verlegung durch Blasensteine sein kann.

- ***Nykturie:*** Das Symptom der Nykturie, also des vermehrten Wasserlassens bei Nacht, stellt einen wichtigen anamnestischen Hinweis für das Vorliegen einer Rechtsherzinsuffizienz dar (vgl. Kapitel Kardiovaskuläres System, S. 70).

- ***Pneumaturie:*** Der Begriff Pneumaturie bezeichnet die Ausscheidung von Gasen mit dem Urin, die bei Harnwegsinfekten (gasbildende Bakterien), Darm-Blasenfisteln oder auch iatrogen nach O_2-Insufflation der Blase beobachtet werden kann.

- ***Gespaltener Harnstrahl:*** Eine sichtbare Spaltung des Harnstrahls bei Miktion kann Hinweis auf eine Harnröhrenstriktur sein.

Veränderung des Harnvolumens: Das normale Harnvolumen eines Gesunden beträgt unter physiologischer Flüssigkeitszufuhr etwa 700–2000 ml / Tag. Kommt es zu einer Harnausscheidung von mehr als 2000 ml Harn / Tag, so wird dies als **Polyurie** bezeichnet, die durch endokrine, renale oder auch psychische Ursachen bedingt sein kann (Tabelle 83). Hiervon abzugrenzen ist die sogenannte **Pollakisurie**, die als häufige Entleerung kleiner Harnmengen definiert ist und im Gegensatz zur Polyurie eine normale Gesamturinmenge aufweist. Ursache einer Pollakisurie können beispielsweise ein Prostataadenom, eine Zystitis / Urethritis oder auch Blasensteine sein.

Eine Abnahme der ausgeschiedenen Harnmenge wird als **Oligurie** (< 500 ml Harn / Tag) oder auch **Anurie** (< 100 ml Harn / Tag) definiert, die zumeist durch ein akutes oder chronisches Nierenversagen oder auch Obstruktionen des ableitenden Harnwege (z. B. durch Urethrastriktur oder Prostataadenom) bedingt sind.

Tabelle 83

DD Polyurie

Polydipsie (↑ Trinkmenge)	z. B. idiopathisch, psychisch
Endokrin / Metabolisch	z. B. Diabetes mellitus, Diabetes insipidus centralis / renalis Hyperkalzämie, Hypokaliämie
Renal	z. B. polyurische Phase des akuten Nierenversagens, chron. Niereninsuffizienz

Farbliche Veränderungen des Urins: Die normale Farbe des frischen Urins ist klar und hellgelb, bei verminderter Flüssigkeitszufuhr jedoch auch dunkel-gelb. Sehr heller oder farbloser Urin dagegen kann z. B. durch eine gesteigerte Zufuhr von Flüssigkeit, Diuretika, Ausschwemmung von Ödemen, Diabetes mellitus oder Diabetes insipidus, aber auch im Rahmen einer chronischen Niereninsuffizienz beobachtet werden.

Eine **rote Verfärbung** des Urins stellt für die meisten Patienten ein sehr beunruhigendes Symptom dar, das jedoch nicht zwingend das Vorhandensein von Blut im Urin bedeutet. Differentialdiagnostisch müssen hierbei eine **Hämaturie, Hämoglobinurie** oder **Myoglobinurie** abgegrenzt werden, weiter kommen

Erkrankungen wie die **Porphyrie** (nachdunkelnder Urin) oder auch Verfärbungen durch **Medikamente** (z.B. Phenazopyridin, Rifampicin) oder **Nahrungsmittel** (z.B. rote Beete) in Betracht. Zudem kann es auch im Rahmen eines cholestatischen Ikterus zu einer deutlich dunklen bzw. rotbraunen Verfärbung des Urins kommen.

Das Symptom der **Hämaturie** kann weiter unterschieden werden in eine **Makrohämaturie**, also eine sichtbare blutbedingte Rotfärbung des Urins sowie eine **Mikrohämaturie**, die als mikroskopischer Nachweis von >5 Erythrozyten / ml definiert ist. Differentialdiagnostisch müssen eine Vielzahl sowohl intra- als auch extrarenaler Prozesse eingegrenzt werden (s. Tabelle 84), die z.T. charakteristische Begleitsymptome wie suprapubische Schmerzen (Zystitis), Koliken (Steinabgang), Fieber und Flankenschmerzen (Pyelonephritis), Gewichtsverlust (Nierenzellkarzinom) oder auch Hypertonie und Ödeme (akute Glomerulonephritis) aufweisen. Grundsätzlich gilt jedoch, dass jede Hämaturie bis zum Beweis des Gegenteils karzinomverdächtig ist und einer sorgfältigen Abklärung bedarf.

Diagnostisch hilfreich in der Lokalisation des Blutungsherdes kann auch die sogenannte **Drei-Gläser-Probe** sein, in der am Anfang, während und zu Ende der Miktion eine Urinsammlung in 3 verschiedenen Probegefässen erfolgt. Kommt es hierbei v.a. am Anfang und Ende der Miktion zu einer deutlichen Makrohämaturie, liegt ein Prozess im Bereich der Urethra nahe, während ein konstant blutiger Urin in allen 3 Probengefäßen den Verdacht auf eine proximal gelegene Blutungsquelle nahe legt (Blase, Niere). Abzugrenzen hiervon sind blutige Kontaminationen des Urins aus dem Rektum bzw. durch die Periodenblutung der Frau, die zu falsch-positiven Ergebnissen führen.

Tabelle 84

DD Hämaturie

Intrarenal	Extrarenal
Trauma	Nephrolithiasis
Nephrolithiasis	Katheter (Trauma)
Nierenzell-Karzinom	Infektionen: z.B. Zystitis, Prostatitis
Pyelonephritis	Marcumar-Therapie, Gerinnungsstörung, Vaskulitis
Glomerulonephritis	Neoplasie: Blasenkarzinom, Prostatakarzinom
Niereninfarkt, Nierenvenenthrombose	

Eine **Hämoglobinurie** kann durch hämolytische Krisen oder Transfusionszwischenfälle bedingt sein, tritt aber auch nach langen Fußmärschen als sog. Marschhämoglobinurie ohne pathologischen Krankheitswert auf, eine **Myoglobinurie** dagegen ist zumeist Folge starker Muskeltraumen oder Verbrennungen, die zugleich die Gefahr einer sogenannten Crush-Niere bergen.

Schmerzen

- ***Nierenschmerzen:*** Durch langsam progrediente Erkrankungen der Niere verursachte Schmerzen werden zumeist durch die Dehnung der schmerzempfindlichen Nierenkapsel bedingt und als tief, dumpf und konstant drückend beschrieben. Typischerweise sind sie in der Lenden-Flanken-Region lokalisiert, nicht bewegungsabhängig und von mittlerer Intensität. Beispiele hierfür sind die Hydronephrose, das Nierenkarzinom oder auch die Glomerulonephritis. Eine akute Pyelonephritis dagegen ist durch einen sehr akuten Schmerzbeginn im kostovertebralen Winkel charakterisiert, zudem finden sich hierbei Begleitsymptome wie Fieber und Übelkeit.

- ***Ureterkolik:*** Die klassische Ureterkolik geht mit **heftigen krampfartigen Schmerzen im Verlauf der Ureteren** einher, die bis in die Hoden bzw. Labien ziehen können und durch Kontraktionen der glatten Muskulatur bei Abgang von Konkrementen bedingt sind. Charakteristischerweise findet sich ein wellenförmiger Schmerzverlauf mit wechselnder Intensität, der Patient ist unruhig und sucht Erleichterung durch Veränderung der Körperposition.

- ***Harnblasenschmerzen:*** Treten Schmerzen der Harnblase in Zusammenhang mit der Miktion auf, so stellt die bakterielle Zystitis die häufigste Ursache hierfür dar. Charakteristisch hierfür sind Brennen und Schmerzen beim Wasserlassen (Strangurie), die sich gegen Ende der Miktion verstärken sowie suprapubische Schmerzen. Kommt es zu heftigen suprapubischen Schmerzen und der gleichzeitigen Unfähigkeit, die Blase zu entleeren, so liegt ein akuter Harnverhalt nahe.

- ***Ödeme***: Vgl. Kapitel Kardiovaskuläres System, S. 72

Medizinische Vorgeschichte

Anamnestisch relevant sind hierbei angeborene Deformitäten (z. B. Hufeisenniere, Ureter duplex) und vorausgegangene entzündliche Erkrankungen der Niere und ableitenden Harnwege (z. B. rezidivierende Harnwegsinfektion), bekannte Nierensteine oder Traumata (Crush-Niere) sowie Voroperationen und Bestrahlungen. Für die Pathogenese der Glomerulonephritis bzw. des akuten Nierenversagens sind insbesondere im Kindesalter vorausgegangene Infekte wie z. B. eine Streptokokkenangina (Poststreptokokken-GN) oder auch ein gastrointestinaler Infekt (HUS durch E. coli O 157) von Bedeutung. Auch finden sich bei vielen systemischen Erkrankungen wie z. B. Diabetes mellitus, arterieller Hypertonus, Gicht, SLE, Kollagenosen oder Plasmozytom deutliche Veränderungen des Nierenparenchyms bzw. der Gefäße, die zu schwerwiegenden Funktionseinschränkungen führen können.

Medikamente

Die langjährige Einnahme von Schmerzmedikamenten kann durch Schädigung des Nierenparenchyms zur Ausbildung einer sogenannten **Analgetika-Nephropathie** führen. Im Vordergrund stehen hierbei phenacetinhaltige Analgetika bzw. deren Metabolit Paracetamol sowie nichtsteroidale Antiphlogistika, deren Einnahme unter Angabe der genauen **Menge** und **Zeitdauer** erfragt werden sollte. Wurden insgesamt mehr als 500–1000 g Phenacetin eingenommen, ist die Diagnose einer Analgetika-Nephropathie bei entsprechenden Beschwerden wahrscheinlich. Von anamnestischer Bedeutung können weiterhin nephrotoxische Medikamente wie z. B. Penicillamin und Gold, Aminoglykoside, Cephalosporine, Amphotericin B, ACE-Hemmer, Zytostatika oder auch Röntgenkontrastmittel sein. Bei transplantierten Patienten sollte zudem nach immunsuppressiven Medikamenten und deren Nebenwirkungen gefragt werden.

Familienanamnese

In der Familienanamnese ist insbesondere die Frage nach **Missbildungen der Niere und ableitenden Harnwege** von Bedeutung. Wichtige Beispiele hierbei ist die polyzystische Nierendegeneration (autosomal-rezessive bzw. autosomal-dominante Vererbung), die sich meist durch einen schweren arteriellen Hypertonus manifestiert und bei den betroffenen Patienten zum irreversiblen Nierenversagen führt. Ebenfalls genetisch determiniert ist das sog. **Alport-Syndrom** mit chronischer Niereninsuffizienz, Innenohrschwerhörigkeit und Augenfehlbildungen. Weiter sollten auch familiär prädisponierte Grunderkrankungen wie z. B. Diabetes mellitus oder arterieller Hypertonus erfasst werden.

Sozialanamnese

In der Sozialanamnese renaler Erkrankungen stehen zumeist das Coping mit chronischen Erkrankungen im Vordergrund, die Veränderungen des beruflichen und sozialen Alltags nach sich ziehen. Beispiele hierfür sind der regelmäßige Besuch der Dialyse (Verfahrenstyp, Häufigkeit, Heimdialyse, Komplikationen), Warten auf eine Nieren-Transplantation oder Einschränkungen der Ernährung sowie der Flüssigkeitsaufnahme, bei neurologischen Erkrankungen mit Harnverhalt (z. B. MS) auch die regelmäßige Selbstkatheterisierung der Blase sowie der Umgang mit Inkontinenz und Dauerkatheter.

Untersuchung der Niere und ableitenden Harnwege

Inspektion

Die Untersuchung des urogenitalen Systems beginnt mit der Inspektion des gesamten Patienten und seines Gesundheitszustands. Bei akuten Schmerzzuständen kann hierbei bereits die **Körperposition** des Patienten (z. B. unruhig im Bett wälzend bei Nierenkolik) wichtige Informationen geben. Weiterhin sollten **Hautturgor** (Ödeme, Exsikkose), **Narben** und **Hautveränderungen** erfasst werden. Patienten mit chronischer Niereninsuffizienz zeigen einen charakteristischen Gesamteindruck, der durch eine grau-blasse Café-au-lait-Farbe der Haut, einen Foetor uraemicus, Kratzspuren infolge eines generalisierten Pruritus sowie deutliche Ödeme bei Dekompensation bestimmt wird. Auch sollte bei diesen Patienten das Vorhandensein eines **Dialyse-Shunts** an der oberen Extremität sowie evtl. Entzündungszeichen in der Umgebung erfasst werden. Weiter sollte der Untersucher auf sichtbare Schwellungen im Bereich der Flanken achten, die beispielsweise Hinweis auf polyzystische Nierenerkrankungen, Tumore, Abszesse oder eine Hydronephrose sein können. Vorwölbungen der ventralen Bauchwand im Kindesalter sollten dabei immer auch an ein Nephroblastom bzw. Neuroblastom denken lassen.

Palpation

Nieren

Technik: Die Palpation der Nieren erfolgt in Rückenlage des Patienten. Zur Palpation der rechten Niere legt der Untersucher seine linke Hand in die Flanke des Patienten und drückt diese nach ventral. Gleichzeitig palpieren die Finger der rechten Hand das Abdomen unterhalb des rechten Rippenbogens während der Patient tief einatmet. Hierbei wird durch die bimanuelle Palpation versucht, den unteren Nierenpol zu ertasten. Die Palpation der linken Niere erfolgt analog dazu mit umgekehrten Seitenverhältnissen. Ist die Niere palpabel, so werden Lage, Größe, Kontur, Konsistenz und Druckdolenz erfasst.

Abbildung 38

Palpation der Nieren

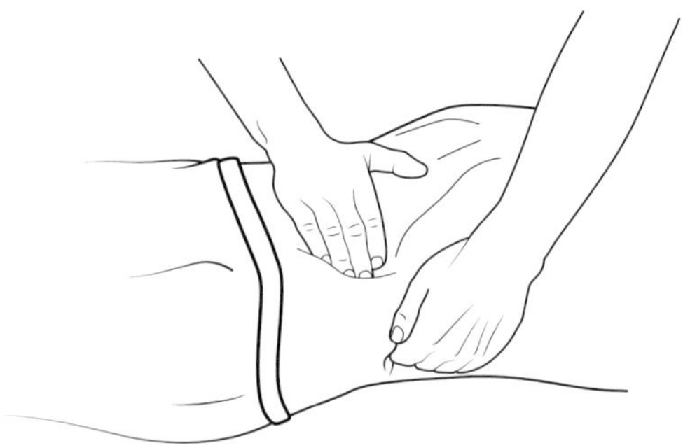

Normalbefund: Mit Ausnahme sehr schlanker Personen sind die Nieren normalerweise nicht palpabel.

Pathologische Befunde: Eine vergrößerte, palpable Niere muss differentialdiagnostisch an eine polyzystische Nierendegeneration, einen Nierentumor bzw. retroperitonealen Tumor, Hydronephrose, hypertrophierte Restniere, Wanderniere, dystope Niere oder auch eine Hufeisenniere denken lassen. Wichtig ist bei Vergrößerungen der linken Niere die Abgrenzung gegenüber der Splenomegalie.

Sonderfall: Eine transplantierte Niere ist im kleinen Becken tastbar.

◗ ***Harnleiter:*** Normale oder auch pathologisch veränderte Ureter sind mit Hilfe der Palpation nicht zu erfassen. Jedoch kann eine schmerzhafte Palpation entlang des Harnleiterverlaufs bzw. von spezifischen Druckpunkten über den physiologischen Ureterengen (Nierenbeckenausgang: Höhe des 2./3. LW, 2–3 Querfinger medial vom Rand des M. psoas, Überkreuzen der Iliakalgefäße: 2–3 Querfinger medial der Spina iliaca anterior superior, Durchtritt durch Harnblasen - wand: 2–3 Querfinger medial des Lig. inguinale, lateral der Blase) Hinweis auf die Einklemmung von Konkrementen sein.

◗ *Harnblase*:
Technik: Zur Palpation der Harnblase liegt der Patient entspannt auf dem Rücken, die Arme sind locker neben den Körper gelegt. Der Untersucher legt die Finger seiner rechten Hand kranial der Symphyse auf den Unterbauch und übt einen kurzen Druck auf die Harnblasenregion aus. In Abhängigkeit vom Füllungszustand kann die Harnblase hierbei als Resistenz ertastet werden.

Normalbefund: Eine leere Harnblase ist nicht zu tasten, ab ca. 200 ml Füllung kann der Blasenfundus etwa 3 Querfinger über der Symphyse palpiert werden; bei maximal voller Blase kann der Fundus bis zum Nabel oder noch höher stehen.

Pathologischer Befund: Eine schmerzhafte Palpation sollte bei einer vergrößerten Harnblase an das Vorliegen eines **akuten Harnverhaltes** (vgl. auch Perkussion der Harnblase, S. 146) denken lassen, bei normaler Harnblasengröße auch an eine fortgeschrittene Zystitis. Im Gegensatz dazu gehen chronisch vergrößerte Harnblasen (z. B. bei Prostataadenom) nicht mit Schmerzen bei der Palpation einher.

Perkussion

◗ ***Niere***
Technik: Die Perkussion der Nierenlager erfolgt am sitzenden Patienten und wird – um unnötige Lagewechsel zu vermeiden – oftmals während der Untersuchung des Rückens bzw. der Wirbelsäule durchgeführt. Der Untersucher steht hinter dem Patienten und beklopft mit der ulnaren Handkante mit leichtem Druck beide Nierenlager in Höhe des kostovertebralen Winkels und achtet dabei auf das Schmerzempfinden des Patienten.

Normalbefund: Die Nieren sind im Normalfall nicht klopfschmerzhaft. Der Patient kann eine unangenehme Erschütterung bei der Perkussion verspüren, die jedoch nicht schmerzhaft sein sollte.

Pathologische Befunde: Zeigt die Perkussion eine deutliche Klopfschmerzhaftigkeit des Nierenlagers, so muss differentialdiagnostisch v. a. an eine Pyelonephritis, aber auch an Abzesse, Niereninfarkt oder Harnstau gedacht werden. Schwierig gestaltet sich oftmals die Abgrenzung von Erkrankungen der Wirbelsäule und paravertebralen Rückenmuskulatur, die bei Perkussion ebenfalls schmerzhaft sein können.

Harnblase

Technik: Die Perkussion der Harnblase dient wie auch die Palpation zur Erfassung des Füllungszustandes, setzt jedoch ein Volumen von mindestens 150 ml voraus. Der Patient wird in Rückenlage positioniert, der linke Zeige- oder Mittelfinger des Untersuchers auf das Areal über der Symphyse gelegt und mit dem Zeigefinger der rechten Hand perkutiert. Hierbei wird versucht, den tympanitischen Klopfschall über den luftgefüllten Darmschlingen von der Dämpfung über der flüssigkeitsgefüllten Harnblase abzugrenzen. Im Gegensatz zur Dämpfung bei Aszites wird die Dämpfung über der Harnblase durch Lagewechsel nicht verändert.

Normalbefund: Abhängig von Flüssigkeitsaufnahme und Miktion, siehe Palpation.

Pathologischer Befund: Klagt der Patient über die schmerzhafte Unfähigkeit, seine Blase zu entleeren und findet sich bei Perkussion eine stark gefüllte Harnblase, so handelt es sich um einen **Harnverhalt**, der sowohl mechanische (Trauma, OP, Tumor, Prostatahyperplasie, Urethrastrikturen, Steine u. a.), neurogene (z. B. MS, Querschnitt, Bandscheibenprolaps) als auch psychische Ursachen haben kann. Als Komplikation ist hierbei die Entwicklung eines akuten Nierenversagens gefürchtet.

Auskultation

Die Auskultation der Nierenregion erfolgt bei Verdacht auf arterielle Strömungsgeräusche (z. B. Nierenarterienstenosen) und ist im Kapitel Gastrointestinales System, S. 124 beschrieben.

Anamnese bei gynäkologischen Erkrankungen

Hauptsymptome bei Präsentation

◗ ***Fluor genitalis (Ausfluss)*** *(Def.: übermäßiger Ausfluss von Flüssigkeit aus der Vagina):* Fluor genitalis stellt für die Patientin ein oftmals belastendes Symptom dar. Begleitend finden sich häufig vaginales Brennen und Juckreiz, unangenehme Geruchsbildung oder auch Hautveränderungen. Fluor genitalis kann durch physiologische Ursachen bedingt sein (z. B. vaginales Transsudat bei sexueller Erregung, psychoreaktiv), aber auch Zeichen pathologischer Veränderungen von Vagina, Zervix, Corpus uteri oder selten auch der Tuben sein. Demnach orientieren sich differentialdiagnostische Überlegungen zumeist an der Lokalisation des Entstehungsortes (Tabelle 85). Anamnestisch hilfreich können hierbei Fragen zu **Dauer** und **Menge** des Ausflusses, **Farbe, Aussehen** und **Geruch** sowie begleitenden **Schmerzen, Juckreiz** oder **Brennen** sein. Wichtig können auch Fragen zur persönlichen Hygiene sein, da Kosmetika oder häufige Scheidenspülungen häufig zur Entstehung von Fluor prädisponieren, ebenso können sexualanamnestische Fragen weitere Anhaltspunkte geben (z. B. Chlamydien-Zervizitis).

Tabelle 85

DD Fluor genitalis

Herkunft	*Ätiologie*	*Charakteristika*
Vulva	Vulvitis	dickflüssig, Jucken, Brennen
	Vulvakarzinom	flüssig, fötide, oft blutig, Schmerzen
Vagina	Bakterielle Vaginose	farblos, wässrig, starker Geruch
	Candida-Infektion	dickflüssig-käsig, weiß, starker Juckreiz, geruchslos
	Trichomonaden-Kolpitis	gelblich-schaumig, trüb, starkes Brennen, Fischgeruch
	Fremdkörper	faulig, übelriechend
	Kolpitis senilis	weiß, geruchslos, Ursache: Östrogenmangel im Alter
Zervix	Ektropium / Ektopie, Polyp, Zervix-Ca, Hypersekretion der Zervixdrüsen (psychogen)	größere Mengen glasigen Zervix-Schleims
	Zervizitis	trüb, eitrig (Chlamydien, Gonokokken)
Corpus uteri	Endometrium-Ca, Myome, Polyposis uteri, Endometritis	meist dunkel-fötide oder blutig, begleitend oft Zwischenblutungen, Menorrhagien, Metrorrhagien
Tuben (sehr selten)	Tubenkarzinom	dünnflüssig, periodische Entleerung größerer Flüssigkeitsmengen „Hydrops tubae profluens"

◗ ***Prämenstruelles Syndrom (PMS)*** *(Def.: Symptomenkomplex aus psychischen Befindlichkeitsstörungen charakteristischerweise in der 2. Zyklushälfte vor Einsetzen der Periodenblutung)*: Im Rahmen des PMS treten Symptome wie depressive Verstimmung, Nervosität und Reizbarkeit sowie Spannungsgefühle und Ödemeinlagerungen in der Brust auf. Pathophysiologisch wird eine psychoneuroendokrine Dysfunktion angenommen, die genauen Zusammenhänge sind jedoch unklar.

- ***Dysmenorrhoe** (Def.: schmerzhafte Menstruation):* Dysmenorrhoe kann sowohl primär (seit der Menarche) wie auch sekundär auftreten. Differentialdiagnostisch kommen sowohl **organische Ursachen** wie chronische Entzündungen, Myome, Endometriose, Uterusfehlbildungen oder Intrauterinpessare als auch **funktionelle Ursachen** wie hormonelle oder vegetative Störungen in Betracht. Häufigste Ursache der primären Dysmenorrhoe junger Mädchen stellen dabei langanhaltende Uteruskontraktionen infolge eines Hormonungleichgewichtes zwischen verstärkter Bildung von Prostaglandin F2 und verminderter Bildung von Prostazyklin (Relaxation des Myometriums) dar.

- ***Störungen des Menstruationszyklus***: Die wichtigsten Menstruationsstörungen sind in der nachfolgenden Tabelle 86 zusammengestellt:

Tabelle 86

Menstruationsstörungen

	Definition
Metrorrhagie	Zwischen- oder Zusatzblutung außerhalb der regulären Menstruation
Menorrhagie	Blutung quantitativ verstärkte oder > 5 Tage dauernd, während regulärer Menstruation
Oligomenorrhoe	zu seltene Periodenblutung bei einem Zyklusintervall > 34 Tage
Polymenorrhoe	zu häufige Periodenblutung bei einem Zyklusintervall < 24 Tage
Hypomenorrhoe	auffallend schwache Blutung
Hypermenorrhoe	verstärkte Blutung, oft mit Abgang von Koageln
Amenorrhoe	Fehlen oder Ausbleiben der Menstruationsblutung

Bei der Amenorrhoe wird eine **primäre Amenorrhoe** (Ausbleiben der Menarche über das 16. Lebensjahr hinaus) sowie eine **sekundäre Amenorrhoe** (Ausbleiben der Menstruation >6 Monate bei zuvor normalem Menstruationszyklus) unterschieden. Ursache einer primären Amenorrhoe können sowohl chromosomale Entwicklungsstörungen (z. B. Turner-Syndrom) und Missbildungen der Genital - organe (z. B. Uterusaplasie), Störungen des Hypothalamus und der Hypophyse, eine testikuläre Feminisierung oder als physiologische Variante auch eine familiär verzögerte Menarche sein. Die Ursachen einer sekundären Amenorrhoe sind in Tabelle 87 im Überblick zusammengestellt.

Tabelle 87

DD sekundäre Amenorrhoe

Physiologisch	Schwangerschaft, Stillzeit, Menopause
Psychoreaktiv	Exzessiver Sport, Stress, Anorexia nervosa, Gewichtsverlust, Depression
Ovar	Polyzystische Ovarien, ovarieller Tumor, prämature Menopause, 17-α-Hydroxylasemangel
Uterus	Asherman-Syndrom, Hysterektomie
Hypophyse	Sheehan-Syndrom, OP, Neoplasie, Prolaktinom
Hypothalamus	Neoplasie
Andere	Hyperthyreose, M. Cushing, Pille danach, Medikamente

▶ ***Genitale Blutung:*** Genitale Blutungen, die nicht einer normalen Menstruationsblutung entsprechen, bedürfen einer umgehenden fachärztlichen Abklärung. Die Blutungsquelle kann dabei sowohl in der **Vulva / Vagina**, an der **Zervix uteri** sowie dem **Uterus** selbst lokalisiert sein (s. Tabelle 88). Je nach Lebensalter der Frau stehen dabei verschiedene differentialdiagnostische Überlegungen im Vordergrund – so finden sich im Kindesalter meist Fremdkörper und Traumen, im gebärfähigen Alter dagegen pathologische Veränderungen des Uterus bzw. der Zervix. Insbesondere die postmenopausale Blutung, d. h. jede Blutung, die bei Frauen im Menopausenalter nach einjähriger Amenorrhoe auftritt, ist verdächtig auf das Vorliegen eines Endometriumkarzinoms und bedarf sorgfältiger Abklärung. Kommt es dagegen während einer Schwangerschaft zu Blutungen, so stellt dies immer einen akuten Notfall dar, der die umgehende Einweisung in eine geburtshilfliche Abteilung nötig macht.

Tabelle 88

DD genitale Blutung

Vulva / Vagina	z. B. Trauma, Vergewaltigung, Fremdkörper, Kolpitis, Vulva-Ca, Rhabdomyosarkom, eingebrochener Tumor aus Rektum / Harnblase
Cervix uteri	z. B. Zervix-Ca, Portioektopie, Zervixpolyp
Uterus	z. B. Metrorrhagie, dysfunktionelle Blutungen, Myome, Endometritis, Endometrium-Ca
Schwangerschaft	z. B. Extrauteringravidität, Abort, vorzeitige Plazentalösung, Plazenta praevia

▶ ***Abdominelle Schmerzen:*** Gynäkologische Erkrankungen stellen eine nicht seltene Ursache abdomineller Beschwerden dar, die differentialdiagnostisch gegen pathologische Prozesse des Gastrointestinaltraktes, des Urogenitaltraktes, thorakale Prozesse oder auch systemische Erkrankungen abzugrenzen sind (vgl. auch Kapitel Gastrointestinales System, S. 108 ff). Häufigste gynäkologische Ursachen des akuten Abdomens sind dabei die **Adnexitis**, die **Extrauteringravidität** sowie die **Stieldrehung einer Ovarialzyste**. Anamnestisch hilfreich in der Differentialdiagnose gynäkologischer Schmerzen können Überlegungen zum zeitlichen Auftreten (akut / subakut), zur Zyklusabhängigkeit des Schmerzes (z. B. Mittelschmerz, Dysmenorrhoe), Begleitsymptome wie Fieber (z. B. Adnexitis, Tuboovarialabszess, infiziertes Myom) oder Ausfluss (z. B. Chlamydienzervizitis) oder auch Hinweise auf intraabdominelle Blutungen (RR ↓, Puls ↑) sein. Besteht die Möglichkeit einer Schwangerschaft, so muss immer auch an eine **Extrauteringravidität** gedacht werden. Abdominelle Schmerzen in der Schwangerschaft, die mit vaginalen Blutungen einhergehen, sollten an eine **vorzeitige Plazentalösung** oder eine **Placenta praevia** denken lassen, fieberhafte Zustände können dagegen Hinweis auf einen **septischen Abort** oder ein **Amnioninfektionssyndrom** sein.

▶ ***Störungen der Sexualität und Fortpflanzung***

▷ ***Dyspareunie:*** Als Dyspareunie bezeichnet man **Schmerzen beim Geschlechtsverkehr**, die durch mechanische (z. B. Vaginalaplasie), entzündliche (z. B. Kolpitis, Vulvitis, Adnexitis) oder maligne Veränderungen (z. B. Zervixkarzinom, Vulvakarzinom), aber auch durch psychische Faktoren bedingt sein können. Treten postmenopausal Schmerzen auf, so liegt häufig eine Atrophie des Vaginalepithels durch Östrogenmangel vor. Von der Dyspareunie abzugrenzen ist der sog. **Vaginismus**, bei es durch Kontraktion der Beckenbodenmuskulatur zu einer krampfartigen Verengung der Vagina bzw. des Introitus kommt, die ein Eindringen des Penis während des Geschlechtsaktes unmöglich macht.

- ***Frigidität:*** Der Begriff Frigidität bezeichnet das **fehlende Verlangen nach sexueller Aktivität** sowie auch **fehlende sexuelle Empfindungen** während des Geschlechtsverkehrs. Meist stehen hier psychische Ursachen im Vordergrund, die im Rahmen eines ausführlichen Gesprächs bzw. einer Sexualanamnese erörtert werden sollten.

- ***Sterilität:*** Unter Sterilität der Frau versteht man die **Unfähigkeit, trotz regelmäßigen ungeschützten Geschlechtsverkehres schwanger zu werden**. Differentialdiagnostisch kommen hierfür Störungen des Hypothalamus bzw. der Hypophyse (z.B. Tumor, Prolaktinom, Sheehan-Syndrom, Stress, Anorexia nervosa), ovarielle Funktionsstörungen (z.B. Gonadendysgenesie, PCO, Climacterium praecox), Veränderungen im Bereich der Tuben (z.B. Endometriose, post-entzündlich) oder des Uterus (z.B. Myome, Asherman-Syndrom) sowie auch psychogene Ursachen in Betracht. Zur Abklärung einer Sterilität sollten anamnestisch frühere Schwangerschaften und Kontrazeption, Zyklusdauer, Frequenz des Geschlechtsverkehrs, Aufzeichnung der Basaltemperatur, medizinische Vorgeschichte, Voroperationen und Medikamente sowie jeweils charakteristische Begleitsymptome (Galaktorrhoe, Amenorrhoe, abdominelle Schmerzen) erfragt werden.

- ***Infertilität:*** Als Infertilität bezeichnet man das **Unvermögen, nach erfolgter Konzeption eine Schwangerschaft auszutragen**. Ursachen hierfür können genetische Defekte, aber auch anatomische Fehlbildungen des Uterus sein.

Veränderungen der Mamma

- ***Sezernierende Mamma:*** Tritt bei der Patientin spontan oder durch Druck auf die Mamille Sekret aus, so spricht man von einer **sezernierenden Mamma**. Milchige Absonderungen außerhalb der Schwangerschaft und Stillzeit sollten dabei an eine Hyperprolaktinämie (beidseitige Galaktorrhoe), Milchgangsektasien, Milchgangspapillome oder auch ein Mammakarzinom denken lassen. Als **blutende Mamma** bezeichnet man dagegen den Austritt von blutigem Sekret, das ernstzunehmendes Zeichen eines Mammakarzinoms darstellt, jedoch auch bei zystischen Mastopathien oder Milchgangspapillomen vorkommen kann.

- ***Schmerzen der Mamma:*** Schmerzen der Mamma treten insbesondere bei Patientinnen des mittleren Lebensalters häufig in Form ödematös bedingter Spannungsgefühle beim prämenstruellen Syndrom oder auch im Rahmen einer **Mastopathie** (hormonabhängige proliferative und regressive Veränderungen des Mammaparenchyms) auf. Kommt es gleichzeitig zu Begleitsymptomen wie Fieber sowie einer deutlichen Rötung der Brust, so ist eine **Mastitis** bzw. ein Abszess der Mamma wahrscheinlich.

- ***Knotige Veränderungen der Mamma:*** Knotige Veränderungen der Brust stellen für die meisten Patientinnen aus Angst vor der Diagnose eines Mammakarzinoms ein sehr beunruhigendes Symptom dar, das umgehender Abklärung bedarf. Jedoch sind knotige Veränderungen der Mamma nicht ausschließlich durch maligne Veränderungen bedingt, sondern haben zumeist benigne Ursachen wie die Mastopathie, das Fibroadenom oder Zysten. Anamnestisch wichtig sind hierbei Zeitpunkt des ersten Auftretens, Größenzunahme, Zyklusabhängigkeit, Schmerzen sowie die Begleitsymptomatik (z. B. Hautveränderungen, Mammasekretion) sowie auch Alter und Vorgeschichte der Patienten und die Familienanamnese.

Medizinische Vorgeschichte

Die medizinische Vorgeschichte der Patientin sollte den Zeitpunkt der **Menarche** (erste Periodenblutung) und **Menopause** (altersbedingtes Ausbleiben der Periodenblutung), **normale Zyklusdauer** und **Stärke der Blutung** (Anzahl der Tampons bzw. Binden, Blutgerinnsel), **Zwischenblutungen, Menstruationsbeschwerden** (Schmerzen, prämenstruelles Syndrom), **Methode der Empfängnisverhütung** sowie den **Zeitpunkt der letzten Periodenblutung** erfassen. Zudem werden **Anzahl und Verlauf der Schwangerschaften** (gravida) und **Geburten** (para) erfragt, ebenso evtl. Schwangerschaftsabbrüche, Fehlgeburten, Fertilitätsbehandlungen, unerfüllter Kinderwunsch sowie **schwangerschaftsspezifische Komplikationen** (z. B. Eklampsie, Gestationsdiabetes) und der Verlauf des Wochenbetts erfragt. Wichtig sind auch abdominelle oder gynäkologische **Voroperationen**, instrumentelle Eingriffe (z. B. Laparoskopie zur Tubensterilisation) oder auch Bestrahlungstherapien, sexuell-übertragbare Erkrankungen, Erkrankungen des Harntrakts (z. B. Inkontinenz) sowie psychische Erkrankungen (z. B. Amenorrhoe bei Anorexia nervosa). Nicht vergessen werden sollte auch die Frage nach regelmäßigen **gynäkologischen Kontroll- bzw. Vorsorgeuntersuchungen**, Selbstuntersuchung der Brust und Mammographien.

Medikamente

Hierbei sollte nach der Einnahme **oraler Kontrazeptiva** („Pille") sowie in diesem Zusammenhang insbesondere nach möglichen Risikofaktoren für die Entstehung einer Thrombose gefragt werden. Hierzu gehören neben dem Rauchen eine vorbestehende arterielle Hypertonie, Adipositas, Hyperlipidämie sowie Gerinnungsstörungen wie der Mangel an Faktor V, Protein C und S sowie Antithrombin. Bei älteren Patientinnen sollte nach einer **hormonalen Ersatztherapie** in der Postmenopause, deren Auswirkungen auf das psychische und körperliche Wohlbefinden sowie eventuellen Nebenwirkungen gefragt werden.

Familienanamnese

Anamnestisch relevant sind in erster Linie familiär aufgetretene **maligne Erkrankungen**. So liegt ca. 5–10 % aller Mammakarzinome eine familiäre Prädisposition zugrunde, die zumeist auf Mutationen im Bereich der BRCA-Gene zurückzuführen ist. Aber auch Ovarial- und Uteruskarzinome sowie auch kolorektale Karzinome zeigen bei familiärer Häufung ein deutlich erhöhtes Erkrankungsrisiko für die Patientin. Bei entsprechender klinischer Fragestellung (z. B. Amenorrhoe, Sterilität) sollten zudem familiär bekannte Missbildungen des urogenitalen Systems sowie genetische Anomalien erfasst werden.

Sozialanamnese

Anamnestisch relevant sind hierbei das **private und soziale Umfeld** der Patientin, die Rückschlüsse auf evtl. bestehende Konfliktsituationen erlauben. Neben der **beruflichen Tätigkeit** (z. B. Schichtdienst) können aber auch Hobbys sowie Ernährungsgewohnheiten (z. B. Amenorrhoe bei Leistungssportlern und Anorexia nervosa) von Bedeutung sein. Im Hinblick auf das allgemeine gesundheitliche Risiko, insbesondere aber während der Schwangerschaft ist die Frage nach dem Konsum von **Alkohol, Nikotin** oder **Drogen** von großer Relevanz. Fester Bestandteil sollte auch die **Sexualanamnese** sein, die u. a. sexuelle Aktivität und Orientierung, wechselnde Sexualpartner sowie Schutz vor sexueller Risikoexposition (Kondome) erfasst. Hierbei bietet sich, falls erforderlich und gewünscht, auch die Möglichkeit zum Gespräch über sexuelle Probleme, psychische Belastungen oder auch für Informationen zu Verhütung, Sexualität und Partnerschaft.

Gynäkologische Untersuchung

Die gynäkologische Untersuchung setzt nicht nur entsprechende äußere Bedingungen wie ein ruhiges, ungestörtes Umfeld mit entsprechender Raumausstattung, sondern auch ein hohes Maß an Einfühlungsvermögen seitens des Arztes voraus. Der Untersuchung sollte daher immer ein ausführliches Gespräch bzw. eine sorgfältige Anamneseerhebung im Sprechzimmer vorausgehen, das genügend Zeit für Fragen der Patientin und Informationen über den Untersuchungsablauf lässt und nicht erst auf dem gynäkologischen Untersuchungsstuhl stattfinden sollte. Die Patientin sollte zudem vor der Untersuchung ihre Blase entleeren. Der Untersucher oder eine Assistenzperson sollte der Patientin bei der Lagerung auf dem gynäkologischen Stuhl behilflich sein und das Genitale bis zu Beginn der Untersuchung bedecken. Generell sollten während der gynäkologischen Untersuchung Ober- und Unterkörper der Patienten nie gleichzeitig entblößt werden. Aus forensischen Gründen empfiehlt es sich bei männlichen Ärzten, die gynäkologische Untersuchung nur in Anwesenheit einer dritten Person (z. B. Schwester, Arzthelferin) durchzuführen.

Inspektion des äußeren Genitales

Die Untersuchung beginnt mit der Inspektion des äußeren Genitalbereiches, in der Auffälligkeiten von **Haut, Behaarung, Vulva** und **Klitoris** beurteilt werden. Durch Spreizen der großen Labien können anschließend die **Urethralöffnung** sowie der **Introitus vaginae** gesehen werden, zudem wird ein evtl. bestehender vaginaler Ausfluss nach Farbe, Konsistenz und Geruch beurteilt. Die Patientin wird nun aufgefordert, nach unten zu pressen, um einen evtl. Urinabgang oder auch ein Hervortreten der vorderen (**Zystozele**) bzw. hinteren Vaginalwand (**Rektozele**) zu erfassen.

Spekulumuntersuchung

Technik: Vor der Palpation der weiblichen Geschlechtsorgane erfolgt die instrumentelle Untersuchung mit Hilfe des Spekulums, die eine Inspektion der Vaginalwand sowie der Portio vaginalis ermöglicht. Gebräuchlich sind hierbei sowohl das Entenschnabelspekulum als auch das Rinnenspekulum, die zuvor auf ca. 35° C angewärmt werden sollten. Der Untersucher spreizt nun mit Zeige- und Mittelfinger der linken Hand die Labien und führt mit der rechten Hand das Entenschnabelspekulum vorsichtig schräg in die Vagina ein, wobei der Handgriff nach ca. 4 Uhr zeigen sollte. Das Spekulum wird nun langsam bis zur Zervix vorgeschoben und unter Drehung des Handgriffes nach 6 Uhr die beiden Branchen langsam geöffnet und das Spekulum durch Anziehen der Schraube fixiert. Beurteilt werden nun Veränderungen der **Vaginalwand** sowie **Farbe, Form, Ausfluss** und **Auffälligkeiten der Portio**, zudem werden die erforderlichen Abstriche entnommen und Epithelveränderungen der Portio durch Färbeverfahren näher bestimmt. Zum Entfernen des Spekulums wird die Schraube gelöst, der Handgriff nach 4 Uhr gedreht und das Spekulum ohne Einklemmung von Hautfalten entfernt.

Abbildung 39

Gynäkologische Spekulumuntersuchung

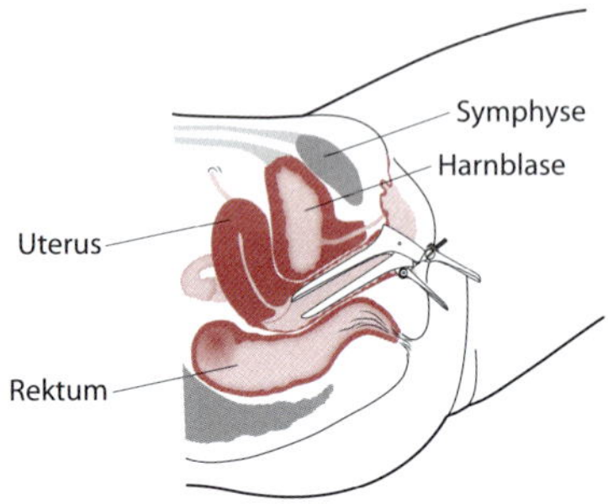

Normalbefund: Keine Auffälligkeiten der Vaginalwand und Portio. Der Muttermund ist bei Nulliparae physiologischerweise kreisrund, nach vaginaler Geburt dagegen quer und länglich.

Pathologische Befunde: Eine diffuse schmerzhafte Rötung der Scheidenwand ist häufig Zeichen einer Kolpitis, die durch verschiedene infektiöse Erreger (z. B. Gardnerella vaginalis, Trichomonaden, Candida) bedingt sein kann. Trübes oder eitriges Sekret aus der Portio sollte an eine Zervizitis denken lassen und durch Abstriche mikrobiologisch geklärt werden. Auffällige Befunde der Portiooberfläche können Condylome (HPV), Leukoplakien, Erosionen, Ovula nabothi (schleimgefüllte Zervixdrüsen) oder auch Zervixpolypen sein.

Bimanuelle Palpation des weiblichen Genitales

Technik: Zur Palpation der inneren weiblichen Geschlechtsorgane werden Zeigefinger bzw. falls möglich Zeige- und Mittelfinger des Untersuchers vorsichtig über den Damm eingeführt und der Scheideneingang sowie die Scheidenwände ausgetastet. Hierbei sollte der Untersucher immer das Gesicht der Patientin beobachten, um Schmerzen während der Untersuchung rechtzeitig zu erkennen. Für die bimanuelle Tastuntersuchung legt der Untersucher seine andere Hand flach oberhalb der Symphyse auf das Abdomen der Patientin und versucht, den Uterus durch leichten Druck von außen vorsichtig gegen die von innen palpierenden Finger zu drücken. Beurteilt werden hierbei **Lage, Größe, Form, Konsistenz, Verschieblichkeit sowie Druckdolenz des Uterus sowie der Zervix**. Ist der Uterus anteflektiert, so kann er mit den Fingern beider Hände zwischen vorderem Scheidengewölbe und Bauchdecke palpiert werden. Anschließend wird durch Tastuntersuchung des linken bzw. rechten Scheidengewölbes und gleichzeitige Palpation des linken bzw. rechten unteren Quadranten des Abdomens versucht, die Größe, Konsistenz sowie Druckdolenz der Ovarien zu bestimmen. Abschließend wird durch Palpation des hinteren Scheidengewölbes auch eine Druckschmerzhaftigkeit des Douglasschen Raumes überprüft. Bei entsprechender Symptomatik sollten Veränderungen der hinteren Uteruswand, der Parametrien sowie des Douglasschen Raumes zudem durch eine kombinierte rekto-vaginale Palpation bestimmt werden.

Bimanuelle Palpation des weiblichen Genitales

Abbildung 40

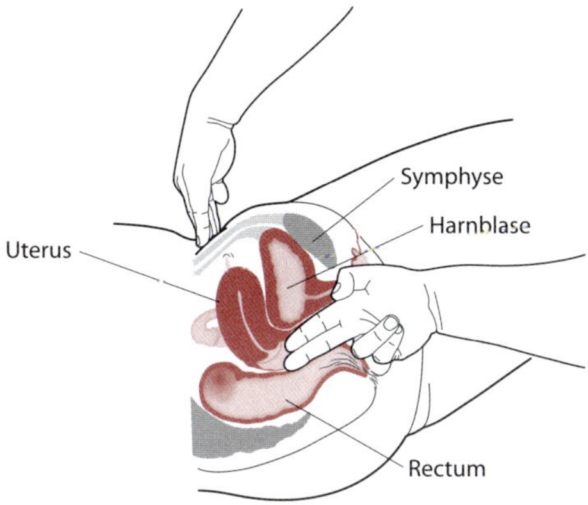

Normalbefund: Der Uterus einer gesunden, geschlechtsreifen Frau liegt normalerweise in Anteversion und Anteflexion, ist ca. 8–10 cm lang, symmetrisch, von gleichmäßiger prall-elastischer Konsistenz, gut beweglich und nicht druckdolent. Die Zervix steht normalerweise mittig und kann ohne Schmerzen leicht bewegt werden. Das normale Ovar ist etwa walnussgroß und nicht druckdolent, oft jedoch auch nicht zu tasten.

Pathologische Befunde: Einer sorgfältigen Abklärung des Uterus bedürfen Schmerzen bei der bimanuellen Palpation (entzündliche Veränderungen, Tumore), unklare Raumforderungen oder Unregelmäßigkeiten der Form und Konsistenz sowie Lageveränderungen. Gut palpable Ovarien bei Frauen nach der Menopause sollten den Verdacht auf eine tumoröse Veränderung lenken, tastbare Tuben sind in jeder Altersstufe pathologisch. Ein deutlicher Verschiebeschmerz der Portio ist Hinweis auf entzündliche Erkrankungen im Bereich des kleinen Beckens.

Untersuchung der Mamma

Die Untersuchung der Brust beginnt mit der **Inspektion**, die in verschiedenen Körperpositionen erfolgen sollte, um pathologische Veränderungen besser erkennen zu können. Die Patientin bzw. der Patient sitzt oder steht mit locker herabhängenden Armen, hebt die Arme über den Kopf und stemmt sie anschließend unter Anspannung des M. pectoralis major in die Hüften. Zudem sollte die Mamma auch bei vornübergebeugtem Oberkörper sowie im Liegen beurteilt werden. Erfasst werden hierbei **Größe, Symmetrie und Kontur** der Mamma sowie Veränderungen der **Haut und Mamillen**. Pathologische Auffälligkeiten können hierbei neu aufgetretene Größendifferenzen, Einziehungen, Fixation an der Subkutis, entzündliche, ulzerierende oder ödematöse Hautveränderungen (peau d'orange) oder auch eine blutige oder dunkle Mamillensekretion sein.

An die Inspektion schließt sich die **Palpation** der Mamma an, bei der in allen 4 Quadranten mit den Fingern beider Hände systematisch nach Gewebeverhärtungen bzw. Knoten getastet wird. Die Patientin liegt hierbei bequem auf dem Rücken und legt ihre Arme locker neben den Körper. Wichtige Kriterien sind hierbei Größe und Form der Verhärtung, Konsistenz und Druckschmerzhaftigkeit sowie insbesondere die Verschieblichkeit gegenüber dem umliegenden Gewebe. Zu beachten sind zyklusabhängige Veränderungen des Brustdrüsengewebes (Knötchen, Spannung, Druckschmerz), die nicht per se einen Krankheitswert besitzen und am besten von der Patientin in regelmäßigen Selbstuntersuchungen beurteilt werden können. Karzinomverdächtig dagegen sind nichtschmerzhafte, unregelmäßig geformte und mit den umliegenden Strukturen verwachsene Knoten, ebenso Ekzeme, Ulzerationen oder Einziehungen der Haut.

Abbildung 41

Quadranteneinteilung der Mamma

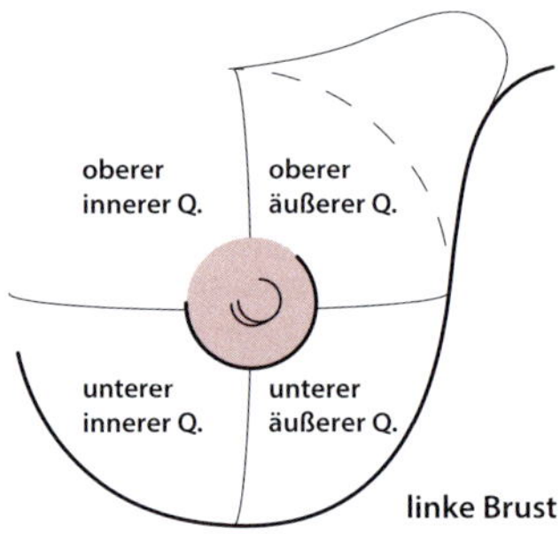

Zur vollständigen Untersuchung gehört auch eine sorgfältige Palpation der **Lymphknotenareale in der Axilla**, der Fossa supra- und infraclavicularis sowie an den Pectoralisrändern. Eingeschränkt verschiebliche indolente Lymphknotenvergrößerungen legen hierbei ebenfalls den Verdacht auf eine maligne Veränderung nahe. Klagt die Patientin über **Sekretaustritt aus der Mamille**, sollte diese im Rahmen der Palpation vorsichtig komprimiert werden, um Sekret für die Inspektion oder auch zytologische Untersuchung zu gewinnen.

Anamnese bei Erkrankungen der männlichen Geschlechtsorgane

Hauptsymptome bei Präsentation

▸ ***Hautläsionen am Genitale:*** Hautläsionen am Genitale stellen nicht nur ein sichtbares, sondern unter Umständen auch sehr schmerzhaftes Symptom dar, welches häufig durch **sexuell übertragbare Infektionen** bedingt ist (s. Tabelle 91). Anamnestisch wichtig sind hierbei insbesondere sexuelle Kontakte und Risikoexpositionen (Prostituierte, häufiger Partnerwechsel, ungeschützter Geschlechtsverkehr), sexuelle Neigungen (Homosexualität), aber auch Begleitsymptome wie Fieber, Lymphknotenschwellungen oder urethraler Ausfluss. Klagt der Patient über Ulzera am Genitale und der Mundschleimhaut sowie Augensymptome, so ist differentialdiagnostisch an das Vorliegen eines M. Behçet zu denken.

▸ ***Urethraler Ausfluss:*** Urethraler Ausfluss beim Mann stellt zumeist Leitsymptom einer Urethritis dar, die in eine **gonorrhoische Urethritis** (durch Gonokokken, meist eitriger dickflüssiger Ausfluss) sowie eine **nicht-gonorrhoische Urethritis** (meist durch Chlamydien und Mykoplasmen) differenziert werden kann. Häufig kommt es begleitend zu Miktionsbeschwerden wie Dysurie und Pollakisurie. Anamnestisch relevant sind auch hier sexuelle Kontakte und Risikoexposition.

▸ ***Schmerzen:*** Schmerzen im Bereich der Hoden und Nebenhoden können insbesondere im Adoleszentenalter Zeichen einer akuten **Hodentorsion** sein, die einen chirurgischen Notfall darstellt. Differentialdiagnostisch muss jedoch auch an eine **akute Orchitis oder Epididymitis** gedacht werden, die häufig mit Entzündungszeichen wie Fieber oder Rötung des Skrotums einhergehen und sich weniger plötzlich manifestieren. Schmerzen im Bereich des Penis werden zumeist durch entzündliche Hautveränderungen, selten auch Kontusion oder Fraktur des Penisschaftes bedingt. Klagt der Patient über dumpfe Schmerzen im Bereich des Damms, verbunden mit Schmerzen bei Miktion oder Defäkation, liegt der Verdacht auf eine **Prostatitis** nahe.

▸ ***Schwellungen des Hodens:*** Die Differentialdiagnose von Schwellungen des Hodens umfasst physiologische, entzündliche, vaskuläre und gastrointestinale Ursachen (s. Tabelle 92), stellt jedoch – insbesondere bei jüngeren Männern – immer auch einen ernstzunehmenden Hinweis auf das Vorliegen eines **malignen Hodentumors** dar. Einen wichtigen anamnestischen Risikofaktor für maligne Veränderungen stellt dabei der **Kryptorchismus** dar, d. h. das Fehlen eines oder beider Hoden im Skrotum infolge eines Maldescensus testis. Weiter können Fragen zu zeitlichem Auftreten (akut / subakut) der Schwellung, Schmerzhaftigkeit sowie Begleitsymptome wie Fieber, urethralem Ausfluss oder auch Lymphknotenschwellung und Gewichtsverlust hilfreich sein. Ebenso sollte eine gleichzeitig aufgetretene Gynäkomastie oder auch eine vorzeitig eingetretene Pubertät (Pubertas praecox) den Verdacht auf eine maligne Raumforderung lenken.

▸ ***Gynäkomastie*** *(Def.: ein- oder beidseitige Brustvergrößerung beim Mann)*: Gynäkomastie kann bei Neugeborenen sowie in der Pubertät physiologisch auftreten, ist jedoch häufig auf hormonelle Störungen oder Nebenwirkungen von Medikamenten zurückzuführen (s. Tabelle 89). Hiervon anzugrenzen ist eine sogenannte **Pseudogynäkomastie**, die bei adipösen Patienten auftreten kann und durch eine Zunahme des Fettgewebes in der Umgebung des normal großen Drüsenkörpers charakterisiert ist. Nicht vergessen werden darf in diesem Zusammenhang, dass Vergrößerungen der Brust bzw. knotige Veränderungen auch bei männlichen Patienten Zeichen eines Mammakarzinoms sein können.

Tabelle 89

DD Gynäkomastie

Physiologisch	Neugeborene, Pubertät, idiopathisch
Androgenmangel	Anorchie / Kastration, Hypopituitarismus, Hypogonadismus, Klinefelter-Syndrom, Z. n. Mumps-Orchitis, Hyperprolaktinämie, Androgenresistenz
Östrogenüberschuss	Östrogentherapie, Leberzirrhose, Östrogen- / HCG-bildende Tumore (Hoden, Nebenniere), paraneoplastisch
Medikamente	Cimetidin, Spironolacton, Anti-Androgene (Prostata-Ca-Therapie), Anabolika, Marihuana, Heroin
Neoplasie	Mammakarzinom

◗ ***Impotenz:*** Als Impotenz wird im allgemeinen die Unfähigkeit zur Fortpflanzung bezeichnet (**Impotentia generandi**), dient jedoch bei männlichen Patienten häufig zur Beschreibung einer **Impotentia coeundi**, also der Unfähigkeit den Beischlaf in physiologischer Weise auszuführen. Neben dem physiologischem Rückgang der Potenz im Alter können eine Vielzahl organischer Erkrankungen, aber auch Medikamente und Alkoholkonsum Ursache einer erektilen Dysfunktion sein. Nicht vergessen werden darf in diesem Zusammenhang auch die Möglichkeit einer psychischen Störung.

Tabelle 90

DD Impotenz

Vaskulär	Arteriosklerose
Endokrin / metabolisch	DM, Hyperthyreose, Hypogonadismus, Hodenatrophie, Hyperprolaktinämie, Leberzirrhose
Neurologisch	MS, autonome Neuropathie, Querschnitt, Rückenmarkstumor, Operation
Medikamente	Antihypertensiva, Betablocker, Sedativa, Östrogene, Antidepressiva, Cimetidin
Toxisch	Alkohol
Psychogen	

Medizinische Vorgeschichte

Erfasst werden sollten insbesondere **Kinderkrankheiten** wie Mumps (Gefahr der Orchitis und Hodenatrophie), Traumen und Unfälle, vorausgegangene **Geschlechtskrankheiten, urogenitale Vorerkrankungen, Voroperationen** und **instrumentelle Eingriffe** (z. B. bei Phimose, Kryptorchidismus). Nicht vergessen werden sollten auch **systemische Erkrankungen** wie Diabetes mellitus und Arteriosklerose sowie **neurologische Erkrankungen**, die häufige Ursache einer erektilen Dysfunktion darstellen.

Medikamente

Anamnestisch relevant sind hierbei insbesondere Medikamente, die als Nebenwirkung zur Ausbildung oder Verstärkung einer erektilen Dysfunktion führen können und hierdurch eine deutliche Beeinträchtigung der Lebensqualität des Patienten bewirken, die häufig Grund einer therapeutischen Non-Compliance ist. Daher sollte bei entsprechender klinischer Symptomatik nach Substanzen wie z. B. Betablocker, Thiaziddiuretika, oder auch Clonidin gefragt werden. Nicht vergessen werden sollte in diesem Zusammenhang die Einnahme von Substanzen wie Viagra, die aufgrund ihres Wirkungsprofils nicht bei allen Patienten bedenkenlos eingesetzt werden dürfen (z. B. Erkrankungen des kardiovaskulären Systems).

Familienanamnese

Hierbei sind familiär bekannte Missbildungen des urogenitalen Systems, maligne Erkrankungen, chromosomale Defekte oder Störungen der Fertilität von Bedeutung.

Sozialanamnese

Bei entsprechender klinischer Symptomatik (Ausfluss, Schmerzen, Hautveränderungen) steht die **Sexualanamnese** mit Fragen nach sexueller Aktivität und Orientierung, wechselnden Sexualpartner sowie Schutz vor sexueller Risikoexposition (Kondome) im Vordergrund. Zur Abklärung von Potenzstörungen oder unerfülltem Kinderwunsch dagegen sollte ein ausführlicheres Gespräch erfolgen, das sowohl organische Funktion (Erektion, Ejakulation, sexuelle Befriedigung, Orgasmus u. a.) als auch psychische Faktoren des Patienten berücksichtigt. Hierbei können auch Fragen nach privatem und beruflichem Umfeld sowie Konsum von Alkohol, Nikotin und Drogen weiterführen.

Untersuchung der männlichen Geschlechtsorgane

Die Untersuchung der männlichen Geschlechtsorgane umfasst die Inspektion des äußeren Genitales, die Palpation von Penis, Hoden, Nebenhoden sowie die rektale Untersuchung der Prostata. Nicht vergessen werden sollte hierbei auch die Palpation der inguinalen Lymphknoten. Aus Gründen der Hygiene sowie zum Schutz vor infektiösen Erkrankungen sollte die Untersuchung mit Handschuhen erfolgen.

Allgemeine Inspektion

Die allgemeine Inspektion des männlichen Genitales erfasst **anatomische Gegebenheiten, Veränderungen der Haut und Behaarung, Entzündungszeichen** sowie **Schwellungen** und **Ödeme**. Anhand der Größe des Genitales sowie durch die Beurteilung der Geschlechtsbehaarung kann initial das Stadium der Geschlechtsentwicklung bestimmt werden (5 Stadien nach Tanner vgl. Lehrbücher der Pädiatrie) – eine deutliche Unterentwicklung des männlichen Genitales beim Erwachsenen sollte hierbei an das Vorliegen eines Hypogonadismus wie z. B. beim Klinefelter-Syndrom denken lassen. Kratzspuren, Nissen oder auch sichtbare Milbengänge im Genitalbereich können Zeichen von Läusen oder auch Skabies sein, flächenhafte Rötungen an Pilzinfektionen denken lassen. Ein Überblick über wichtige Hautveränderungen am Genitale und deren Charakteristika ist nachfolgend zusammengestellt. Nicht vergessen werden sollte dabei, dass Erosionen und Ulzera immer auch Zeichen eines Peniskarzinoms sein können.

Tabelle 91

Hautveränderungen des männlichen Genitale

	Charakteristika
Condylomata lata	Treponema pallidum (Lues II); flache nässende Papeln, Glans
Condylomata accuminata	Humanes Papillomavirus HPV; hyperkeratotisch, blumenkohlartig, Corona / Sulcus retroglandularis
Herpes genitalis	HSV; typische gruppierte Bläschen an Glans penis / Präputium
Ulcus molle	Haemophilus ducreyi; schmerzhaftes Ulcus mit abfallenden Rändern und rotem Randsaum, schmerzhafte inguinale Lymphknoten (Bubonen)
Lymphogranuloma inguinale	Chlamydia trachomatis; schmerzhafte einschmelzende inguinale LK mit Fistelbildung
Behçet-Syndrom	chronische Ulzera am Penis (und Mundschleimhaut, zusätzlich Iridozyklitis)

Palpation

Penis

Technik: Nach der Inspektion des Penis bittet der Untersucher den Patienten, die Vorhaut zurückzuziehen (oder führt dies selbst durch). Hierdurch können nicht nur Veränderungen der **Glans penis** (Hautveränderungen, Entzündungszeichen), sondern auch mögliche Schwierigkeiten beim Zurückstreifen durch Verengungen der Vorhaut erkannt werden. Anschließend werden Lage und umgebende Haut der **äußeren Harnröhrenöffnung** inspiziert und durch leichten Druck auf die Glans versucht, einen evtl. urethralen Ausfluss zu erkennen. Der

Untersucher palpiert nun mit den Fingern beider Hände den **Penisschaft**, wobei insbesondere auf Druckdolenz und Verhärtungen geachtet werden sollte.

Normalbefund: Beim gesunden Erwachsenen ist das männliche Genitale voll entwickelt, zeigt keine Auffälligkeiten in Form und Größe sowie keine Hautveränderungen bei Inspektion. Die Vorhaut lässt sich ohne Schwierigkeiten zurückziehen, die Glans penis zeigt keine Auffälligkeiten, geringe Mengen an Smegma (weiße Masse) im Sulcus coronarius sind physiologisch. Die äußere Harnröhrenöffnung liegt ventral auf der Spitze der Glans penis, zeigt keine Entzündungszeichen und keinen urethralen Ausfluss. Die Palpation des Penisschafts zeigt keine Druckdolenz und keine Verhärtungen.

Pathologischer Befund: Bei Vorliegen einer **Phimose**, also einer Verengung des Präputiums, kann die Vorhaut nicht über die Glans zurückgestreift werden (jedoch physiologisch bei Säuglingen und Kleinkindern). Ein Zurückstreifen gegen Widerstand sollte keinesfalls versucht werden, da hierbei die Verletzungsgefahr bzw. die Ausbildung einer Paraphimose (Einklemmung der Glans) sehr hoch ist. Größere Mengen an Smegma im Sulcus coronarius können Zeichen ungenügender Körperhygiene sein und prädisponieren zu Entzündungen. **Hautveränderungen und Ulzerationen der Glans** sollten an sexuell übertragbare Krankheiten, aber auch an maligne Veränderungen denken lassen. Ist die Harnröhrenöffnung pathologisch verlagert, so kann es sich hierbei um eine **Hypospadie** (untere Harnröhrenspalte) oder auch eine **Epispadie** (Öffnung am Penisrücken) handeln. **Urethraler Ausfluss** ist immer pathologisch und bedarf mikrobiologischer Abklärung. Palpable Verhärtungen am Penisschaft können Zeichen einer Induratio penis plastica, aber auch Hinweis auf karzinomatöse Veränderungen sein.

Hoden und Nebenhoden

Technik: Die Palpation der Hoden und Nebenhoden erfolgt am stehenden Patienten. Der Untersucher ertastet dazu rechten und linken Hoden einzeln und bestimmt hierbei Größe, Form, Konsistenz und Druckdolenz. Anschließend werden an der dorsolateralen Seite des Hodens die Nebenhoden palpiert, ebenso auch die Samenstränge mit dem Ductus deferens, deren Verlauf und Beschaffenheit durch Palpation zwischen Daumen und Zeigefinger erfasst und bis zum äußeren Leistenring verfolgt wird. Zeigt die Palpation eine Schwellung des Skrotums, so sollte versucht werden, deren kraniale Begrenzung innerhalb des Skrotums zu erfassen (DD Leistenhernie). Wichtig sind zudem Informationen über die Druckdolenz der Schwellung, Verschlimmerung beim Husten (Hustenanprall), Zunahme der Schwellung in Liegen sowie die Abgrenzbarkeit des Hodens und Nebenhodens. Hilfreich in der Abgrenzung von Hodenschwellungen kann hierbei auch die Methode der **Diaphanoskopie** sein: Hierzu wird in einem dunklen Raum eine starke Lichtquelle gegen die dorsale Wand der Hoden gehalten und die Transillumination, d.h. die Lichtdurchlässigkeit der Schwellung anhand des entstehenden roten Lichtscheins beurteilt.

Normalbefund: Beim gesunden Erwachsenen sind die Hoden ca. 3–5 cm groß, von gleichmäßiger prall-elastischer Konsistenz und nicht druckdolent. Der linke Hoden steht physiologischerweise tiefer als der rechte, die Nebenhoden sind am dorsolateralen Rand gut abgrenzbar und nicht druckdolent, ebenso der Samenstrang.

Palpation von Hoden und Nebenhoden

Abbildung 42

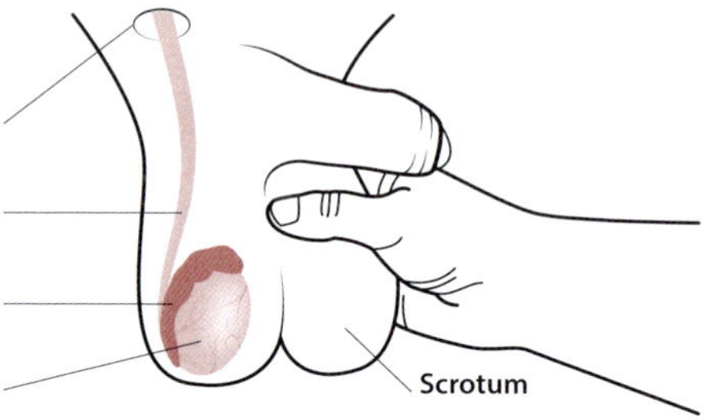

Pathologischer Befund: Sind bei Palpation keine Hoden im Skrotalsack tastbar, so liegt der Verdacht auf nicht-deszendierte, ektope Hoden nahe. Diese können sowohl inguinal, femoral, abdominal oder auch als sog. Gleithoden vorliegen, die aufgrund des erhöhten Risikos einer malignen Entartung operativ entfernt werden müssen. Kleine atrophische Hoden bei erwachsenen Patienten (< 3,5 cm) können dagegen Hinweis auf eine abgelaufene Orchitis (meist Mumps), Hodentorsion oder auch Trauma sein. In der Differentialdiagnose akuter Hodenschmerzen kann zur Abgrenzung einer akuten Epididymitis und einer Hodentorsion das sogenannte **Prehn-Zeichen** hilfreich sein – bei Anheben des Skrotums verstärkt sich der Schmerz bei einer Hodentorsion, nimmt jedoch bei Vorliegen einer Epididymitis ab.

Die Differentialdiagnosen einer Hodenschwellung und deren Charakteristika sind in Tabelle 92 zusammengefasst:

DD Hodenschwellung

Tabelle 92

	Charakteristika
Hydrozele	schmerzlos, prall-elastisch, Flüssigkeitsansammlung in der Tunica vaginalis testis. Hoden nicht abgrenzbar, nach kranial abgrenzbar. Transillumination positiv.
Hernie	nach kranial nicht abgrenzbar. Hustenanprall an palpierenden Finger. Transillumination negativ. evtl. Darmgeräusche auskultierbar
Varikozele	schmerzlos, variköse Erweiterung d. Plexus pampiniformis, evtl. sichtbar, v. a. links. venöse Füllung ↑ im Stehen / ↓ im Liegen. Hoden abgrenzbar. Palpation: wurmartige Strukturen.
Spermatozele	schmerzlos, fluktuierend, kraniodorsal des Hodens, meist < 1 cm. Hoden deutlich abgrenzbar. Transillumination positiv.
Hodentumor	langsam zunehmend, schmerzlos. Transillumination negativ. regionale LK-Schwellung.
Epididymitis	akut, druckdolent, Skrotum oft gerötet. gleichzeitig oft Prostatitis / HWI.
Hodentorsion	akut, starke Schmerzen, Skrotum oft gerötet. oft Adoleszentenalter. chirurgischer Notfall!
Skrotalödem	meist im Rahmen generalisierter Ödeme (Herz- oder Niereninsuffizienz), selten auch bei Elephantiasis durch Filariainfektion

Prostata

Technik: Die Untersuchung der Prostata erfolgt im Rahmen der rektalen Untersuchung, deren Ablauf in Kapitel Gastrointestinales System, S. 136 beschrieben wurde. An der Vorderwand des Rektums lässt sich dabei die Dorsalfläche der Prostata ertasten und hinsichtlich Größe, Symmetrie, Konsistenz und Druckschmerzhaftigkeit beurteilen. Zudem sollte die Abgrenzung gegenüber den umliegenden Strukturen und die Verschieblichkeit der Schleimhaut überprüft werden.

Palpation der Prostata

Abbildung 43

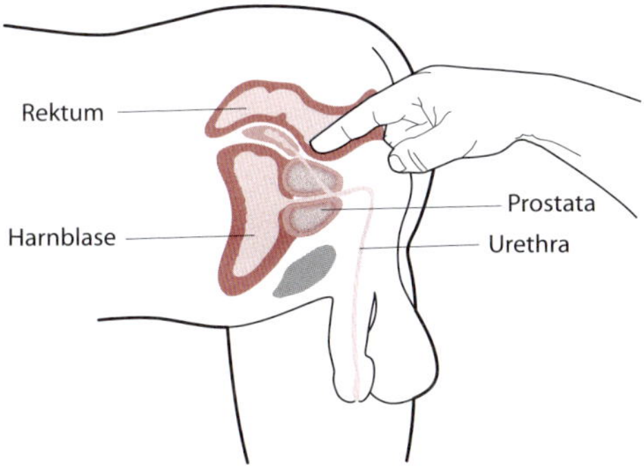

Normalbefund: Beim gesunden Erwachsenen ist die Prostata etwa kastaniengroß (2,5 x 2,5 cm), die beiden Seitenlappen sind in der Mitte durch einen Sulcus getrennt und von elastischer, gummiartiger Konsistenz, die oft mit der Konsistenz des angespannten Daumenballen verglichen wird. Die Prostata ist bei Palpation nicht druckdolent und deutlich gegen die Nachbarstrukturen abgrenzbar, die Schleimhaut des Rektums ist gut gegen die Prostata verschieblich. Veränderungen des ventralen Anteils der Prostata sind aufgrund der anatomischen Gegebenheiten einer Palpation nicht zugänglich. Ein während der Prostatapalpation auftretender Harndrang ist physiologisch. Die kranio-lateral der Prostata gelegenen Samenblasen sind normalerweise nicht tastbar.

Pathologische Befunde: Findet sich bei Palpation eine **Vergrößerung der Prostata**, so spricht eine prall-elastische Konsistenz mit glatter Oberfläche und verschieblicher Schleimhaut für das Vorliegen eines Prostataadenoms; eine steinharte Prostata mit höckeriger oder knotiger Oberfläche und verbackener Rektumschleimhaut dagegen stellt einen ernstzunehmenden Hinweis auf ein **Prostatakarzinom** dar. Eine vergrößerte, weiche Prostata mit deutlicher Druckdolenz und schlechter Abgrenzbarkeit wird oftmals bei akuten oder chronischen Entzündungen der Prostata gefunden (**Prostatitis**). In diesem Falle kann versucht werden, mit Hilfe der Prostatamassage Sekret für die mikrobiologische Diagnostik zu gewinnen. Sind die Samenblasen kranial bzw. lateral der Prostata tastbar, so spricht dies für chronisch-entzündliche Prozesse, Verkalkungen oder auch eine Urogenitaltuberkulose.

Muskuloskeletales System

Erkrankungen des muskuloskeletalen Systems sind in der täglichen Praxis weit verbreitet und weisen zugleich ein sehr vielfältiges pathophysiologisches Spektrum auf, das sowohl an Allgemeinmediziner, Orthopäden, Neurochirurgen als auch internistische Rheumatologen diagnostische und therapeutische Anforderungen stellt. Im folgenden Kapitel soll daher versucht werden, in Anamnese und Untersuchung sowohl dem internistischen als auch dem orthopädisch-chirurgischen Aspekt gerecht zu werden und dabei häufige klinische Symptome bzw. Krankheitsbilder und deren Charakteristika einzubeziehen.

Anamnese des Muskuloskeletalen Systems

Hauptsymptome bei Präsentation

- ***Gelenkschmerzen:*** Schmerzen der Gelenke stellen eines der häufigsten Symptome des muskuloskeletalen Systems dar. Hierbei muss zunächst zwischen einer **Arthralgie** (Gelenkschmerzen ohne Flüssigkeitsexsudation und sichtbare Schwellung) und einer **Arthritis** (Gelenkschmerzen mit sichtbarer Schwellung) unterschieden werden. Arthralgien treten häufig infolge mechanischer Überlastung oder degenerativer Veränderungen (Arthrose) auf, Arthritiden dagegen legen den Verdacht auf eine inflammatorische Pathogenese nahe, wie z. B. bei immunologischen Prozessen (rheumatoide Arthritis), infektiösen Erregern (septische Arthritis) oder Ablagerung von Kristallen (Gicht). Häufig kommt es hierbei neben Schmerzen und Schwellungen zu einer deutlichen Überwärmung oder sichtbaren Rötung des betroffenen Areals. Die verschiedenen Ursachen von Gelenkschmerzen sind in Tabelle 93 zusammenfassend dargestellt und können anamnestisch durch Fragen nach **Lokalisation, Beginn** und **zeitlichem Verlauf, Schmerzcharakter, Vorgeschichte, Triggerfaktoren** und **Begleitsymptomen** weiter eingegrenzt werden:

Tabelle 93

Ursachen von Gelenkschmerzen

	DD	*Erkrankungen*
Artikulär	entzündlich	Rheumatoide Arthritis (RA), seronegative Spondylarthritiden (z. B. M. Bechterew, Psoriasis-Arthritis, Reaktive Arthritis, Enteropathie-assoziierte Arthritis)
	degenerativ / mechanisch	primäre oder sekundäre Arthrose, Überlastung
	infektiös	bakterielle / virale Infekte, Sepsis, Abszess, Osteomyelitis, Lyme-Borreliose, Tuberkulose, Brucellose
	traumatisch	Hämarthros, Fraktur, Fremdkörper, "loose body"
	metabolisch	Gicht, Pseudogicht
	andere	Leukämie, Hämophilie, Antikoagulantien, neuropathische Arthropathien, Neoplasien
Extra-artikulär	verschiedene	Tendovaginitis, Fibromyalgie, Bursitis, Polymyalgia rheumatica, Tabes dorsalis

- *Lokalisation:* Anamnestisch wegweisend ist die genaue Lokalisation der Gelenkschmerzen, die oftmals krankheitsspezifische Charakteristika aufweisen. Zunächst muss hierbei zwischen dem Befall eines einzelnen Gelenkes (**Monarthritis**), dem Befall von 2–3 Gelenken (**Oligoarthritis**) und dem Befall mehrerer Gelenke (**Polyarthritis**, mehr als 4 Gelenke, auch nacheinander) unterschieden werden. Auch ein zeitlich versetzter Befall verschiedener Gelenke nacheinander sollte hierbei erfasst werden. Zudem ist die Differenzierung zwischen einem **symmetrischen** und **asymmetrischen Befall** sowie die genaue **Dokumentation der betroffenen Gelenke** von Bedeutung. Häufige charakteristische Befunde und ihre möglichen Ursachen sind in Tabelle 94 zusammengestellt:

Tabelle 94

DD Arthritis

	Differentialdiagnose
Monarthritis / Oligoarthritis	Gicht, Pseudogicht, Septische Arthritis, Trauma / Hämarthros, Lyme-Borreliose, reaktive Arthritis, Hämophilie
Polyarthritis, symmetrisch	Rheumatoide Arthritis, Kollagenosen, virale Infekte
Polyarthritis, asymmetrisch	Psoriasis-Arthritis, M. Bechterew, enteropathische Arthritiden, septische Arthritis
Wandernder Befall großer Gelenke	Rheumatisches Fieber, Lyme-Borreliose, M. Reiter
Befall der Iliosakralgelenke	M. Bechterew, enteropathische Arthritis (M. Crohn / C. ulcerosa, M. Whipple), Psoriasis-Arthritis
Befall des Großzehengrundgelenkes	Gicht
Befall des Sprunggelenkes	Löfgren-Syndrom (akute Sarkoidose)
Befall einer Extremität im Strahl: MCP, PIP, DIP	Psoriasis-Arthritis
Symmetrischer Befall von MCP, PIP	Rheumatoide Arthritis
Symmetrischer Befall von MCP II, III	Hämochromatose

- *Beginn und zeitlicher Verlauf:* Gelenkschmerzen können sich **akut**, aber auch **langsam und einschleichend** manifestieren und von unterschiedlicher Dauer sein. Je nach Zeitverlauf sind **konstante** Schmerzzustände von **intermittierenden** Episoden zu differenzieren, der Schmerz kann dabei an Intensität zu- oder abnehmen oder auch wellenförmig verlaufen. Erfragt werden sollten zudem **tageszeitliche Schwankungen** wie eine Zunahme der Schmerzintensität am Abend oder am Morgen. So findet sich beispielsweise bei der rheumatoiden Arthritis eine deutliche Morgensteifigkeit von über einer Stunde, bei degenerativen Veränderungen wie der Arthrose dagegen liegt das Schmerzmaximum gegen Abend.

- *Schmerzintensität / Schmerzcharakter:* Mit Hilfe einer Schmerzskala von 1 bis 10 sollte versucht werden, die **Intensität** der Gelenkschmerzen zu erfassen, ebenso sollte eine Charakterisierung der Schmerzen wie z. B. dumpf, ziehend, stechend, pochend dokumentiert werden. Anamnestisch relevant ist zudem das Auftreten von Schmerzen in **Ruhe** oder bei **Bewegung** sowie der Einfluss von **Kälte** oder **Wärme**. Häufig zeigen degenerative Gelenkserkrankungen eine Besserung durch Wärme, entzündliche Prozesse dagegen Linderung bei Kälteanwendungen. Tritt der Schmerz vor allem bei Beginn einer Bewegung auf (**Anlaufschmerz**), so ist dies häufig Zeichen einer Arthrose.

- *Vorgeschichte/Triggerfaktoren:* Wichtig ist hierbei die Frage nach einem vorausgegangenen **Trauma bzw. Unfall**, exzessiver oder ungewohnter körperlicher Betätigung (z. B. Gartenarbeit), **Operationen** bzw. **instrumentellen Eingriffen**, Gelenkpunktionen oder Injektionen (Sepsis), **Gelenkprothesen** sowie lokalen und systemischen **Infekten** oder auch einem **Zeckenbiß**. Weitere Triggerfaktoren können **Medikamenteneinnahme, Wetterwechsel** oder auch **psychische Belastungssituationen sein**. Treten akute Gelenkbeschwerden nach übermäßigem Alkoholgenuss oder Fasten auf, so sollte differentialdiagnostisch an einen akuten Gichtanfall gedacht werden. Anamnestisch relevante Faktoren der medizinischen Vorgeschichte sind neben bekannten Erkrankungen des rheumatischen Formenkreises und Kollagenosen insbesondere vorangegangene gastrointestinale Beschwerden (Diarrhoe durch Salmonellen, Shigellen, Campylobacter u. a.) sowie Harnröhrenentzündungen bzw. sexuell-übertragbare Erkrankungen (Urethritis durch Gonokokken/Chlamydien), die die Entstehung sogenannter **reaktiver Arthritiden** (M. Reiter) bedingen können. Wichtig sind zudem bekannte Hauterkrankungen (Psoriasis), Gerinnungsstörungen (Gelenkeinblutungen bei Hämophilie) sowie auch Erkrankungen wie Hämochromatose, Amyloidose oder maligne Tumore (paraneoplastische Arthritiden, z. B. hypertrophische Osteoarthropathie bei Bronchialkarzinom).
- *Begleitsymptome:* Differentialdiagnostisch relevant sind insbesondere **Bewegungseinschränkungen** sowie Deformitäten und Schwellungen der Gelenke, erfasst werden sollten zudem **Begleitsymptome** wie Fieber, Gewichtsverlust, Nachtschweiß, allgemeine Leistungsminderung, Hautveränderungen (Psoriasis, Ulzerationen, Erythema nodosum, Rheumaknoten, Purpura), Augensymptome und Visuseinschränkungen (z. B. Iridozyklitis bei M. Bechterew, Konjunktivitis bei M. Reiter), Symptome des Gastrointestinaltrakts (v. a. Diarrhoe) und urogenitalen Systems (z. B. Brennen bei Miktion bei Reiter-Syndrom) sowie das Vorliegen eines Raynaud-Syndroms oder Enthesiopathien der Sehnenansätze (M. Bechterew). Nicht vergessen werden sollten auch Symptome des kardiovaskulären und respiratorischen Systems (z. B. Pleuritis oder Perikarditis bei SLE, Asthma bei Churg-Strauss-Syndrom), die Hinweis auf Kollagenosen oder Vaskulitiden sein können.

Tabelle 95

DD Arthritiden

	Osteoarthritis (Polyarthrose)	Rheumatoide Arthritis	Kristallarthritis (Gicht)	Seronegative Spondylarthritis
Beginn	langsam	langsam	akut	variabel
Entzündung	-	+	+	+
Pathologie	Degeneration	Pannus	Mikrotophi	Enthesitis
Befall	polyartikulär	polyartikulär	monoartikulär	oligo-/ polyartikulär
Gelenktyp	große	kleine	kleine/große	große
Lokalisation	DIP, tragende Gelenke	MCP, Handgelenk	MTP, Füße, Knöchel	SI, WS, periphere Gelenke
Spezielle Kennzeichen	Bouchard/ Heberden-Knoten an Händen	Ulnardeviation, Schwanenhals-deform.	Gichttophi	Befall der WS
Knochen	Osteophyten	Osteoporose, Erosion	Erosion	Erosion, Ankylose
Extra-artikuläre Manifestation	-	subkutane Knoten, pulmonale und kardiale Symptome, Splenomegalie	Nephrolithiasis, Nephritis	Uveitis/ Konjunktivitis, kardial, pulmonal, Psoriasis, chron. entz. Darmerkrankung
Labor	normal	RF, erhöhte BSG	erhöhte Harnsäure	oftmals HLA-B27 +

▸ ***Muskelschmerzen (Myalgien):*** Muskelschmerzen stellen ein häufiges, jedoch auch sehr unspezifisches Symptom dar, das sowohl lokalisiert als auch diffus auftreten kann. Meist werden die Schmerzen als tief, dumpf und gleichbleibend, oftmals auch als „muskelkaterartig" beschrieben. Gegenüber Ursachen wie Traumen oder mechanischer Überanstrengung (z. B. exzessiver Sport, Haltungsschäden) müssen initial auch eine Vielzahl systemischer Erkrankungen abgegrenzt werden, die in Tabelle 96 zusammengefasst sind. Häufig können jedoch auch keine spezifischen Ursachen definiert werden, wie z. B. bei Vorliegen des sogenannten Fibromyalgie-Syndroms. Hierbei kommt es zumeist bei weiblichen Personen zu generalisierten Muskelschmerzen mit schmerzhaften Druckpunkten sowie einer stark ausgeprägten vegetativen Symptomatik wie z. B. Leistungsminderung und Schlafstörungen, deren pathophysiologische Grundlagen bislang unbekannt sind.

Weiter abzugrenzen sind **Knochenschmerzen**, die meist als tiefer Druck- und Erschütterungsschmerz beschrieben werden und oftmals eine nächtliche Verschlimmerung zeigen. Die umgebende Muskulatur ist hierbei nicht druckdolent. Ursachen akut auftretender Knochenschmerzen können entzündliche Prozesse wie z. B. eine Osteomyelitis oder Frakturen sein, eine langsam progredient verlaufende Schmerzsymptomatik dagegen sollte an neoplastische Prozesse (Tumor, Metastase), osteoporotische Veränderungen mit Spontanfrakturen, eine chronische Osteomyelitis oder auch einen M. Paget denken lassen.

Tabelle 96

DD Muskelschmerzen

	Erkrankungen
Trauma	Prellungen, Hämatome, Muskelfaserriss, ausgedehnte Weichteilverletzung
Immunologisch / Kollagenosen	SLE, Polymyositis / Dermatomyositis (v. a. Schultergürtel), Polymyalgia rheumatica (v. a. proximale Muskulatur)
Infektiös	virale Infekte (Coxsackie B, Influenza), Leptospirose, Trichinose
Neurologisch	M. Sudeck (CRPS), Amyotrophe Lateralsklerose, Spastik, Parkinson, restless-leg-Syndrom, Karpaltunnelsyndrom, Tarsaltunnelsyndrom
Toxisch / medikamentös	Alkohol, Amphetamin, Heroin, Fibrate, Interferon, Cyclosporin, Colchicin, Succinylcholin
Vaskulär	Claudicatio intermittens, Thrombose
Psychisch	Depressionen, psychosomatische Erkrankungen
Andere	Fibromyalgie, Magnesiummangel, DM

▶ ***Muskelschwäche:*** Ein weiteres Leitsymptom des muskuloskeletalen Systems ist die Muskelschwäche, deren Schweregrad sehr unterschiedlich ausgeprägt sein kann. Wichtige Hinweise lassen sich dabei aus der Lokalisation bzw. den betroffenen Muskelgruppen ziehen – so bedingen beispielsweise virale Infekte meist eine diffuse Muskelschwäche, bei der Myasthenia gravis sind dagegen häufig die Augen- und Gesichtsmuskulatur betroffen, bei der Polymyositis oder auch dem M. Cushing vor allem die proximale Extremitätenmuskulatur. Tabelle 97 zeigt die häufigsten Ursachen im Überblick:

Tabelle 97

DD Muskelschwäche

	Erkrankungen
Infektiös	virale Infekte (Influenza, Coxsackie B), Trichinose
Neurologisch	Muskeldystrophie, Myasthenia gravis, Myotonien, spinale und neurale Muskelatrophien, Polyneuropathie
Endokrin / metabolisch	Hypo- / Hyperthyreose, M. Addison, M. Cushing, Steroid-Therapie, M. Conn, DM, Menopause, Elektrolytstörungen (Hypokaliämie)
Immunologisch / Kollagenosen	Polymyositis / Dermatomyositis, SLE, Sklerodermie
Maligne Tumore	Paraneoplastische Myopathien (z. B. Lambert-Eaton-Syndrom bei Bronchial-Ca)

▶ ***Rückenschmerzen:*** Rückenschmerzen zählen zu den häufigsten Beschwerden des muskuloskeletalen Systems, deren hohe Inzidenz in der Bevölkerung nicht nur ein medizinisches, sondern auch ein sozio-ökonomisches Problem darstellt – so führen Rückenschmerzen in Form einer chronischen Erkrankung in einer Vielzahl der Fälle zu Arbeitsunfähigkeit oder frühzeitiger Pensionierung. Zumeist werden Rückenschmerzen durch muskulo-ligamentäre bzw. mechanische Veränderungen bedingt, die in 85 % der Patienten zu der unspezifischen Diagnose **Lumbago** führen – nur in ca. 15 % der Fälle können dagegen spezifische Ursachen der Schmerzsymptomatik festgestellt werden. Tabelle 98 zeigt die Differentialdiagnosen der Rückenschmerzen im Überblick:

Tabelle 98

DD Rückenschmerzen

	Erkrankungen
Degenerativ / muskulär	unspezifische muskulo-ligamentäre Veränderungen, Spondylose / Spondylarthrose, Spondylolisthesis, Osteochondrose, Diskusprolaps, M. Scheuermann, Spinalstenose, veränderte Statik infolge Beinverkürzung / Skoliose
Entzündlich	Spondylitis (bakteriell / tuberkulös), Abszess, Osteomyelitis, seronegative Spondylarthritiden, Sakroiliitis, M. Bechterew, Rheumatoide Arthritis
Traumatisch	Wirbelfraktur, Stauchungstrauma
Neoplastisch	Wirbelkörpermetastase (Prostata- / Mamma- / Nierenzell- / Bronchial-Ca), Plasmozytom, Osteosarkom, intraspinale Tumore
Endokrin / metabolisch	Osteoporose, Osteomalazie, M. Paget, Hyperparathyreoidismus
Fortgeleiteter Schmerz	Hüft- oder Knieerkrankungen, Aortenaneurysma, abdominelle / gynäkologische Erkrankungen, Retroperitonealfibrose, Herpes zoster

In der Differentialdiagnose der Rückenschmerzen kann die Anamnese wegweisende Informationen bieten. Zunächst kann aufgrund des Alters des Patienten eine erste Eingrenzung erfolgen – so sind Rückenschmerzen im Kindes- und Jugendalter meist durch Infektionen, eine Spondylolisthesis, Skoliose bzw. einen M. Scheuermann bedingt, während bei alten Menschen an eine Osteoporose, pathologische Frakturen, degenerative Veränderungen, aber auch an Neoplasien gedacht werden sollte.

Tabelle 99

DD Rückenschmerzen in unterschiedlichen Altersgruppen

Alter	*Erkrankungen*
Kinder	Skoliose, Spondylolisthesis, Infektion, M. Calvé
Jugendliche	M. Scheuermann, Skoliose, mechanischer Schmerz, Infektion
Junge Erwachsene	mechanischer Schmerz, Diskusprolaps, Spondylolisthesis, Wirbelfraktur, M. Bechterew, Infektion, Spinalstenose
Erwachsene	mechanischer Schmerz inkl. Arthrose, Diskusprolaps, M. Scheuermann, Spondylolisthesis, RA, Spinalstenose, Paget, Wirbelmetastasen
Ältere Menschen	Arthrose, senile Kyphose, Osteoporose (evtl. mit Fraktur), Wirbelmetastasen

Weitere anamnestische Hinweise ergeben sich aus:

- *Beginn und zeitlicher Verlauf der Symptome:* Unterschieden werden muss hier zwischen einem plötzlichen, **akuten** Beginn der Rückenschmerzen (z. B. Diskusprolaps, Fraktur) oder einer langsam beginnenden, **einschleichenden** Schmerzsymptomatik (z. B. maligne oder entzündliche Prozesse, Osteoporose) sowie zwischen **konstant** andauernden oder **intermittierenden**, durch Bewegung provozierten Schmerzen.
- *Lokalisation und Schmerzcharakter:* Rückenschmerzen können **diffus oder lokalisiert** auftreten und sich in der lumbalen, thorakalen sowie selten auch in der zervikalen Wirbelsäule manifestieren. Während Schmerzen der LWS die häufigste Lokalisation von Rückenschmerzen darstellen und zumeist durch

mechanische bzw. degenerative Veränderungen bedingt sind, sollten Schmerzen in thorakalen oder zervikalen Segmenten immer auch an entzündliche oder neoplastische Veränderungen denken lassen. Rückenschmerzen können in Form tiefer und dumpfer Schmerzen auftreten, aber auch als scharf und messerartig mit Ausstrahlung in die Glutealregion sowie in die untere Extremität charakterisiert werden (z. B. bei Lumboischialgie). Wichtig hierbei ist zudem die Unterscheidung einer unilateralen oder bilateralen ischialgieformen Symptomatik.

- *Auslöser:* Häufige Triggerfaktoren für die Entstehung von akut auftretenden Rückenschmerzen stellen ungewohnte **körperliche Betätigung**, Tragen von Lasten, Bücken oder abrupte Drehungen, die daher ebenso wie ein vorangegangenes Trauma oder Unfälle anamnestisch erfragt werden sollten – häufig werden diese Faktoren jedoch vom Patienten selbst spontan berichtet. Im Gegensatz dazu können bei langsam progredient auftretenden Rückenschmerzen durch entzündliche oder neoplastische Prozesse meist keine definitiven Auslöser benannt werden.
- *Bessernde/verstärkende Faktoren:* Erfragt werden sollten hierbei v. a. eine Veränderung der Beschwerden durch **Ruhe oder Bewegung** – so werden Schmerzen im Rahmen des M. Bechterew häufig durch Bewegung gemildert, die Schmerzsymptomatik bei einem Bandscheibenprolaps oder einer Wirbelkörperfraktur durch bestimmte Bewegungen jedoch provoziert. Schmerzen durch Tumore oder entzündliche Ursachen dagegen sind meist lagerungsunabhängig und auch nachts vorhanden. Rückenschmerzen, die v. a. beim Gehen verstärkt auftreten, jedoch nicht bei Positionen mit vorgebeugtem Oberkörper (z. B. Radfahren), sollten differentialdiagnostisch immer an eine Spinalstenose denken lassen.
- *Begleitsymptome:* Relevante Begleitsymptome können Fieber (Abszess, Spondylodiszitis), allgemeine Leistungsminderung, Gewichtsverlust (Neoplasie, Tbc), Beinschwäche oder Gang- und Gleichgewichtsprobleme, Beeinträchtigungen der Blasenfunktion oder Defäkation (Myelonkompression), Sensibilitätsausfälle, Morgensteifigkeit und weitere Gelenkschmerzen, Sehstörungen bzw. Augensymptome oder auch Hautveränderungen sein.

In seltenen Fällen können Rückenschmerzen auch Zeichen einer schwerwiegenden pathologischen Veränderung sein, die unter Umständen sofortiger Therapie bedarf, um weitreichende und bleibende Schäden zu verhindern. Hierzu gehören beispielsweise ein Cauda-Syndrom, epidurale Abszesse, Metastasen und Tumore sowie Wirbelkörperfrakturen. **Anamnestische Alarmzeichen**, die den Untersucher hellhörig machen sollten, sind unter anderem der Verlust der Kontrolle über Blase und / oder Darm, neurologische Defizite, beidseitige ischialgiforme Beschwerden, Alter unter 20 oder über 55 Jahre, vorangegangenes Trauma, Gewichtsverlust, orale Kortikosteroidmedikation, eine bekannte HIV-Infektion, Drogen- oder Alkoholabusus sowie auch Neoplasien in der Vorgeschichte (z. B. Prostata-Karzinom). Auffällig sind zudem eine schwere und progrediente Schmerzsymptomatik, die durch Ruhe nicht gemildert wird, nächtliche Schmerzen sowie Schmerzen in den thorakalen Segmenten oder über mehreren verschiedenen Abschnitten der Wirbelsäule.

Medizinische Vorgeschichte

In der Vorgeschichte des Patienten sollte zunächst allgemein nach bisherigen Symptomen des muskuloskeletalen Systems, Unfällen, Operationen, angeborenen Erkrankungen des Bewegungsapparates (z. B. Hüftgelenksdysplasie, Achondroplasie) sowie neurologischen Erkrankungen (z. B. Apoplex) und Muskelerkrankungen (z. B. Myasthenia gravis, Muskeldystrophie) gefragt werden. Wichtig können weiter endokrinologische und metabolische Erkrankungen (z. B. Gicht, Rachitis, DM), vaskuläre Störungen oder Infektionskrankheiten sowie bekannte hämatologische Erkrankungen (z. B. Hämophilie) oder Neoplasien (z. B. Plasmozytom) von Bedeutung sein.

Medikamente

Symptome des muskuloskeletalen Systems treten häufig auch als Begleiterscheinung von Medikamenten auf. Beispiele hierfür sind Substanzen wie Kortikosteroide, Heparin oder Antiepileptika, die bei langfristiger Einnahme das Risiko für die Entstehung einer Osteoporose deutlich erhöhen können. Auch wurden unter der Einnahme von Antikoagulantien, Fibraten, Antidiabetika oder Antihypertensiva Arthralgien beobachtet, Myalgien können z. B. durch Statine, Steroide, Kolchizin, Malariamedikamente oder Alkohol bedingt sein. Insbesondere bei Patienten mit Erkrankungen des rheumatischen Formenkreises darf nicht vergessen werden, nach möglichen Nebenwirkungen der medikamentösen Therapie zu fragen, da die hierbei verwendeten Substanzen häufig mit Komplikationen verbunden sind, die engmaschiger Kontrolle und sorgfältiger Risikoevaluation bedürfen.

Familienanamnese

In Abhängigkeit von der klinischen Symptomatik können in der Familie bekannte Defekte wie z. B. angeborene Hüftdysplasien (bei Mädchen 5mal häufiger), angeborene Fußdeformitäten (z. B. Klumpfuß) oder Fehlbildungen der Wirbelsäule (z. B. Skoliose, Spina bifida), aber auch Erkrankungen des rheumatischen Formenkreises wie die rheumatoide Arthritis, der M. Bechterew (ankylosierende Spondylitis, Assoziation mit HLA-B27) oder Kollagenosen anamnestisch relevant sein. Nicht vergessen werden sollten auch in der Familie bekannte Hauterkrankungen (Psoriasis-Arthritis), Stoffwechselerkrankungen (z. B. Gicht), chronische gastrointestinale Erkrankungen wie M. Crohn und Colitis ulcerosa (enteropathische Arthritiden) sowie andere neurologische bzw. muskuläre Erkrankungen.

Sozialanamnese

Insbesondere für Erkrankungen des muskuloskeletalen Systems ist die genaue Dokumentation der **beruflichen Tätigkeit** des Patienten von großer Bedeutung. Hierbei können sowohl abnorme körperliche oder auch einseitige Belastungen als auch mangelnde Bewegung wie z. B. im Rahmen einer sitzenden Tätigkeit eine Rolle spielen (z. B. Haltungsschäden), die unter Umständen auch als Berufskrankheit Anerkennung finden können. Auch sollten körperliche Aktivität in der Freizeit sowie sportliche Extrembelastungen dokumentiert werden. Nicht vergessen werden dürfen Alkohol- und Nikotinkonsum (z. B. als Risikofaktor für aseptische Hüftnekrose).

Erkrankungen des muskuloskeletalen Systems zeigen häufig chronische Verlaufsformen, die zu einer deutlichen Einschränkung der sozialen und beruflichen Möglichkeiten, körperlicher Behinderung sowie chronischen Schmerzzuständen führen können. Anamnestisch sollten daher der **Grad der körperlichen Funktionseinschränkung** (z. B. eigenständige Versorgung, Haushaltshilfe, Hilfe beim Ankleiden), Hilfsmittel wie Gehstöcke oder Rollstühle sowie auch die soziale Integration des Patienten, seine persönliche Krankheitseinstellung und Coping oder auch die Unterstützung durch Selbsthilfegruppen erfragt werden.

Untersuchung des Muskuloskeletalen Systems

Die Untersuchung des muskuloskeletalen Systems basiert auf den Komponenten **Inspektion, Palpation**, Messung des **Bewegungsumfangs** sowie **Längen- und Umfangsmessungen**. Bei entsprechendem klinischen Verdacht können auch weitere spezielle **Funktionsprüfungen** durchgeführt werden, wie z. B. die Meniskus-Tests bei Knieverletzungen. Werden Patienten in akuten Schmerzzuständen untersucht, so erfordert dies ein besonders behutsames Vorgehen, das eine unnötige Schmerzverstärkung durch ruckartige Bewegungen oder zu starke Palpation vermeidet. Der Patient sollte daher vor Beginn der Untersuchung nach schmerzhaften Arealen gefragt werden oder Bewegungen zunächst in dem von ihm als angenehm empfundenen Ausmaß selbst durchführen. Im Folgenden wird zunächst kurz auf allgemeine Grundlagen der Untersuchung eingegangen, anschließend werden die speziellen Untersuchungstechniken der Wirbelsäule sowie der oberen und der unteren Extremität dargestellt.

Inspektion

Bereits die erste Interaktion mit dem Patienten, Beobachtungen während des Gehens und Entkleidens oder auch der erste Händedruck können dem Untersucher einen initialen Eindruck von dem Patienten, seinem biologischen Alter, Konstitution und Ernährungszustand sowie seinen muskuloskeletalen Beschwerden vermitteln. Auffällig können hierbei Veränderungen von **Wuchs, Habitus** und **Proportionen** (z. B. bei der Achondroplasie) und **Deformitäten** sowie auch das **Gangbild, Bewegungsdefizite, Schonhaltungen** oder **Ausweichbewegungen** sein. Die Inspektion sollte am stehenden, möglichst nur mit Unterwäsche bekleideten Patienten erfolgen. Das besondere Augenmerk gilt dabei möglichen Auffälligkeiten der Achsenstellung (Varus / Valgus, Rekurvation / Antekurvation), der Statik der Wirbelsäule (Hals- und Lendenlordose, Brustkyphose, Skoliose), dem Becken- und Schulterstand sowie der Kopfhaltung. Zudem werden Schwellungen und Ödeme, Hämatome, Deformitäten der Knochen und Gelenke, Achsenabweichungen, Muskelatrophien oder Muskelfibrillationen sowie Veränderungen der Hautfarbe (z. B. Rötung) erfasst.

Palpation

Mit Hilfe der Palpation lassen sich genauere Aussagen über den Schmerz- und Funktionszustand von Gelenken, Knochen und Muskulatur treffen und auffällige Veränderungen wie z. B. Schwellungen besser charakterisieren. Palpatorisch erfasst werden **Schwellungen** in ihrer Lokalisation (z. B. Gelenk, Weichteile), Konsistenz, Fluktuation und Schmerzhaftigkeit, ebenso sollte auch die **Hauttemperatur** dokumentiert werden (z. B. Überwärmung). Häufiger Befund der Palpation sind diffuse oder lokalisierte **Druckdolenzen**, die ihren Ursprung sowohl in der Haut bzw. dem Unterhautfettgewebe (Trigger-Punkte), der Muskulatur, am Ansatz von Sehnen, am Periost oder den Gelenken haben können.

Im Bereich der Gelenke und Sehnen können zudem auch tastbare Reibegeräusche (**Krepitus**) oder ein Schnappen bei aktiver und passiver Bewegung der entsprechenden anatomischen Strukturen getastet werden – so z. B. bei Arthrose oder Tendovaginitis crepitans. Bei Palpation der Muskulatur finden sich zudem oftmals umschriebene Verhärtungen der Muskulatur (**Myogelosen**), die Ausgangspunkt chronischer Verspannungszustände und Schmerzen sein können.

Prüfung des Bewegungsumfangs

Bewegungseinschränkungen der Gelenke stellen eines der häufigsten Beschwerdebilder des muskuloskeletalen Systems dar. In der körperlichen Untersuchung wird daher der Bewegungsumfang eines Gelenks mit Hilfe der sogenannten **Neutral-Null-Methode** im Seitenvergleich bestimmt und dokumentiert. Grundlage hierfür sind die drei anatomischen Bezugsebenen des Körpers im Raum – die Sagittalebene (**Flexion / Extension**), die Frontalebene (**Abduktion / Adduktion**) sowie die Transversalebene (**Innenrotation / Außenrotation**). Bei der Neutral-Null-Methode entsprechen die Gelenkstellungen einer aufrecht stehenden Person mit herabhängenden Armen der neutralen Grundstellung, also der Nullgrad-Ausgangsposition. Jede Bewegung aus der Ausgangsposition heraus wird hierbei in Winkelgraden angegeben. Ist beispielsweise im Kniegelenk eine Extensionsbewegung von 5° und eine Flexionsbewegung von 140° möglich, so wird dies als Flexion / Extension 140°-0°-5° dokumentiert, die zweite Zahl (0°) entspricht dabei der neutralen Null-Stellung. Kann die neutrale Ausgangsstellung eines Gelenkes aufgrund einer Kontraktur nicht erreicht werden (z. B. Flexionskontraktur im Kniegelenk), so steht die Angabe 0° stets am Anfang der Zahlenreihe und die Gradangabe der Kontraktur in der Mitte. Die Dokumentation 140°-30°-0° beschreibt dann eine Flexionskontraktur von 30°, aus der heraus eine Restbeweglichkeit von 110° möglich ist (140° maximale Flexion).

Abbildung 44

Neutral-Null-Methode

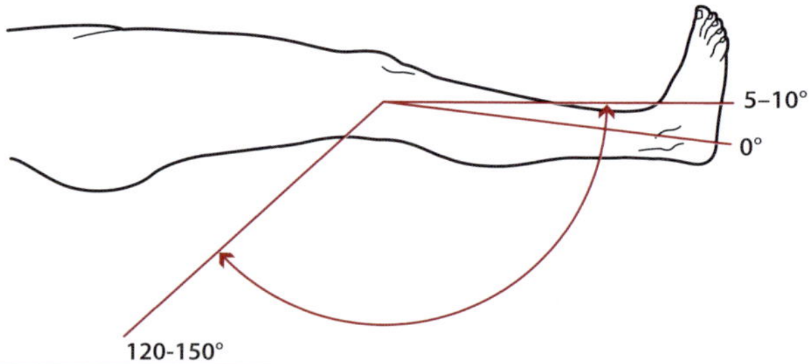

Wichtig ist hierbei auch die Unterscheidung zwischen **aktiver** und **passiver Beweglichkeit**, d. h. zwischen Bewegungen im Gelenk, die der Patient mit seiner Muskelkraft selbst aktiv ausführt, und Bewegungen, die der Untersucher am passiven Patienten durchführt. Insbesondere bei schmerzbedingten bzw. funktionellen Bewegungseinschränkungen oder Lähmungen einzelner Muskelgruppen finden sich dabei oftmals deutliche Differenzen des aktiven und passiven Bewegungsumfangs.

Längen- und Umfangsmessungen

Gegebenfalls kann auch eine Messung der Länge oder des Umfangs einer Extremität wichtige Informationen geben, so z. B. bei einer Beinlängendifferenz. Für die einzelnen anatomischen Areale gelten dabei folgende Messbereiche:

Tabelle 100

Längen- / Umfangsmessungen

	Messpunkte
Länge gesamter Arm	Akromionspitze – Processus styloideus radii
Länge Oberarm	Akromionspitze – Epicondylus lateralis humeri
Länge Unterarm	Epicondylus lateralis humeri – Processus styloideus radii
Umfang obere Extremität	10 cm proximal und distal des Epicondylus lateralis humeri
Länge gesamtes Bein	Spina iliaca anterior superior – unterer Rand des Malleolus medialis
Länge Oberschenkel	Spina iliaca anterior superior – innerer Kniegelenksspalt
Länge Unterschenkel	innerer Kniegelenksspalt – unterer Rand des Malleolus medialis
Umfang untere Extremität	20 und 10 cm proximal sowie 10 cm distal des inneren Kniegelenkspalts

Spezielle Untersuchungsverfahren

Je nach klinischer Symptomatik und anatomischen Gegebenheiten können im Anschluss an Inspektion, Palpation und Messung des Bewegungsumfanges spezielle Untersuchungsverfahren durchgeführt werden, die spezifische anatomische Strukturen (z. B. Meniskus) oder auch Funktionsfähigkeiten (z. B. Spitzgriff der Hand) überprüfen.

Untersuchung der Wirbelsäule

▸ *Inspektion:* Die Untersuchung beginnt mit der Inspektion der Wirbelsäule am aufrecht stehenden Patienten, der bis auf die Unterwäsche entkleidet sein sollte. Hierbei werden durch Betrachtung von ventral, lateral und dorsal die Haltung und Achsenstellung des Patienten, die Form und Symmetrie der Wirbelsäule mit ihren physiologischen Krümmungen, der Stand des Beckens und der Schultern sowie die Haltung des Kopfes erfasst. Weiter können Auffälligkeiten wie Muskelatrophien, Weichteilasymmetrien oder sichtbare Rippenbuckel, aber auch Narben, Pigmentveränderungen oder verstärkte Behaarung (evtl. Zeichen einer Spina bifida) wichtige Hinweise geben.

Als **Lordose** wird dabei eine dorsal-konkave Krümmung der Wirbelsäule bezeichnet, die in der LWS und HWS physiologisch ist, als **Kyphose** eine dorsal-konvexe Krümmung der Wirbelsäule, die im Bereich der BWS gefunden wird. Kommt es zu einer auffälligen Abflachung der LWS-Lordose, so spricht man von einem **Flachrücken**, bei einer vermehrt ausgeprägten LWS-Lordose dagegen von einem sog. **Hohlkreuz** oder auch einer Hyperlordose. Eine vermehrte Kyphose im Bereich der BWS wird als **Rundrücken** bezeichnet, der v. a. im Rahmen eines M. Scheuermann (Adoleszentenkyphose) oder M. Bechterew sowie im höheren Lebensalter infolge osteoporotischer Veränderungen auftritt. Als **Gibbus** bezeichnet man eine spitzwinklige umschriebene Knickung der BWS, die als Extremform einer Kyphose bei tuberkulöser Spondylitis oder nach Wirbelkörperfrakturen beobachtet werden kann.

Abbildung 45

Inspektion der Wirbelsäule: Lordose, Kyphose, Skoliose

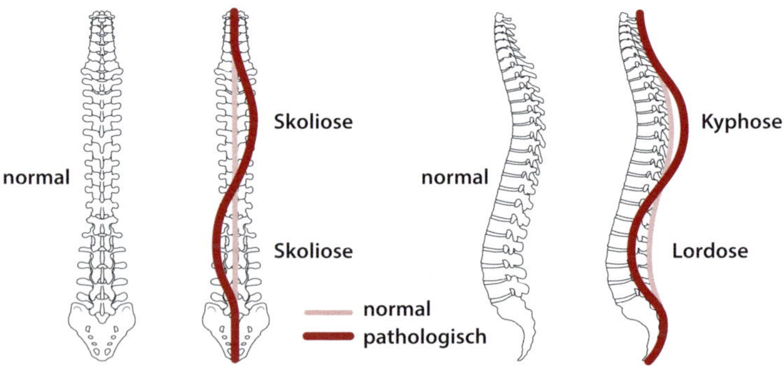

Unter dem Begriff **Skoliose** wird eine seitliche Verbiegung der Wirbelsäule verstanden, der vielfältige Ursachen zugrunde liegen kann (s. Tabelle 101). Für die Beurteilung skoliotischer Veränderungen können die Inspektion der Beckenkämme, der Schultern sowie der Taillendreiecke hilfreich sein – bei seitlichen Verbiegungen der Wirbelsäule findet man hierbei einen unterschiedlichen Stand der Beckenkämme, einen einseitigen Schulterblatthochstand sowie eine asymmetrische Form der Taillendreiecke. Skoliosen können dauerhaft fixiert, in Form einer skoliotischen Fehlhaltung jedoch auch korrigierbar sein, wie z. B. bei der

Kompensation einer Beinverkürzung. Nicht vergessen werden sollte daher bei entsprechendem Verdacht die Überprüfung eines möglichen Beckenschiefstandes durch gleichzeitige Palpation der Beckenkämme von dorsal sowie eine Beinlängenmessung. In der Kindheit entstandene Skoliosen gehen zudem häufig mit einer fixierten Rotation von Wirbelkörpern einher, die zur Ausbildung sichtbarer **Rippenbuckel** auf der konvexen Seite der skoliotischen Wirbelsäulensegmente führen. Diese werden am besten bei langsamem Vorneigen des Oberkörpers erkannt.

Tabelle 101

DD Skoliose

Ursachen	*Differentialdiagnose*
Fehlhaltung	kompensatorisch (Beckenschiefstand), Muskelspasmus, Haltungsschwäche
Idiopathisch	häufigste Form bei Kindern / Jugendlichen, M. Scheuermann
Kongenital	knöcherne Anomalien
Paralytisch	Poliomyelitis, Paralyse von Rumpf- / Rückenmuskulatur
Neuropathisch	Neurofibromatose, Spina bifida, Syringomyelie, Friedreich-Ataxie
Myopathisch	Muskeldystrophie
Metabolisch	Zystinspeicherkrankheit, Marfan-Syndrom, Rachitis

▸ ***Palpation und Perkussion:*** Zunächst sollten die einzelnen **Dornfortsätze** durch Palpation von kranial nach kaudal auf knöcherne Vorwölbungen oder Druckschmerzhaftigkeit untersucht werden. Ebenso kann die Überprüfung schmerzhafter Areale auch durch leichte Perkussion mit dem Reflexhammer erfolgen. Als Orientierungspunkt für die Lokalisation dient dabei der prominent vorspringende 7. Halswirbel (C7, Vertebra prominens), ebenso kann durch die Verbindungslinie der Beckenkämme die Höhe von L4 bestimmt werden. Eine umschriebene Druckschmerzhaftigkeit der Wirbelsäule sollte differentialdiagnostisch an eine Fraktur, aber auch entzündliche (z. B. Spondylitis, Osteomyelitis) oder neoplastische Prozesse denken lassen, diffuse Schmerzen dagegen sprechen eher für osteoporotische Veränderungen. Zudem sollte auch die **paravertebrale Muskulatur** des Patienten auf Druckdolenz oder Muskelverhärtungen (Myogelosen, Muskelhartspann) palpiert werden, da diese eine häufige Ursache von Rückenschmerzen darstellen. Als **Stauchschmerz** bezeichnet man dagegen Schmerzen im Bereich der Wirbelsäule, die durch stoßartigen Druck auf den Kopf (meist im Bereich der HWS / BWS) oder durch Fallenlassen aus dem Zehenstand auf die Fersen provoziert werden kann – auch hier ist differentialdiagnostisch an Frakturen, Entzündungen oder Neoplasien zu denken.

▸ ***Bewegungsumfang:*** Die Bewegung der Wirbelsäule erfolgt in erster Linie aus der Hals- und Lendenwirbelsäule heraus, die Brustwirbelsäule dagegen ist aufgrund der Verbindung zu den Rippen des Thorax stärker fixiert.

▹ ***HWS***: Der Bewegungsumfang der Halswirbelsäule wird entsprechend der Neutral-Null-Methode in Flexion / Extension, Rotation und Seitneigung geprüft (s. Tabelle 102). Zur grob-orientierenden Beurteilung der Beweglichkeit kann auch der Kinn-Jugulum-Abstand bei maximaler Vorneigung (normal 0–2 cm) und Rückneigung der HWS (Inklination / Reklination) dokumentiert werden.

Tabelle 102

Bewegungsumfang HWS

Bewegung	*NN*	*Durchführung*
Ventral-/ Dorsalextension	45-0-45°	Kinn zur Brust bringen, den Kopf in den Nacken legen lassen
Rotation	70-0-70°	Kopf nach rechts und links drehen
Seitneigung	45-0-45°	rechtes/linkes Ohr in Richtung Schulter neigen

- ***BWS/LWS:*** Als orientierendes Maß für die Beweglichkeit der BWS und LWS wird zunächst der **Finger-Boden-Abstand** gemessen. Hierzu wird der Patient aufgefordert, bei durchgestreckten Beinen durch Vorwärtsbeugen des Rumpfes mit seinen Fingern den Boden zu berühren – gemessen wird dabei der Abstand zwischen Boden und Fingern, der bei voller Beweglichkeit der Wirbelsäule 0 cm beträgt. Auch mit Hilfe des **Schober-Tests** bzw. **Ott-Tests** können Aussagen über die Beweglichkeit getroffen werden.

Abbildung 46

Test nach Schober und Ott

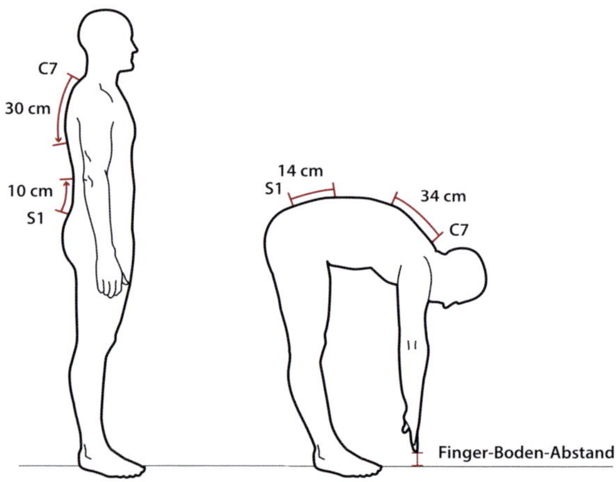

Hierzu werden am stehenden Patienten zwei Punkte der Wirbelsäule in einem bestimmten Abstand durch eine Hautmarkierung gekennzeichnet (Schober: S1 und 10 cm nach kranial, Ott: C7 und 30 cm nach kaudal) und der Patient aufgefordert, sich vorwärts zu beugen. Bei maximaler Anteflexion sollte sich bei der Markierung nach Schober der Abstand zwischen den Hautmarkierung auf mind. 14 cm, bei der Markierung nach Ott auf mindestens 34 cm vergrößern. Liegt der Abstand dagegen unter den genannten Werten, so muss von einer Bewegungseinschränkung der Wirbelsäule ausgegangen werden, die z. B. durch degenerative Veränderungen, Muskelspasmen oder auch einen M. Bechterew bedingt sein kann. Tabelle 103 zeigt zusammenfassend den normalen Bewegungsumfang der Wirbelsäule gemessen in der Neutral-Null-Methode:

Tabelle 103

Bewegungsumfang BWS+LWS

Bewegung	*NN*	*Durchführung*
Anteflexion / Retroflexion	120-0-30°	bei durchgestreckten Knien und fixierter Hüfte Wirbelsäule nach vorne/hinten beugen
Rotation	30-0-30°	Rotation des Schultergürtels zum fixierten Becken
Seitneigung	40-0-40°	seitliches Neigen der WS

Weitere Untersuchungen:

Haltungstest nach Matthiass

Technik: Mit Hilfe des Haltungstests nach Matthiass können Haltungsschwächen im Bereich der Wirbelsäule geprüft werden. Hierzu wird der Patient aufgefordert, sich in Ausgangsposition gerade hinzustellen, beide Arme horizontal nach vorne zu strecken und diese Haltung mindestens 30 Sekunden beizubehalten.

Pathologischer Befund: Kann der Patient die aufrechte Haltung nicht beibehalten, und kommt es während der vorgegebenen Zeit zu einem Absinken der Arme und einer BWS-Hyperkyphose oder einem Vorneigen des Beckens mit Ausbildung einer LWS-Hyperlordose, so liegt der Verdacht auf eine Insuffizienz des muskulären Halteapparates nahe (Haltungsschwäche).

Mennell-Handgriff

Technik: Mit Hilfe des Mennell-Handgriff können die **Iliosakralgelenke** untersucht werden. Der Patient liegt hierzu entspannt in Bauchlage, während der Untersucher mit einer Hand die Darmbeinschaufel des Patienten durch Druck auf der Unterlage fixiert und mit der anderen Hand das Hüftgelenk durch Heben des gestreckten Beines nach dorsal hyperextendiert (forcierte Überstreckung). Hierdurch kommt es zu einer Bewegung des Os ilium gegen das Sakrum.

Pathologischer Befund: Kommt es während der Hyperextension zu Schmerzen im Iliosakralgelenk, so sollte differentialdiagnostisch an einen M. Bechterew bzw. eine Sakroiliitis gedacht werden.

Lasègue-Test

Technik: Der Lasègue-Test dient in der Untersuchung des muskuloskeletalen Systems zum Nachweis und Quantifizierung einer Ischialgie. Der Patient liegt hierzu entspannt auf dem Rücken, während der Untersucher das im Knie gestreckte Bein langsam anhebt.

Pathologischer Befund: Normalerweise ist eine schmerzfreie Beugung im Hüftgelenk bis ca. 80–90° möglich. Kommt es bei Durchführung des Tests zu einschießenden Schmerzen an der dorsalen Seite des Ober- bzw. Unterschenkels, so weist dies auf eine Irritation der lumbalen Nervenwurzeln hin (Protrusion / Prolaps der Bandscheibe). Je heftiger der Schmerz, desto weniger toleriert der Patient eine Anhebung des Beines. Die Ausprägung der Schmerzsymptomatik wird in Winkelgraden angegeben – z. B. Lasègue bei 30° positiv. Wird bei gehobenem Bein außerdem der Fuß des Patienten dorsalflektiert (**Bragard-Zeichen**), kommt es zu einer Schmerzverstärkung.

Lasègue-Test

Abbildung 47

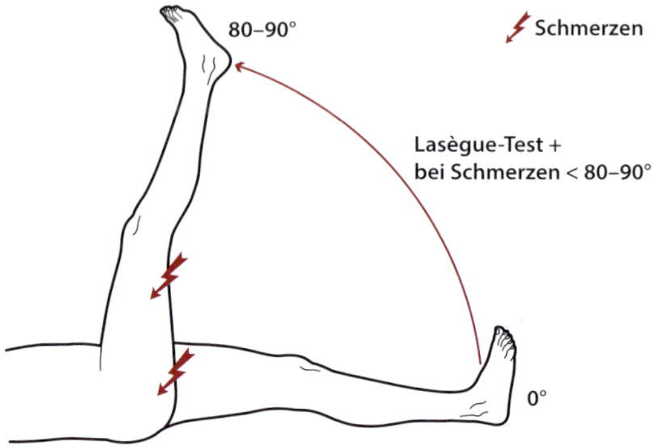

D ***Prüfung der Motorik und Sensibilität bei Ischialgie:*** Durch Protrusion oder Prolaps einer Bandscheibe kommt es zu einer Kompression des segmentalen Nervs im Spinalkanal, die mit ischialgieformen Schmerzen (vgl. Lasègue-Test), aber auch mit motorischen und sensiblen Ausfällen einhergehen kann. Die Überprüfung und Lokalisation dieser neurologischen Defizite dient nicht nur der Höhenlokalisation der Kompression, sondern ist auch für das weitere therapeutische Vorgehen entscheidend. **Alarmzeichen** und OP-Indikationen sind hierbei akute Paresen, Störungen der Blasen- und Mastdarmfunktion oder auch eine sogenannte Reithosenanästhesie (Sensibilitätsstörung im Bereich des Perineums und Anus), wie sie im Rahmen eines Konus- bzw. Kauda-Syndroms auftreten können. Tabelle 104 gibt einen Überblick über die wichtigsten motorischen und sensiblen Defizite, bei Diskusprotrusion bzw. Diskusprolaps im Bereich der lumbalen Wirbelsäule, die den häufigsten Manifestationsort (90 %) darstellt:

Symptomatik bei Diskusprotrusion / -prolaps der LWS

Tabelle 104

	Kennmuskel	*Reflexausfall*	*Sensibilitätsausfall*
L3	M. quadriceps femoris	Patellarsehnenreflex	Vorderseite Oberschenkel oberhalb des Knies
L4	M. quadriceps femoris, M. tibialis ant. (Patient kann nicht auf Stuhl steigen)	Patellarsehnenreflex	Außenseite Oberschenkel, Innenseite Unterschenkel
L5	M. extensor hallucis longus, M. gluteus med. (Schwäche Hackengang)	Tibialis-posterior-Reflex	Außenseite Unterschenkel, Fußrücken, Großzehe
S1	M. triceps surae, M. gluteus max. (Schwäche Zehengang)	Achillessehnenreflex	lateraler Fußrand, dorsolateraler Unterschenkel

Untersuchung der oberen Extremität

Untersuchung der Schulter

▶ ***Inspektion:*** Bei Inspektion des Schultergürtels sollte am stehenden Patienten mit freiem Oberkörper zunächst die **Symmetrie der Schulterblätter** sowie ein möglicher einseitiger Schulterhochstand überprüft werden – Ursache hierfür können angeborene Deformitäten (Sprengel-Deformität), skoliotische Veränderungen der Wirbelsäule oder auch Paresen des M. serratus anterior (z. B. durch Läsion des N. thoracicus longus) sein. Betrachtet werden weiterhin das **Akromioklaviculargelenk**, die **Clavicula** und der **sternoclaviculare Übergang** sowie die **Stellung der HWS**. Auffällig können hierbei Schwellungen, Veränderungen der Form und Symmetrie, Muskelatrophien (M. deltoideus, M. supra- und infraspinatus) und Rötungen sein.

▶ ***Palpation:*** Palpatorisch erfasst werden die **Hauttemperatur** sowie **Druckdolenzen** des glenohumeralen Gelenkspalts, des Akromioklaviculargelenks und im Verlauf der Clavicula sowie auch im Bereich der Sehnenansätze und Muskulatur, der subakromialen Grube (Bursa subacromialis), dem Tuberculum majus (Sehnenansatz, Bursa subdeltoidea) und minus sowie des Sulcus intertubercularis (lange Bizepssehne). Bei degenerativen Veränderungen, freien Gelenkkörpern oder habituellen Luxationen können durch Auflegen der Hand auf das Schultergelenk bei Bewegung oftmals auch **Krepitus** oder ein **Knacken** getastet werden.

Tabelle 105

Bewegungsumfang Schultergelenk

Bewegung	*NN*	*Durchführung*	*beteiligte Muskeln*
Anteversion / Retroversion	170-0-40°	Patient den Arm nach vorn / nach hinten bewegen lassen	*Anteversion:* M. pectoralis major, M. deltoideus, M. coracobrachialis *Retroversion:* M. deltoideus; M. latissimus dorsi / M. pectoralis major / M. teres major beginnen Retroversion aus Anteversion
Abduktion / Adduktion	180-0-40°	Arm nach oben und weg vom Körper bewegen, eine Untersucherhand stabilisiert die Scapula / Arm vorne über die Mittellinie hinaus bewegen	*Abduktion:* M. supraspinatus für erste 15°, dann M. deltoideus *Adduktion:* M. pectoralis major,. M. deltoideus, M. latissimus dorsi, M. teres major, M. subscapularis
Innenrotation / Außenrotation	70-0-70°	Arm in 90° Abduktion, im Ellbogen 90° Flexion, Handfläche nach unten, auf den Boden zu / vom Boden weg bewegen	*Innenrotation:* M. pectoralis major, M. deltoideus, M. latissimus dorsi, M. teres major, M. subscapularis *Außenrotation:* M. deltoideus, M. teres minor, M. infraspinatus

▶ ***Bewegungsumfang:*** Die Prüfung des Bewegungsumfangs der Schulter erfolgt aktiv, passiv sowie gegen Muskelwiderstand im Seitenvergleich. Geprüft werden dabei Anteversion (Flexion) und Retroversion (Extension), Abduktion und

Adduktion sowie Außenrotation und Innenrotation im Schultergelenk. Die Überprüfung der Ab- und Adduktion sollte bei manuell fixiertem Schulterblatt wiederholt werden, um bei Abduktion >90° eine Mitbewegung der Scapula zu verhindern.

Als **Painful arc** bezeichnet man dabei Schmerzen bei Abduktion des Armes, die charakteristischerweise in einem Winkel zwischen 60 und 120° auftreten. Zu Beginn der Abduktion (<60°) sowie bei Heben des Armes über die Horizontale hinaus (>120°) ist der Patient dagegen schmerzfrei.

Painful arc der Schulter

Abbildung 48

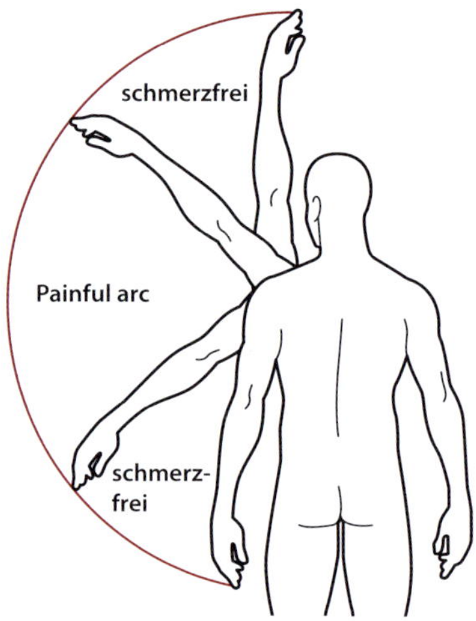

Ursache hierfür ist eine mechanische Enge im subakromialen Raum, die durch degenerative oder entzündliche Veränderungen wie beispielsweise eine Bursitis subacromialis, Verkalkungen der Supraspinatussehne, Tendopathien der Rotatorenmanschette oder auch Osteophyten bedingt sein kann. Als funktionelle klinische Diagnose wird hier oftmals der Begriff **Impingement-Syndrom** verwendet.

- ***Weitere Untersuchungen***
- ***Untersuchung der Rotatorenmanschette:*** Die Rotatorenmanschette – bestehend aus M. supraspinatus, M. infraspinatus, M. teres minor und M. subscapularis – fixiert den Humeruskopf in der Gelenkpfanne. Bei älteren Patienten kann es infolge vorbestehender degenerativer Veränderungen bei Bagatelltraumen zu einer inkompletten oder kompletten Ruptur der Manschette kommen, die sich zumeist in Form starker Schulterschmerzen und Bewegungseinschränkungen manifestiert. Insbesondere die aktive Abduktion des Armes ist hierbei deutlich eingeschränkt und gegen Widerstand meist nicht möglich. Bei kompletten Rupturen ist der sog. **drop-arm-test** charakteristisch: Hierbei wird der Arm mit Hilfe des Untersuchers passiv abduziert, kann

jedoch vom Patienten aktiv bzw. gegen Widerstand nicht in dieser Position gegen die Schwerkraft gehalten werden und sinkt nach unten.

- ***Untersuchung der langen Bizepssehne***

  Technik: Der Untersucher hält mit einer Hand den Ellbogen des stehenden Patienten, die andere Hand fasst das Handgelenk. Nun wird der Patient aufgefordert, gegen den Widerstand des Untersuchers diese Hand in Richtung Schulter zu ziehen und den Ellenbogen zu beugen. Die lange Bizepssehne kann im Sulcus intertubercularis des vorderen Deltoideusanteils palpiert werden.

  Pathologischer Befund: Bei einer Ruptur der langen Bizepssehne ist die muskuläre Kraft vermindert, zudem zeigt sich der Muskelbauch kugelförmig am distalen Oberarm.

Untersuchung des Ellenbogengelenks

- ***Inspektion:*** Besonderes Augenmerk bei Inspektion gilt der **Achsenstellung** bei nach vorne gestreckten Armen und Supinationsstellung des Ellenbogens – physiologisch ist hierbei eine leichte Valgusstellung von Ober- und Unterarm (Frauen bis 20°, Männer bis 10°). Auffällige Abweichungen der Achsenstellung werden dabei als **Cubitus valgus** bzw. **Cubitus varus** bezeichnet. Zudem werden sichtbare Schonhaltungen, Schwellungen der Gelenke und Weichteile, Rheumaknoten, Muskelatrophien (z. B. bei Volkmann-Kontraktur des Unterarms) und Hautveränderungen erfasst. Eine schmerzhafte Schwellung oberhalb des Olecranons ist dabei charakteristisch für eine Bursitis olecrani.

- ***Palpation:*** Palpatorisch erfasst werden **Schwellungen** in ihrer Konsistenz (z. B. weiche, fluktuierende und stark schmerzhafte Schwellung bei Bursitis), **Überwärmungen** und **Druckdolenzen** im Bereich des Olecranon (DD Bursitis, Fraktur), Radiohumeralgelenks (DD Verletzung oder Luxation des Radiusköpfchen, Arthrose, Osteochondritis dissecans) sowie dem medialen und lateralen Epicondylus (z. B. Epicondylitis humeri). Weiter sollten auch die Fossa antecubitalis mit der Bizepssehne unter Flexion und Extension des Ellenbogens sowie der N. ulnaris hinter dem medialen Epicondylus ertastet werden.

- ***Bewegungsumfang***

Tabelle 106

Bewegungsumfang Ellbogengelenk

Bewegung	*NN*	*Durchführung*
Flexion / Extension	150-0-10°	Patient beugt / streckt den Arm im Ellbogengelenk
Pronation / Supination	90-0-90°	Patient hält Ellbogen dicht am Körper und in 90° Flexion, die Handfläche wird nach unten / nach oben gedreht

- ***Weitere Untersuchungen***
- ***„Tennisellenbogen" (Epicondylitis humeri lateralis)***

  Technik: Der Untersucher hält den Ellbogen des Patienten in 90° Flexion und Pronation und beginnt nun, das Ellenbogengelenk langsam zu strecken. Eine andere Möglichkeit ist, den Patienten eine Faust machen zu lassen und das Handgelenk in Dorsalextension zu positionieren, während der Ellenbogen voll extendiert ist. Nun drückt der Untersucher gegen den Widerstand des Patienten die Hand in die Palmarflexion.

Pathologischer Befund: Treten während dieser Testverfahren Schmerzen im Bereich des lateralen Epicondylus humeri auf, kann dies als Zeichen für eine Epicondylitis humeri lateralis gewertet werden.

- ***„Golferellenbogen" (Epicondylitis humeri medialis)***
  Technik: Hierzu wird der Ellbogen des Patienten in Flexion und Supination positioniert und vom Untersucher langsam gestreckt.

  Pathologischer Befund: Liegt eine Tendinitis im Bereich des medialen Epicondylus vor, kommt es zu Schmerzen in diesem Areal.

Untersuchung der Hand

- ***Inspektion:*** Die Untersuchung des Handgelenkes sowie der Finger beginnt mit der Inspektion, bei der insbesondere Auffälligkeiten der Achsenstellung und Form, Schwellungen und Weichteilveränderungen, Rötungen, Narben und Muskelatrophien erfasst werden. So kann die **Achsenstellung** der Hand beispielsweise durch eine Fraktur (z. B. Bajonett-Stellung bei Radiusfraktur loco typico), eine angeborene Deformität (z. B. Madelung-Deformität) oder im Rahmen einer rheumatoiden Arthritis (Ulnardeviation) verändert sein. Auffälligkeiten der **Form** finden sich z. B. bei Akromegalie (große Handfläche und Akren) oder dem Marfan-Syndrom (lange, spindelförmige Akren). Sichtbare Zeichen einer Innervationsstörung können im Handbereich die Fallhand (Parese N. radialis), die Schwurhand (Parese N. medianus) oder die Krallenhand (Parese N. ulnaris) sein. Eine Blickdiagnose stellt auch die sogenannte **Dupuytrensche Kontraktur** dar, bei der es zu einer Beugekontraktur der Finger (meist beginnend mit dem Kleinfinger) infolge einer bindegewebigen Verhärtung und Schrumpfung der Palmaraponeurose kommt. Insbesondere bei der rheumatoiden Arthritis sowie chronisch-degenerativen Erkrankungen wie der Arthrose finden sich im Bereich der Hand charakteristische **Deformitäten**, die in Tabelle 107 und Tabelle 108 zusammenfassend dargestellt sind:

Tabelle 107

Veränderungen der Hand bei Rheumatoider Arthritis

	Charakteristika
Ulnardeviation der Langfinger	Abweichen der Langfinger auf die ulnare Seite
Knopflochdeformität	Beugekontraktur im PIP mit Hyperextension im DIP
Schwanenhalsdeformität	Hyperextension im PIP mit Beugekontraktur im DIP
Z-Deformität des Daumens	90°-Flexion im MCP, 90°-Hyperextension im Interphalangeal-Gelenk
Caput-ulnae-Syndrom	Dorsalluxation des Caput ulnae mit prominent vorstehendem und federndem Ulnaköpfchen (Klaviertastenphänomen)

Tabelle 108

Veränderungen der Hand bei Polyarthrose

	Charakteristika
Heberden-Knoten	Knorpelig-knöcherne schmerzlose Verdickungen an der dorsolateralen Seite der DIP
Bouchard-Knoten	Knorpelig-knöcherne schmerzlose Verdickungen an der dorsolateralen Seite der PIP
Rhizarthrose	Palmare Subluxation der Daumengrundgelenke

Abbildung 49

Veränderungen der Hand bei Rheumatoider Arthritis und Polyarthrose

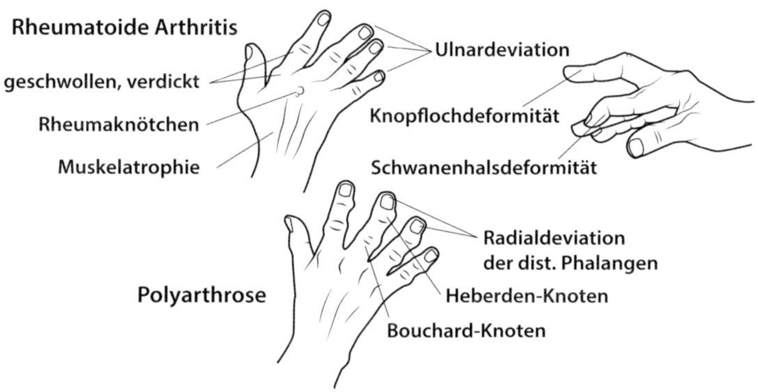

Bei **Schwellungen** im Bereich der Hand werden die betroffenen Gelenke und insbesondere die Symmetrie des Befalls dokumentiert, ebenso sollte eine sichtbare Rötung des betroffenen Areals erfasst werden. So sind z. B. bei der rheumatoiden Arthritis meist die MCP- und PIP-Gelenke symmetrisch gerötet und geschwollen, bei der Psoriasis-Arthritis dagegen zeigt sich häufig ein Befall der Finger im Strahl („Wurstfinger“) unter Einbeziehung der DIP-Gelenke. Schwellungen im Bereich des Handrückens oder über Sehnenlagern sollten differentialdiagnostisch immer auch an ein Ganglion denken lassen (zystische Veränderung im Sehnenlager / Gelenkkapsel), schmerzhafte Schwellungen und Rötung der volaren Fingerseite an ein Panaritium. Diffuse rötlich-livide Verfärbungen und Schwellungen im Handbereich, die nach Frakturen oder Weichteilverletzungen auftreten, stellen dagegen einen ernstzunehmenden Hinweis auf ein Sudeck-Syndrom dar. Häufige **Muskelatrophien** im Handbereich sind die Atrophie des Thenars (z. B. beim Karpaltunnelsyndrom) bzw. Hypothenars (z. B. Läsion des N. ulnaris) sowie eine Atrophie der Mm. interossei (z. B. Läsion des N. ulnaris, Inaktivität der Hand, Syringomyelie).

◗ ***Palpation:*** Mit Hilfe der Palpation können **Schwellungen und Verdickungen der Hand und Finger** besser differenziert werden. Hierzu palpiert der Untersucher die einzelnen Finger bzw. Gelenkspalte (DIP, PIP, MCP) sorgfältig mit Daumen und Zeigefinger und beurteilt im Seitenvergleich Druckschmerzhaftigkeit, Temperatur, sowie Schwellungen in deren Konsistenz, Fluktuation und

Ausbreitung. Zudem sollte auch die Druckschmerzhaftigkeit der Sehnenansätze und Sehnenscheiden sowie subkutane Knoten (Rheumaknoten, Gichttophi) palpiert werden. So finden sich beispielsweise weiche, federnde, meist schmerzhafte und überwärmte Schwellungen als charakteristischer Tastbefund bei entzündlichen Arthritiden, im Gegensatz dazu sind die Schwellungen im Rahmen chronisch-degenerativer Prozesse wie der Polyarthrose von harter Konsistenz und typischerweise nicht druckdolent. Charakteristisch für entzündliche Arthritiden und insbesondere die rheumatoide Arthritis ist zudem das sogenannte **Gaenslen-Zeichen** – kommt es beim Händedruck und der damit verbundenen Belastung der MCP-Gelenke zu starken Schmerzen, so stellt dies einen Hinweis auf entzündliche Veränderungen dar.

Eine umschriebene Druckschmerzhaftigkeit findet man zudem nach Frakturen, wie z. B. über dem Radioulnargelenk bei der Radiusfraktur loco typico oder über der sogenannten Tabatière (anatomische Vertiefung distal des Proc. styloideus radii) bei einer Fraktur des Os scaphoideum sowie im Bereich des Karpaltunnels bei einer Kompression des N. medianus. Bei der Tendovaginitis stenosans de Quervain dagegen kommt es zu umschriebener Druckschmerzhaftigkeit und tastbarer Verdickung der Sehnenlager über dem M. abductor pollicis longus sowie dem M. extensor pollicis brevis, die oftmals mit einem tastbaren Reiben (Tendovaginitis crepitans) einhergehen können.

- ***Bewegungsumfang:*** Zur grob-orientierenden Überprüfung des Bewegungsumfangs der Finger lässt man den Patienten eine Faust machen und wieder öffnen, dann jeweils die Finger und den Daumen einzeln in die Handfläche bringen und wieder strecken und schließlich die Finger spreizen. Zudem sollte der Daumen voll ab- und adduziert werden und nach volar in Richtung des 5. Fingers bewegt werden können. Der Bewegungsumfang des Handgelenks wird durch Flexion und Extension, radiale Adduktion und ulnare Abduktion geprüft:

Tabelle 109

Bewegungsumfang Handgelenk

Bewegung	*NN*	*Durchführung*
Palmarflexion / Dorsalextension	60-0-60°	Hand nach oben / nach unten bewegen
Radialadduktion / Ulnarabduktion	25-0-40°	Handfläche zum Boden, in der Horizontalebene Hand nach innen / außen bewegen

Tabelle 110

Bewegungsumfang Fingergelenke

Bewegung	*NN*	*Durchführung*
MCP Abduktion / Adduktion	30-0-30°	Finger spreizen
MCP Flexion / Extension	90-0-45°	Beugen und Strecken der Finger im MCP
PIP Flexion / Extension	100-0-0°	Beugen und Strecken der Finger im PIP
DIP Flexion / Extension	80-0-10°	Beugen und Strecken der Finger im DIP

Tabelle 111

Bewegungsumfang Daumengelenke

Bewegung	*NN*	*Durchführung*
CMC Abduktion / Adduktion	40-0-30°	Daumen in Abduktion / Adduktion bringen, Bewegung im Daumensattelgelenk
MCP Flexion / Extension	50-0-10°	Beugen und Strecken im Daumengrundgelenk
IP Flexion / Extension	80-0-20°	Beugen und Strecken im Interphalangealgelenk

Weitere Untersuchungen

- ***Funktionsprüfung der Hand***: Die intakte Funktion der Hand ist für fast alle Tätigkeiten des Alltags essentiell und kann insbesondere bei gutachterlichen Stellungnahmen in verschiedenen Funktionstests überprüft werden – hierzu gehören das Greifen eines Stiftes oder einer Nadel mit Daumen und Zeigefinger im sogenannten **Spitzgriff**, der **Schlüsselgriff** (Halten eines Schlüssels mit Daumenkuppe gegen radiale Seite des Zeigefingers) oder **Hakengriff** (z. B. Tasche tragen) sowie auch die Überprüfung der Griffstärke mit Hilfe eines Dynamometers bzw. einer Blutdruckmanschette. Hierzu wird eine Blutdruckmanschette fest zusammengerollt, auf ca. 20 mmHg aufgeblasen und der Patient aufgefordert, die Manschette mit seiner Hand kräftig zusammenzudrücken. Hierbei kommt es normalerweise zu einem Druckanstieg auf etwa 80–120 mmHg. Auch sollten komplexe Tätigkeiten, die die Funktion beider Hände erfordern, wie z. B. das **Aufschrauben einer Flasche** oder das **Öffnen von Jackenknöpfen** überprüft werden, um einen Eindruck vom Funktionsverlust und seiner Bedeutung für den Patienten zu bekommen.

- ***Untersuchung bei Karpaltunnelsyndrom:*** Beim sogenannten Karpaltunnelsyndrom (Brachialgia paraesthetica nocturna) kommt es zu einer Kompression des N. medianus im Karpaltunnel, der durch die Handwurzelknochen und das darüber gespannte Retinaculum flexorum gebildet wird. Bei den betroffenen Patienten führt dies zu Schmerzen, Parästhesien und Taubheitsgefühl sowie einer Atrophie der Thenarmuskulatur. Bei Verdacht auf ein Karpaltunnelsyndrom lassen sich im Rahmen der körperlichen Untersuchung durch spezifische Testverfahren zusätzliche Informationen gewinnen:

Hoffmann-Tinel-Zeichen

Technik: Der Untersucher positioniert das Handgelenk des Patienten in Dorsalextension und beklopft den Karpaltunnel mit seinen Fingern oder einem Reflexhammer.

Pathologischer Befund: Kommt es bei Beklopfen des Karpaltunnels zu Dysästhesien oder Schmerzen im volaren Handbereich, so spricht dies für das Vorliegen eines Karpaltunnelsyndroms.

Phalen-Test

Technik: Der Untersucher flektiert das Handgelenk des Patienten maximal und hält diese Position für etwa eine Minute aufrecht.

Pathologischer Befund: Kommt es bei maximaler Flexion zu Dysästhesien, d. h. einschießenden und elektrisierenden Schmerzen im Handbereich, so spricht dies wie auch das Hoffmann-Tinel-Zeichen für eine Kompression des N. medianus im Karpaltunnel.

Flaschenzeichen
Technik: Der Patient wird aufgefordert, mit Daumen und Zeigefinger eine Flasche zu umgreifen.

Pathologischer Befund: Kann der Daumen aufgrund einer Parese des M. abductor pollicis brevis (motorische Innervation: N. medianus) nicht richtig opponiert und die Flasche daher nicht fest gefasst werden, kann dies ebenfalls als Hinweis auf ein Karpaltunnelsyndrom gewertet werden.

- ***Überprüfung des N. ulnaris (Froment-Zeichen)***
  Technik: Der Patient wird aufgefordert, ein Blatt Papier zwischen Daumen und Zeigefinger zu fassen.

  Pathologischer Befund: Bei Ausfall des N. ulnaris kann das Blatt Papier aufgrund der Parese des M. adductor pollicis nicht richtig gehalten werden, es kommt kompensatorisch zu einer starken Beugung des Daumenendglieds.

- ***Untersuchung bei Tendovaginitis de Quervain (Finkelstein-Zeichen)***
  Technik: Der Patient wird aufgefordert, den Daumen in die Handfläche zu beugen, die anderen Finger darüber zur Faust zu schließen und die Hand in Ulnarabduktion zu bringen.

  Pathologischer Befund: Kommt es hierbei zu einer Schmerzverstärkung im Bereich der Sehnenscheide des M. abductor pollicis longus und des M. extensor pollicis brevis (positives Finkelstein-Zeichen), so liegt eine Tendovaginitis de Quervain nahe.

Untersuchung der unteren Extremität

Untersuchung der Hüfte

Beschwerden im Bereich der Hüfte stellen ein häufiges Symptom der klinischen Praxis dar – meist stehen akute oder chronische Schmerzen sowie Bewegungseinschränkungen im Vordergrund, deren Ursachen mit Hilfe der körperlichen Untersuchung näher bestimmt werden können. Nicht vergessen werden dürfen in diesem Zusammenhang **ausstrahlende Schmerzen** aus dem Bereich der lumbalen Wirbelsäule, der Iliosakralgelenke oder der Knieregion sowie auch **fortgeleitete Schmerzen** aus dem Bereich des kleinen Beckens oder Abdomens, die oftmals Beschwerden in der Hüftregion bedingen können. Die körperliche Untersuchung sollte daher die angrenzenden anatomischen Strukturen sowie auch das vaskuläre und neurologische System miteinbeziehen.

▸ ***Inspektion:*** Die Untersuchung der Hüfte beginnt mit der Inspektion des Patienten während des Gehens oder Entkleidens im Untersuchungszimmer, durch die bereits initial Auffälligkeiten des **Gangbildes** (s. Tabelle 112), **Deformitäten, Bewegungseinschränkungen, Schmerzzustände** oder auch **benötigte Hilfsmittel** (z. B. Gehstock) erfasst werden können. Anschließend sollte der Untersucher die Hüftregion am stehenden Patienten von dorsal, ventral und lateral betrachten, um Narben, Schwellungen, Muskelatrophien der Gluteal- und Oberschenkelmuskulatur, eine vermehrte Skoliose oder Lumballordose, einen Beckenschiefstand sowie auch eventuelle Varus- oder Valgusdeformitäten der unteren Extremität zu erkennen.

Eine Insuffizienz der pelvitrochantären Muskulatur sollte mit dem sogenannten **Trendelenburg-Zeichen** überprüft werden. Der Patient wird dabei aufgefordert, ein Bein vom Boden zu heben und im Einbeinstand frei zu stehen. Normalerweise wird das Becken hierbei durch die Mm. glutei medii und minimi in der horizontalen Ebene stabilisiert. Kommt es dagegen zu einem Abkippen des Beckens auf die Seite des gehobenen Beines, so spricht man von einem positiven Trendelenburg-Zeichen, dessen Ursache eine Insuffizienz der pelvitrochantären Muskulatur (z. B. Lähmung der Mm. glutei medii und minimi) oder auch eine angeborene Hüftgelenksluxation sein kann.

DD Hinken

Tabelle 112

	Charakteristika / Ursachen
Verkürzungshinken	Körper senkt sich beim Stehen auf die Seite des verkürzten Beines. bei funktioneller Beinverkürzung, Z. n. Fraktur, Beinverlängerung durch Spitzfuß
Schmerzhinken	Schonhaltung zur Vermeidung schmerzhafter Belastungen der betroffenen Extremität; bei Coxarthrose, Coxitis, Verletzungen des Knie- / Fußgelenkes
Versteifungshinken	Vorschwingen des Beines durch Beckendrehung; bei Z. n. Arthrodese des Hüftgelenkes
Trendelenburg-Duchenne-Hinken	Becken kann im Einbeinstand nicht mehr stabilisiert werden (Trendelenburg-Zeichen), beim Gehen kommt es zum Abkippen des Beckens, Gewichtsverlagerung des Oberkörpers auf die Seite des Standbeines (Duchenne-Zeichen) bei muskulärer Insuffizienz
Lähmungshinken	spastisch (Z. n. Apoplex, infantile Zerebralparese), schlaff (z. B. Parese peripherer Nerven, Z. n. Poliomyelitis)
Beidseitiges Hinken („Watschelgang")	bei bilateraler Coxa vara, Hüftgelenksdysplasie, Z. n. Trauma / Beckenring-Instabilität

◗ ***Palpation:*** Bei der Palpation der Hüfte sollte das Areal auf **Druckschmerzhaftigkeit** untersucht werden, ebenso kann im Rahmen einer fortgeschrittener Coxarthrose bei Rotationsbewegungen eventuell **Krepitus** gefühlt werden.

◗ ***Bewegungsumfang:*** Zur Messung des Bewegungsumfanges des Hüftgelenkes liegt der Patient entspannt in Rückenlage, während der Untersucher im Seitenvergleich entsprechend der Neutral-Null-Methode Flexion / Extension, Abduktion / Adduktion sowie Innenrotation / Außenrotation bestimmt (s. Tabelle 113).

Zu Beginn sollte jedoch mit dem sogenannten **Thomas-Handgriff** eine Hüftbeugekontraktur des Patienten ausgeschlossen werden, die auf der Untersuchungsliege durch eine kompensierende Lendenlordose oftmals leicht übersehen wird.

Thomas-Handgriff

Abbildung 50

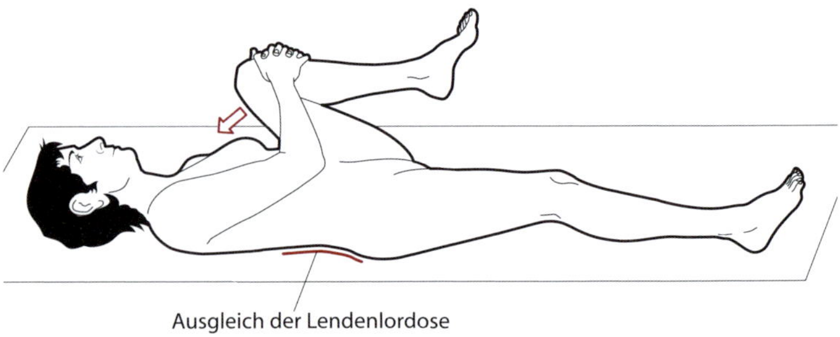

Der Untersucher legt hierzu seine Hand zwischen die LWS des auf dem Rücken liegenden Patienten und die Untersuchungsliege und fordert den Patienten auf, das gegenseitige Bein maximal im Hüftgelenk zu beugen. Hierdurch kommt es normalerweise zu einem vollständigen Ausgleich der Lendenlordose, die LWS liegt der Untersuchungsliege (bzw. der Hand des Untersuchers) flach an und das andere Bein kann in der Hüfte gestreckt werden. Kommt es dagegen zu einem deutlichen Abheben der betroffenen Hüfte bzw. Beines von der Liege bzw. keiner vollen Extension, so deutet dies auf eine Hüftbeugekontraktur hin.

Tabelle 113

Bewegungsumfang des Hüftgelenks

Bewegung	*NN*	*Durchführung*
Flexion / Extension	140-0-10°	Flexion: Patient in Rückenlage, Extension: Patient in Bauchlage.
Abduktion / Adduktion	45-0-30°	Patient in Rückenlage.
Innenrotation / Außenrotation	50-0-40°	Patient in Rückenlage, Hüfte und Knie in 90° Flexion, Bein nach außen / nach innen bewegen. Der Verlust an Innenrotation ist oft erstes Zeichen einer Schädigung im Hüftgelenk.

Weitere Untersuchungsverfahren

Beinlängenbestimmung

Technik: Beinlängendifferenzen können sich in Form eines Beckenschiefstandes, Wirbelsäulendeformitäten oder auch durch Verkürzungshinken manifestieren und sollten daher bei entsprechender Symptomatik in der körperlichen Untersuchung überprüft werden. Um zwischen einer echten, anatomisch bedingten Beinlängendifferenz (z.B. durch Störungen des Epiphysenwachstums) und einer funktionellen Verkürzung (z. B. durch Adduktionskontraktur des Hüftgelenkes) unterscheiden zu können, wird hierzu am liegenden Patienten die Beinlänge im Seitenvergleich durch direkte Messung der Strecke zwischen der **Spina iliaca ant. sup.** und der Unterkante des **Malleolus medialis** bestimmt. Echte Beinlängendifferenzen sind im Kindesalter ab 0,5 cm Differenz, bei Erwachsenen in Abhängigkeit der klinischen Symptomatik durch entsprechende Einlagen oder Absatzerhöhungen auszugleichen. Weitere Möglichkeiten zur Beinlängenbestimmung sind die Unterlage verschieden großer Brettchen, um einen Beckengleichstand zu erreichen, und röntgenologische Messverfahren.

Untersuchung bei Epiphyseolysis capitis femoris (Drehmann-Zeichen)

Technik: Bei Verdacht auf eine Dislokation der proximalen Femurepiphyse, die v. a. im Adoleszentenalter beobachtet wird, können mit Hilfe des sog. Drehmann-Zeichens wichtige Informationen gewonnen werden. Hierzu wird das Hüftgelenk gebeugt und die Innenrotation geprüft.

Pathologischer Befund: Kommt es hierbei zu einer deutlichen Einschränkung der Innenrotationsfähigkeit und einem Abweichen des Hüftgelenks in die Außenrotation, so spricht man von einem positiven Drehmann-Zeichen, das für das Vorliegen einer Epiphyseolyse spricht. Eine Beugung des Hüftgelenks ist hierbei nur bei gleichzeitiger Außenrotation und Abduktion möglich.

▷ ***Patrick-Test***

Technik: Der Patient liegt auf dem Rücken, Hüft- und Kniegelenk des außenrotierten Beines werden gebeugt und der Außenknöchel des Beines auf die kontralaterale Patella gelegt. Der Untersucher übt nun auf das gebeugte Knie leichten Druck in Richtung Untersuchungsliege aus.

Pathologischer Befund: Kommt es hierdurch zu Schmerzen im Bereich der Hüfte, so kann dies erstes Zeichen einer beginnenden Coxarthrose sein.

Untersuchung des Kniegelenks

▸ ***Inspektion:*** Zu Beginn der Inspektion sollte die **Achsenstellung** des aufrecht stehenden Patienten beurteilt werden. Abweichungen von der frontalen Kniegelenksachse werden dabei als **Genu varum** (O-Beine, vergrößerter Abstand der medialen Femurkondylen am Knie) oder **Genu valgum** (X-Beine, vergrößerter Abstand der Innenknöchel) definiert. Als Orientierung kann hierbei die sog. **Mikulicz-Linie** (Traglinie des Beines) dienen, die die Mitte des Ligamentum inguinale mit dem Mittelpunkt des oberen Sprunggelenks verbindet. Das Bein steht also achsengerecht im Lot, wenn in der Frontalebene die Senkrechte durch den Mittelpunkt von Hüfte, Knie und Sprunggelenk verläuft. Beim Genu varum verschiebt sich die Mikulicz-Linie folglich nach medial (Belastung der inneren Gelenkflächen), beim Genu valgum dagegen nach lateral (Belastung der äußeren Gelenkflächen). Als **Genu recurvatum** bezeichnet man dabei eine Hyperextension des Unterschenkels im Kniegelenk, die infolge Wachstumsstörungen, posttraumatisch oder kompensatorisch bei Lähmungen oder Fußdeformitäten (v. a. Spitzfuß) auftreten kann.

Weiter sollten **Schwellungen** und ihre Lokalisation (z. B. suprapatellar, infrapatellar, Fossa poplitea) Auffälligkeiten der **Gelenkkonturen** (z. B. verstrichen bei Erguss), **Muskelatrophien** (v. a. M. quadriceps femoris), Narben und Hautveränderungen sowie die Position der Patella erfasst werden. Diese kann bei Ruptur des Ligamentum patellae einen auffälligen Hochstand, bei Ruptur der Quadrizepssehne dagegen einen deutlichen Tiefstand zeigen. Ein Hochstand der Patella kann auch wachstumsbedingt in Form einer sog. Patella alta auftreten und zu habituellen Luxationen prädisponieren. Die häufigsten Ursachen von Kniebeschwerden sind nachfolgend in Tabelle 114 zusammengefasst:

Tabelle 114

Ursachen von Knieschmerzen

	weiblich	*männlich*
Kinder	diskoider lateraler Meniskus	diskoider lateraler Meniskus
Jugendliche	rezidivierende Patellaluxation, M. Osgood-Schlatter	Osteochondrosis dissecans, M. Osgood-Schlatter
Erwachsene	rezidivierende Patellaluxation, Chondromalazia patellae, Rheumatoide Arthritis, degenerative Meniskusläsionen	Meniskusruptur, Rheumatoide Arthritis, degenerative Meniskusläsionen
Ältere Menschen	Arthrose	Arthrose

▸ ***Palpation:*** Palpatorisch erfasst werden **Hauttemperatur** (DD Entzündung), **Druckdolenzen** im Bereich des Gelenkspalts (z. B. bei Meniskusschäden), der knöchernen Strukturen und Sehnenansätze, der Patella, der umgebenden Weichteile und Muskeln oder auch der Tuberositas tibiae (DD M. Osgood-Schlatter) sowie **Schwellungen** in ihrer Konsistenz und Abgrenzbarkeit. Schwellungen im Bereich des Kniegelenks können sowohl durch einen intraartikulären Erguss, Kapselhypertrophien (z. B. bei rheumatoider Arthritis), aber auch durch Tumore, Knochenauftreibungen oder Meniskusganglien bedingt sein, bei dorsalen Schwellungen in der Fossa poplitea sollte zudem an eine **Baker-Zyste** gedacht werden.

Zum Nachweis einer intraartikulären Flüssigkeitsansammlung dient das Zeichen der **Tanzenden Patella**: Hierzu liegt der Patient mit gestreckten Beinen in Rückenlage, der Untersucher umgreift mit der rechten Hand den suprapatellaren Recessus und schiebt ihn unter Druck nach kaudal, um die evtl. vorhandene Flüssigkeit unter die Patella zu pressen. Mit der linken Hand wird der übrige Gelenkraum ausgestrichen und dann die Patella nach unten gedrückt – ist ein Erguss vorhanden, so kann hierbei ein „Tanzen" oder auch Ballottieren der Patella auf dem prallelastischen Flüssigkeitspolster beobachtet werden. Differentialdiagnostisch muss sowohl an einen serösen, eitrigen wie auch blutigen Erguss gedacht werden.

Abbildung 51

Tanzende Patella

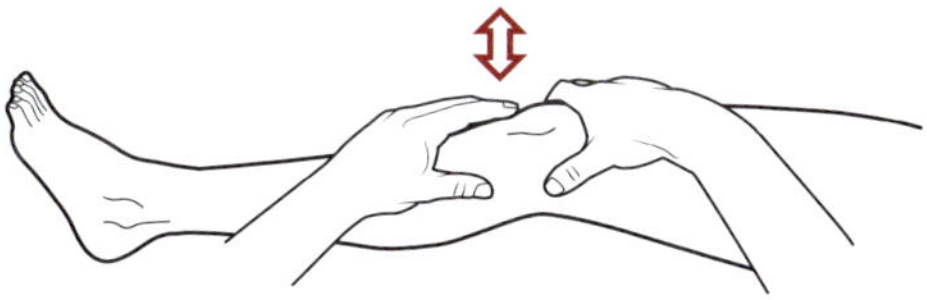

Weiterer Bestandteil der Untersuchung ist die Überprüfung der Muskelkraft des **M. quadriceps femoris** sowie eine Umfangsmessung, da viele chronisch entzündliche oder degenerative Knieerkrankungen typischerweise mit einer Atrophie und Schwäche des M. quadriceps femoris einhergehen. Ebenso sollte auch die Lokalisation der Patella bzw. eine Subluxation bei Flexion überprüft werden. Schmerzen bei seitlicher Verschiebung der Kniescheibe oder tastbarer Krepitus dagegen können Hinweis auf eine Chondropathia patellae sein.

Bewegungsumfang

Tabelle 115

Bewegungsumfang des Kniegelenks

Bewegung	*NN*	*Durchführung*
Flexion / Extension	150-0-10°	Patient in Rückenlage, Hüfte gebeugt, Flexion / Extension
Innenrotation / Außenrotation	10-0-40°	Kniegelenk in 90° Flexion, Drehung der Tibia

Da Knieschmerzen häufig durch Erkrankungen der Hüfte bedingt und fortgeleitet werden, sollte die Untersuchung des Kniegelenkes immer auch eine groborientierende Überprüfung des Hüftgelenks (Flexion / Extension, Innenrotation / Außenrotation, Adduktion / Abduktion) beinhalten.

Weitere Untersuchungen

Funktionsprüfung der Seitenbänder (Abduktions-/Adduktionstest)

Technik: Der Patient liegt mit leicht angewinkeltem Knie (20–30° Flexion) auf dem Rücken, um die dorsale Kapsel des Gelenkes zu entlasten. Der Untersucher prüft nun im Seitenvergleich die seitliche Aufklappbarkeit des Kniegelenks durch Abduktionsbewegungen (mediales Seitenband) und Adduktionsbewegungen (laterales Seitenband). Anschließend wird die Funktionsprüfung am gestreckten Kniegelenk wiederholt.

Pathologischer Befund: Bei Ruptur eines Seitenbandes findet sich eine deutlich vermehrte Aufklappbarkeit des Kniegelenks.

Funktionsprüfung der Kreuzbänder

Schubladentest

Technik: Der Patient liegt hierzu mit gebeugtem Knie (60–90° Flexion) auf dem Rücken, der Fuß ist auf der Liege aufgesetzt und wird vom Untersucher fixiert. Durch Zug des Unterschenkels nach vorne (vordere Schublade) und hinten (hintere Schublade) wird die Stabilität des vorderen und hinteren Kreuzbandes überprüft.

Schubladentest

Abbildung 52

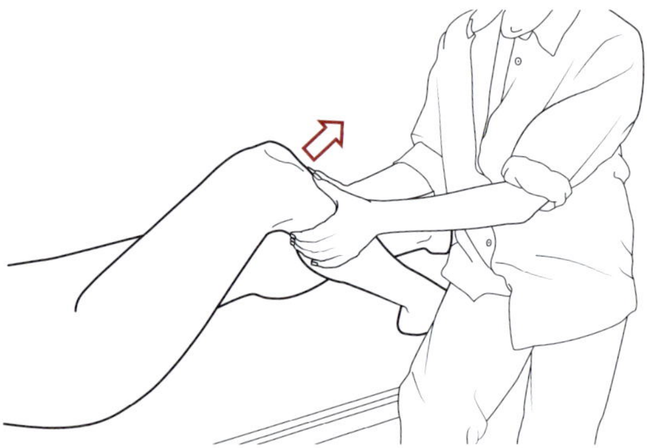

Pathologischer Befund: Kommt es zu einem ausgeprägten Abgleiten des Tibia - plateaus nach vorne, liegt eine Läsion des vorderen Kreuzbandes nahe, findet sich dagegen eine vermehrte Verschieblichkeit des Unterschenkels nach hinten, so spricht dies für eine Läsion des hinteren Kreuzbandes.

Lachman-Test

Technik: Die Durchführung des Lachman-Tests entspricht weitgehend dem Schubladentest, jedoch wird das Kniegelenk hierbei nur ca. 20° flektiert, während der Untersucher durch dorsoventrale Verschiebebewegungen die horizontale Beweglichkeit des Unterschenkels überprüft. Der Lachman-Test prüft hierbei sensitiver als der Schubladentest Läsionen des vorderen Kreuzbandes.

Pathologischer Befund: siehe Schubladen-Test.

Pivot-shift-Test
Technik: Der Patient liegt hierzu entspannt auf dem Rücken, während der Untersucher den Unterschenkel in Innenrotation und Abduktion (Varusstress) hält und hierbei das Kniegelenk leicht zu beugen beginnt.

Pathologischer Befund: Bei Insuffizienz des vorderen Kreuzbandes kann bei Beugen des Kniegelenkes auf etwa 20 bis 40° über dem Tibiaplateau ein deutliches Schnappen der Tibia nach dorsal gefühlt werden.

Funktionsprüfung der Menisken
Akute Verletzungen der Menisken gehen typischerweise mit einschießenden Gelenkschmerzen und einer akuten Blockierung des Gelenkes einher, die häufig von Reizergüssen oder einem Hämarthros begleitet wird. Bei der Untersuchung finden sich ein deutlicher Druckschmerz über dem Gelenkspalt, eine federnde Streckhemmung sowie bei unbehandeltem Verlauf nach wenigen Tagen auch eine Atrophie des M. quadriceps. Charakteristisch für die Untersuchung der Innen- und Außenmenisken sind spezifische Funktionstests, die durch Kompression des Gelenkspaltes oder spezielle Bewegungen bei Vorliegen einer Meniskusläsion Schmerzen provozieren können:

Steinmann-Zeichen I
Technik: Der Patient liegt entspannt in Rückenlage, während der Untersucher das Knie bei 90° in Flexionsstellung gebeugt hält und mit dem Unterschenkel Rotationsbewegungen im Kniegelenk ausführt.

Pathologischer Befund: Kommt es zu Schmerzen während der Innenrotation des Unterschenkels, so ist dies Hinweis auf einen Defekt des Außenmeniskus, Schmerzen bei Außenrotation dagegen sind als Hinweis auf eine Läsion des Innenmeniskus zu werten.

Abbildung 53

Steinmann-I-Zeichen

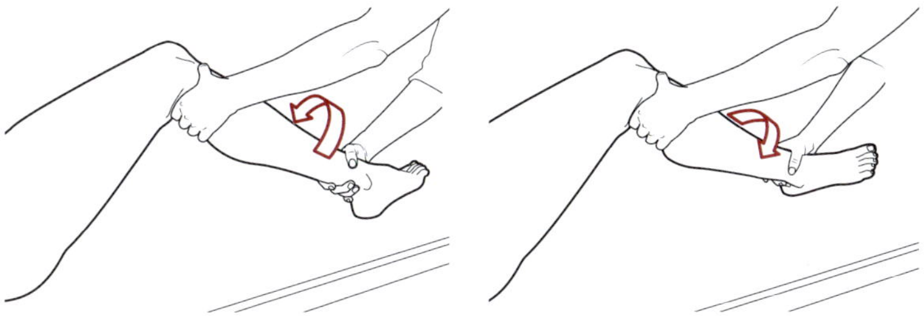

Steinmann-Zeichen II
Technik: Der Patient liegt entspannt in Rückenlage, während der Untersucher das Knie aus voller Extensionsstellung langsam beugt und dabei den Gelenkspalt palpiert.

Pathologischer Befund: Charakteristisch für Meniskusläsionen ist dabei eine Wanderung des Druckschmerzes von ventral nach dorsal bei Beugung des Kniegelenkes bzw. von dorsal nach ventral bei Extension.

Böhler-Zeichen
Technik: Der Patient liegt entspannt in Rückenlage, während der Untersucher bei gestrecktem Knie Adduktions- und Abduktionsbewegungen im Gelenk ausführt (Varus- und Valgusstress).

Pathologischer Befund: Schmerzen im Meniskusbereich bei Abduktionsbewegungen sprechen für einen Defekt des Außenmeniskus, Schmerzen bei Adduktion dagegen für eine Läsion des Innenmeniskus.

Böhler-Zeichen

Abbildung 54

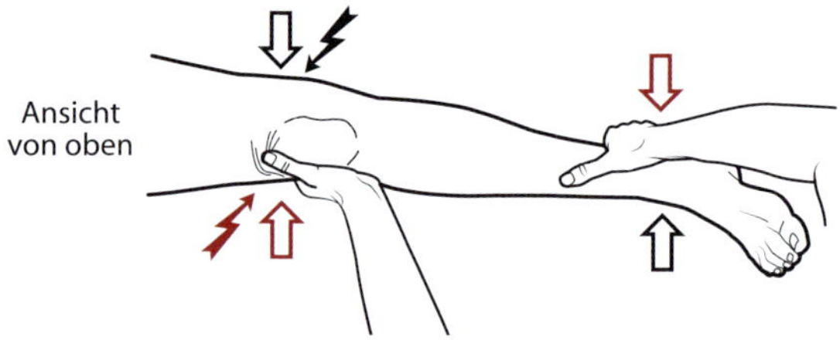

Payr-Zeichen
Technik: Der Patient sitzt hierbei mit verschränkten Beinen im Schneidersitz, während der Untersucher mit seiner Hand das Knie unter vorsichtigem Druck weiter nach unten drückt.

Pathologischer Befund: Gibt der Patient dabei Schmerzen im Bereich des Kniegelenkes an, so spricht dies für eine Läsion des Innenmeniskus, insbesondere des Hinterhorns.

Apley-Zeichen
Technik: Der Patient liegt hierzu mit angewinkeltem Kniegelenk (90°) auf dem Bauch, während der Untersucher axialen Druck auf die Fußsohlen in Richtung Kniegelenk ausübt und Rotationsbewegungen des Unterschenkels ausführt.

Pathologischer Befund: Schmerzen bei axialem Druck auf das Kniegelenk bzw. Rotationsbewegungen sind Hinweis auf eine Meniskusläsion. Wie bei Überprüfung des Steinmann-Zeichen I sprechen Schmerzen bei Außenrotation dabei für eine Läsion des Innenmeniskus, Schmerzen bei Innenrotation dagegen für Defekte des Außenmeniskus.

McMurray-Zeichen
Technik: Der Patient liegt mit gebeugtem Knie- und Hüftgelenk in Rückenlage, während der Untersucher seinen Daumen und Zeigefinger auf den Gelenkspalt legt. Der Fuß des Patienten wird außenrotiert, der Unterschenkel adduziert und das Kniegelenk vorsichtig und langsam gestreckt. Anschließend erfolgt die Untersuchung bei Innenrotation und Abduktion des Unterschenkels.

Pathologischer Befund: Kommt es während der Extension des Kniegelenks zu einem tastbaren Knacken im medialen Gelenkspalt oder Schmerzen in diesem Areal, so spricht dies für eine Läsion des Innenmeniskus. Ein Schaden des Außenmeniskus wird sich entsprechend bei Innenrotation und Abduktion zeigen.

Untersuchung von Sprunggelenk und Achillessehne

- ***Inspektion:*** Bei Inspektion der Sprunggelenke bzw. des Knöchels werden **Deformitäten, Schwellungen, Hämatome** und **Rötungen** sowie auch Auffälligkeiten der **Haltung** und **Achsenstellung** erfasst. Schwellungen werden dabei meist durch Frakturen oder Bandverletzungen infolge Distorsionstraumen (z.B. bei Volleyball, Skifahren) bedingt. Am häufigsten sind dabei das Ligamentum fibulotalare anterior und Ligamentum fibulocalcaneare betroffen.

- ***Palpation:*** Palpiert werden sollten Malleolus medialis und lateralis sowie die umgebenden ligamentären Strukturen und Sehnen, um eine mögliche **Schwellung, Druckdolenz** oder auch **Überwärmung** besser abgrenzen zu können. Nicht vergessen werden sollte auch die Palpation der Achillessehne, die Veränderungen der Kontur (z.B. Delle bei Ruptur, Verdickung bei Achillodynie), Rheumaknoten oder Druckdolenzen (z.B. bei Ruptur, Achillodynie) erfasst.

- ***Bewegungsumfang:*** Zur Untersuchung des Bewegungsumfanges im oberen und unteren Sprunggelenk (OSG, USG) sollte der Patient in sitzender oder liegender Position das Knie leicht beugen, um Extension und Flexion bei relaxierter Achillessehne testen zu können. Um die Bewegung in den Tarsalgelenken gezielter überprüfen zu können, fixiert der Untersucher hierzu den hinteren Teil des Fußes mit der Hand und fordert den Patienten zu Pro- und Supination auf.

Tabelle 116

Bewegungsumfang des Sprunggelenks

Bewegung	*NN*	*Durchführung*
Plantarflexion / Dorsalextension (OSG)	50-0-30°	Patient in Rückenlage, Fuß nach oben und unten bewegen
Pronation / Supination	30-0-60°	Patient in Rückenlage, Fußaußenrand / Fußinnenrand nach oben zeigen lassen, Ferse dabei durch Untersucher fixiert

- ***Weitere Untersuchungen***

Thompson-Test

Indirekte Gewalteinwirkungen oder maximale körperliche Belastung können bei einer degenerativen Vorschädigung der Achillessehne zu einer plötzlichen **Ruptur der Achillessehne** führen. Klinisch manifestiert sich diese meist mit akut auftretenden, peitschenartigen Schmerzen sowie einer aufgehobenen Plantarflexion des Fußes. Bei entsprechendem Verdacht kann neben der Inspektion und Palpation der Sehne dieser Test weitere Informationen geben:

Technik: Der Patient liegt in Bauchlage, die Füße reichen über das Ende der Untersuchungsliege hinaus. Der Untersucher führt nun mit beiden Händen eine manuelle Kompression der Wade durch.

Pathologischer Befund: Kommt es bei manueller Kompression der Wade nicht zu einer Plantarflexion des Fußes, so spricht dies für einen Defekt der Achillessehne (Ruptur).

Untersuchung des Fußes

▸ ***Inspektion:*** Bei der Inspektion des Fußes stehen insbesondere sichtbare **Deformitäten** des Fußes sowie der Zehen im Vordergrund, die durch angeborene oder erworbene Abweichung der **Achsenstellung** oder Veränderungen des **Fußgewölbes** bedingt sind (s. Tabelle 117). Anatomische Grundlage sind hierbei das Quergewölbe des Fußes, das im Bereich der Metatarsalköpfchen 1–5 im Vorfuß lokalisiert ist, sowie das Längsgewölbe des Fußes, das sich zwischen Vor- und Rückfuß erstreckt und physiologischerweise medial höher steht als am Fußaußenrand. Veränderungen dieser Gewölbekonstruktion lassen sich oftmals auch an den Schwielen der Fußsohle oder einer ungleichmäßigen Abnützung des Schuhwerkes erkennen, die Ausdruck einer pathologischen Belastungsverteilung auf den Fuß sind.

Zur Beurteilung einer verstärkten Varus- oder Valgus-Stellung des Fußes sollte der Untersucher den stehenden Patienten zunächst von hinten betrachten und die Achse der Ferse zum Unterschenkel bestimmen – eine Valgusstellung von über 6° wird dabei als **Pes valgus**, eine Varusstellung von unter 0° dagegen als **Pes varus** bezeichnet. Weiter gilt das Augenmerk auch **Schwellungen, Hautveränderungen** wie Rötungen oder **Clavus** (Hühnerauge), auffälligen **Gefäßzeichnungen** und **Narben** sowie **Muskelatrophien**.

Tabelle 117

Fuß- / Zehendeformitäten

	Definition
Hohlfuß (Pes cavus)	stark ausgeprägtes Längsgewölbe (hoher Rist)
Plattfuß (Pes planus)	Abflachung des Längsgewölbes
Spreizfuß (Pes transversus)	Abflachung des Quergewölbes, oft mit Verbreiterung des Vorfußes
Knickfuß (Pes valgus)	ausgeprägte Valgusstellung der Ferse, Abflachung des medialen Fußgewölbes
Spitzfuß (Pes equinus)	ausgeprägter Fersenhochstand infolge fixierter Plantarflexion im oberen Sprunggelenk, Anheben der Fußspitze unmöglich
Hackenfuß (Pes calcaneus)	Steilstellung der Ferse (steilaufgerichteter Calcaneus)
Sichelfuß (Pes adductus)	Adduktionsstellung des Mittelfußes und der Zehen
Klumpfuß (Pes equinovarus)	Spitzfuß, Hohlfuß, Sichelfuß und Supinationsstellung des Fersenbeins (Pes equinus, excavatus, adductus, varus)
Hallux varus	mediale Abweichung der Großzehe im Grundgelenk (selten)
Hallux valgus	laterale Abweichung der Großzehe im Grundgelenk, Abduktionskontraktur, häufig als Folge eines Spreizfußes oder enges Schuhwerk
Hallux rigidus	Arthrose des Großzehengrundgelenkes mit Beugekontraktur
Hammerzehe	fixierte Beugung im Zehenendgelenk bei gestrecktem Grundgelenk
Krallenzehe	Überstreckung im Grundgelenk bei flektiertem Mittel- und Endgelenk

▸ *Palpation:* Palpiert werden Vor-, Mittel- und Rückfuß, um **Schwellungen Schmerzen, Subluxationen** und **Temperaturveränderungen** zu erfassen. Häufige knöcherne Vorwölbungen sind dabei der sogenannte **Fersensporn** (Exostose im Bereich der Plantaraponeurose oder Achillessehnenansatz) oder die sogenannte **Haglund-Exostose** (höckerige Vermehrung der Hinteroberkante des Calcaneus), die auch oftmals mit Schmerzen im Bereich der Ferse bzw. Fußsohle einhergehen. Schmerzen bei Palpation im Bereich der Mittelfußknochen II und IV dagegen sollten an eine sog. **Morton-Metatarsalgie** infolge eines Neurinoms denken lassen, Druckschmerzen unterhalb des Innenknöchels können Zeichen eines **Tarsaltunnelsyndroms** durch Irritation des N. tibialis sein. Bestandteil der Palpation sollte auch die Erhebung eines peripheren **Pulsstatus** sein, der Aussagen über die arterielle Versorgung der Extremität erlaubt.

▸ *Bewegungsumfang*

Tabelle 118

Bewegungsumfang des Großzehengelenks

Bewegung	*NN*	*Durchführung*
Abduktion / Adduktion	0-0-15°	> 15°: Hallux valgus
MTP Flexion / Extension	70-0-45°	Großzehe in MTP beugen / strecken
IP Flexion / Extension	90-0-0°	Großzehe in IP beugen / strecken

Tabelle 119

Bewegungsumfang der Zehengelenke

Bewegung	*NN*	*Durchführung*
Flexion / Extension	80-0-40°	Zehen nach unten / oben bewegen

Neurologie

Neurologische Anamnese

Hauptsymptome bei Präsentation

▸ *Lähmungen*: Unter dem Begriff Lähmungen werden die Minderung (Parese) bzw. der Ausfall (Paralyse / Plegie) der motorischen oder sensiblen Funktionen eines Nerven verstanden. Wichtig ist hierbei die prinzipielle Unterscheidung in **zentrale** und **periphere Lähmungen**, die anhand von spezifischen Befunden der körperlichen Untersuchung ermöglicht wird (siehe S. 217 ff). Differentialdiagnostisch können bereits bei der Anamnese Hinweise auf neurologische, vaskuläre, infektiöse, neoplastische oder auch psychogene Ursachen sowie den Ort der Läsion gewonnen werden:

- **Beginn und Dauer:** Beginn akut (z. B. vaskulär, infektiös) / subakut (z.B. Tumor), Dauer Minuten / Stunden / Tage / Wochen / Monat / Jahre; progredient (z. B. ALS, MS) / konstant (z. B. Querschnitt), intermittierend / dauerhaft
- **Lokalisation:** einzelner Muskel / Muskelgruppen, eine / beide / alle Extremitäten, eine / beide Körperhälfte

  Mono-: eine Extremität betroffen (z.B. Monoparese nach Läsion eines Nervenplexus)
  Para-: zwei symmetrische Extremitäten betroffen (z.B. Paraplegie nach Querschnittt)
  Hemi-: die Extremitäten einer Körperhälfte betroffen (z.B. Hemiparese bei Apoplex)
  Tetra-: alle vier Extremitäten betroffen (z.B. Tetraparese bei hohem Querschnitt)
- **Ausbreitung:** z. B. konstante / wechselnde Lokalisation, aufsteigende Lähmungen (Guillain-Barre-Syndrom)
- **Auslöser:** z. B. Trauma/Unfall/OP, Apoplex, Bandscheibenprolaps, viraler oder bakterieller Infekt, embolisches Geschehen
- **Begleitsymptomatik:** z. B. Sensibilitätsstörungen, Muskelatrophien, Schmerzen, Fieber, B-Symptomatik

◗ ***Sensibilitätsstörungen***: Unter dem Begriff Sensibilitätsstörungen werden quantitativ oder qualitativ veränderte Wahrnehmungen von Sinnesreizen zusammengefasst (**Berührung, Temperatur, Schmerz, Vibration, Lage**), die der Patient anamnestisch als Taubheitsgefühl, Schmerzen bzw. spontane Missempfindungen wie „Brennen“ oder „Ameisenlaufen“ schildert. Ort der Läsion können periphere Nerven bzw. Nervenwurzeln, sensible Bahnen des Rückenmarks, Hirnstamm, Großhirnhemisphäre oder auch Kleinhirnbahnen sein. Aufgrund der Subjektivität der vom Patienten wahrgenommenen Symptome sollte anamnestisch eine möglichst genaue Eingrenzung der Beschwerden versucht werden, um diese in der körperlichen Untersuchung besser objektivieren zu können (siehe S. 232 ff):

- **Lokalisation:** Ausfälle entsprechend Dermatom (z. B. Bandscheibenprolaps), peripheren Nerven (z. B. Schnittverletzung), Nervenwurzel, ein- oder beidseitig, symmetrisch / asymmetrisch, handschuhförmig / strumpfförmig (z. B. Polyneuropathie), diffus (z. B. Multiple Sklerose)
- **Beginn und Dauer:** akuter / subakuter Beginn, Sekunden, Minuten, Stunden, Wochen, Monate, progredient / konstant, intermittierend / dauerhaft, vorausgegangenes Trauma / OP / Bandscheibenvorfall
- **Charakteristika:** z. B. „Taubes Gefühl“, „Kribbeln“, „Brennen“, „Ameisenlaufen“, „Elektrisieren“, „Prickeln“, spontane Schmerzen, einschießende Schmerzen, gestörtes Temperaturempfinden (z. B. Verbrennungen)
- **Begleitsymptome:** z. B. motorische Defizite / Lähmungserscheinungen, Muskelatrophien, Gangstörungen, Störungen der Artikulation, Blasen- und Mastdarmlähmung, Fieber

Bei Verdacht auf das Vorliegen einer peripheren **Polyneuropathie** sollten zudem wichtige Risikofaktoren wie Diabetes mellitus, Alkoholabusus, Vit.-B_{12}-Mangel / Resorptionsstörungen, Medikamente (z. B. Isoniazid, Zytostatika), Urämie / Dialyse, Leberzirrhose, Hypothyreose, Amyloidose, Kollagenosen / Rheumatoide Arthritis, toxische Substanzen (z. B. Blei, Quecksilber), maligne Grunderkrankungen (paraneoplastische Polyneuropathie) sowie Infektionskrankheiten (z. B. Borreliose, HIV, Lues) erfragt werden. Typisch für die periphere Polyneuropathie ist eine distal symmetrische Sensibilitätsstörung mit strumpf- bzw. handschuhförmiger Hypästhesien an den Extremitäten sowie aufgehobenem Lage- und Vibrationssinn, zudem kann es zu trophischen Störungen der Haut, brennenden Schmerzen und motorischen Ausfällen kommen.

Kopfschmerz: Kopfschmerz stellt das häufigste neurologische Symptom dar, mit dem sich Patienten im ambulanten und stationären Bereich präsentieren. Hierbei gilt, es durch eine gezielte Anamnese verschiedene Formen und Ursachen dieses Symptoms einzugrenzen und auch seltene, aber potentiell lebensbedrohliche Störungen zu erkennen (s. Tabelle 120).

Folgende Fragen können anamnestisch hilfreich sein:

- **Häufigkeit** täglich / wöchentlich / monatlich (Kopfschmerzkalender)
- **Beginn** akut / subakut / chronisch, tageszeitliche Schwankungen, Aura
- **Dauer** Minuten / Stunden / Tage / Wochen; intermittierend / dauerhaft
- **Charakter** z. B. oberflächlich / tief, dumpf / stechend, pulsierend
- **Lokalisation** Lokalisation persistent / wechselnd; einseitig / beidseitig, frontal / okzipital / temporal, Ausstrahlung in Nacken
- **Auslöser** Klima (Föhn, wechselhaftes Wetter), Stress, Menstruation, Nahrungsmittel (Käse, Schokolade, Alkohol), Nikotin, Bewegung / Sport, Medikamente
- **Begleitsymptomatik** Übelkeit / Erbrechen, Photophobie, Phonophobie, motorische Ausfälle, visuelle Störungen

Zudem können Fragen nach **familiärer Disposition** (z. B. Migräne), bisheriger **Medikamenteneinnahme** (Analgetika-induzierter Kopfschmerz) und **Vorerkrankungen** anderer Organsysteme wichtige differentialdiagnostische Hinweise bieten.

Tabelle 120

DD Kopfschmerzen

		Charakteristika
Migräne		Attacken mit / ohne Aura, unilateral, temporofrontal, Übelkeit, Flimmerskotom, Photophobie / Phonophobie, Stunden bis Tag
Spannungskopfschmerz		dumpf / bilateral / diffus, ass. mit Stress / Angst, selten Begleitsymptome, Stunden
Cluster-Kopfschmerz		Attacken über 4–8 Wochen, strikt unilateral, ipsilaterale Gesichtsrötung, Tränen- / Nasensekretion, 20–60 min. v. a. ♂, oft Miosis / Ptosis
Muskuloskeletal		Muskelverspannungen, Bewegungseinschränkung, meist okzipital, Ausstrahlung in Arm / Nacken
Neoplasie		erhöhter Hirndruck / Stauungspapille, fokale Ausfälle
Neurogen	Trigeminusneuralgie	Bereich 2. / 3. Ast, blitzartige plötzliche Attacke, sec-min
	Glossopharyngeusneuralgie	Bereich Zungengrund / Tonsille / Pharynx / Ohr
Infektiös	Meningitis / Enzephalitis	Fieber, Nackensteife, Photophobie, Koma, Petechien, Krampfanfall
	Hirnabszess	Fieber, evtl. fokal-neurologische Defizite
	Sinusitis	lokaler Druckschmerz, Infektion des Respirationstrakts
	dentale Probleme	lokaler Schmerz, Kälte / Wärmeempfindlichkeit
Vaskulär	Subarachnoidalblutung	akut, Vernichtungskopfschmerz, Nackensteife
	Sinusvenenthrombose	akut / oft unilateraler Beginn, fokal-neurologische Defizite
	zerebr. Blutung / Apoplex	akut, fokal-neurologische Defizite, Koma
	Arterieller Hypertonus	erhöhter Blutdruck, Retina-Blutungen
	Arteriitis temporalis	Sehstörung, A. temporalis druckdolent / verdickt, assoziiert mit Polymyalgia rheumatica
Medikamentös	Analgetika	Kopfschmerz nach Absetzen nach langjährigem Gebrauch
	Nitrate	Nitratkopfschmerz
Andere	Pseudotumor cerebri	subakuter Beginn, Stauungspapille, Übelkeit, v. a. ♀
	M. Paget	lokale Knochenschmerzen, Zunahme Kopfumfang
	Traumatisch	akut, Anamnese
	Alkohol	akut / chronisch
	Glaukom	Visusdefizit, Übelkeit, Rotes Auge, Mydriasis, harter Bulbus

▸ ***Krampfanfall / Epilepsie:*** Unter dem Begriff Krampfanfall werden rezidivierende anfallsartige Funktionsstörungen des Gehirns infolge einer exzessiven Entladung von Neuronen definiert, die in **idiopathische** (genetische Prädisposition / altersgebunden) und **symptomatische** (organische Hirnschädigung) Formen unterschieden werden können. Mit einer Lebenszeitprävalenz von ca. 5 %

stellen Krampfanfälle ein durchaus häufiges und für den Patienten und seine Angehörigen auch sehr beunruhigendes Symptom dar. Für die Differentialdiagnose von Krampfanfällen ist dabei die genaue **Anfallsanamnese** von großer Bedeutung. Diese basiert sowohl auf eigenen Schilderungen des Patienten, oftmals aber auch fremdanamnestischen Angaben von Beobachtern des Anfalls. Da Epilepsien altergebundene Unterschiede zeigen, sollte insbesondere auch das Alter bei erstem Anfall notiert werden. Zunächst sollte der Anfall subjektiv in eigenen Worten geschildert werden, wobei insbesondere **Beginn** des Anfalls (akut / subakut, Fall, Initialschrei), eine evtl. **Bewusstlosigkeit** und deren Dauer, **Bewegungen** oder Zuckungen der Extremitäten (Grand mal / fokal), **Atemmuster** sowie die **Hautfarbe** des Patienten (Zyanose) detailliert erfasst werden sollten. Auch sollte nach anfallsbedingten Verletzungen, einem evtl. **Zungenbiss** sowie **Urin-** oder **Kotabgang** gefragt werden. Wichtig sind zudem Anfallsfrequenz, mögliche Auslöser (oftmals Schlafmangel, körperliche Anstrengung, vor dem Fernseher / Computerbildschirm), Zeitpunkt des Auftretens (z. B. im Schlaf, morgens) sowie vorausgehende **Prodromi** bzw. eine **Aura**, die sich beispielsweise in Form von Schwindel oder Störungen der Sinneswahrnehmungen manifestieren kann. Auch sollte der Patient nach einer **Amnesie** für den Anfall, persistierenden motorischen Ausfällen sowie später auftretenden **Kopfschmerzen** oder **Bewusstseinsstörungen** gefragt werden.

- *Medizinische Vorgeschichte*: Anamnestisch relevant sind hierbei perinatale Komplikationen (z. B. Asphyxie), angeborene zerebrale Erkrankungen (z. B. tuberöse Sklerose), Fieberkrämpfe im Kindesalter, ein vorausgegangenes Schädel-Hirn-Trauma (Glianarben), Apoplex oder auch intrakranielle Blutungen (z. B. Subarachnoidalblutung, Sinusvenenthrombose), intrakranielle Raumforderungen (Tumor, Hydrozephalus), maligne Tumore (z. B. Hirnmetastase bei Bronchialkarzinom), Infektionen (z. B. Meningitis, Herpes-simplex-Enzephalitis) oder Zustände mit hohem Fieber, arterieller Hypertonus, Kollagenose / Vaskulitiden (wie SLE, Panarteriitis nodosa) sowie metabolische Funktionsstörungen (Hypo- / Hyperglykämie), Urämie, chronische Leberinsuffizienz und erbliche Stoffwechselerkrankungen (z. B. Phenylketonurie). Nicht vergessen werden sollte auch die Frage nach einer bestehenden Schwangerschaft, in der Krampfanfälle beispielsweise im Rahmen einer Eklampsie auftreten können.

- *Medikamente*: Einige Medikamente können die sogenannte Krampfschwelle deutlich erniedrigen und daher zu Krampfanfällen prädisponieren. Hierzu gehören beispielsweise trizyklische Antidepressiva, Phenothiazin, Lithium, Chloroquin, Cyclosporin, Isoniazid, Metronidazol, Antiarrhythmika. Bei vorbestehender antikonvulsiver Therapie sollten Medikation, Therapiedauer, evtl. Therapieumstellung, Regelmäßigkeit der Einnahme sowie Häufigkeit von Anfällen unter Therapie erfragt werden.

- *Familienanamnese*: Die idiopathisch bedingten Epilepsien zeigen eine deutliche familiäre Prädisposition (4 % bei einem betroffenen Elternteil), so dass familiär bekannte Krampfanfälle anamnestisch erfragt werden sollten. Auch sollten eventuell bekannte zerebrale Erkrankungen oder Stoffwechselstörungen notiert werden.

▷ *Sozialanamnese*: Anamnestisch wichtig sind hierbei insbesondere der **Alkohol- und Drogenkonsum, Medikamentenabusus** (Benzodiazepine) sowie eventuelle Entzugsversuche, die oftmals zum Auftreten von epileptischen Anfällen prädisponieren. Liegt der Verdacht auf eine infektiöse Ursache des Anfalles nahe, sollte zudem nach Kontakt mit infektiösen Personen oder Auslandsaufenthalten gefragt werden. Nicht vergessen werden darf aber auch die **Berufsanamnese**, da die Diagnose eines epileptischen Krampfleidens möglicherweise große Konsequenzen für die Ausübung des Berufs haben kann (z.B. Pilot, LKW-Fahrer).

Tabelle 121

DD Schwindel

	Erkrankungen	*Charakteristika*
Vestibulär	M. Meniere	Drehschwindel, attackenartig, akut, h, Tinnitus, Hypakusis, Übelkeit / Erbrechen, Nystagmus zur erkrankten Seite, Druck auf einem Ohr
	Neuritis vestibularis	Drehschwindel, akut, Tage–Wochen, Übelkeit / Erbrechen, Nystagmus zur gesunden Seite
	Benigner paroxysmaler Lagerungsschwindel	Drehschwindel, akut, sec–min, lageabhängig, ausgelöst durch Kopfbewegungen / Lageveränderung
	Trauma	Anamnese
	Akustikusneurinom	Hypakusis, Tinnitus, Schwankschwindel
	Ototoxische Medikamente	Anamnese, z.B. Aminoglykoside / Streptomycin
Zentral	Hirntumor, vertebro-basiläre Insuffizienz, MS, Meningitis / Enzephalitis, Temporallappenepilepsie, C_2, Basilarismigräne	Schwindel diffus, andauernd, Schwankschwindel, Gangunsicherheit, neurologische Ausfälle
Kardiovaskulär	orthostat. Dysregulation, Hypotonie, Aortenstenose, Herzinsuffizienz	Schwarzwerden vor Augen, Schweißausbruch, Übelkeit / Erbrechen, Fallneigung, Palpitationen
Visuell	Ophthalmoplegie, Kinetosen	Visusstörungen, Doppelbilder
Psychogen	Angststörungen, Phobien	situationsabhängig (emotionaler Stress, Brücke, Hochhaus), neuropsychiatrische Anamnese

▶ ***Schwindel*** *(Def.: subjektive Störung der Orientierung des Körpers im Raum):* Dieses für den Patienten oft sehr unangenehme Symptom entsteht durch ein gestörtes Zusammenspiel der vestibulären, visuellen und somatosensorischen Wahrnehmung, so dass differentialdiagnostisch mehrere Organsysteme als Ursache in Betracht gezogen werden müssen (s. Tabelle 121). Wichtig hierbei ist die genaue Beschreibung des Schwindels durch den Patienten, die anhand der unten aufgeführten Fragen wichtige Hinweise geben kann. Anamnestisch bedeutend sind zudem Fragen zur medizinischen Vorgeschichte, familiären Prädisposition und eine genaue Medikamentenanamnese:

- **Häufigkeit:** Attacken täglich, wöchentlich, monatlich
- **Beginn und Dauer:** akut / subakut / chronisch, attackenartig, dauerhaft; Sekunden, Minuten, Stunden, Tage, Wochen, Monate

- **Auslöser:** Lageveränderung, Kopfdrehung, Aufregung, Auftreten in Ruhe / bei Bewegung
- **Charakteristika:** Drehschwindel, Schwankschwindel, Liftschwindel, Benommenheitsschwindel; ungerichteter wechselhafter Schwindel, Besserung durch geschlossene Augen / Lageänderung
- **Begleitsymptome:** Übelkeit / Erbrechen, Sehstörungen, Nystagmus, Tinnitus, Hörminderung, Fallneigung, Kopfschmerz, Angstsymptomatik, Flimmern oder Schwarzwerden vor Augen, Paresen, Hirnnervenausfälle

◗ ***Schmerz** (Def.: unangenehme sensorische und emotionale Erfahrung, die mit einer tatsächlichen oder potentiellen Schädigung von Gewebe verbunden ist oder als eine solche beschrieben wird (International Association for the Study of Pain IASP, 1979)):* Schmerzempfindungen sind immer **subjektiv**, d. h. in ihrer Intensität und Ausprägung nicht zu objektivieren. Akute Schmerzen erfüllen eine lebenserhaltende Warnfunktion, indem sie bedrohliche Situationen des Organismus anzeigen und ihn so vor weiterer Zerstörung schützen können (z. B. bei schmerzbedingtem Wegziehen der Hand von der heißen Herdplatte). In den vorausgegangenen systemorientierten Kapiteln wurde eine Vielzahl akuter Schmerzsymptomatiken und deren Differentialdiagnosen beschrieben, deren Signal- und Schutzfunktion allgemein nachvollziehbar ist.

Bestehen Schmerzen jedoch über einen Zeitraum von 6 Monaten hinaus, so werden sie als **chronische Schmerzen** definiert. Im Gegensatz zu akuten Schmerzen haben sie ihre Schutz- und Warnfunktion verloren und führen zur Entwicklung eines eigenständigen Krankheitsbildes, der **chronischen Schmerzkrankheit**. Im klinischen Alltag stellen chronische Schmerzpatienten und ihre physische und psychische Folgeerscheinungen eine häufige und oftmals schwierige Herausforderung an Diagnostik und Therapie dar, die – falls möglich – in einer interdisziplinären Schmerzeinrichtung erfolgen sollte. Wichtig hierbei ist zunächst die genaue **Schmerzanalyse**, die meist mit Hilfe spezieller Fragebögen durchgeführt wird und zwischen **nozizeptiven** und **neuropathischen** Schmerzen unterscheidet:

▷ ***Nozizeptive Schmerzen:*** Nozizeptive Schmerzen entstehen durch **Erregung von Schmerzrezeptoren** (Nozizeptoren) und Weiterleitung der Impulse über sensible Nervenfasern im Hinterhorn des Rückenmarks an das ZNS. Ursache hierfür können Tumore, Traumen und Entzündungen sein, die mittels Entzündungsmediatoren und Gewebesubstanzen (z. B. Substanz P, Prostaglandine) zu einer Reizung der Nozizeptoren führen.

▷ ***Neuropathische Schmerzen:*** Neuropathische Schmerzen entstehen durch **direkte Schädigung des peripheren oder zentralen Nervensystems**, wie z. B. bei einer Nervenkompression, einer diabetischen Polyneuropathie oder Nervenverletzung. Patienten schildern diese Art der Schmerzempfindung oftmals als „brennend, kribbelnd, elektrisierend oder einschießend". Charakteristisch sind begleitende Sensibilitätsstörungen sowie auch eine Allodynie, d. h. eine Schmerzempfindung bei nicht schmerzhaften Reizen.

Weiter kann in verschiedene Schmerztypen wie z. B. **viszerale** und **somatische** Schmerzen (vgl. Kapitel Gastrointestinales System, S. 108 ff), **reflektori-**

sche Schmerzen oder auch **übertragenen** Schmerz (z. B. Schmerzen im linken Arm bei Herzinfarkt) differenziert werden.

- ***Synkope:*** Vgl. Kapitel Kardiovaskuläres System, S. 70 ff

- ***Demenz*** *(Def.: anhaltende Veränderung (>6 Monate) von intellektuellen Fähigkeiten mit kognitiven Störungen, Störungen der Wahrnehmung, Denk- und Orientierungsstörungen, Gedächtnisstörungen und Veränderungen der Persönlichkeit)*: Gerade bei älteren Patienten stellen Veränderungen der kognitiven Fähigkeiten nicht nur ein häufiges, sondern auch sehr belastendes Symptom dar, das tiefgreifende Auswirkungen auf den persönlichen, sozialen und auch beruflichen Lebensraum haben kann. Häufigste Ursachen der erworbenen Demenz sind hierbei der M. Alzheimer sowie vaskuläre Störungen, jedoch sollten differentialdiagnostisch auch andere, unter Umständen auch reversible Ursachen (z. B. Hypothyreose) erwägt werden (s. Tabelle 122). Anamnestische Hinweise wie eine familiäre Prädisposition (M. Alzheimer), Vorerkrankungen wie arterieller Hypertonus (Multiinfarkt-Demenz) oder ein bekannter Alkoholabusus können hierbei von Bedeutung sein.

Tabelle 122

DD Demenz

	Ursachen
Kongenital	z. B. Dementia infantilis, M. Gaucher, Phenylketonurie
Degenerativ	Alzheimer, M. Pick, MS, Chorea Huntington, frontotemporale Demenz, Lewy-Körperchen-Krankheit
Vaskulär	Multiinfarkt-Demenz / subkortikale vaskuläre Enzephalopathie
Infektiös	HIV, Neurosyphilis, Tbc, Creutzfeldt-Jakob
Neoplasie	Tumor, Metastasen, paraneoplastisch
Endokrin / Metabolisch	Hypothyreose, Wernicke-Enzephalopathie (Thiamin-Mangel), Vitamin-B_{12}-Mangel, angeborene Enzymdefekte
Inflammatorisch	Vaskulitis
Toxisch	Alkohol, Drogen, Medikamente, Dialyse (Aluminium), Chemikalien
Trauma	Chron. subdurales Hämatom, Hypoxie, Boxer

Medizinische Vorgeschichte

Anamnestisch relevant sind **neurologische Vorerkrankungen** und **Voroperationen**, wobei insbesondere nach Schädel-Hirn-Traumen, entzündlichen Erkrankungen (Meningitis) und Krampfanfällen unter Einbezug der Kindheitsanamnese (z. B. Fieberkrämpfe, Masern) gefragt werden sollte. Auch die bisherige Diagnostik (Liquorpunktion, bildgebende Verfahren, EEG, Biopsien) sollte hierbei dokumentiert werden. Bei Verdacht auf eine entzündliche Erkrankungen des zentralen oder peripheren Nervensystems können Fragen über vorausgegangene virale oder bakterielle Infekte (z. B. Mastoiditis) wichtige Zusatzinformationen geben. Aber auch Erkrankungen anderer Organsysteme (z. B. Embolie durch Vorhofflimmern, ZNS-Manifestation des SLE, hepatische Enzephalopathie) können sich durch neurologische Symptome manifestieren und müssen daher dokumentiert werden. Bei Verdacht auf eine ischämische Genese sollten auch die kardiovaskulären Risikofaktoren wie arterieller Hypertonus, Diabetes mellitus oder Hyperlipidämie erfasst werden.

Medikamente

Hierbei sollte nach der **aktuellen Medikation** (insbesondere Antiepileptika, Antihypertensiva, Schmerzmedikation, ASS, Marcumar, Kontrazeptiva) sowie deren **Wirkung, Nebenwirkungen** und der **Compliance** gefragt werden. Bei Verdacht auf entzündliche Erkrankungen (z. B. Meningitis / Enzephalitis) sollte auch der **Impfstatus** erfasst werden (Haemophilus, FSME, Tbc).

Familienanamnese

Für eine Vielzahl neurologischer Erkrankungen sind genetische Faktoren bekannt. Beispiele hierfür sind Phakomatosen (Neurofibromatose von Recklinghausen, tuberöse Sklerose, Hippel-Lindau-Syndrom, Sturge-Weber-Syndrom), Chorea Huntington, hereditäre Ataxien oder auch systemische Stoffwechselerkrankungen (M. Wilson, Phenylketonurie). Auch für andere Erkrankungen wie den M. Alzheimer, Epilepsie oder den M. Parkinson wird eine familiäre Prädisposition vermutet.

Sozialanamnese

Neurologisch erkrankte Patienten zeigen häufig einen chronischen Krankheitsverlauf mit entsprechenden sozialen, beruflichen und auch finanziellen Schwierigkeiten, die in der Anamnese nicht unberücksichtig bleiben sollten. So können Fragen nach der **familiären und sozialen Einbindung, häuslichen Versorgung, Wohnsituation**, Unterstützung durch **Selbsthilfegruppen** und auch die **eigene Akzeptanz** der Erkrankung dem Untersucher einen Eindruck von der Gesamtsituation des Patienten vermitteln. Bestimmte neurologische Erkrankungen wie z. B. Krampfanfälle bergen ein unter Umständen hohes Gefährdungspotential, so dass eine detaillierte Berufsanamnese erhoben werden sollte. Auch die geographische Herkunft des Patienten kann für neurologische Erkrankungen von Bedeutung sein – so zeigt beispielsweise die Inzidenz der Multiplen Sklerose deutliche regionale Unterschiede (Nord-Süd-Gefälle). Bei Verdacht auf entzündliche Erkrankungen sollte neben dem Impfstatus (z. B. Haemophilus, FSME) auch nach möglichen infektiösen Kontaktpersonen (z. B. Tbc) bzw. sexueller Risikoexposition (z. B. HIV, Lues) gefragt werden, ebenso kann ein evtl. Aufenthalt in Risikogebieten (Lyme-Borreliose, FSME) differentialdiagnostisch wichtig sein. Zudem sollten auch Alkohol-, Nikotin- und Drogenkonsum des Patienten dokumentiert werden.

Neurologische Untersuchung

Allgemeiner Eindruck

Die neurologische Untersuchung beginnt mit der allgemeinen Inspektion des Patienten, bei der ein erster Eindruck von **Allgemein- und Ernährungszustand, Körperhaltung, Bewegungsablauf, Gestik und Mimik** gewonnen werden kann. So können beispielsweise Veränderungen der Mimik charakteristische Zeichen eines M. Parkinson (ausdruckslose starre Mimik), einer Fazialisparese (Asymmetrie des Mimik), einer Myasthenia gravis (schlaffe Gesichtszüge, Ptosis) oder einer Tetanus-Infektion (Risus sardonicus, tonische Starre der Lachmuskeln) sein. Aber auch **Bewusstseinslage** und **Aufmerksamkeit** des Patienten sowie seine **Grundstimmung** und **Sprache** können bereits während der ersten Kontaktaufnahme Auffälligkeiten zeigen, die den Untersucher in seinem weiteren Vorgehen leiten können.

Untersuchung der Hirnnerven

- ***I. N. olfactorius***
  Funktion: Riechen

  Technik: Die Funktion des N. olfactorius wird durch die Untersuchung des Riechvermögens überprüft. Hierzu werden dem Patienten bei geschlossenen Augen seitengetrennt verschiedene Riechstoffe wie Kaffee, Tabak, Vanille oder Asa foetida (übelriechende Probe) vor jede Nasenseite gehalten und der Patient gebeten, Qualität und Intensität des Geruches zu beschreiben. Zur Kontrolle (Frage nach Simulation) sollten auch Ammoniak oder Essigsäure zur Riechprüfung eingesetzt werden, da diese über sensible Fasern des N. trigeminus wahrgenommen werden können.

  Pathologischer Befund: Ein Funktionsverlust des N. olfactorius kann zur Verminderung (**Hyposmie**) oder auch Aufhebung (**Anosmie**) des Geruchssinns führen. Als Ursache hierfür kommen rezidivierende Infektionen der oberen Luftwege, Trauma, Hirntumore (v. a. Meningeom) sowie degenerative oder auch medikamentös-toxische Veränderungen des N. olfactorius in Betracht.

- ***II. N. opticus***
  Funktion: Sehen

  Technik: Die Untersuchung des N. opticus beinhaltet eine Überprüfung der Sehschärfe (Zahlentafeln, Ishihara-Tafeln) und Pupillenreaktion, eine Spiegelung des Augenhintergrundes (Fundoskopie) sowie eine fingerperimetrische Überprüfung des Gesichtsfeldes (vgl. Kapitel Kopf-Hals, S. 47 ff).

  Pathologischer Befund: Eine Läsion des N. opticus kann durch Trauma, Tumorkompression, Entzündung, vaskuläre Minderversorgung oder auch metabolische und toxische Ursachen bedingt sein.

- ***III. N. oculomotorius***
  Funktion: motorisch: M. levator palpebrae, M. rectus med., M. rectus sup., M. rectus inf., M obliquus inf.; parasymp.: Mm. sphincter pupillae und ciliaris

Technik: Die Untersuchung des N. oculomotorius erfolgt kombiniert mit der Untersuchung des N. trochlearis und N. abducens durch Überprüfung der Augenmuskelbewegungen. Bereits bei Inspektion des geradeaus blickenden Patienten können dabei Stellungsanomalien erkannt werden. Der Patient wird aufgefordert, dem Finger des Untersuchers mit seinen Augenbewegungen in alle Hauptblickrichtungen zu folgen und ein evtl. Sehen von Doppelbildern zu kommentieren. Hierbei achtet der Untersucher auf eine normale und parallele Bewegung der Augen, einen evtl. Nystagmus sowie auf die Konvergenz der Augen bei Bewegen des Fingers auf die Nase des Patienten zu. Zudem wird die parasympathische Funktion durch Inspektion der spontanen Pupillenweite und Überprüfung der **direkten** und **indirekten Lichtreaktion** getestet.

Pathologischer Befund: Zeichen einer Läsion des N. oculomotorius können das Vorliegen einer **Ptosis** (M. levator palpebrae), **Mydriasis** (Mm. sphincter pupillae und ciliaris) sowie **Augenmuskelparesen** mit Diplopie und Bulbusabweichungen nach lateral / unten sein. Häufige Ursachen sind z. B. Trauma, Tumorkompression, DM, Aneurysma des R. communicans posterior.

Hirnnerven III, IV, VI: Bulbusmotilität

Abbildung 55

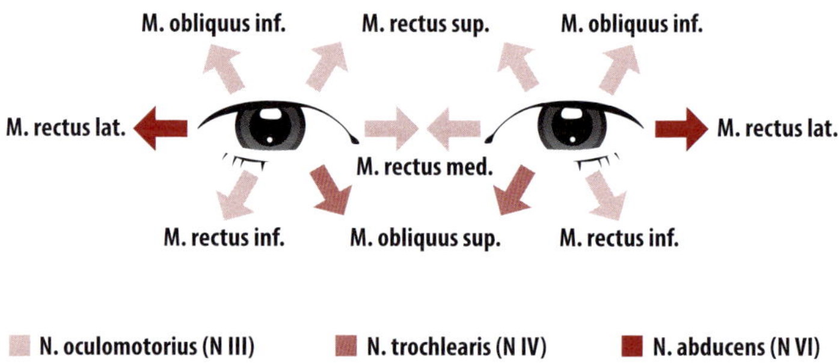

- ***IV. N. trochlearis***

Funktion: motorisch: M. obliquus sup.

Technik: siehe N. oculomotorius (III)

Pathologischer Befund: Bei Ausfall des N. trochlearis kommt es zur **Bulbusabweichung (vertikale Divergenz)** und schräg versetzten Doppelbildern, die bei Drehung des Kopfes zur erkrankten Seite zunehmen. Der Patient versucht daher, dies durch eine auffällige kompensatorische Kopfdrehung zur gesunden Seite auszugleichen. Differentialdiagnostisch sollte an Schädel-Hirn-Trauma, Hirntumore sowie auch Diabetes mellitus gedacht werden.

- ***V. N. trigeminus***

Funktion: motorisch: Kaumuskulatur (M. masseter, M. temporalis); sensibel: Gesicht (N. ophthalmicus, N. maxillaris, N. mandibularis), Kornealreflex

Technik: Zur Überprüfung des motorischen Anteils des N. trigeminus wird der Patient aufgefordert, die Zähne kräftig zusammenzubeißen, während der Untersucher die Kaumuskulatur palpiert. Zudem kann der sog. **Masseterreflex** überprüft werden, indem der Untersucher mit dem Reflexhammer einen leichten Schlag auf den quer auf dem leicht geöffneten Unterkiefer des Patienten liegenden Zeigefinger des Untersuchers ausübt. Hierbei kommt es physiologischerweise zu einer Kontraktion des M. masseter. Das Berührungs- und Schmerzempfinden des Gesichtes wird mit Hilfe eines Wattebausches oder auch spitzen und stumpfen Reizen überprüft und der Patient gebeten, wahrgenommene Berührungen in ihrer Intensität zu kommentieren. Zur Prüfung des **Kornealreflexes** (Afferenz: N. trigeminus, Efferenz: N. facialis) werden Konjunktiva und Kornea des Patienten mit einem Wattestäbchen vorsichtig berührt, wodurch es physiologischerweise zum plötzlichen Lidschluss kommt.

Abbildung 56

Hirnnerv V: sensible Versorgung des Gesichts

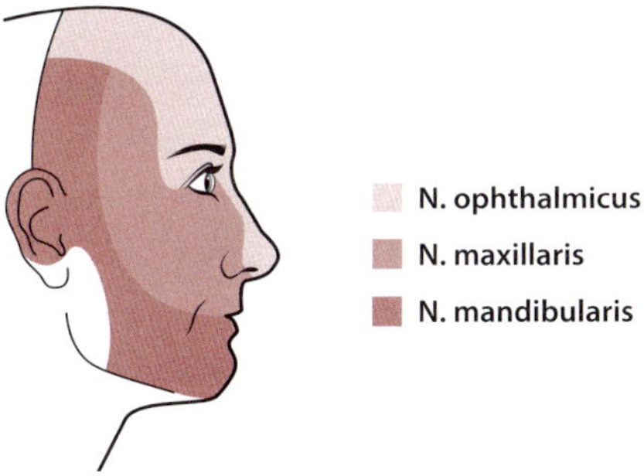

Pathologischer Befund: Bei Läsion des N. trigeminus kommt es neben Paresen der Kaumuskulatur zu Ausfällen in der Gesichtssensibilität sowie starken Schmerzattacken (Trigeminusneuralgie). Ätiologisch finden sich z. B. idiopathische Formen, Z. n. Trauma oder OP, Tumorkompression, Aneurysma, Sinus-cavernosus-Syndrom.

VI. N. abducens

Funktion: motorisch: M. rectus lateralis

Technik: siehe N. oculomotorius

Pathologischer Befund: Bei Ausfall des N. abducens kommt es bei Blick geradeaus zur Abweichung des Auges nach innen, bei Blick des Patienten auf die Seite der Läsion kommt es zum Abduktionsdefizit. Eine Parese des N. abducens stellt die häufigste Augenmuskelparese dar, die zumeist durch Trauma, Tumorkompression, entzündliche Prozesse im Bereich des Sinus ethmoidalis / sphenoidalis oder auch eine Mastoiditis bedingt wird.

- *VII. N. facialis*

Funktion: motorisch: mimische Muskulatur, M. stapedius; sensibel: N. intermedius zur Membrana tympani / Mittelohr; sensorisch: Geschmack vordere zwei Drittel der Zunge; parasympathisch: Gll. lacrimalis, nasales, submandibularis, sublingualis.

Technik: Zunächst werden die motorischen Funktionen des N. facialis durch die Untersuchung der mimischen Muskulatur überprüft. Bereits bei der Inspektion des Patienten sollte auf einen herabhängenden Mundwinkel, unvollständigen Lidschluss mit nach oben rollenden Augen (**Bell-Phänomen**) oder eine verstrichene Nasolabialfalte geachtet werden. Der Patient wird aufgefordert, die Augenbrauen zu heben, die Stirn zu runzeln, die Augen gegen den Widerstand des Untersuchers fest zu schließen, die Zähne zu zeigen, zu lächeln sowie die Wangen fest aufzublasen. In der weiteren Untersuchung können die Tränensekretion (**Schirmer-Test**), das Geschmacksempfinden der vorderen zwei Drittel der Zunge, sowie bei Hyperakusis auch der M. stapedius (HNO) überprüft werden.

Abbildung 57

Hirnnerv VII: mimische Muskulatur

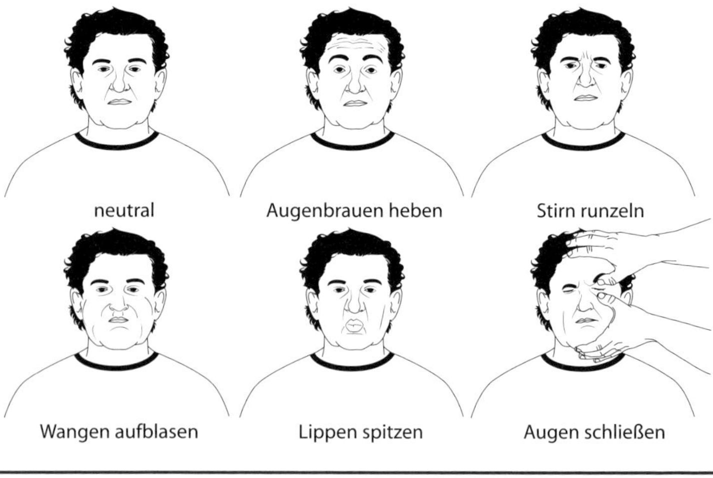

Pathologischer Befund: Bei einer **peripheren Läsion** des N. facialis kommt es zu einem kompletten Ausfall der mimischen Muskulatur, bei einer **zentralen Fazialisparese** dagegen sind Lidschluss und Stirnrunzeln aufgrund der doppelseitigen kortikalen Innervation noch möglich. Als Ursache einer zentralen Fazialisparese finden sich zumeist zerebrale Tumore sowie zerebrale Ischämien oder Blutungen. Periphere Fazialisparesen sind zu 80 % idiopathisch bedingt, können jedoch auch infektiöse (Herpes zoster, Borreliose), mechanische oder traumatische Faktoren als Ursache aufweisen. Bei neuromuskulärer Übererregbarkeit (z. B. Tetanie) kann es bei Beklopfen des Fazialisstamm-Gebietes vor dem Ohr zu sichtbaren Zuckungen der mimischen Muskulatur kommen (**Chvostek-Zeichen**).

- ***VIII. N. vestibulocochlearis***
  Funktion: Gehörsinn, Gleichgewichtssinn

  Untersuchung: Die Funktion der N. vestibulocochlearis wird in der routinemäßig durchgeführten neurologischen Untersuchung durch eine grob-orientierende Bestimmung des Hörvermögens überprüft, bei der im Seitenvergleich das Hören von Flüster- und Umgangssprache, Reiben vor dem Ohr sowie die Versuche nach **Rinne und Weber** untersucht werden (vgl. Kapitel Kopf-Hals, S. 57). Bei Verdacht auf eine Minderung des Hörvermögens sollte zur besseren Differenzierung eine Audiometrie durchgeführt werden.

  Pathologischer Befund: Bei Minderung des Hörvermögens kommen differentialdiagnostisch Störungen des Mittelohres sowie des Innenohres in Betracht.

- ***IX. N. glossopharyngeus***
  Funktion: motorisch: Gaumensegel; sensibel: Paukenhöhle, Gehörgang; sensorisch: Geschmack in hinterem Drittel der Zunge

  Technik: Die Untersuchung des N. glossopharyngeus erfolgt gemeinsam mit dem N. vagus, da beide gemeinsam das Gaumensegel innervieren. Der Patient wird aufgefordert, den Mund weit zu öffnen und „aaah“ zu sagen. Der Untersucher beobachtet hierbei die symmetrischen Bewegungen der Gaumensegelmuskulatur bzw. des weichen Gaumens und der Uvula. Zudem wird nach vorheriger Information des Patienten der Würgereflex geprüft, indem der Untersucher die Pharynxhinterwand beidseits mit einem Spatel reizt. Die sensorische Versorgung kann durch die Geschmacksprüfung auf dem hinteren Drittel der Zunge mit Chinin (bitter) überprüft werden.

  Pathologischer Befund: Bei einem Ausfall der N. glossopharyngeus kommt es zur Hypästhesie im Pharynxbereich und somit zur Unterbrechung des afferenten Teils des Würgereflexes. Bei Inspektion der Mundhöhle zeigt sich eine Gaumensegelparese mit dem sog. **Kulissenphänomen**, d. h. Herabhängen des Gaumensegels auf der betroffenen Seite, bzw. Abweichen des Gaumensegels und der Uvula zur gesunden Seite (z.B. bei Phonation), zudem ist die Geschmacksempfindung im hinteren Drittel der Zunge vermindert. Ursache einer Läsion des N. glossopharyngeus können eine Schädelbasisfraktur, Tumore, Aneurysma, Infarkt, basale Meningitis oder auch eine Bulbärparalyse sein.

Abbildung 58

Hirnnerv IX, X: Kulissenphänomen

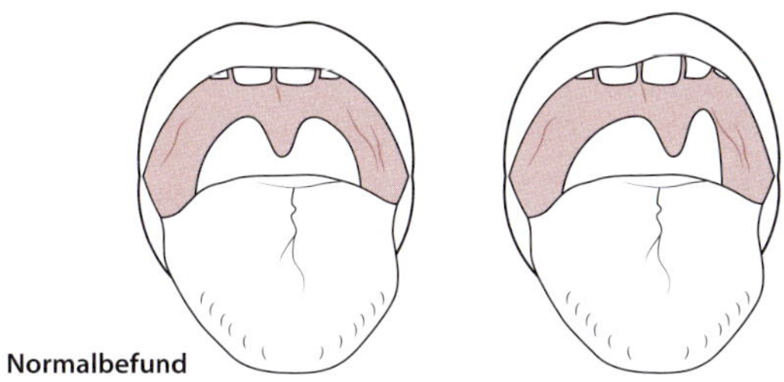

- ***X. N. vagus***
  Funktion: motorisch: Gaumen, Pharynx, Larynx; sensibel: Pharynx, Larynx

  Technik: siehe N. glossopharyngeus

  Pathologischer Befund: Bei einem einseitigen Ausfall der N. vagus kommt es zur Heiserkeit (Rekurrensparese), bei beidseitigem Ausfall zur Aphonie. Bei Inspektion zeigt sich eine Gaumensegelparese mit Kulissenphänomen, der Würgereflex ist vermindert oder ausgefallen (efferenter Teil). Zudem zeigen Patienten mit Läsionen des N. vagus oftmals Tachyarrhythmien und Störungen der Darmperistaltik. Als Ursache finden sich häufig Z. n. Schilddrüsen-OP, Aortenaneurysma, Mediastinaltumore, Hirntumore oder auch ein Apoplex.

- ***XI. N. accessorius***
  Funktion: motorisch: M. sternocleidomastoideus, M. trapezius

  Technik: Der Patient wird aufgefordert, beide Schultern gegen den Widerstand des Untersuchers zu heben oder auch den Kopf gegen Widerstand zur Seite zu drehen.

  Pathologischer Befund: Bereits bei Inspektion des Patienten können Atrophien der o.g. Muskelgruppen sowie ein Schultertiefstand auf eine Läsion des N. accessorius hinweisen. Bei Prüfung der muskulären Bewegung gegen Widerstand zeigt sich eine deutliche Abschwächung im Seitenvergleich. Ursache können Operationen im HNO-Gebiet, Lymphknotenbiopsien, das Vorliegen einer ALS, eine Bulbärparalyse oder auch eine Schädelbasisfraktur sein.

Hirnnerv XI: Schultertiefstand *Abbildung 59*

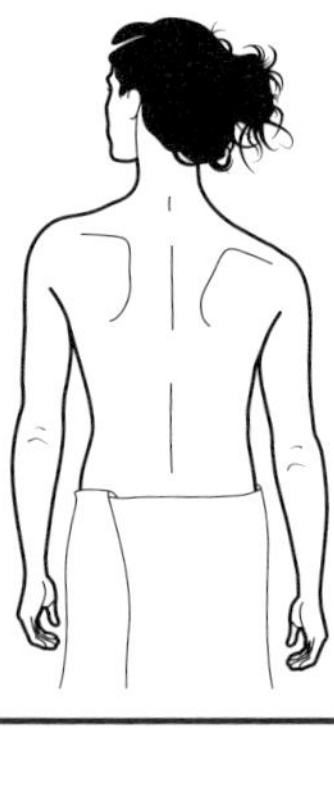

- ***XII. N. hypoglossus***
  Funktion: motorisch: Zunge

  Technik: Die Funktion des N. hypoglossus wird durch Inspektion der Mundhöhle und Zunge überprüft. Der Patient wird aufgefordert, die Zunge herauszustrecken und diese nach rechts und links zu bewegen. Der Untersucher achtet dabei auf Abweichen der Zunge, Atrophien oder auch Faszikulationen.

Pathologischer Befund: Bei einseitiger Läsion des N. hypoglossus kommt es zur Abweichung der Zunge zur gelähmten Seite, da die motorische Kraft des kontralateralen, intakten M. genioglossus überwiegt. Atrophien und Faszikulationen der Zunge sprechen dabei für das Vorliegen einer peripheren Parese des N. hypoglossus, die durch Tumore der hinteren Schädelgrube, Bulbärparalyse oder ALS bedingt sein kann.

Abbildung 60

Hirnnerv XII: Zungendeviation

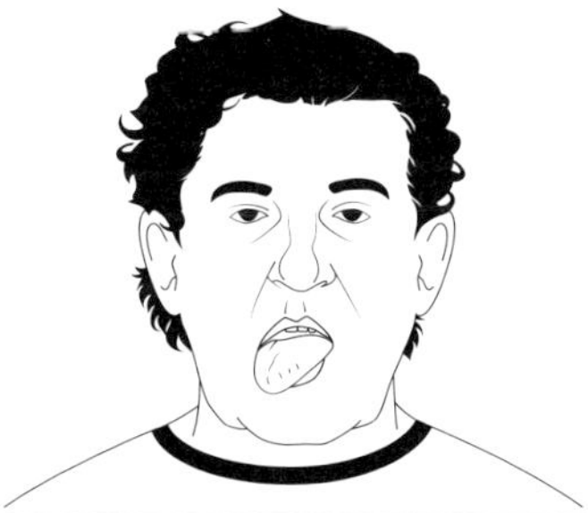

Untersuchung des motorischen Systems

Inspektion: Die Untersuchung des motorischen Systems beginnt mit der Inspektion, die bereits bei erstem Kontakt mit dem Patienten oder dem Auskleiden für die körperliche Untersuchung Auffälligkeiten der **Körperhaltung** oder dem **Bewegungsablauf** erfassen kann. Wertvolle Hinweise lassen sich auch aus dem **Gangbild** des Patienten gewinnen, welches krankheitsspezifische Charakteristika aufweisen kann (s. Tabelle 123, vgl. auch Kapitel Muskuloskeletales System, S. 190 ff):

Tabelle 123

DD Gangbild

	Gangbild
Spastische Hemiparese	„Wernicke-Gang", Bein tonisch gestreckt, Fuß plantarflektiert, wird beim Gehen durch seitlichen Bogen nach vorne geführt (zirkumduziert), Arm nahe an Körper adduziert, Ellbogen-/Hand-/Fingergelenke gebeugt.
Beidseitige Spastik der Beine	„Scherengang", Beine beidseits tonisch gestreckt, werden langsam nach vorne geführt, überkreuzen sich beim Gehen
M. Parkinson	Startschwierigkeiten, Oberkörper nach vorne, Schritte kurz, schlurfend, verminderte Arm-Mitbewegung, kleine Hindernisse erscheinen unüberwindbar (Türschwelle)
Zerebellare Ataxie	schwankend, unsicher, breitbeinig, keine visuelle Kontrolle möglich (Fallneigung auch mit offenen Augen)
Polyneuropathie, Tabes dorsalis	schwankend, breitbeinig, Blick zum Boden, visuelle Kontrolle möglich
Muskeldystrophien	„Watschelgang" durch muskuläre Atrophie des Beckengürtels
Peronäuslähmung	„Steppergang", Anheben des Fußes durch Kniebeugung, lautes Aufsetzen

Abbildung 61

Wernicke-Mann

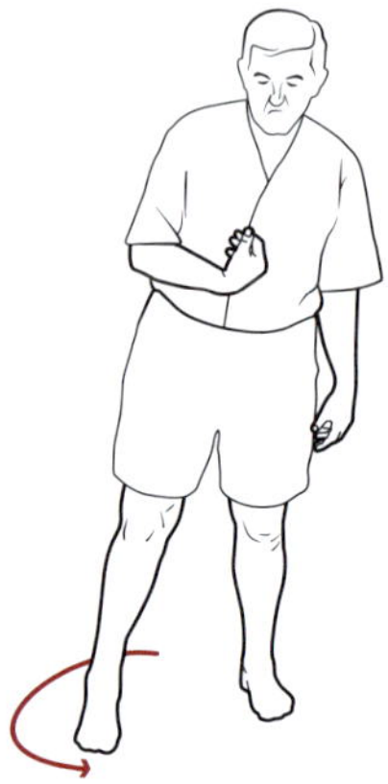

Weiter sollte bei Inspektion des Patienten auf **Muskelatrophien** oder **Faszikulationen** (sichtbare Muskelzuckungen ohne Bewegungseffekt) geachtet werden, die beide Zeichen einer peripheren Lähmung infolge einer Läsion des 2. Motoneurons sein können. Auffallend können auch eine Bewegungsstarre (**Akinesie**) wie z. B. bei M. Parkinson oder spontane unwillkürliche Bewegungen (**Hyperkinesien**) wie die **Athetose** (langsame, schraubende und wurmartige Bewegung), der **Ballismus** (plötzliche schnelle Schleuderbewegungen der Arme oder Beine) oder die **Chorea** (schnelle unkontrollierte und häufig asymmetrische Bewegungen) sein, die zumeist durch extra-pyramidale Störungen bedingt sind. Auch sollte bei Inspektion auf das Vorliegen eines **Tremors** geachtet werden, der als unwillkürlich auftretende rhythmische Kontraktionen antagonistisch wirkender Muskeln mit unterschiedlicher Frequenz definiert ist. Wichtige Differenzierungsmerkmale des Tremors sind die Frequenz sowie das Auftreten in Ruhe oder in Form eines Intentionstremors bei Zielbewegungen (s. Tabelle 124).

Tabelle 124

DD Tremor

	Krankheitsbilder
Ruhetremor	M. Parkinson
Haltetremor	physiologisch, verstärkt durch Angst, Alkohol, Hypoglykämie; metabolisch: hepatische Enzephalopathie, CO_2-Retention, Urämie, C_2-Entzugssyndrom; Benigner essentieller Tremor (familiär, aut.-dom.); Orthostatischer Tremor (im Stehen an Beinen / Rumpf); Medikamente: z. B. Neuroleptika, Antidepressiva, Lithium
Intentionstremor	zerebellär (z. B. bei MS, Kleinhirn-Tumor)

▶ ***Prüfung der Muskelkraft:*** Zur Überprüfung der groben Muskelkraft wird der Patient gebeten, verschiedene Muskelgruppen der oberen und unteren Extremität gegen den Widerstand des Untersuchers zu bewegen. Die Untersuchung sollte immer im Seitenvergleich durchgeführt werden und hierbei sichtbare Muskelkontraktionen sowie die fühlbare Muskelkraft erfassen. Eine Schwächung der

Muskelkraft wird dabei als **Parese**, eine völlige Lähmung als **Paralyse** bezeichnet. Zum Nachweis diskreter Paresen können zudem sogenannte **Vorhalteversuche** durchgeführt werden. Hierzu bittet man den Patienten, bei geschlossenen Augen die Arme mit den Handflächen nach oben nach vorne auszustrecken und in der Horizontale zu halten (Armvorhalteversuch). Ein unilaterales Absinken des Armes sowie zunehmende Pronation der Handflächen werden als pathologisch gewertet. An der unteren Extremität wird der in Rückenlage positionierte Patient aufgefordert, seine Knie zu beugen und die Unterschenkel in der Horizontale zu halten (Beinvorhalteversuch). Auch hier gilt ein Absinken als Hinweis auf eine latente Parese.

Die Quantifizierung der Muskelkraft kann anhand folgender Skala erfolgen:

Tabelle 125

Muskelkraft

Grad	*Muskelkraft*
0	komplette Parese, keine Muskelkontraktionen sichtbar (Paralyse)
1	sichtbare schwache Kontraktion, jedoch kein motorischer Effekt
2	Bewegungen ohne Einwirkung von Schwerkraft möglich
3	Bewegungen gegen die Schwerkraft möglich
4	Bewegungen gegen leichten Widerstand möglich
5	volle Muskelkraft

Soll bei Vorliegen einer Parese der anatomische Ort der neurologischen Störung lokalisiert werden, so muss zwischen einer peripheren und zentralen Lähmung unterschieden werden. **Periphere Lähmungen** entstehen durch Läsion des 2. Motoneurons, d. h. an der Vorderhornzelle des Rückenmarks, den Nervenwurzeln, dem peripheren Nerv oder auch der motorischen Endplatte. **Zentrale Lähmungen** dagegen werden durch pathologische Prozesse im Bereich des 1. Motoneurons, also oberhalb der Vorderhornzelle des Rückenmarks bedingt. Läsionsort sind hierbei motorischer Kortex, Pyramidenbahn oder motorische Hirnnervenkerne. Charakteristische Untersuchungsbefunde peripherer und zentraler Lähmungen sind in Tabelle 126 zusammengefasst:

Tabelle 126

DD Zentrale / periphere Lähmung

	Zentrale Lähmung	*Periphere Lähmung*
Ort der Läsion	1. Motoneuron	2. Motoneuron
Tonus	spastische Lähmung (Tonus ↑), Kloni	schlaffe Lähmung (Tonus ↓)
Eigenreflexe	gesteigert	abgeschwächt / aufgehoben
Fremdreflexe	z. T. abgeschwächt	regelrecht
Pathologische Reflexe	++	-
Trophik	-	Muskelatrophie
Faszikulationen	-	++

Abzugrenzen hiervon sind Muskelschwächen, die durch neuromuskuläre Überleitungsstörungen an der muskulären Endplatte wie z. B. bei der Myasthenia gravis entstehen. Hierbei kommt es typischerweise zu einer Verminderung der Muskelkraft bei Bewegung, d. h. der Patienten ermüdet zusehends bei repetitiven Muskelbewegungen. Beispiel hierfür ist der sogenannte **Simpson-Test**, bei dem der Patient aufgefordert wird, mit beiden Augen über fünf Minuten nach oben zu blicken. Aufgrund der muskulären Ermüdbarkeit kommt es bei Vorliegen einer Myasthenia gravis hierbei zur Ausbildung einer Ptosis und Zunahme der Doppelbilder.

◗ ***Prüfung des Muskeltonus:*** Als Muskeltonus bezeichnet man den physiologischen **Spannungszustand der Skelettmuskulatur**, der bei Störungen zentraler und peripherer Motoneurone sowie bei extrapyramidalen und zerebellaren Erkrankungen auffällig verändert sein kann. Zur Beurteilung des Muskeltonus wird am entspannt liegenden Patienten der unwillkürliche Widerstand der Muskulatur gegen passive Bewegung überprüft. Hierzu bewegt der Untersucher die Gelenke der oberen und unteren Extremität des Patienten ohne dessen aktive Mitarbeit. In der Routine-Untersuchung bieten sich hierbei Flexion und Extension des Ellenbogengelenks sowie des Kniegelenks an.

Eine **Erhöhung des Muskeltonus** (muskulärer Hypertonus) kann sich in Form einer **Spastik** oder als **Rigor** manifestieren. Eine Spastik findet sich v. a. in den Flexoren der Arme sowie den Extensoren der Beine (Muskeln, die der Schwerkraft entgegenwirken) und ist durch das sog. **Taschenmesserphänomen** gekennzeichnet. Hierbei kommt es zu einem plötzlichen Nachlassen des Muskeltonus bei maximaler Muskeldehnung. Eine spastische Erhöhung des Muskeltonus ist Zeichen einer zentralen Läsion im Gehirn und Rückenmark (1. Motoneuron) und kann beispielsweise nach Apoplex („Wernicke-Mann“) oder beim Querschnitt-Syndrom gefunden werden. Der **Rigor** dagegen ist als wächserner Widerstand in Flexoren und Extensoren gleichermaßen ausgeprägt und durch das sog. **Zahnradphänomen** beschrieben. Dieses zeichnet sich durch einen kontinuierlichen zähen Dehnungswiderstand der Muskulatur aus, der bei Bewegung abgehackt und ruckartig nachgibt. Das Vorliegen eines Rigors ist wichtiger Hinweis auf eine Störung des extrapyramidalen Systems (M. Parkinson). Eine **Verminderung des Muskeltonus** (muskuläre Hypotonie) kann Zeichen einer Schädigung peripherer Nerven bzw. Vorderhornerkrankungen (schlaffe Lähmung mit Muskelatrophie) oder auch von Kleinhirnläsionen sein.

◗ ***Untersuchung der Reflexe:*** Reflexe sind unwillkürliche und gleichbleibend ablaufende motorische Antworten auf einen äußeren Stimulus. Man unterscheidet hierbei physiologische **Eigenreflexe** und **Fremdreflexe** sowie **pathologische Reflexe**.

Technik: Die Untersuchung der Reflexe erfolgt am entspannt in Rückenlage liegenden Patienten durch einen kurzen gezielten Schlag mit dem Reflexhammer auf die Muskelsehne. Die Reflexüberprüfung sollte dabei mehrmals und mit unterschiedlicher Intensität des Schlags wiederholt werden. Da die Reflexstärke individuell sehr unterschiedlich ausgeprägt sein kann, werden Reflexe immer im **Seitenvergleich** beurteilt. Bei der Prüfung der Muskeleigenreflexe kann bei niedrigem Reflexniveau mit Hilfe des **Jendrassik-Handgriffs** versucht werden, die Reflexantwort durch Bahnung zu verstärken. Hierzu wird der Patient während der Reflexprüfung aufgefordert, seine Finger ineinanderzuhaken und die Arme aktiv auseinanderzuziehen. Bei Prüfung der Reflexe der oberen Extremität kann man den Patienten auch auffordern, die Zähne fest zusammenzubeißen um die Reflexantwort zu verstärken. Die Reflexstärke kann wie folgt dokumentiert werden:

Tabelle 127

Reflexantwort

Grad		Reflexantwort
0		Fehlende Reflexe, nicht auslösbar
1	+	Verminderte Reflexe, nur mit Bahnung auslösbar
2	++	Normale Reflexantwort
3	+++	Lebhafte gesteigerte Reflexe, ohne Klonus
4	++++	Lebhafte gesteigerte Reflexe, mit Klonus

Bei sehr lebhaften Reflexen sollte nach dem Vorliegen eines **Klonus** sowie **verbreiterten Reflexzonen** gesucht werden:

- ***Klonus:*** Unter einem Klonus versteht man **anhaltende rhythmische Kontraktionen der Muskulatur nach einmaliger Reflexauslösung**. Das Vorliegen eines unerschöpflichen Klonus ist pathologisch und als wichtiger Hinweis auf eine Läsion der Pyramidenbahn zu werten.

  Patellarklonus: Zur Überprüfung fasst der Untersucher mit Daumen und Zeigefinger die Patella des Patienten, schiebt diese ruckartig nach distal und hält sie dort fixiert (Dehnung der Quadrizepssehne), wodurch es zu rhythmischen Zuckungen der Patella kommt.

  Fußklonus: Der Untersucher legt seine Hand unter das Bein des entspannt liegenden Patienten, so dass dieses leicht angewinkelt wird. Mit der anderen Hand umfasst er den Fuß des Patienten und führt eine kräftige schnelle Dorsalflexion des Fußes durch, die er wiederum fixiert (Dehnung der Achillessehne). Hierdurch kann es zu rhythmischen Kontraktionen der Wadenmuskulatur mit Zuckungen des Patientenfußes kommen.

- ***Verbreiterte Reflexzonen:*** Ist ein Reflex auch weiter distal oder lateral des eigentlichen Reizpunktes auslösbar (z. B. Auslösung des Patellarsehnenreflex durch Beklopfen der Tibiakante distal der Quadrizepssehne), so spricht man von einer Verbreiterung der Reflexzone, die bei einseitigem Auftreten ebenfalls Hinweis auf Läsionen der Pyramidenbahn sein kann.

- ***Eigenreflexe:*** Bei den monosynaptischen Eigenreflexen sind Reizort und Erfolgsorgan identisch (Reiz: Dehnung der Muskelspindel, Reizantwort: Muskelkontraktion). Zur Einschätzung des allgemeinen Reflexniveaus kann zu Beginn der **Masseterreflex** überprüft werden: Hierzu legt der Untersucher den Zeigefinger unterhalb der Lippen auf die locker herabhängende Mandibula des Patienten und führt mit dem Reflexhammer einen kurzen leichten Schlag auf seinen Finger aus, wodurch es zur Kontraktion des M. masseters und Kieferschluss kommt. Die Reflexstärke indiziert physiologischerweise das Reflexniveau aller Eigenreflexe. Pathologische Befunde bei Überprüfung der Eigenreflexe können im Seitenvergleich sowohl ein Ausfall bzw. eine Abschwächung des Reflexes als auch eine Reflexsteigerung sein.

- ***Bizepssehnenreflex (C5/C6)***

  Technik: Der Ellenbogen des Patienten wird gebeugt und leicht proniert. Der Untersucher legt den Daumen auf die Bizepssehne in die Ellenbeuge und klopft mit dem Reflexhammer auf seinen Daumen.

Reaktion: Beugebewegung des Ellenbogengelenks, sichtbare Kontraktion M. biceps brachii

- ***Brachioradialisreflex (C5/C6) (auch Radiusperiostreflex)***
Technik: Der Unterarm des Patienten wird leicht angewinkelt und supiniert. Der Untersucher beklopft die distale Radiuskante ca. 5 cm oberhalb des Handgelenks (Ansatz der Sehne des M. brachioradialis am Proc. styloideus radii).

  Reaktion: Leichte Beugung des Unterarms

Abbildung 62

Bizepssehnenreflex

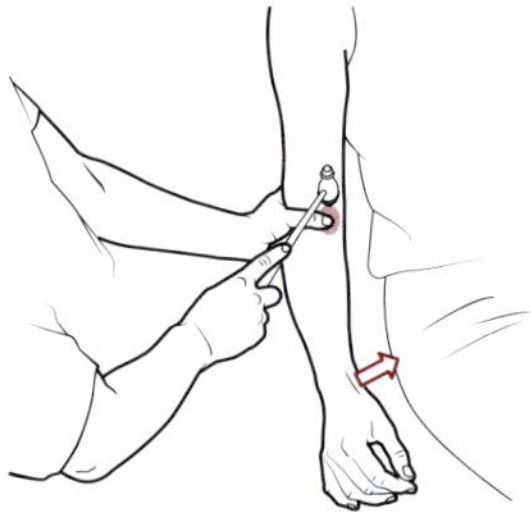

Abbildung 63

Brachioradialisreflex

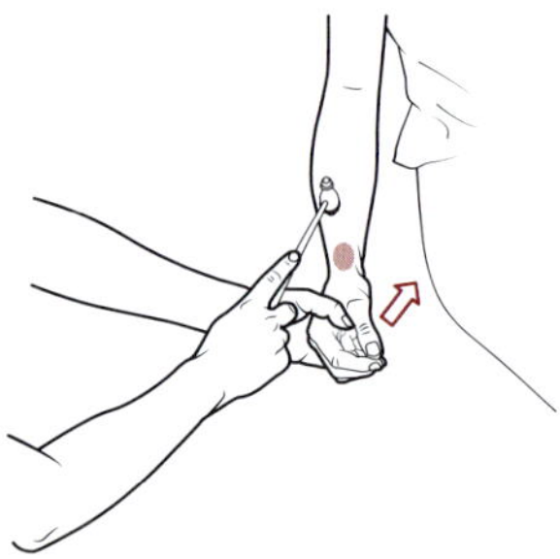

Abbildung 64

Trizepssehnenreflex

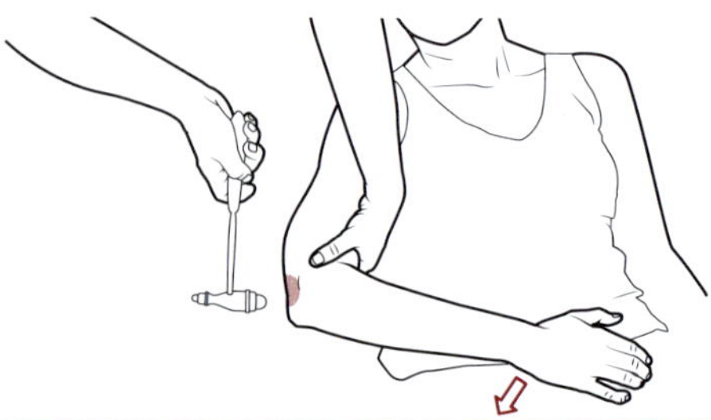

- ***Trizepssehnenreflex (C6–C8)***
  Technik: Der Ellenbogen des Patienten wird 90° gebeugt und mit dem Reflexhammer die distale Sehne des M. triceps brachii oberhalb des Olecranon beklopft.

  Reaktion: Streckbewegung im Ellenbogengelenk, sichtbare Kontraktion M. triceps brachii

- ***Trömner-Reflex (C7/C8)***
  Technik: Die Finger des Untersuchers schlagen schnell von volar gegen die Fingerkuppen der locker nach unten hängenden Patientenhand.

  Reaktion: leichte Beugebewegung der Finger II–V (Daumen bei lebhaftem Reflexniveau)

Trömner-Reflex *Abbildung 65*

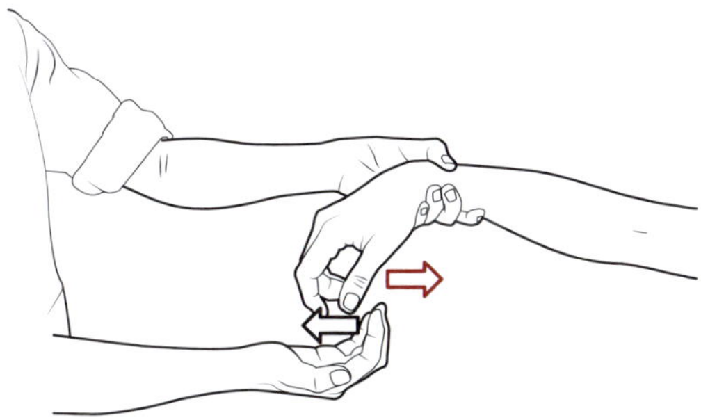

- ***Adduktorenreflex (L2–L4)***
  Technik: Die Beine des Patienten sind leicht abduziert, der Untersucher beklopft mit dem Reflexhammer den Epicondylus medialis femoris an der Innenseite des Patientenbeins.

  Reaktion: Adduktionsbewegung des Beines

Adduktorenreflex *Abbildung 66*

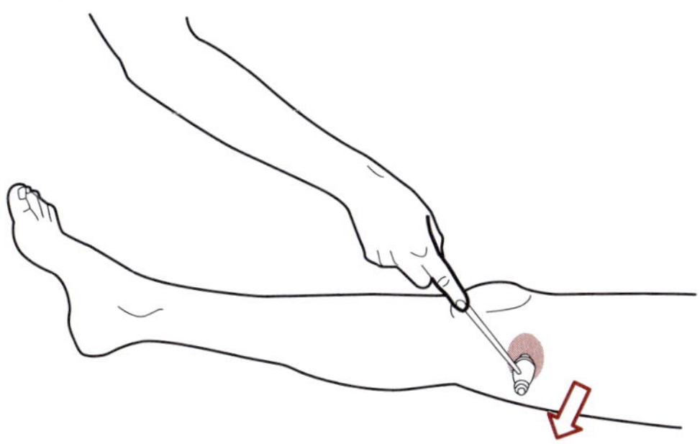

- ***Patellasehnenreflex (L3 / L4)***
  Technik: Der Untersucher beklopft mit dem Reflexhammer die Sehne des M. quadriceps femoris unterhalb der Patella.

  Reaktion: Streckbewegung im Kniegelenk

Patellasehnenreflex

Abbildung 67

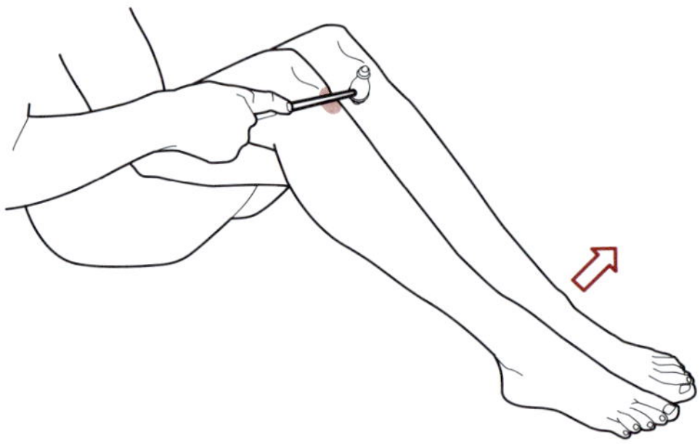

- ***Tibialis-posterior-Reflex (L5)***
  Technik: Schlag auf die Sehne des M. tibialis post. unter dem Malleolus medialis.

  Reaktion: Adduktions- und Supinationsbewegung des Fußes (jedoch auch beim Gesunden nicht immer auslösbar, pathologisch ist ein einseitiges Fehlen oder einseitige Verstärkung)

Tibialis-posterior-Reflex

Abbildung 68

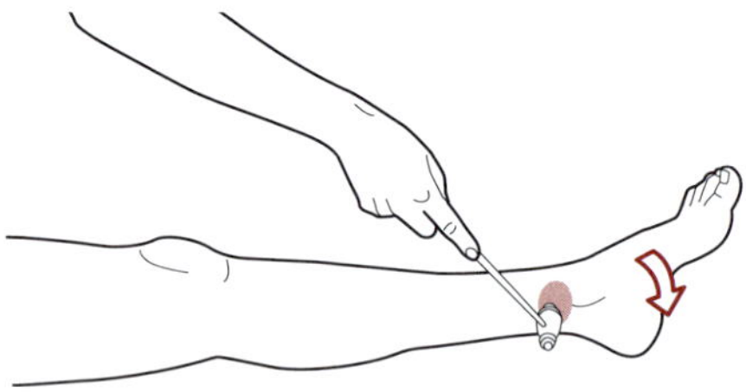

- ***Achillessehnenreflex (S1 / S2)***
  Technik: Das Bein des in Patienten wird im Kniegelenk leicht gebeugt und auf den anderen Unterschenkel gelegt, der Fuß dorsalflektiert. Der Untersucher beklopft mit dem Reflexhammer die Achillessehne. Ist der Reflex schwer auslösbar, sollte die Untersuchung in knieender Position des Patienten wiederholt werden.

  Reaktion: Plantarflexion des Fußes, sichtbare Kontraktion der Wadenmusku - latur

Achillessehnenreflex

Abbildung 69

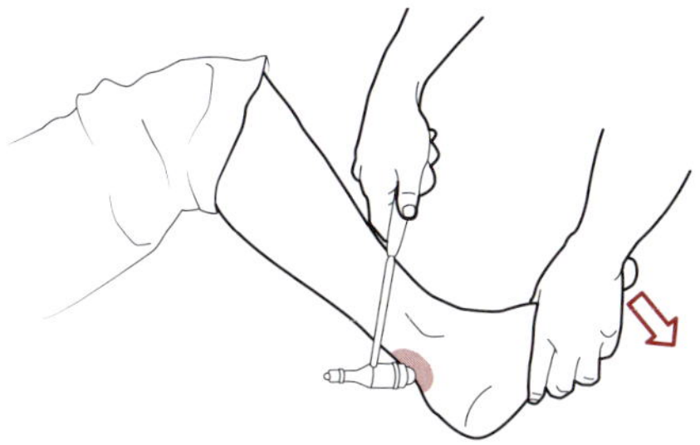

◗ ***Fremdreflexe***: Bei den polysynaptischen Fremdreflexen sind Reizort und Erfolgsorgan verschieden (z. B. Reiz: Bestreichen der Haut, Reizantwort: Muskelkontraktion). Im Gegensatz zu den Muskeleigenreflexen sind Fremdreflexe erschöpflich, d. h. bei mehrmaliger Prüfung kann eine Reflexantwort deutlich vermindert sein.

◗ ***Bauchhautreflex (Th6–Th12)***
Technik: Mehrmaliges kurzes Bestreichen der Bauchhaut mit einem spitzem Gegenstand in 4 Segmenten von lateral nach medial zum Nabel hin.

Reaktion: Kontraktion der Bauchmuskeln, sichtbare Bewegung der Bauchdecke

Pathologischer Befund: einseitige Abschwächung bei kontralateraler zerebraler oder ipsilateraler spinaler Läsion, beidseitige Abschwächung bei MS (aber auch bei Adipositas, Schwangerschaft oder Voroperationen)

◗ ***Kremasterreflex (L1 / L2)***
Technik: Bestreichen der Oberschenkelinnenseite von proximal nach distal mit Griff des Reflexhammers

Reaktion: Anhebung des ipsilateralen Hodens durch Kontraktion des M. cremaster

Pathologischer Befund: fehlende Anhebung / Kontraktion

◗ ***Analreflex (S3–S5)***
Technik: Bestreichen der perianalen Haut

Reaktion: Kontraktion des M. sphincter ani externus

Pathologischer Befund: ausbleibende Kontraktion (z. B. bei Konussyndrom)

◗ ***Pathologische Reflexe (Pyramidenbahnzeichen):*** Pathologische Reflexe sind polysynaptische Fremdreflexe, die beim Gesunden normalerweise nicht auslösbar und nur im Neugeborenenalter physiologisch sind. Das Auftreten pathologischer Reflexe ist Zeichen einer Läsion der Pyramidenbahn (Tractus corticospinalis) oder des 1. motorischen Neurons (Großhirn). Die in Tabelle 128 aufgeführten Reflexe werden daher auch unter dem Begriff **Pyramidenbahnzeichen** zusammengefasst.

Tabelle 128

Pathologische Reflexe

	Technik	*Pathologischer Befund*
Babinski	Bestreichen des lateralen Fußsohlenrandes mit kantigem Gegenstand (z. B. Griff des Reflexhammers)	tonische Dorsalflexion der Großzehe und Abspreizung der 2. bis 5. Zehe
Oppenheim	Herabstreichen der Tibiakante mit Daumen und Zeigefinger	
Gordon	Kneten der Wadenmuskulatur	
Chaddock	Druck auf Malleolus externus und dorsolateralen Fußrand	

Abbildung 70

Babinskireflex

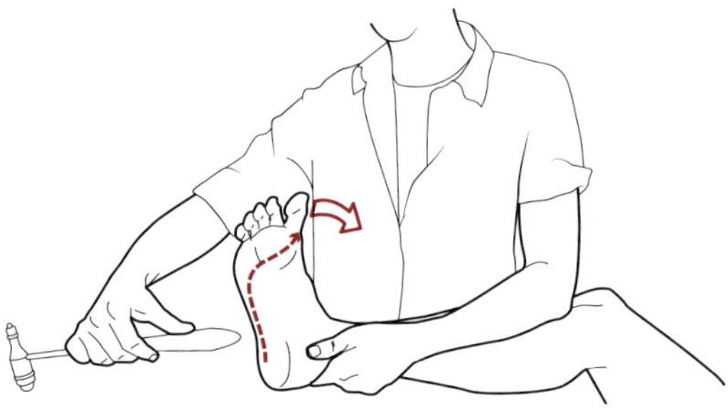

Untersuchung der Koordination

Unter Koordination versteht man das **synergistische Zusammenspiel der Muskulatur** bei Bewegungsabläufen, welches durch Läsionen des zentralen und peripheren Nervensystems gestört sein kann. Zur Überprüfung der Koordinationsfähigkeit eines Patienten dienen die Untersuchung von **Gangbild, Zielbewegungen** und **Feinmotorik**.

▸ ***Gangbild und Gleichgewicht:*** Bereits bei Inspektion des normal gehenden Patienten können Auffälligkeiten wie Fallneigung, Taumeln, breite Schrittspur oder Mitbewegung der Arme erfasst werden (s. Tabelle 124). Zudem können spezielle Gangtypen wie beispielsweise der **Hackengang, Zehengang, Seiltänzergang** oder auch das Stehen und Hüpfen auf einem Bein untersucht werden, um Hinweise auf eine **Ataxie**, d. h. eine gestörte Koordination von gezielten Bewegungsabläufen zu erhalten. Diese kann sowohl durch **zerebellare** (z. B. Tumor des Kleinhirns), **sensible** (z. B. funikuläre Myelose der Hinterstrangbahnen) als auch **vestibuläre** Ursachen bedingt sein. Kommt es bereits im Sitzen zu einem deutlichen Schwanken des Rumpfes, so spricht man von einer sog. **Rumpfataxie**, die häufig bei Kleinhirnläsionen beobachtet werden kann. Zeigt der Patient dagegen erst bei Gehversuchen einen unsicheren, schwankenden Gang, so handelt es sich um eine **Gangataxie**, die bei Vorliegen einer sensiblen Ataxie charakteristischerweise bei offenen Augen visuell kompensiert werden kann. Zudem sollte eine wiederholte Fallneigung zur gleichen Seite an vestibuläre oder zerebellare

Prozesse denken lassen. Zur weiteren Abklärung einer Ataxie dienen der **Romberg-Versuch** und der **Unterberger-Tretversuch**:

- ***Romberg-Versuch:*** Hierbei wird der Patient aufgefordert, mit geschlossenen Augen und eng zusammenstehenden Füßen das Gleichgewicht zu halten und dabei die Arme nach vorne auszustrecken. Kommt es zur Fallneigung, so liegt eine Ataxie vor. Eine spinale Ataxie nimmt hierbei bei geschlossenen Augen deutlich zu (**Romberg positiv**), eine zerebellare Ataxie dagegen ist durch optische Kontrolle nicht auszugleichen (**Romberg negativ**).

- ***Unterberger-Tretversuch:*** Der Patient wird aufgefordert, mit geschlossenen Augen im Verlauf einer Minute ca. 50 mal auf gleicher Stelle zu treten. Kommt es hierbei zu einer Körperdrehung >45°, so liegt eine pathologische Koordinationsstörung vor, die auf ipsilaterale Läsionen im Bereich des Kleinhirns oder N. vestibularis hinweist.

Zielbewegungen: Die Fähigkeit des Patienten zu zielgerichteten Bewegungen der oberen und unteren Extremität wird mit Hilfe von Zeigeversuchen im Seitenvergleich überprüft. Ist der Patient hierbei nicht in der Lage, seine Zielbewegungen abzustimmen und das vorgegebene Ziel (Nase, Patella, Finger) genau zu treffen, so spricht man von **Dysmetrie**. Kommt es zu überschießenden Bewegungen über das Ziel hinaus, wird dies als **Hypermetrie** bezeichnet, wird das Ziel dagegen durch zu kurze Bewegungen nicht erreicht, so liegt eine **Hypometrie** vor. Zudem sollte bei Zielbewegungen auf das Auftreten eines **Intentionstremors** geachtet werden, der ebenso wie die Dysmetrie Hinweis auf eine zerebellare Schädigung ist.

- ***Finger-Nase-Versuch:*** Hierbei wird der Patient aufgefordert, bei geschlossenen Augen mit dem Zeigefinger in bogenförmiger langsamer Bewegung die eigene Nasenspitze zu treffen.

- ***Knie-Hacke-Versuch:*** Der in Rückenlage positionierte Patient wird gebeten, seine Ferse auf die Patella des anderen Beines zu legen und mit der Ferse entlang der Tibiakante nach distal zu gleiten.

- ***Finger-Folge-Versuch:*** Der Patient sitzt dem Untersucher gegenüber und versucht mit seinem Zeigefinger auf den vorgehaltenen Finger des Untersuchers zu treffen, den dieser in der Horizontal- und der Vertikalebene bewegt.

Feinmotorik: Die Überprüfung der Feinmotorik erfolgt anhand von Wechselbewegungen (**Diadochokinese**) sowie dem Rebound-Phänomen, mit deren Hilfe eine sogenannte Asynergie, d. h. ein gestörte Koordination des Zusammenspiels von Agonisten und Antagonisten nachgewiesen werden kann. Häufigste Ursache für Störungen dieser Art sind zerebellare Funktionsstörungen.

- ***Diadochokinese:*** Hierbei wird der Patient zu schnellen, rhythmisch-alternierenden Bewegungen wie z. B. der schnellen wechselnden Pro- und Supination der Hände oder dem schnellen abwechselnden Tippen aller Finger einer Hand auf den ipsilateralen Daumen aufgefordert. Pathologische Befunde stellen ein gestörter (**Dysdiadochokinese**) oder auch verlangsamter (**Bradydiadochokinese**) Bewegungsablauf dar.

- ***Rebound-Phänomen:*** Bei der Untersuchung des Rebound-Phänomens wird das muskuläre Zusammenspiel von Agonisten und Antagonisten einer Extremität untersucht. Der Patient wird aufgefordert, z. B. seinen Ellenbogen gegen den Widerstand des Untersuchers gebeugt zu halten. Lässt der Untersucher den Arm plötzlich los, so kommt es bei einem pathologischen Rebound-Phänomen aufgrund einer verspätet einsetzenden Antwort des Antagonisten zu einer überschießenden Bewegung des Arms auf den Körper des Patienten zu.

Untersuchung der Sensibilität

Bei der Untersuchung des sensorischen Systems werden sowohl die **epikritische Sensibilität** (Berührung), **protopathische Sensibilität** (Schmerz, Temperatur) wie auch **propriozeptive Sensibilität** (Lage, Vibration) überprüft. Differentialdiagnostisch entscheidend ist hierbei insbesondere das **Verteilungsmuster** der sensorischen Ausfälle, welches wertvolle Hinweise auf den Ort der Läsion geben kann.

Unterschieden werden hierbei **einseitige** oder **beidseitige Ausfälle, symmetrische** oder **diffuse** Verteilungsmuster oder auch der Bezug zu **Dermatomen** oder dem Versorgungsgebiet **peripherer Nerven.** Beispiele hierfür sind distale strumpfförmige, symmetrische Sensibilitätsstörungen im Rahmen einer Polyneuropathie im Gegensatz zu diffusen Sensibilitätsstörungen bei der Multiplen Sklerose.

- ***Berührung:*** Die Prüfung des Berührungsempfinden erfolgt durch das seitenvergleichende Betupfen der Haut mit einem Pinsel oder Wattebausch. Pathologische Befunde stellen hierbei eine verminderte oder aufgehobene Berührungsempfindlichkeit (**Hypästhesie, Anästhesie**) dar.

- ***Schmerz:*** Das Schmerzempfinden des Patienten wird durch Berührung der Haut mit einem spitzen Gegenstand (sterile Nadel) untersucht. Zudem kann auch die Fähigkeit des Patienten zur Differenzierung zwischen spitz und stumpf getestet werden. Pathologische Befunde stellen eine verminderte oder aufgehobene Schmerzempfindlichkeit (**Hypalgesie, Analgesie**), aber auch eine Überempfindlichkeit gegen Schmerz (**Hyperalgesie**) dar. Als **Allodynie** dagegen bezeichnet man eine Schmerzempfindung durch einen Reiz, der normalerweise keine Schmerzen auslöst (Betupfen mit Wattebausch).

- ***Temperatur:*** Mit Hilfe eines metallischen Gegenstandes bzw. mit kaltem oder warmem Wasser gefüllten Reagenzgläsern wird das Empfinden der Patienten für die Qualitäten kalt und warm untersucht. Pathologische Befunde stellen eine verminderte oder aufgehobene Kalt-Warm-Unterscheidung dar (**Thermhypästhesie, Thermanästhesie**).

Dermatome

Abbildung 71

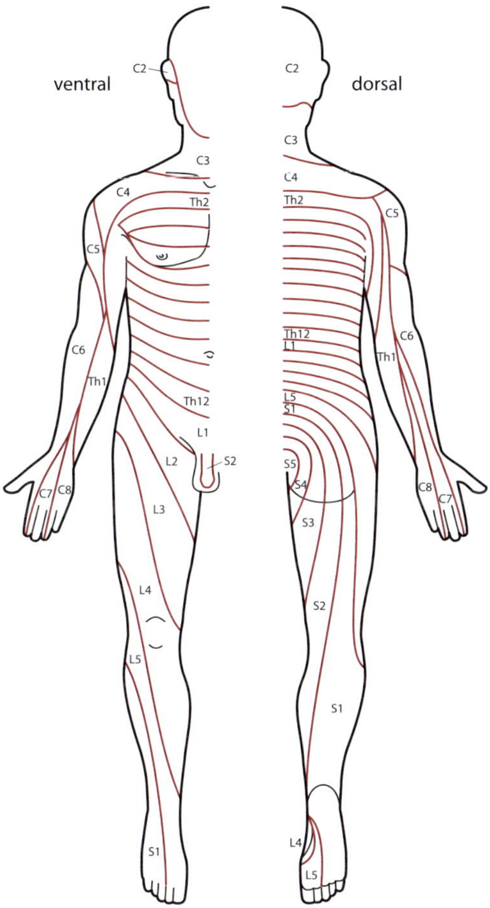

◗ ***Vibration:*** Das Vibrationsempfinden des Patienten wird mit Hilfe einer neurologischen Stimmgabel (128 Hz) untersucht, die schwingend auf oberflächlichen Knochenvorsprünge wie den Malleolus int. / ext. oder den Handknochen aufgesetzt wird. Der Patient wird gebeten, bei geschlossenen Augen das Ende der spürbaren Vibration anzugeben, die der Untersucher mit einer Skala von 1/8 bis 8/8 auf der Stimmgabel korreliert. Pathologische Befunde stellen ein vermindertes oder aufgehobenes Vibrationsempfinden dar (**Pallhypästhesie, Pallanäs - thesie**) dar, welches oftmals erstes Zeichen einer peripheren Polyneuropathie (z. B. bei DM, Alkohol) ist.

◗ *Lage:* Bei der Untersuchung des Lagesinns fasst der Untersucher Zehen oder Finger des Patienten seitlich an und bewegt diese in den Grundgelenken. Der Patient muss dabei bei geschlossenen Augen die Richtung der Bewegung (aufwärts / abwärts) angeben. Pathologische Befunde stellen ein vermindertes oder aufgehobenes Lageempfinden dar, welches Hinweis auf eine Störung in den Hinterstrangbahnen sein kann (z. B. bei funikulärer Myelose). Werden sensible Bahnen auf Ebene des Rückenmarkes geschädigt, so kann es durch den unterschiedlichen Verlauf der Bahnen für Oberflächensensibilität und Tiefensensibilität zu sog. **dissoziierten Empfindungsstörung** wie z. B. dem **Brown-Sequard-Syndrom** kommen. Dieses ist auf der Seite der Läsion durch eine halbseitige Querschnittsläsion mit spastischen Paresen und Störungen der Tiefensensibilität gekennzeichnet, auf der kontralateralen Seite dagegen kommt es zur Aufhebung des Schmerz- und Temperaturempfindens bei erhaltenem Berührungsempfinden. Bei der **Syringomyelie**, einer zentralen Höhlenbildung in der grauen Substanz des Rückenmarks, kommt es infolge Läsion des Tractus spinothalamicus zu einer beidseitigen Schädigung des Schmerz- und Temperaturempfindens bei erhaltenem Druck- und Berührungsempfinden, unterhalb der Syringomyelie kommt es zudem zur spastischen Paraparese durch Läsion der Pyramidenbahn.

Zur Überprüfung des **räumlichen Auflösungsvermögen** des Patienten können die **Zwei-Punkt-Diskrimination** sowie die **Zahlenschrift** untersucht werden. Bei der Zwei-Punkte-Diskrimination werden zwei Nadeln mit unterschiedlichem Abstand auf die Haut des Patienten (z. B. Fingerkuppe) gebracht. Der Patient muss dabei angeben, ob er zwei verschiedene oder nur eine Berührung wahrnimmt; der Mindestabstand, bei dem noch zwei Berührungen differenziert werden können, wird dokumentiert (Normalwert: Fingerkuppen < 1 cm). Für das Zahlenerkennen schreibt der Untersucher mit einem Spatel oder Stift verschiedene Ziffern auf die Haut des Patienten, die dieser ohne visuelle Kontrolle erkennen sollte.

Nervendehnungszeichen

Als Nervendehnungszeichen werden bestimmte passive Bewegungsmanöver mit Dehnung der Meningen bezeichnet, die bei pathologischen Prozessen der Meningen oder Spinalwurzeln entsprechende Irritationen und Schmerzen hervorrufen können. Bei Verdacht auf Vorliegen einer **meningealen Reizung** (z. B. Meningitis) können diese Zeichen wichtige Hinweise geben:

◗ ***Prüfung der Nackensteife***

Technik: Der Patient liegt mit locker ausgestreckten Extremitäten entspannt auf dem Rücken. Der Untersucher beugt nun den Kopf des Patienten in Richtung Brust und überprüft dabei den muskulären Widerstand, den der Patient dieser Beugebewegung entgegensetzt.

Pathologischer Befund: Im Normalfall ist die Beugung des Kopfes ohne Widerstand oder Schmerzen durchführbar. Bei meningealer Reizung setzt der Patient der Kopfbeugung schmerzbedingt einen deutlichen muskulären Widerstand entgegen. Abzugrenzen hiervon sind jedoch lokale Erkrankungen der HWS sowie eine neurologisch bedingte Zunahme des Muskeltonus (z. B. M. Parkinson).

- ***Brudzinski-Zeichen***
  Technik: Der Patient liegt mit locker ausgestreckten Extremitäten entspannt auf dem Rücken. Der Untersucher beugt nun den Kopf des Patienten in Richtung Brust.

  Pathologischer Befund: Kommt es während der Kopfbeugung zu einer schmerzbedingten reflektorischen Beugung im Hüft- und Kniegelenk, um die Dehnung an den Nervenwurzeln zu verringern, spricht man von einem positiven Brudzinski-Zeichen, das auf eine meningeale Reizung hindeutet.

- ***Lasègue-Zeichen***
  Technik: Der Patient liegt entspannt auf dem Rücken, während der Untersucher das gestreckte Bein anhebt und im Hüftgelenk beugt.

  Pathologischer Befund: Der Patient lässt im Normalfall die Beugung im Hüftgelenk ohne Widerstand bis 90° ausführen und verspürt dabei keine Schmerzen. Pathologisch sind Schmerzen im Gesäß oder Beinbereich, die eine Beugung bis 90° unmöglich machen (Dokumentation mit Winkelangabe). Ursache können pathologische Prozesse im Bereich der Wirbelsäule und Bandscheiben, aber auch eine meningeale Reizung sein.

- ***Kernig-Zeichen***
  Technik: Der Patient liegt entspannt auf dem Rücken, während der Untersucher das gestreckte Bein des Patienten im Hüftgelenk zu beugen versucht.

  Pathologischer Befund: Kommt es während des Anhebens des gestreckten Beines zu einer schmerzbedingten reflektorischen Beugung im Kniegelenk, so spricht man von einem positiven Kernig-Zeichen, das auf eine meningeale Reizung hinweist.

- ***Lhermitte-Zeichen***
  Technik: Der Patient liegt entspannt auf dem Rücken, während der Untersucher den Kopf des Patienten passiv in Richtung Brust zu beugen versucht.

  Pathologischer Befund: Kommt es während des Beugens zu spontanen kribbelnden oder elektrisierenden Empfindungen (Parästhesien) an den Extremitäten oder am Stamm, so spricht man von einem positiven Lhermitte-Zeichen, das bei Multipler Sklerose mit spinalem Plaque, aber auch spinalen Raumforderungen oder meningealer Reizung auftreten kann.

Kognitive Funktionen

Zeigt der Patient im Verlauf der Anamnese und Untersuchung Anzeichen für eine Einschränkung seiner kognitiven Funktionen (Verwirrtheit, Desorientierung zu Person, Zeit, Ort), so kann als Standard-Screening beispielsweise der sog. **Mini-Mental-State-Test** durchgeführt werden:

Tabelle 129

Mini Mental State Test

	Frage-/Aufgabenstellung	*Pkt.*
Orientierung	Frage nach Jahr, Jahreszeit, Monat, Wochentag, Datum. Je 1 Punkt.	0–5
	Land, Bundesland, Stadt, Klinik, bzw. Straße und Hausnummer. Je 1 Punkt.	0–5
Merkfähigkeit	Nennen von 3 Gegenständen (z. B. Ball, Haus, Schlüssel; 1 Sekunde pro Objekt). Patient soll die 3 Gegenstände wiederholen. Pro Gegenstand 1 Punkt.	0–3
Aufmerksamkeit / Rechnen	Patient soll von 100 jeweils 7 subtrahieren (100-93-86-79-72-65 usw.) Pro Antwort 1 Punkt, Abbruch nach 5 Antworten.	0–5
Kurzzeitgedächtnis	Patient soll die 3 Gegenstände (s. o.) wiederholen. Pro Gegenstand 1 Punkt.	0–3
Sprache / Sprachverständnis	Zeigen von 2 Gegenständen (z. B. Uhr, Stift), Patient soll Gegenstände benennen.	0–2
	Patient soll nachsprechen: „Bitte keine Wenn und Aber“	0–1
	Patient soll dreiteiligen Befehl ausführen: „Nehmen sie das Blatt, falten Sie es in der Mitte und legen Sie es auf den Boden“ (1 Punkt pro Handlung)	0–3
Lesen	Patient soll Aufforderung lesen und umsetzen: „Schließen Sie die Augen“.	0–1
Schreiben	Patient soll kurzen Satz eigener Wahl aufschreiben.	0–1
Zeichnen	Patient soll 2 sich überschneidende Fünfecke nachzeichnen (auf separatem Blatt):	0–1

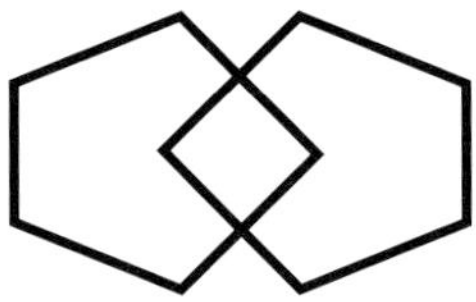

Die maximal erreichbare Punktzahl nach Addition der einzelnen Teilaufgaben beträgt 30 Punkte. Eine Punktzahl zwischen 24 und 30 Punkten wird als Normalbefund angesehen, ein Wert < 23 deutet auf das Vorliegen einer Demenz hin.

Artikulation / Sprache

Gegenstand der neurologischen Untersuchung sind auch Störungen der Artikulation und Sprache, deren Charakteristika wichtige Hinweise auf den Ort der neurologischen Läsion geben können. Unterschieden werden dabei **Sprechstörungen**, die durch eine Störung des motorischen Komponente der Lautbildung bedingt sind, sowie **Sprachstörungen**, deren Ursache eine gestörte zentralnervöse Lautbildung darstellt. Der Begriff **Dysarthrophonie** fasst dabei Störungen der Sprechmotorik zusammen, die sich typischerweise durch eine beeinträchtigte Artikulation und ungenaue Lautbildung sowie Störungen in Redefluss auszeichnen. Ursache hierfür sind motorische Ausfälle im Bereich der Lippen-, Zungen-, Gaumen- oder Pharynxmuskulatur, deren Differentialdiagnose in Tabelle 130 dargestellt ist. Das Sprachempfinden des Patienten ist jedoch intakt.

DD Dysarthrophonie

Tabelle 130

Läsion	*Charakteristika der Sprache*	*Ursachen*
Kortikal	abgehackt, Artikulation unscharf/verwaschen, Heiserkeit, Spastik der Sprechmuskulatur	zerebrale Durchblutungsstörung, Apoplex, Tumor
Zerebellar	skandierend, gestörtes Sprechtempo und Betonung, Vokale gedehnt	MS, Alkohol, Apoplex, Tumor, Ataxie
Extra-pyramidal	leise, monoton, gestörte Sprachmelodie	M. Parkinson, Chorea Huntington, M. Wilson
Bulbär	näselnd, kloßig, verwaschene Artikulation	Ausfälle der Hirnnervenkerne IX–XII, ALS, Polio
Pseudo-bulbär	monoton, tief, gepresst, verlangsamt	zerebrale Durchblutungsstörung, Apoplex, Tumor

Unter **Aphasien** werden **zentrale Sprachstörungen** zusammengefasst, die aufgrund ihrer Charakteristika bestimmten arteriellen Versorgungsgebieten in der fronto-temporo-parietalen Sprachregion (meist linke Hemisphäre) zugeordnet werden können (s. Tabelle 131). Als Ursache für Aphasien finden sich häufig zerebrovaskuläre Insuffizienz/Apoplex, Hirntumore oder auch degenerative Prozesse. Eine genauere Untersuchung der Aphasie sind mit speziellen Testverfahren wie z. B. dem Token-Test oder auch dem Aachener-Aphasie-Test (vgl. Lehrbücher der Neurologie) möglich.

DD Aphasie

Tabelle 131

	Charakteristika	*Läsion*
Motorische Aphasie (Broca)	↓ Sprachproduktion, ↓ Spontansprache, Sprachverständnis +, Agrammatismus/Telegrammstil	Versorgungsgebiet der A. praecentralis
Sensorische Aphasie (Wernicke)	Störung des Sprachverständnis, flüssige Sprachproduktion, Logorrhoe, Paragrammatismus, Paraphasien, Neologismen	Versorgungsgebiet der A. temporalis post.
Globale Aphasie	↓ spontane Sprachproduktion, Automatismen, Stereotypen, Floskeln, Neologismen, Paraphasien	Versorgungsgebiet der A. cerebri media
Amnestische Aphasie	Wortfindungsstörungen, ↓ Sprachverständnis, jedoch flüssige Sprachproduktion	temporo-parietal

Anamnese und Untersuchung des bewusstlosen Patienten

Bei Aufnahme bewusstloser Patienten müssen schnellstmöglich **fremdanamnestische Angaben** über **Beginn** (akut/langsam-progredient) und **Dauer** der Bewusstlosigkeit, **Auslöser** und **Begleitumstände** (z.B. Auffinden des Patienten in der Bahnhofstoilette, Unfall), **Begleitsymptome** (z.B. Erbrechen, Fieber, Schmerzen, Krampfanfall), medizinische **Vorerkrankungen** (z.B. Diabetes mellitus, Leberzirrhose) und Operationen, **Medikamenteneinnahme** (z.B. Marcumar, Antikonvulsiva) sowie möglichen **Alkohol**- oder **Drogenabusus** erhoben werden.

Bei Erstuntersuchung eines bewusstlosen Patienten stehen zunächst die **Sicherung der Vitalfunktionen** und gegebenenfalls lebenserhaltende bzw. wiederbelebende Maßnahmen im Vordergrund (z.B. bei Blutung, Schock, Herz-Kreislaufstillstand). Initial werden daher **Puls, Blutdruck, Temperatur, Atemfrequenz und Atemmuster, Blutzucker**, Weite und Form der **Pupillen** sowie die Lichtreaktion bestimmt. Eine genauere Quantifizierung der Bewusstseinsstörung ist mit Hilfe der **Glasgow-Coma-Scale** möglich. Hierbei wird initial sowie in weiteren Verlaufskontrollen der Vigilanzzustand des Patienten anhand seiner verbalen und motorischen Reaktion dokumentiert:

Tabelle 132

Glasgow-Coma-Scale

	Reaktion	*Pkt.*
Augenöffnen	Spontan	4
	Auf Ansprache	3
	Auf Schmerzreiz	2
	Keine Reaktion	1
Motorische Reaktion	Führt auf Aufforderung gezielte Bewegungen aus	6
	Gezielte Abwehr von Schmerzreizen	5
	Pathologische Flexionsbewegungen auf Schmerzreize	4
	Pathologische Beugesynergismen auf Schmerzreize	3
	Pathologische Extension auf Schmerzreize	2
	Keine Reaktion auf Schmerzreize	1
Verbale Reaktion	Patient zu Person, Ort und Zeit orientiert, beantwortet Fragen	5
	Patient desorientiert, beantwortet Fragen	4
	Inadäquate verbale Antwort	3
	Unverständliche Laute	2
	Keine verbale Reaktion	1

Der maximal erreichbare Score der Glasgow-Coma-Scale beträgt 15 Punkte, der minimale Wert 3 Punkte.

Bei der **Inspektion** des bewusstlosen Patienten können äußere Zeichen eines Traumas (z.B. offene Frakturen, abnorme Gelenkstellungen, Hämatome, Verletzungen der Haut, Hautemphysem), Zyanose, Blässe, Zeichen der Dehydration, Zungenbiss, Urinabgang (Krampfanfall), Leberhautzeichen (hepatische Enzephalopathie), Nadeleinstichstellen (Intoxikation) oder auch der Geruch der Atemluft (Alkohol, Aceton, hepatischer/urämischer Foetor) wertvolle differentialdiagnostische Anhaltspunkte geben.

Im Verlauf der weiteren Untersuchung sollte geachtet werden auf:

Tabelle 133

Wichtige Organsysteme beim bewusstlosen Patienten

Kardiovaskulär	Pulsfrequenz, Pulsfüllung, Blutdruck, Herztöne, Herzgeräusche, Zeichen der Herzinsuffizienz, Strömungsgeräusch über Carotiden, Jugularvenendruck, peripherer Pulsstatus
Respiratorisch	Atemfrequenz, Atemmuster, Dyspnoe, Stridor, Bewegungen des Thorax, Atemgeräusche
Gastrointestinal	Abdominelle Distension, Druckschmerz, Abwehrspannung, peritonitische Zeichen, Organomegalie, Darmgeräusche
Neurologisch	Hirnstammreflexe: Lichtreaktion der Pupillen, Würgereflex, Kornealreflex, vestibulo-okulärer Reflex Augenstellung und spontane Augenbewegungen, Blickdeviation Bewegungen auf Schmerzreize, Beuge- und Strecksynergismen, Eigenreflexe und Pyramidenbahnzeichen, Hirnnerven, meningitische Zeichen

Differentialdiagnostisch wichtige Ursachen des Komas sind in Tabelle 134 zusammengefasst:

Tabelle 134

DD Koma

	Erkrankungen
Traumatisch	Schädel-Hirn-Trauma
ZNS	Subdurale / Epidurale / Subarachnoidale Blutung, intrazerebrale Blutung, Apoplex, Sinusvenenthrombose, hypertensive Enzephalopathie, Epilepsie, Hirntumor, Hirndruck ↑
Metabolisch	Hypoglykämie, ketoazidotisches Koma, hyperosmolares Koma, Hyponatriämie, hepatisches / urämisches Koma, Addison-Krise, Hypothyreose, Hypothermie, Hypoxie, CO_2-Retention
Infektiös	z. B. Meningitis, Hirnabszess, Malaria, Typhus
Toxisch	z. B. Alkohol, Drogen, Medikamente, CO-Vergiftung

Psychiatrie

Psychiatrische Anamnese

Hier soll im Überblick die psychiatrische Anamnese und Befunderhebung vorgestellt werden, um dem Medizinstudenten und Arzt einen Eindruck von den wesentlichen Bestandteilen einer psychiatrischen Exploration zu geben. Diese beruht im Gegensatz zur klinischen Anamnese und Untersuchung nicht auf formalen Vorgaben und Strukturen, sondern basiert in erster Linie auf der **freien Rede des Patienten** und der **Beobachtung seiner Denkweise, seines Affekts und Verhaltens** während des Gespräches. Die nachfolgend aufgeführten Elemente stellen ein inhaltliches Grundgerüst dar, das dem Arzt während des Gespräches als Leitstruktur dienen kann. Gleichwohl sei bei tiefergehendem Interesse für das vielschichtige Gebiet der Psychiatrie auf weiterführende Fachliteratur verwiesen, die detaillierter auf Gesprächstechnik und Probleme der psychiatrischen Exploration eingehen kann, als es der Umfang dieses Buches erlaubt.

Aktuelle Anamnese

Zu Beginn der Anamnese stehen die aktuellen Beschwerden des Patienten und seine subjektive spontane Beschreibung der Symptome im Vordergrund. Hierbei sollte man dem Patienten ausreichend Gelegenheit zur **freien Rede** geben und seine Angaben möglichst **im Wortlaut** dokumentieren. Erfasst werden sollten insbesondere der Beginn der Symptome, mögliche Auslöser, der zeitliche Verlauf, bisherige psychiatrische Interventionen sowie auch der aktuelle Grund der Konsultation bzw. der Einweisungsmodus (freiwillig, unter Zwang, Selbst- oder Fremdgefährdung).

Familienanamnese

Die Familienanamnese umfasst die soziale Anamnese der Großeltern, Eltern und Geschwister unter Angabe von Alter, Familienstand und Beruf, die bei entsprechendem Umfang auch in Form eines Stammbaums aufgezeichnet werden sollte, um die Übersicht über mehrere Generationen und eventuell konfliktbeladene Konstellationen zu bewahren. Erfragt werden insbesondere in der Familie aufgetretene **Erbkrankheiten, psychiatrische Störungen, Suchterkrankungen, Suizide** oder auch **Kriminalität** und **Missbrauch**.

Biographische Anamnese

Die biographische Anamnese will ein möglichst umfassendes Bild von der Lebensgeschichte des Patienten entwerfen und wird oftmals in eine **äußere Biographie** (objektive Daten wie Schule, Studium, Beruf) und eine **innere Biographie** (z.B. frühkindliche Entwicklung, sexuelle Beziehungen) unterteilt. Beginnend mit der Kindheitsanamnese werden Geburts- und Wohnort, Schwangerschaft und Geburt (erwünscht / unerwünscht), Stellung in der Geschwisterreihe, Kindergarten- und Schulbesuch, Familienkonflikte sowie belastende Ereignisse wie Tod der Eltern, Scheidung oder Heimaufenthalte erfragt (Verlusterlebnisse). Weiter werden schulische Entwicklung, Schulabschluss, Studium / Lehre und Berufswahl, bei älteren Patienten eventuell auch Kriegserlebnisse dokumentiert. Gleichzeitig sollte sich der Untersucher auch ein Bild von der frühkindlichen

Entwicklung des Patienten, seinen Bezugspersonen, der Familienatmosphäre und des Erziehungsstils machen. Im Verlauf des Gespräches sollte aus den Schilderungen des Patienten zudem versucht werden, seine prämorbiden Persönlichkeitseigenschaften (z. B. ordnungsliebend, depressiv, ängstlich, fröhlich) zu erfassen. Nicht vergessen werden dürfen die sexuelle Entwicklung des Patienten, Schwierigkeiten in der Pubertät, Partnerbeziehungen, soziale Integration, Freunde, Interessen oder religiöse Bindungen. Um die aktuelle Lebenssituation des Patienten zu erfassen, sollten abschließend seine familiären Strukturen und soziale Integration, seine Wohnverhältnisse, sein Beruf und die zuletzt ausgeübte Tätigkeit sowie seine wirtschaftlichen Verhältnisse (Schulden, Arbeitslosigkeit) dokumentiert werden.

Medizinische Vorgeschichte

Hierbei werden medizinische Vorerkrankungen, körperliche Behinderungen, Voroperationen sowie vorausgegangene Traumen (v. a. Schädel-Hirn-Trauma), psychiatrische Störungen und Suizidversuche erfasst, ebenso werden Allergien, regelmäßig eingenommene Medikamente, Alkohol- und Nikotinkonsum sowie Drogen- oder Medikamentenabusus und vorausgegangene Entzugsversuche dokumentiert werden.

Fremdanamnese

In der psychiatrischen Exploration hat die Befragung von Angehörigen wie Eltern, Kindern oder Lebenspartnern sowie auch von Betreuungspersonen oder Arbeitskollegen einen hohen Stellenwert, da sie oftmals einen tieferen Einblick in die Situation des Patienten ermöglicht; Voraussetzung hierfür ist jedoch das Einverständnis des Patienten bzw. des Betreuers. Die Fremdanamnese dient nicht nur dem Gewinn zusätzlicher Informationen über das Verhalten und die psychopathologischen Veränderungen des Patienten, sondern sollte auch die persönliche Einstellung der befragten Angehörigen zum Patienten und seiner psychiatrischen Erkrankung miteinbeziehen. Nicht zuletzt ist dies für eine mögliche Integration von Angehörigen in die Therapie des Patienten von Bedeutung.

Psychopathologischer Befund

Allgemeines Erscheinungsbild

Beschrieben werden hierbei Auffälligkeiten des Habitus, der Körperhaltung, Mimik und Gestik (z. B. hängende Schultern und ausdruckslose Mimik bei Depression) sowie der Psychomotorik des Patienten (z. B. psychomotorische Enthemmung bei Manie); ebenso können Kleidung, Haare und Körperpflege des Patienten (z. B. gepflegt / verwahrlost) sowie auch der Körpergeruch (z. B. Alkohol) wichtige Hinweise geben. Zum allgemeinen Erscheinungsbild gehört neben dem Sprachverständnis und verbalem Ausdrucksvermögen auch das Sprechverhalten des Patienten, welches in Stimmklang, Stimmhöhe oder Modulation verändert sein kann. So zeigen depressive Patienten eine eher klangarme, monotone Stimme, manische Patienten dagegen neigen zu lautem Sprechen mit übertriebener Modulation.

Bewusstsein, Orientierung und mnestische Funktionen

Erfasst werden hierbei die **Bewusstseinslage** des Patienten (wach, somnolent, soporös, komatös), seine **Orientierung** zu Person, Zeit, Ort und Situation sowie seine Fähigkeit zu **Aufmerksamkeit, Wahrnehmung und Konzentration** während des Gespräches. Auch sollte grob orientierend das Gedächtnis des Patienten bzw. seine Merkfähigkeit beschrieben werden – auffällig sind beispielsweise Amnesien (Beeinträchtigung des Erinnerungsvermögens), Konfabulationen (Ausfüllen von Erinnerungslücken mit Phantasien und Erzählungen) oder Zeitgitterstörungen (mangelnde Zuordnung biographischer Ereignisse).

Kontaktaufnahme

Dokumentiert werden hierbei neben **Art und Ort** der Kontaktaufnahme (freiwillig / unter Zwang, Praxis, auf Station) auch die **Motivation** der Kontaktaufnahme (z. B. Hilfesuche) sowie das **Verhalten gegenüber dem Arzt** in der Untersuchungssituation. Auffällig können hierbei eine körperliche und verbale Distanzlosigkeit des Patienten (z. B. übertriebene körperliche Nähe, Duzen oder Beschimpfen des Arztes), fehlender Blickkontakt oder auch eine mangelnde Interaktion im Gespräch sein.

Intelligenz

Beschrieben werden sollten hierbei auffällige Intelligenzminderungen, die ggf. mit Hilfe von standardisierten Testverfahren objektiviert werden (z. B. HAWIE - Hamburg-Wechsler-Intelligenztest für Erwachsene).

Affektivität und Antrieb

Im Verlauf des Gespräches sollte sich der Untersucher ein Bild von der **Stimmungslage** des Patienten machen oder ihn auch direkt nach seiner Selbsteinschätzung befragen (z. B. gedrückt, depressiv, manisch). Auffällig können hierbei auch ein eingeschränktes emotionales Erleben („Gefühl der Gefühllosigkeit“, Depression), Affektlabilität (starke Schwankungen des Affekts), Affektinkontinenz (fehlende Beherrschung von Affektäußerungen) oder auch eine Affektverflachung mit fehlender Modulation und oftmals läppischem Verhalten sein (z. B. bei Schizophrenie). **Veränderungen des Antriebs** finden sich sowohl in Form von Antriebshemmungen (z. B. Depression) als auch im Rahmen einer Manie als Antriebssteigerung mit unermüdlichem Bewegungs- und Beschäftigungsdrang.

Wahrnehmung

Dokumentiert werden sollten Störungen der Wahrnehmung, die beispielsweise in Form von **Illusionen** (verfälschte reale Wahrnehmung) sowie akustischen, optischen, taktilen oder auch olfaktorischen **Halluzinationen** (Wahrnehmung ohne objektiv vorhandenen Sinnesreiz) auftreten können.

Denken und Ich-Erleben

Störungen des Denkens können als **formale Denkstörungen** wie Denkhemmung, Gedankenabreißen, Zerfahrenheit oder Ideenflucht, aber auch als **inhaltliche Denkstörungen** in Form von Wahn und überwertigen Ideen auftreten. Wichtig ist hierbei insbesondere eine genaue Dokumentation von Wahninhalt und Dynamik. Zudem kann das Ich-Erleben des Patienten, d.h. seine Einschätzung der personalen Identität und die Abgrenzung zu seiner Umgebung verändert sein – Beispiele hierfür sind Erscheinungen wie **Entfremdungserlebnisse** sowie **Beeinflussungserlebnisse** wie Gedankenentzug oder Gedankenausbreitung.

Krankheitsgefühl und Krankheitseinsicht

Wichtig für die Erstellung eines psychopathologischen Befundes sind zudem das Krankheitsgefühl (bei Manie z.B. nicht vorhanden) und die Krankheitseinsicht des Patienten, da diese weitere therapeutische Interventionen maßgeblich beeinflussen können. Die Akzeptanz der Erkrankung und Einsicht in ihren pathologischen Charakter und den daraus resultierenden Behandlungsbedarf stellt dabei die Basis für Compliance und Motivation dar.

Suizidalität

Nicht vergessen werden sollte auch eine Einschätzung der suizidalen Tendenzen des Patienten, die unter Umständen eine stationäre Unterbringung erforderlich machen können.

Dermatologie

Dermatologische Anamnese

Hauptsymptome bei Präsentation

Zu den Hauptsymptomen dermatologischer Erkrankungen gehören in erster Linie sichtbare Veränderungen der **Hautfarbe** (z. B. Effloreszenzen, Rötung, Hauttumore), Veränderungen der **Hautstruktur** (z.B. Trockenheit, Ödem), **Schmerzen** oder auch **Juckreiz**. In der Anamnese sollten daher **Beginn** der Symptome, zeitlicher **Verlauf** (akut / chronisch), **Dauer** sowie tages- und jahreszeitliche Zusammenhänge erfragt werden (z. B. Verschlimmerung der Neurodermitis im Winter). Wichtig sind auch die genaue **Qualität** (z. B. Schmerz, Brennen, Jucken) und **Lokalisation** der Beschwerden (umschrieben / generalisiert, Ausbreitung, Beuge- / Streckseiten), mögliche **auslösende Faktoren** (z. B. Insektenstich, Sonneneinstrahlung) sowie **Begleitsymptome** wie Fieber, Gewichtsverlust, Lymphknotenschwellungen, Gelenkbeschwerden oder auch eine verstärkte Photosensibilität. Klagt der Patient über starken Juckreiz (Pruritus), so müssen sowohl lokale als auch systemische Ursachen in Betracht gezogen und anamnestisch erfragt werden:

Tabelle 135

DD Pruritus

Lokale Ursachen	*Systemische Ursachen*
Ekzem	Niereninsuffizienz
Neurodermitis	Leberinsuffizienz, Hepatitis
Urtikaria / Allergie / Medikamentenreaktion	Lymphome / Leukämien / Plasmozytom
Scabies / Pediculosis	Polyzythämie, Eisenmangelanämie
Dermatitis herpetiformis	HIV-Infektion
Lichen planus	Hypothyreose
Trockene Haut	Psychogen

Medizinische Vorgeschichte

Die medizinische Vorgeschichte sollte **angeborene** und **erworbene** Hauterkrankungen erfassen, insbesondere aber auch vorausgegangene Infektionskrankheiten sowie Erkrankungen **atopischer Genese** wie Neurodermitis, Asthma oder Heuschnupfen. Auch **thermisch** bedingte Hautschäden wie z. B. schwere Sonnenbrände in der Vorgeschichte, die das Risiko für die Entstehung eines malignen Melanoms deutlich erhöhen können, werden dokumentiert. Haut und Hautanhangsgebilde sind jedoch häufig auch Manifestationsort innerer Erkrankungen und geben erste Hinweis auf das Vorliegen **systemischer Allgemeinerkrankungen** wie z.B. Diabetes mellitus oder chronische Leberzirrhose. Tabelle 136 zeigt eine Zusammenstellung häufiger Hautmanifestationen systemischer Erkrankungen.

Nicht vergessen werden sollte in diesem Zusammenhang, dass spezifische Hautsymptome wie z. B. die Acanthosis nigricans, die Dermatomyositis oder auch die Ichthyosis **paraneoplastische Zeichen** maligner Tumore (z. B. Adenokarzinom des Magens) sein können und daher sorgfältiger Abklärung bedürfen.

Tabelle 136

Hautveränderungen bei systemischen Erkrankungen

	Dermatologischer Befund
Diabetes mellitus	Necrobiosis lipoidica, Candida, Furunkel / Karbunkel, Follikulitis
Leberzirrhose	Spider naevi, Palmarerythem
Hyperlipidämie	Xanthome, Xanthelasmen
Gicht	Gichttophi
SLE	Schmetterlingserythem, Photosensitivität, Purpura / Vaskulitis
Rheumatoide Arthritis	Rheumaknoten, Vaskulitis
Chron. entzündliche Darmerkrankung	Pyoderma gangraenosum, Erythema nodosum
Cushing-Syndrom	Akne, Teleangiektasien, Hautblutungen, Pergamenthaut

Medikamente

Medikamente zählen zu den häufigsten Ursachen von Hautreaktionen und sollten in Art, Dosis und Einnahmedauer detailliert erfragt werden. Charakteristische Beispiele sind das Arzneimittelexanthem (v. a. Antibiotika), das Erythema nodosum (z. B. Sulfonamide), photosensitive Reaktionen (z. B. Tetracycline), Urtikaria (z. B. Anästhetika), Akne (z. B. Glukokortikoide), Lupus-ähnliche Syndrome (z. B. Hydralazin, Procainamid) oder auch angioneurotische Ödeme (v. a. ACE-Hemmer). Bei Auftreten von Hautblutungen sollte auch die Einnahme von Antikoagulantien (z. B. Marcumar) in genauer Dosis und Einnahmeschema dokumentiert werden.

Allergien

Haut und Schleimhäute stellen einen häufigen Manifestationsort allergischer Reaktionen dar (z. B. Urtikaria, Neurodermitis), deren auslösende Faktoren vielfältig sein können. Insbesondere Patienten mit atopischer Prädisposition zeigen eine deutlich erhöhte Inzidenz allergischer Erkrankungen. Anamnestisch relevant sind Fragen nach vorbestehenden Allergien wie z. B. gegen Nahrungsmittel, Farb- und Konservierungsstoffe, Kosmetika, Hygieneprodukte, Textilien oder Insektenstiche sowie auch Nickel, Chrom oder Latex. Nicht vergessen werden dürfen aber auch Salbenverbände, Pflaster oder Desinfektionsmittel, die ebenfalls allergische Reaktionen bedingen können.

Sozialanamnese

Berufliche Exposition gegenüber chemischen, physikalischen oder auch infektiösen Noxen stellt eine häufige Ursache schwerwiegender Hautveränderungen dar, die oftmals auch als Berufskrankheit Anerkennung finden. Von besonderer Bedeutung ist daher die Sozialanamnese, die nähere Informationen über das berufliche Umfeld des Patienten erbringen kann, so beispielsweise bei einer Kontaktdermatitis (Latex-Handschuhe) oder dem sogenannten Erysipelothrix (Schweine-Rotlauf) bei Metzgern. Bei entsprechender Symptomatik sollten zudem mögliche berufliche Intoxikationen mit Substanzen wie Asbest (Hyperkeratose) oder Kohlenmonoxid (kirschrote Hautfärbung) nicht vergessen werden. Auch der **psychosoziale Hintergrund** des Patienten darf bei Veränderungen der Haut und Hautanhangsgebilde nicht unterschätzt werden – so können Erkrankungen wie Neurodermitis oder auch Psoriasis bei emotionaler Belastung oder Stress eine deutliche Verschlimmerung erkennen lassen. Bestandteil der Sozialanamnese sind weiter Fragen nach möglichem Kontakt zu infektiösen Personen (z. B. Windpocken im Kindergarten) oder Tieren sowie nach Hobbys und Freizeitaktivitäten des Patienten. Auch sollten Auslandsreisen, Aufenthalte in möglichen Risikogebieten (Lyme-Borreliose) und Insektenstiche bzw. Zeckenbisse erfragt werden. Bei entsprechendem Verdacht können auch Fragen nach sexuell-übertragbaren Erkrankungen bzw. einer möglichen Risikoexposition wichtige Anhaltspunkte geben (wie z. B. das Kaposi-Sarkom bei AIDS oder Condylomata lata bei Lues).

Familienanamnese

Die Familienanamnese ist nicht nur bei genetisch bedingten Hauterkrankungen (Genodermatosen) wie beispielsweise der Neurofibromatose von Recklinghausen, der tuberösen Sklerose oder der Ichthyosis relevant, sondern auch bei Pigmentstörungen (z. B. Albinismus, Vitiligo), Neurodermitis (familiäre atopische Prädisposition) oder Psoriasis von Bedeutung. So liegt das Risiko für die Entwicklung einer Psoriasis bei einem betroffenen Elternteil bei ca. 15 %, sind beide Eltern betroffen, erhöht sich das Risiko auf bis zu 50 %.

Dermatologische Untersuchung

Die dermatologische Untersuchung basiert vor allem auf dem Prinzip der Inspektion und sollte daher in einem möglichst hellen Raum stattfinden. Da sich der Patient hierfür großflächig entkleidet, ist auf eine angenehme Raumtemperatur zu achten. Bestandteil der vollständigen dermatologischen Untersuchung sind die **Inspektion** der Haut, Schleimhäute, Körper- und Kopfbehaarung und Nägel, die **Palpation** auffälliger Läsionen sowie **spezifische Untersuchungsverfahren** wie z. B. die Untersuchung mit dem Glasspatel bei Hautblutungen, die Testung des Köbnerphänomens bei Psoriasis oder auch der Nachweis eines Dermographismus albus bei Atopie. Eine kurze Übersicht über die Inhalte der dermatologischen Untersuchung ist nachfolgend dargestellt:

Tabelle 137

Übersicht über die dermatologische Untersuchung

Inspektion	**Hautfarbe**	Anämie, Ikterus, Zyanose, Hämochromatose, Blutung, Gefäßzeichnung, Pigmentstörung
	Hautbeschaffenheit	Hautturgor, Atrophie, Ödeme, Trockenheit
	Effloreszenzen	*Größe:* Angabe des Durchmessers, Beschreibung (münzgroß, erbsengroß) *Form:* rund (zyklisch), ringförmig (anulär), streifenförmig (striär), girlandenförmig (gyriert), vieleckig (polygonal) *Farbe:* rötlich, livide, bräunlich, gelb, blass *Begrenzung:* scharf / unscharf begrenzt *Umgebung:* Randsaum, Entzündungszeichen
Palpation	**Druckdolenz**	druckdolent / indolent
	Niveau	im Hautniveau / über Hautniveau erhaben, Tiefenausdehnung
	Oberfläche	glatt, rauh, schuppig, unregelmäßig, trocken, feucht
	Konsistenz	weich, hart, prall, gummiartig, derb
	Lokalisation	Extremitäten (Streckseiten / Beugefalten), Stamm, Gesicht
	Anzahl / Ausbreitung	solitär / multipel, flächenhaft, segmental, disseminiert, gruppiert, generalisiert
	Schleimhäute	Lippen, Mundschleimhaut, Zunge, Konjunktiven, Analregion
	Hautanhangsgebilde	Nägel, Haare

◗ ***Hautfarbe:*** Die Farbe der Haut wird durch die Durchblutungsverhältnisse, den Hämoglobinwert wie auch den Gehalt von Blutfarbstoffen wie z. B. Bilirubin, die Einlagerung von Pigmenten sowie die ethnische Rasse des Patienten bestimmt. So können bereits bei Inspektion eine deutliche Blässe oder Rötung des Patienten oder eine ikterische Gelbfärbung der Haut erkannt werden. Zeigt der Patient eine deutlich blasse Haut, so stellt dies meist Zeichen einer **Anämie** dar, kann aber auch auf anderen Ursachen wie z. B. einer Hypophyseninsuffizienz („Alabasterhaut“) oder Durchblutungsstörungen beruhen. Eine auffallende **Rötung** im Gesicht sollte differentialdiagnostisch an eine Polycythaemia vera oder sekundäre Polyglobulie, aber auch an einen arteriellen Hypertonus, einen M. Cushing, einen Diabetes mellitus und Alkoholabusus denken lassen. Eine **Gelbfärbung** der Haut ist neben einer chronischen Niereninsuffizienz oder perniziösen Anämie zumeist durch einen Ikterus bedingt, dessen Differentialdiagnose im Kapitel Gastrointestinales System, S. 29, ausführlich dargestellt wird.

- ***Pigmentstörungen:*** Pigmentstörungen der Haut manifestieren sich als **Depigmentierungen** oder auch **Hyperpigmentierungen**, die sowohl generalisiert als auch lokal auftreten können. Neben dem **Albinismus,** einem angeborenen Pigmentmangel der gesamten Haut mit hellen Haaren und roten Augen, stellt die **Vitiligo** eine häufige Form der Depigmentierung dar. Hierbei kommt es zu umschriebenen hellen Hautflecken, die vorwiegend an den Extremitäten sowie im Gesichtsbereich lokalisiert sind. Ursachen dieser sogenannten „Weißfleckenkrankheit" können neben familiären Formen auch systemische Erkrankungen wie Diabetes mellitus, perniziöse Anämie oder Schilddrüsenstörungen sein. Weiter können Traumen, Verbrennungen, Kortikoidtherapie sowie postinflammatorische Leukoderme wie z.B. nach Ekzemen, Psoriasis oder Lues zur lokalisierten Depigmentierung führen. **Hyperpigmentierungen** der Haut dagegen finden sich z.B. bei genetischen Störungen (z.B. Neurofibromatose, Peutz-Jeghers-Syndrom), als Nebenwirkungen von Medikamenten (z.B. Bleomycin), während der Schwangerschaft (Chloasma uterinum im Gesichtsbereich), bei endokrinologischen Erkrankungen (z.B. braune Pigmentierung der Handlinien bei M. Addison) oder Stoffwechselerkrankungen (z.B. Hämochromatose).

- ***Gefäßzeichnung:*** Bei der Inspektion werden auch auffällige **Gefäßzeichnungen der Haut** erfasst – Beispiele hierfür sind die Teleangiektasien (irreversible Erweiterung oberflächlicher Hautgefäße), Spider naevi („Gefäßspinne") oder auch Hämangiome (gutartiges Geschwulst der Blutgefäße). **Teleangiektasien** treten meist idiopathisch auf, können jedoch auch Zeichen eines M. Osler, einer Sklerodermie oder Rosacea sowie Nebenwirkung einer Kortikoidtherapie sein. **Spider naevi** finden sich meist am Stamm sowie der oberen Extremität, zeigen bei Kompression eine deutliche Abblassung und füllen sich anschließend von zentral her wieder auf. Wichtigste Differentialdiagnose ist hierbei die Leberzirrhose. **Hämangiome** sind zumeist angeboren oder entwickeln sich während des ersten Lebensjahres.

- ***Hautblutungen:*** Hautblutungen können durch Störungen der Thrombozytenzahl oder -funktion, aber auch durch plasmatische oder vaskuläre Gerinnungsstörungen bedingt sein (s. Tabelle 138). Allen gemeinsam ist eine verstärkte Blutungsneigung, die als **hämorrhagische Diathese** bezeichnet wird. Im Gegensatz zum Erythem, das durch eine transiente Hyperämie bedingt ist, zeigen Hautblutungen unter Druck mit dem Glasspatel charakteristischerweise keine Abblassung. Zudem lassen sich mit Hilfe des sogenannten **Rumple-Leed-Tests** Kapillardefekte sowie Störungen der Thrombozyten erfassen: kommt es bei Anlegen einer Blutdruckmanschette (Druck 10 mmHg über dem diastolischen RR) über 10 Minuten zum Auftreten von Petechien am Arm, so liegt eine hämorrhagische Diathese nahe.

Tabelle 138

DD Hautblutungen

	Definition	Ursachen
Hämatome	tiefgehende, massive Blutung	Trauma, Gerinnungsstörung
Sugillationen	flächenhafte Hautblutung (< 3 cm)	Trauma, Gerinnungsstörung
Ekchymosen	große flächenhafte Hautblutung	Trauma, Gerinnungsstörungen
Petechien	stecknadelkopfgroße Kapillarblutungen	Thrombozytopenie
Purpura	generalisierte punktförmige Einblutungen	Kollagenose / Vaskulitis, Arzneimittelexanthem

◗ *Hautbeschaffenheit:* **Trockene Haut** kann durch dermatologische Erkrankungen wie Neurodermitis oder Ichthyosis vulgaris bedingt sein, aber auch infolge systemischer Erkrankungen wie der Hypothyreose auftreten. Häufig sind jedoch auch konstitutionelle Faktoren, verminderte Flüssigkeitsaufnahme oder altersbedingte Veränderungen ursächlich. **Feuchte Haut** imponiert durch einen samtartigen Charakter und findet sich oftmals bei vegetativer Erregung, Fieber oder hohen Umgebungstemperaturen, kann jedoch auch endokrine Ursachen (z. B. Hyperthyreose) haben. Zeigt der Patient eine sehr dünne, **atrophische Haut**, sollte differentialdiagnostisch an altersbedingte Veränderungen oder dermatologische Ursachen (z. B. Acrodermatitis, chron. Ekzem), aber auch an Folgen einer Kortikoidtherapie, einen M. Cushing sowie mangelhafte Ernährung gedacht werden. Eine besonders elastische Haut findet sich beim Ehlers-Danlos-Syndrom, dem eine gestörte Kollagensynthese zugrunde liegt. Weiter sollte der Untersucher auf **Ödeme**, lokalisierte Verdickungen oder Verkalkungen sowie den **Hautturgor** achten.

◗ **Effloreszenzen:** Als Effloreszenzen werden in der Dermatologie verschiedene **Formen pathologischer Hautveränderungen** bezeichnet, die in **primäre Effloreszenzen** (frisches Einzelelement einer Hauterkrankung) und **sekundäre Effloreszenzen** (entstehen im weiteren Verlauf aus vorbestehenden primären Effloreszenzen oder durch äußere Schädigung der Haut) differenziert werden können. Zur näheren Beschreibung und Unterscheidung der verschiedenen Effloreszenzen bedient sich die Dermatologie einer Vielzahl spezifischer Fachtermini, die die Hauterscheinungen anhand von Parametern wie Größe, Form, Farbe, Begrenzung und Bezug zum Hautniveau charakterisiert. Eine Übersicht über die häufigsten primären und sekundären Effloreszenzen ist in Tabelle 139 und Tabelle 140 zusammengestellt.

Weitere wichtige Begriffe für die Beschreibung von Hautveränderungen sind:

- *Erythem:* Flächenhafte entzündliche Rötung durch Hyperämie (mit Glasspatel wegdrückbar) auf Hautniveau, die häufig bei Infektionskrankheiten (z. B. Masern, Röteln) oder Medikamentenreaktionen beobachtet wird. Bei Rötung des gesamten Hautorganes spricht man von **Erythrodermie**.
- *Exanthem:* Großflächiger oder generalisierter Hautausschlag, der einen dynamischen Verlauf zeigt und meist durch endogene Auslösung bedingt wird. Ein Exanthem im Bereich der Schleimhäute wird als **Enanthem** bezeichnet.
- *Lichenifikation:* Verdickung der Haut mit Vergröberung der Hautfelderung aufgrund chronischer Entzündung, z. B. bei atopischer Dermatitis.

Tabelle 139

Primäre Effloreszenzen

	Definition	*Klinische Beispiele*
Macula	Fleck, umschriebene Farbveränderung ohne Konsistenzänderung im Hautniveau, nicht tastbar	Sommersprossen, Nävi, Petechien
Papula	Knötchen, oberflächliche, umschriebene Erhabenheit (< 0,5 cm) über das Hautniveau, epidermal oder dermal	Verruca vulgaris, Psoriasis, Lichen ruber planus
Nodus	Knoten, umschriebene, abgrenzbare Substanzvermehrung, kutan / subkutan (> 1 cm)	Gichttophus, Lipom
Vesicula	flüssigkeitsgefülltes Bläschen (< 0,5 cm), subkorneal	Herpes zoster, Windpocken
Bulla	flüssigkeitsgefüllte Blase (> 0,5 cm), intraepidermal	Verbrennung, Pemphigus vulgaris
Pustula	mit Eiter gefüllte Blase, subepidermal	Impetigo, Akne
Urtica	Quaddel, schnell auftretende, juckende, flache, derbe Erhabenheit, subepidermal	Insektenstich, Nahrungsmittelallergie

Tabelle 140

Sekundäre Effloreszenzen

	Definition
Erosion	Defekt der Epidermis oberhalb der Basalmembran, nässend, keine Narbenbildung
Exkoriation	Defekt der Epidermis und der Papillenspitzen im Corium
Ulkus	Geschwür; tiefer Defekt über Epidermis hinaus, stets Narbenbildung
Cicatrix	Narbe; bindegewebiger Ersatz eines tiefen Substanzdefekts, keine Hautanhangsgebilde
Squama	Schuppe; unvollständig abgeschilferte, aggregierte Hornzellen
Crusta	Kruste; Auflagerung aus eingetrocknetem Sekret / Serum / Eiter / Blut
Rhagade	spaltförmiger Einriss in Epidermis und Corium, meist keine Narbenbildung
Atrophie	Verdünnung von Epidermis und Corium mit Rarefizierung der Hautanhangsgebilde

D ***Ekzem:*** Unspezifischer Begriff für eine Hautreaktion, die durch verschiedenste Reize bedingt sein kann. Hierbei kommt es zu einer Entzündung der Epidermis und des Koriums mit unterschiedlichem, stadienabhängigem klinischem Bild: Erythem, Papeln, Vesikel, Erosionen, Krusten, Schuppung, Lichenifikation.

Differentialdiagnostisch wegweisend kann hierbei auch die anatomische **Lokalisation** der Hautveränderungen sein – so ist beispielsweise die segmentale Anordnung von Effloreszenzen charakteristisch für den Herpes zoster, der Befall der Beugeseiten der Extremitätem typisch für die Neurodermitis, die Psoriasis dagegen an den Streckseiten lokalisiert. Zudem kann die **Ausbreitungsform und Anordnung** (z. B. disseminiert bei Windpocken, gruppiert beim Herpes zoster) weitere Hinweise geben.

◗ ***Phänomene:*** Einige Hauterkrankungen zeigen charakteristische Phänomene, die durch spezifische Untersuchungsmethoden nachgewiesen werden können:

- ***Dermographismus:*** Wird die Hautoberfläche z.B. durch das Kratzen mit einem stumpfen Gegenstand mechanisch gereizt, so entsteht normalerweise ein roter Streifen infolge Vasodilatation (**Dermographismus ruber**). Bei Atopikern jedoch führt die mechanische Reizung zu einem Abblassen der Haut und der Bildung eines weißen Streifens (**Dermographismus albus**). Ursache hierfür ist eine Vasokonstriktion der Haut, die auf einer neurovegetativen Dysregulation beruht.
- ***Köbner-Phänomen (isomorpher Reizeffekt):*** Unter dem Köbner-Phänomen versteht man die Entstehung neuer, krankheitstypischer Effloreszenzen nach unspezifischer Reizung (z.B. entlang einer Kratzspur). Typischerweise ist der isomorphe Reizeffekt bei Psoriasis sowie Lichen ruber planus zu beobachten.
- ***Kerzenfleckphänomen:*** Hierbei kommt es bei vorsichtigem Kratzen an einem Psoriasis-Herd zur Ablösung silbrig-weißer Schuppen, ähnlich wie beim Schaben an einer weißen Kerze.
- ***Phänomen des letzten Häutchens:*** Ebenfalls ein Psoriasis-Zeichen, bei dem es nach kompletter Entfernung der Schuppe zum Vortritt eines glänzenden, trockenen Häutchens kommt.
- ***Auspitz-Phänomen (Phänomen des blutigen Taus):*** Wird an diesem Häutchen nun nochmals gekratzt, erscheinen schmerzlose punktförmige Blutungen auf dem letzten Häutchen, die durch Verletzung der kapillarenhaltigen Papillenspitze bedingt sind und ebenfalls Zeichen einer Psoriasis sind.
- ***Darier-Zeichen***: Durch kräftiges mechanisches Reiben an einer Hautveränderung kommt es zur Auslösung einer urtikariellen Schwellung, die Zeichen einer Urticaria pigmentosa sein kann (DD Mastozytom).
- ***Nikolski-Phänomen:*** Hierbei kann die Epidermis (oberste Hautschicht) vom Untersucher durch tangentialen Druck von den unteren Hautschicht weggeschoben werden – Hinweis auf Pemphigus-Erkrankungen.

Bei der Inspektion der Haut gilt das besondere Augenmerk dem Vorkommen von **Hauttumoren** bzw. die Erkennung potentiell bösartiger Veränderungen. Hierzu gehört neben dem semimalignen **Basaliom** (v.a. lichtexponierte Areale wie Gesicht) in erster Linie das **maligne Melanom**, das mit einem Lebenszeitrisiko von 1 % eines der häufigsten malignen Erkrankungen der westlichen Bevölkerung darstellt. Anhand der sog. ABCDE-Regel lassen sich durch genaue Inspektion suspekter Veränderungen wichtige Informationen gewinnen:

Tabelle 141

ABCDE-Regel beim Malignen Melanom

		Normalbefund	*Risikobefunde*
A	**Asymmetrie**	Kontur symmetrisch	Kontur bizarr, asymmetrisch
B	**Begrenzung**	scharf, regelmäßig	unscharf, unregelmäßig
C	**Color/Farbe**	hell- bis mittelbraun	sehr dunkel, schwarz
D	**Durchmesser**	kleiner als 5 mm	größer als 5 mm
E	**Erhabenheit**	im Hautniveau	erhaben tastbar

▸ *Nägel:* Durch die **Inspektion der Nägel** kann der Untersucher nicht nur lokale Erkrankungen wie z. B. Mykosen erkennen, sondern durch Betrachtung von Form und Farbe des Nagels auch Hinweise auf systemische Erkrankungen erhalten, deren Charakteristika in Tabelle 142 zusammengestellt sind:

Tabelle 142

DD Nagelveränderungen

	Definition und Ursache
Paronychie	Entzündung des Nagelfalzes, schmerzhafte Rötung und Schwellung Ursache: kleine Verletzungen, Ausbreitung der Entzündung
Onycholysis	Ablösung des Nagels vom Nagelbett Ursache: Mykose, Psoriasis, Pemphigus, Trauma u. a.
Onychogryposis	krallenartige Verdickung und Verkrümmung der Nägel Ursache: mangelnde Hygiene, enge Schuhe
Koilonychie	konkav gebogene Hohlnägel / Löffelnägel mit muldenförmiger Eindellung des Nagels Ursache: z. B. Eisenmangelanämie
Leukonychie	Weißfärbung der Nägel Ursache: z. B. Leberzirrhose
Tüpfelnägel	punktförmige Vertiefungen auf dem Nagel Ursache: Psoriasis
Uhrglasnägel	große, konvex gebogene Nägel (meist in Kombination mit Trommelschlegelfingern) Ursache: pulmonale Erkrankungen, zyanotische Herzvitien, M. Crohn
Splitterblutungen	rot-braune Striche im Nagelbett Ursache: z. B. Trauma, Endokarditis
Beau-Reil-Querfurchen	rissartige Querfurchen Ursache: schwere akute Infektion, Intoxikation, Zytostatika
Mees-Querbänder	weiße Querstreifen Ursache: Arsen- / Thalliumintoxikation

▸ *Haare:* Die dermatologische Untersuchung beinhaltet die Inspektion der Kopf- und Körperhaare des Patienten in Bezug auf **Dichte, Verteilung** und **Konsistenz**, die durch lokale und systemische Funktionsstörungen verändert sein können. **Haarausfall** stellt ein für den Patienten meist sehr störendes und belastendes Symptom dar, das einer fachärztlichen Abklärung bedarf. Unter **Alopezie** versteht man einen pathologisch vermehrten Haarausfall, der in herdförmige und diffuse sowie vernarbende und nichtvernarbende Formen unterteilt werden kann. Ursache hierfür können hormonelle Veränderungen (Alopecia androgenetica), Autoimmunerkrankungen (Alopecia areata), metabolische Störungen (Hypo- / Hyperthyreose, Mangelernährung, Eisenmangel, Lebererkrankungen), Medikamente (Zytostatika, Antikoagulantien, Lipidsenker) oder auch dermatologische Erkrankungen (z. B. Tinea capitis, Lichen ruber) sein.

Der **Verteilungstyp der Körperbehaarung** und sekundären Geschlechtsbehaarung kann wichtiger Hinweis auf eine hormonelle Funktionsstörung (Androgene, Östrogene) sein. Während der **weibliche Behaarungstyp** durch eine dreiecksförmige, durch die Symphyse begrenzte Pubesbehaarung sowie eine verminderte Körperbehaarung charakterisiert ist, finden sich beim **männlichen Behaarungstyp** Bartwuchs, ausgeprägtere Körperbehaarung und eine über die

Symphyse hinausgehende Pubesbehaarung bis zum Nabel. Unter **Hirsutismus** versteht man eine verstärkte, dem männlichen Behaarungsmuster entsprechende Körper-, Gesichts- und Sexualbehaarung bei Frauen (Schamhaare reichen bis an den Nabel, Bartwuchs, starke Körperbehaarung). Neben familiärer und ethnischer Prädisposition (Mittelmeerländer, Asien) sollte differentialdiagnostisch an Störungen der Ovarien oder Nebenniere sowie medikamentöse Ursachen gedacht werden (s. Tabelle 143). Kommt es zusätzlich zu weiteren phänotypischen männlichen Merkmalsausprägungen wie Klitorishypertrophie und tiefe Stimmlage oder auch zur Regression weiblicher Geschlechtsmerkmale, so spricht man von **Virilismus**. Eine primäre Unterentwicklung der Axillar- und Genitalbehaarung bei Frauen dagegen ist charakteristischer Hinweis auf das Krankheitsbild der testikulären Feminisierung oder auch das Turner-Syndrom. Weibliche Behaarungsmuster beim Mann sollten an Störungen der Nebennieren, Gonaden oder auch an das Vorliegen eines Klinefelter-Syndroms denken lassen, ebenso kann ein Verlust der sekundären Geschlechtsbehaarung Zeichen einer Leberzirrhose sein (Bauchglatze).

Tabelle 143

DD Hirsutismus
Idiopathisch / Familiär
Hyperandrogenismus im Rahmen des Polyzystischen Ovarsyndroms (PCO-Syndroms)
Menopause
Medikamente: Androgene, Anabolika, Steroide, Minoxidil, Phenytoin, Cyclosporin
Cushing-Syndrom, Hypothyreose, Akromegalie, 21-Hydroxylase-Defizit
Tumoren: Ovar, Nebenniere, Hypophyse

Pädiatrische Anamnese und Untersuchung

Die pädiatrische Anamnese und Untersuchung erfordert spezielle ärztliche Kommunikations- und Arbeitstechniken, die sowohl das Kind als Hauptperson als auch sein familiäres Umfeld miteinbeziehen. Zumeist beruhen Informationen über das Kind hierbei auf **fremdanamnestischen Angaben** der Eltern, die in ihrer Sorge um das körperliche und seelische Wohlergehen ihres Kindes ebenso Teil der Arzt-Patient-Beziehung sind wie der kleine Patient selbst. Die subjektiven Einschätzungen der Eltern über den Gesundheitszustandes ihres Kindes müssen dabei ernst genommen, jedoch auch von emotionalen Einflüssen unterschieden werden, um ein möglichst objektives und umfassendes Bild des Kindes zu erhalten. Bereits während der Anamnese können durch Beobachtung des Kindes wichtige Hinweise über den Allgemein- und Ernährungszustand, seine körperliche und geistige Entwicklung sowie seine psychosoziale Verhaltensweisen, aber auch Informationen über die Interaktion zwischen Eltern und Kind gewonnen werden.

Zu Beginn der pädiatrischen Anamnese und Untersuchung gilt es, das **Vertrauen des Kindes sowie seiner Begleitpersonen** durch eine ruhige und ungestörte Atmosphäre, eine kindgerechte Umgebung (z.B. Spielzeug, Bilder) sowie Zeit für Fragen zu gewinnen. Wichtig ist hierbei eine behutsame Kontaktaufnahme zum Kind, die durch spielerische Elemente wie z.B. das Abhören des Teddybären oder aktive Mitarbeit (z.B. Halten des Stethoskops) erleichtert werden kann; zudem sollte auch das Auskleiden des Kindes durch die vertraute Begleitperson erfolgen. Um dem Kind eine langsame Gewöhnung an die fremde Situation zu ermöglichen, kann es dabei oft hilfreich sein, das Kind zunächst auf dem Arm bzw. dem Schoß der Begleitperson zu untersuchen, und es erst später auf die Untersuchungsliege zu legen. Hierbei ist ein langsames und ruhiges Vorgehen, eine ausreichende Raumtemperatur sowie eine angenehme Temperatur der Untersucherhände bzw. des Stethoskops wichtig; bei Neugeborenen sollte die Untersuchung im entkleideten Zustand unter einem Heizstrahler erfolgen. In der Reihenfolge der pädiatrischen Untersuchung sollten zudem Untersuchungsschritte, die mit Schmerzen verbunden sind oder das Kind verängstigen oder erschrecken können, an das Ende der Untersuchung gestellt werden. Beispiele hierfür sind HNO-ärztliche Untersuchungstechniken (z.B. Otoskopie), abdominelle Palpation, Loslassschmerz oder auch die rektale Untersuchung.

Pädiatrische Anamnese

Hauptsymptome bei Präsentation

Wie auch beim erwachsenen Patienten gilt es, den Grund für den Arztbesuch bzw. die Hauptsymptome des Kindes detailliert zu erfassen. Bei Kindern stehen hierbei häufig akute **abdominelle Schmerzsymptome, Fieber, Erbrechen, Diarrhoe, Atemwegserkrankungen, akute Infektionskrankheiten** oder **Unfälle** im Vordergrund. Anamnestisch relevant sind hierbei wie bereits beschrieben, zeitlicher Beginn und Dauer der Symptome, ihre qualititative und quantitative Charakterisierung, Auslöser, bessernde und verschlimmernde Faktoren sowie Begleitsymptome. Zu beachten ist hierbei jedoch, dass insbesondere jüngere Kinder Schmerzen nur sehr schwer lokalisieren können und Beschwerden anderer Organsysteme (z.B. Ohrenschmerzen) oftmals in den Bauchraum projizieren.

Weiter sollte auch nach vegetativen Begleitsymptomen wie Temperaturerhöhung, Appetitverlust und Gewichtsabnahme, Erbrechen und Atemproblemen (z. B. Stridor) gefragt werden. Wichtig sind auch Informationen über den Einfluss der Erkrankung auf die allgemeine Aktivität des Kindes (z. B. Interaktion, Spielverhalten, Interesse, Gemütslage), die Rückschlüsse auf den Schweregrad der Erkrankung zulassen können.

Medizinische Vorgeschichte

- ***Schwangerschaft / Geburt***
  - ***Pränatal:*** Wichtige Informationen lassen sich aus dem Alter, den Lebensumständen sowie dem Gesundheitszustand der Mutter bei Schwangerschaft, ihrer Einstellung zur Schwangerschaft (gewollt / ungewollt) sowie der Anzahl und Reihenfolge der Kinder gewinnen. Wichtig sind zudem Verlauf, Dauer und Komplikationen der Schwangerschaft (z. B. intrauterine Infektionen), vorausgegangene Fehlgeburten und Aborte, Alkohol- und Nikotinkonsum, Medikamenteneinnahme sowie eine eventuelle Strahlenexposition während der Schwangerschaft.
  - ***Perinatal:*** Erfragt werden sollten die Art der Entbindung (vaginal / Kaiserschnitt / Beckenendlage), der Zeitpunkt (Frühgeburt), die Dauer und der Verlauf der Geburt, die Wehentätigkeit, eventuelle Schwierigkeiten und Komplikationen, die Art der Anästhesie, das Geburtsgewicht und die Körperlänge, der Kopfumfang und der Apgar-Score sowie eventuelle Geburtsverletzungen und neonatale Komplikationen (z. B. Beatmung, Inkubator).
  - ***Neonatal:*** Relevant sind hierbei der Gesundheitszustand von Mutter und Kind nach Geburt, die Dauer des Klinikaufenthaltes, angeborene Anomalien, aufgetretene Probleme mit Ernährung / Stillen, Atmung, sowie Komplikationen wie Zyanose, pathologischer Ikterus, Anämie, Infektionen oder zerebrale Krampfanfälle.

- ***Ernährung:*** Erfragt werden sollten die **Art** und **Menge** der Mahlzeiten (z. B. Muttermilch / Flaschenkost), Dauer evtl. und Probleme der **Stillperiode, Trinkverhalten** des Kindes, Menge und Art der **Beikost, Gewichtszunahme** und **Stuhlbeschaffenheit** sowie Probleme wie Erbrechen, Durchfälle oder Nahrungsmittelunverträglichkeiten.

- ***Entwicklung und Wachstum:*** Die Entwicklung des Kindes kann durch Informationen über das Längenwachstum sowie die Gewichtszunahme, die **motorische Entwicklung** (z. B. Kind sitzt frei, krabbelt, läuft) und **Sprachentwicklung** des Kindes, den Zahnstatus sowie die Kontinenz für Stuhl und Urin, aber auch durch Fragen zur **geistigen Entwicklung** und **sozialen Interaktion** mit Spielkameraden, **Verhaltensauffälligkeiten** sowie zu Problemen in **Kindertagesstätte** und **Schule** beurteilt werden. Später sollten auch Pubertätsentwicklung und sexuelle Entwicklung des Kindes erfragt werden.

- ***Impfstatus / Vorsorgeuntersuchungen / Kinderkrankheiten:*** Erfragt werden sollte der **Impfstatus** des Kindes (aktive und passive Immunisierung, Impfpass) sowie eventuelle **Impfreaktionen**, sowie die Ergebnisse der **Vorsorgeuntersuchungen** (U1-J2). Wichtig sind zudem vom Kind bereits durchgemachte

Infektionskrankheiten wie z. B. Masern, Mumps, Röteln, Diphtherie, Scharlach, Windpocken oder Keuchhusten sowie dabei aufgetretene Komplikationen. Bei entsprechendem Krankheitsverdacht sollte gezielt nach infektiösen Kontaktpersonen im Umfeld des Kindes (Kindertagesstätte, Schule, Geschwister) gefragt werden.

◗ ***Vorerkrankungen / Unfälle / Operationen / Krankenhausaufenthalte:*** Erfragt werden sollten weitere Vorerkrankungen, Unfälle, Operationen und Krankenhausaufenthalte (Ort, Datum, Komplikationen) und deren Einfluss auf das aktuelle körperliche und seelische Befinden des Kindes. Zudem sollten auch eine vermehrte Infektneigung, Seh- und Hörstörungen sowie psychische Auffälligkeiten des Kindes (z. B. Bettnässen, Hyperaktivität) erfasst werden.

Allergien

Wichtig sind hierbei bekannte Allergien gegen **Medikamente**, Latex, Pflaster, Windeln, Nahrungsmittel, Farb- und Konservierungsstoffe, Kontrastmittel / Jod oder auch Desinfektionsmittel. Zudem sollten das Vorkommen von **Neurodermitis, Heuschnupfen oder allergischem Asthma** erfragt werden.

Medikamente

Erfasst werden sollten **verschreibungspflichtige Medikamente** (Name, Dosis, Dauer und Grund der Einnahme, Nebenwirkungen), **frei verkäufliche Medikamente, naturheilkundliche Präparate, Homöopathie** sowie **Tees** und **Nahrungsergänzungsmittel** (z. B. Vitaminpräparate, Vit. D, Fluor, Jod).

Sozialanamnese

Insbesondere in der Pädiatrie lassen sich aus Fragen zur Sozialanamnese des Kindes und seiner Familie wichtige Informationen gewinnen. So können beispielsweise die **Familienkonstellation** (z. B. alleinerziehend, geschieden, Anzahl der Geschwister, Reihenfolge der Geschwister, wichtigste Bezugspersonen), der **Beruf** der Eltern, die räumlichen **Wohnverhältnisse**, der **Tagesablauf** des Kindes (Kinderkrippe, Kindergarten, Schule, Hort), die **soziale Interaktion** mit Geschwistern / Spielkameraden oder auch das **Spielverhalten** und die **Interessen** des Kindes helfen, eines Eindruck von der Umgebung und Entwicklung des kleinen Patienten zu gewinnen. Auch die schulische Entwicklung des Kindes kann wertvolle Hinweise geben. Weiterhin sollte auftretende **Erziehungsschwierigkeiten** und **soziale Problemfelder** (z. B. Arbeitslosigkeit) sowie **Alkohol-** und **Nikotinkonsum** der Eltern (z. B. bei Kindern mit Asthma) erfasst werden.

Familienanamnese

Anamnestisch relevant sind hierbei in der Familie bekannte **erbliche Erkrankungen** (z. B. Mukoviszidose, Phenylketonurie) oder **Fehlbildungen** (z. B. Herzfehler, Hüftdysplasien), die in Form eines **Stammbaums** erfasst werden (vgl. Kapitel Anamnese, S. 12). Wichtige Hinweise ergeben sich zudem aus dem allgemeinen **Gesundheitszustand** der Eltern, Großeltern und Geschwister (z. B. chronische Erkrankungen wie Diabetes mellitus) sowie einer familiär bekannten **atopischen Prädisposition** (Asthma, Heuschnupfen, Neurodermitis). Weiterhin sollten eine evtl. **Blutsverwandschaft** der Eltern sowie vorausgegangene **Fehl- und Totgeburten** erfragt werden.

Systemübersicht der pädiatrischen Anamnese

Tabelle 144

Allgemein

Verhalten, Gesundheitsstatus, körperliche / geistige Leistungsfähigkeit, Müdigkeit, Fieber, Appetit / Durst, Gewichtsveränderungen / Trinkmenge, Juckreiz, Hautveränderungen, Ausschlag / Urtikaria, Hauttrockenheit, Mykosen, Nägel / Haarwuchs, erhöhte Blutungsneigung / Hämatome

Kopf-Hals

Sehstörungen, Strabismus, Ohrenschmerzen / rez. Otitis media, Hörverlust, NNH-Infekte, Nasenbluten, kloßige Sprache, Schnarchen, Halsschmerzen, Lymphknotenschwellungen

Kardiovaskuläres System

kongenitale Herzvitien (Diagnostik / OP), rheumatisches Fieber, Herzklopfen, Dyspnoe / Zyanose, Einschränkung der körperlichen Leistungsfähigkeit / Synkopen

Respiratorisches System

Husten / Auswurf, Krupp, Dyspnoe / Orthopnoe, Stridor, Giemen, Asthma, rezidivierende Infekte, Pneumonien

Gastrointestinales System

Zahnstatus, Übelkeit / Erbrechen / Nahrungsmittelunverträglichkeit (Milch), Abdominalschmerz, Diarrhoe / Obstipation, Stuhlbeschaffenheit, Wurmerkrankungen, Blähungen, Ikterus

Urogenitales System

Fähigkeit der Urin- und Stuhlkontrolle (Alter, Probleme, tags / nachts), Enuresis diurna / nocturna, rezidivierende Harnwegsinfekte, Hämaturie, Miktionsschwierigkeiten, Harnretention, Oligurie; Entwicklung der Geschlechtsorgane, Pubertätsentwicklung

Muskuloskeletales System

Schmerzen, Gelenkschwellung, Muskelschwäche, Trauma, Fraktur

Neurologisches System / Psychiatrie

Krampfanfälle, Muskelschwäche, Spastik, Lähmung, Atrophie, unwillkürliche Bewegungen, Gangunsicherheit, Koordinationsstörungen, Schwindel, Kopfschmerz, Konzentrationsstörungen, Hyperaktivität, sozialer Rückzug, Schlafstörungen

Pädiatrische Untersuchung

Inhalt und Umfang der pädiatrischen Untersuchung variieren nicht nur mit dem Alter des Kindes, sondern auch mit der jeweiligen Symptomatik und dem Anlass des Arztbesuches. Eine umfassende Darstellung aller pädiatrischer Untersuchungstechniken würde den Umfang dieses Taschenbuches sprengen, so dass für weiterführende Informationen an dieser Stelle auf Lehrbücher der Kinderheilkunde verwiesen sei. Im folgenden soll lediglich ein zusammenfassender Überblick über die Inhalte der pädiatrischen Untersuchung gegeben werden.

Wichtige Leitlinie sind dabei die Vorsorgeuntersuchungen („Gelbes Heft" des Gemeinsamen Bundesausschusses) von Kindern und Jugendlichen (U1–J2), die die körperliche und geistige Entwicklung des Kindes begleiten und evtl. Auffälligkeiten frühzeitig erkennen sollen (s. Tabelle 145).

Tabelle 145

Vorsorgeuntersuchungen U1– J2

	Durchführung
U1	postpartal
U2	3.–10. Lebenstag
U3	4.–6. Lebenswoche
U4	3.–4. Lebensmonat
U5	6.–7. Lebensmonat
U6	10.–12. Lebensmonat
U7	21.–24. Lebensmonat
U7A	34.-36. Lebensmonat
U8	43.-48. Lebensmonat
U9	60.-64. Lebensmonat
U10	*8.-9. Lebensjahr*
U11	*10.-11. Lebensjahr*
J1	13.-15. Lebensjahr
J2	*17.-18. Lebensjahr*

Bei allen Vorsorgeuntersuchungen werden dabei **Größe** (vgl. Abbildung 72)**, Gewicht** und **Kopfumfang** des Kindes in **Perzentilenkurven** eingetragen, anhand derer graphisch die körperliche Entwicklung des Kindes bestimmt werden kann. Sind deutliche Diskrepanzen zwischen den einzelnen Perzentilenkurven zu erkennen oder befinden sich Werte unter der 3. bzw. oberhalb der 97. Perzentile, so ist eine weiterführende Diagnostik erforderlich. Zu beachten sind dabei je nach ethnischer Herkunft verschiedene Normwerte, die auf speziellen Perzentilenkurven erhältlich sind. Werden anthropometrische Maße von Frühgeborenen (< 37. SSW) eingetragen, so ist die Schwangerschaftswoche zum Zeitpunkt der Geburt zu beachten.

Perzentilenkurven

Abbildung 72

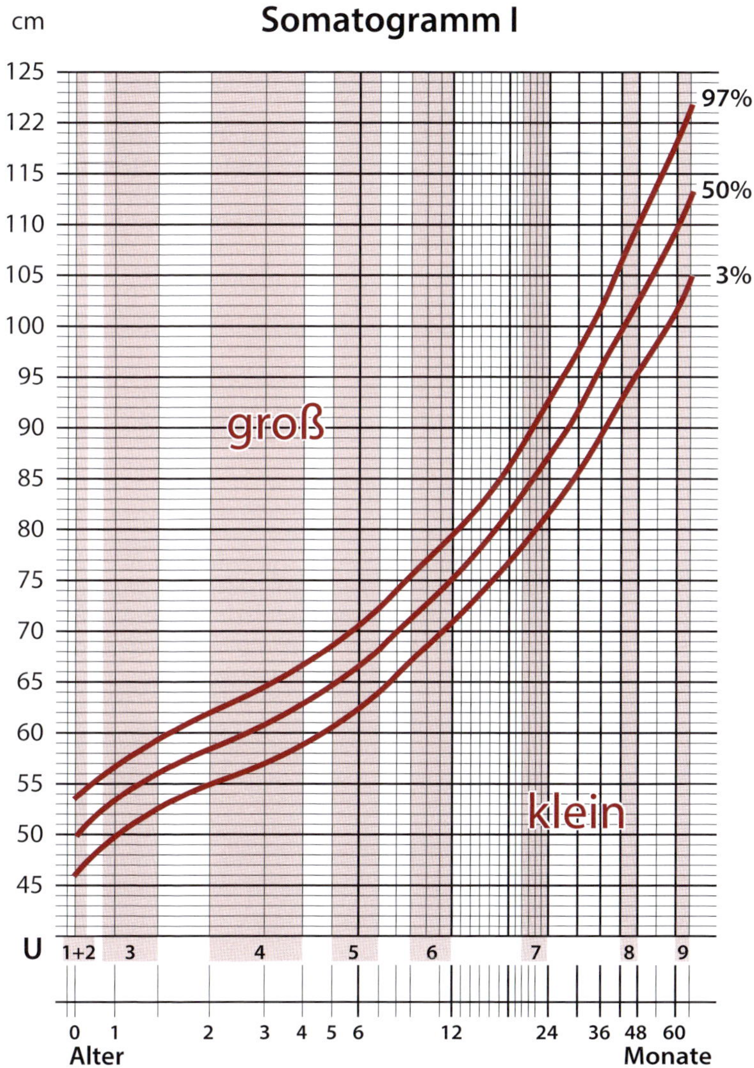

Prader u. Budlinger 1977; berechnet von Heinemann u. Weidtman

Überblick über das Vorgehen bei der pädiatrischen Untersuchung

- ***Allgemeine Inspektion:*** Die pädiatrische Untersuchung beginnt mit der allgemeinen Inspektion des Kindes, die neben der **körperlichen Entwicklung** und dem **Allgemein- und Ernährungszustand** die Vigilanz und Aufmerksamkeit des Kindes, Auffälligkeiten der **Hautfarbe** (Zyanose, Anämie), **Fehlbildungen** und **Dysmorphien** (z. B. Lippen-Kiefer-Gaumenspalte) sowie die **soziale Interaktion** des Kindes mit Bezugspersonen und Fremden erfasst.

- ***Vitalparameter:*** Bei der Bestimmung der Vitalparameter im Kindesalter werden **Puls, Blutdruck, Temperatur und Atemfrequenz** bzw. **Atemmuster** dokumentiert. Für die Messung des Blutdruckes sind dabei je nach Alter spezielle **Manschettenbreiten** anzuwenden, die als Richtwert ca. zwei Drittel des Oberarmes bedecken sollten (Neugeborene 4 cm, bis zum 2. Lebensjahr 5 cm, bis zum 6. Lebensjahr 8 cm). Die altersbezogenen Normwerte der Vitalparameter sind nachfolgend zusammengefasst:

Tabelle 146

Vitalparameter bei Kindern

	Puls	*Blutdruck*	*Atemfrequenz*
Neugeborene	80–180 / min	80 / 45 mmHg	40–60 / min
Säuglinge	80–170 / min	90 / 65 mmHg	20–40 / min
Vorschule	60–140 / min	95 / 55 mmHg	20–40 / min
Grundschule	60–120 / min	100 / 60 mmHg	15–30 / min

- ***Kopf-Hals:*** Zunächst werden **Kopfumfang** und **Schädelform** (z. B. Turmschädel) bestimmt sowie die **Schädelnähte** und **Fontanellen** inspiziert. Die hintere Fontanelle sollte dabei bis zum 5. Monat verschlossen sein, die vordere Fontanelle schließt sich physiologischerweise bis zum 18. Lebensmonat. Klaffende Schädelnähte oder gespannte Fontanellen lassen an das Vorliegen eines Hydrozephalus denken, ein zu früher Schluss der Fontanellen kann dagegen Hinweis auf eine Kraniosynostose sein. Neben der Untersuchung der **Augen** (vgl. Kapitel Kopf-Hals, S. 38 ff) und **Ohren** (vgl. Kapitel Kopf-Hals, S. 55 ff) sollten auch **Mundhöhle** und **Rachenring** genau betrachtet werden. Neben lokalen Reizungen (Enanthem, Beläge, Rötung), die meist infektiös bedingt sind, können auch Fehlbildungen (Gaumenspalte), Raumforderungen (Adenoide) und Auffälligkeiten des **Zahnstatus** erfasst werden. Wichtig ist zudem die Untersuchung der **Lymphknoten** (nuchal, zervikal, retroaurikulär, supraklavikulär, axillär, inguinal), die lokal oder auch generalisiert vergrößert sein können sowie die Palpation der **Schilddrüse**. Bei entsprechendem klinischen Verdacht auf Meningitis sollte auch eine eventuelle Nackensteife bzw. das Kernig- und Brudzinski-Zeichen geprüft werden.

- ***Kardiovaskuläres System:*** Beginnend mit der **Inspektion** können Auffälligkeiten wie das Vorliegen einer Zyanose oder präkordiale Hebungen erfasst werden, weiter folgen die **Auskultation** der Herzgeräusche (vgl. Kapitel Kardiovaskuläres System, S. 82 ff) sowie die **Palpation** der peripheren Pulse (Ausschluss Aortenisthmusstenose).

- ***Respiratorisches System:*** Wie im Erwachsenenalter erfolgen Inspektion und Auskultation; Perkussion und Palpation sind ab dem Vorschulalter sinnvoll (vgl. Kapitel Respiratorisches System, S. 99 ff).
- ***Gastrointestinales System/Abdomen:*** Zur Untersuchung des Abdomens sollte das Kind mit angezogenen Beinen auf dem Rücken liegen, um die Bauchdecken maximal zu entspannen. Inspektion, Auskultation, Perkussion und Palpation erfolgen analog zur Untersuchung beim Erwachsenen (vgl. Kapitel Gastrointestinales System, S. 121 ff). Zu beachten ist hierbei die physiologisch tastbare Milz. Bei unklaren abdominellen Schmerzsymptomen sollte zudem immer eine rektale Untersuchung mit dem kleinen Finger erfolgen.
- ***Urogenitales System:*** Erfasst werden sowohl **Infektionen** (z. B. Balanitis, Fluor) als auch **Fehlbildungen des Genitaltraktes** wie z. B. eine Hymenalatresie oder eine Hypo- oder Epispadie. Bei Jungen sollte insbesondere das Vorliegen einer Phimose (physiologisch < 3. Lebensjahr) oder eines Maldescensus testis überprüft werden. Bei Heranwachsenden kann zudem die Pubertätsentwicklung durch die sog. **Stadien nach Tanner** bestimmt werden (vgl. dazu Lehrbücher der Pädiatrie).
- ***Muskuloskeletales System:*** Bei der Inspektion sollte insbesondere auf Fehlbildungen bzw. Fehlhaltungen der Wirbelsäule geachtet werden, zudem werden die Extremitäten in ihrer Symmetrie und Ausbildung beurteilt. Die weitere Untersuchung des muskuloskeletalen Systems erfolgt bei entsprechender Symptomatik wie beim Erwachsenen (vgl. Muskuloskeletales System, S. 173 ff).
- ***Neurologisches System:*** Im Kindesalter sollte insbesondere auf das allgemeine Verhalten des Kindes (Hypo- / Hyperkinesie, Apathie, Unruhe) geachtet werden. Die physiologischen Reflexe des Neugeborenen- und Säuglingsalters sind nachfolgend ausgeführt, und dienen zur Beurteilung des psychomotorischen Entwicklungsstandes des Kindes.

Untersuchung von Neugeborenen und Säuglingen

Die Untersuchung des Neugeborenen erfolgt meist unmittelbar nach der Geburt im Rahmen der sogenannten **U1-Untersuchung**. Dabei wird zunächst der Vitalstatus des Neugeborenen anhand des **Apgar-Index** (**A**tmung, **P**uls, **G**rundtonus, **A**ussehen, **R**eflexe) überprüft und die Gesamtpunktzahl notiert. Zur weiteren Abklärung der postpartalen Adaption kann zudem der **pH-Wert des Nabelarterienblutes** bestimmt werden. Gesunde vitale Neugeborene weisen hierbei einen Apgar-Score von 8–10 Gesamtpunkten auf, Apgar-Werte zwischen 4 und 8 weisen dagegen auf eine mittelschwere Vitalstörung hin. Bei einem Apgar-Score von unter 4 ist von einer schweren Adaptationsstörung und einer vitalen Bedrohung des Neugeborenen auszugehen.

Tabelle 147

Apgar-Score	*0*	*1*	*2*
Atmung	Apnoe	flach, unregelmäßig	kräftiges Schreien
Puls / Herzfrequenz	kein Puls	< 100 / min	> 100 / min
Grundtonus / Muskeltonus	schlaff	mäßig	aktive Bewegung
Aussehen / Hautfarbe	starke Zyanose	zyanotische Extremitäten	rosig
Reflexe beim Absaugen	keine Reaktion	Grimassieren	Husten / Niesen

Weiter werden **Geburtsgewicht** (ca. 3300 g), Länge (ca. 50 cm) und **Kopfumfang** (ca. 35 cm) des Neugeborenen gemessen und in die Perzentilenkurven eingetragen (s. Abbildung 72, S. 253). Als Makrosomie bezeichnet man dabei ein Geburtsgewicht von über 4000 g (z. B. bei Diabetes mellitus der Mutter), ebenfalls auffällig ist ein Geburtsgewicht von unter 2500 g (small-for-date baby). Zudem werden die **Reifezeichen** des Neugeborenen bestimmt, mit deren Hilfe die Anzahl der ausgetragenen Schwangerschaftswochen abgeschätzt werden kann (s. Tabelle 148). Auch sollte das Neugeborene initial eingehend nach **geburtstraumatischen Schäden** wie z. B. Kephalhämatom, Caput succedaneum, Fazialisparese, Clavicula - fraktur oder Läsionen des Plexus brachialis (Erb-Duchenne C5 / C6, Klumpke C7 / Th1) sowie auffälligen **Fehlbildungen** untersucht werden.

Tabelle 148

Reifezeichen des Neugeborenen

• Gewicht > 2500 g, > Länge 48 cm	• Nägel überragen Fingerkuppen
• feste Ohren- und Nasenknorpel	• kleine Labien von grossen Labien bedeckt
• Lanugobehaarung nur an Schultern / Oberarm	• Hoden deszendiert
• subkutanes Fettpolster, guter Hautturgor	

Eine eingehendere Untersuchung des Neugeborenen erfolgt zwischen dem 3. und 10. Lebenstag im Rahmen der **U2-Untersuchung**, deren Schwerpunkt auf der Erkennung akuter Erkrankungen, Fehlbildungen und Anpassungsstörungen liegt. Besonderes Augenmerk gilt dabei den Herzfehlern, Missbildungen der Extremitäten oder einer Spina bifida sowie den Zeichen einer Trisomie 21 (z. B. abfallende Lidachsen, 4-Finger-Furche), weiter sollten Lippen-Kiefer-Gaumenspalten, ein Hydrozephalus und Organmissbildungen (z. B. Zystennieren) ausgeschlossen werden. Im Rahmen der U2-Untersuchung erfolgt zudem ein **Stoffwechselscreening**, welches beispielsweise die Früherkennung einer Hypothyreose oder Phenylketonurie, eines Adrenogenitalen Syndroms, einer Homozystinurie oder Galaktosämie ermöglichen soll. Zu Beginn der Untersuchung sollten die anthropometrischen Maße **Größe, Gewicht** und **Kopfumfang** in die entsprechenden **Perzentilenkurven** eingetragen und mit der altersentsprechenden Norm verglichen werden. Neugeborene verlieren in der ersten Lebenswoche ca. 8–10 % des Geburtsgewichtes, das jedoch bis zum 10. Lebenstag wieder erreicht sein sollte.

Bei **Inspektion** des Neugeborenen stehen zudem **Hautfarbe** und **Hautturgor** im Vordergrund. Einen **physiologischen Ikterus** findet man infolge des erhöhten Bilirubins durch den Abbau des fetalen Hämoglobins bei ca. zwei Drittel aller Neugeborenen zwischen dem 2. und 8. Lebenstag. Liegt dagegen ein Ikterus in den ersten 36 Stunden nach Geburt (Ikterus praecox) oder nach dem 8. Lebens - tag (Ikterus prolongatus) vor, so spricht man von einem **pathologischen Ikterus**, der umgehender Abklärung bedarf (z. B. Morbus hämolyticus neonatorum, Infektionen, Organfehlbildungen). Weiter sollte auf das Vorliegen einer peripheren oder zentralen **Zyanose** (z. B. durch zyanotische Herzfehler) oder einer auffallenden **Blässe** geachtet werden. Durch die Untersuchung des Hautturgors durch Anheben von Hautfalten am Abdomen lassen sich wichtige Hinweise auf den Ernährungszustand des Kindes gewinnen, ebenso können Hand- und Fußrückenödeme Zeichen eines Turner-Syndroms sein. Die wichtigsten Untersu - chungsschritte der **Neugeborenen-Untersuchung** sind in Tabelle 149 im Überblick zusammengefasst. Tabelle 150 zeigt zudem die wichtigsten physiologischen Neugeborenenreflexe, die ebenfalls Bestandteil der U2-Untersuchung sind.

Tabelle 149

Untersuchung von Neugeborenen

	Untersuchungen	*Wichtige Erkrankungen (Beispiele)*
Vitalparameter	Puls: 80–180 / min Blutdruck: 80 / 40 mmHg Atemfrequenz: 40–60 / min	Tachykardie / Bradykardie, Hypotonie (Neugeborenensepsis), Asphyxie
Kopf-Hals	Inspektion / Palpation: Schädelform, Grösse / Form der Fontanellen, Schädelnähte	Turmschädel, eingesunkene Fontanellen bei Dehydratation, gespannte Fontanellen / weite Schädelnähte bei Hydrozephalus
	Augen: Lichtreaktion	roter Reflex bei konnat. Retinoblastom
	Nase: Inspektion	Choanalstenose
	Mund: Inspektion, Palpation	Gaumenspalte
	Hals: Inspektion und Palpation der Schilddrüse / M. sternocleidomastoideus	Struma, Halsfisteln, Torticollis durch Geburtstrauma
Kardiovaskuläres System	Inspektion Auskultation Palpation der Pulse	präkordiale Hebungen Herzgeräusche Aortenisthmusstenose
Respiratorisches System	Inspektion	Nasenflügeln / thorakale Einziehungen bei Dyspnoe
	Auskultation (physiol.: Bronchialatmen)	Seitendifferenz, Stridor
Gastrointestinales System	Inspektion Palpation (physiol. z. T. Milz, Leber und Niere tastbar) Auskultation	geröteter Nabel, Hernie, Analatresie gespanntes Abdomen, Organomegalie, Tumor, Zystennieren fehlende Darmgeräusche
Urogenitales System	Inspektion des Genitale	♀: Hymenalatresie, Klitorishypertrophie ♂: Epi- / Hypospadie, Maldescensus testis, Hydrozele, Phimose bis 3. LJ physiologisch
Muskuloskeletales System	Inspektion der Motorik und Wirbelsäule	Seitendifferenz durch Parese, Hypotonie, Spina bifida
	Inspektion und Palpation der Hüfte (Ortolani-Zeichen: Abduktion und Außenrotation)	Abspreizhemmung und Asymmetrie der Gesäßfalten bei Hüftdysplasie, positives Ortolani-Zeichen
	Inspektion der Beine / Füße	Klumpfuß
Neurologisches System	Inspektion Neugeborenenreflexe	Asymmetrie, Hypotonie s. Tabelle 151
Dermatologie	Inspektion	Ikterus, Zyanose, Blässe, Blutungen, Naevi, Mongolenfleck

Tabelle 150

Frühkindliche Reflexe

	Durchführung	*Physiologisch*
Suchreflex	Mundwinkel des Kindes mit dem Finger berühren, daraufhin Drehen des Kopfes zur Seite des Reizes	Geburt – ca. 4. Monat
Saugreflex	Finger in Mund des Kindes legen; daraufhin Saugen	Geburt – ca. 2. Monat
Schreitreflex	Kind aufrecht halten, Fußsohlen auf fester Unterlage; daraufhin Anheben des Beines und „Schreiten"	Geburt – ca. 2. Monat
Glabella-Reflex	Finger auf Stirnmitte des Kindes drücken; daraufhin Augenschluss	Geburt – ca. 2. Monat
Galant-Reflex	Kind in Bauchlage bringen, mit Finger parallel zur Wirbelsäule streichen; daraufhin auf der Seite des Stimulus konkave Krümmung, Anhebung des Beckens, Streckung der ipsilateralen Extremitäten	Geburt – ca. 2. Monat
Moro-Reflex	Kind auf Unterarm legen, Kopf mit Hand fixieren, dann plötzliche Abwärtsbewegung des Unterarmes, das Kind „fällt" mit dem Arm des Untersuchers; daraufhin Abduktion der kindlichen Arme mit Spreizung der Finger, Mundöffnung	Geburt – ca. 5. Monat
Hand- und Fußgreifreflex	Finger auf Handfläche bzw. Fußsohle des Kindes drücken; daraufhin Handschluss bzw. Plantarflexion des Fußes	Geburt – ca. 6. Monat Geburt – ca. 12. Monat
Babinski-Reflex	über laterale Fußsohle des Kindes streichen; daraufhin Dorstalextension der großen Zehe	Geburt – ca. 12. Monat
Landau-Reflex	Kind aus Bauchlage am Rumpf hochheben, in horizontale Schwebeposition bringen; daraufhin Anheben des Kopfes, Strecken der unteren Extremität. Anschliessend in dieser Position Kopf des Kindes beugen; daraufhin reflektorischen Beugung des gesamten Körpers (**Stellreflex**)	4. Monat – ca. 3. LJ

Insbesondere während des ersten Lebensjahres verläuft die körperliche und geistige Entwicklung des Kindes äußerst rasch. So hat der Säugling im 6. Monat sein Geburtsgewicht bereits verdoppelt, am Ende des ersten Lebensjahre sogar verdreifacht. Zudem kommt es bereits im 6. bis 8. Monat zum Durchbruch der mittleren Schneidezähne, im 8. bis 12. Monat zum Durchbruch der seitlichen Schneidezähne. Die **motorische, psychosoziale und sprachliche** Entwicklung des Säuglings kann dabei wie in Tabelle 151 im Überblick zusammengestellt anhand altersgebundener Skalen (z. B. Denver-Entwicklungsskalen) beurteilt werden. Die aufgeführten Altersangaben dienen dabei als grobe Anhaltspunkte und unterliegen häufig interindividuellen Schwankungen ohne pathologischen Wert.

Tabelle 151

Entwicklung des Säuglings

Alter	*Motorik*	*Sozialverhalten*	*Sprache*
1 Monat	Drehen des Kopfes	Reaktion auf Ansprache, Körperkontakt	Reaktion auf Geräusche
2 Monate	Heben des Kopfes in Bauchlage	Erwidern von Lachen	einzelne Laute
3 Monate	Drehen zur Seite, freies Halten des Kopfes, unkoordinierte Greifbewegungen	spontanes Lachen, Fähigkeit zu Blickkontakt	Kopfdrehung zur Geräuschquelle, Modulation der Stimme
6 Monate	Sitzen mit Hilfe, Drehen von Rücken- in Bauchlage, gezieltes Greifen und Führen zum Mund	Unterscheidung zwischen bekannt / fremd, eigenständige Kontaktaufnahme	Imitation von Sprachlauten „Mama / Papa“, Silbenketten (dadada)
9 Monate	freies Sitzen, Krabbeln, Hochziehen in den Stand, „Pinzettengriff“	„Fremdeln“	Imitation von Wörtern, Doppelsilben
12 Monate	freies Stehen, Laufen mit Hilfe	Ausdruck von Wünschen und Unbehagen	Reaktion auf eigenen Namen

Weitere Meilensteine in der Entwicklung des Kleinkindes sind in Form von Beispielen in Tabelle 152 im Überblick zusammengefasst:

Tabelle 152

Entwicklung von Kleinkindern

Alter	*Motorik*	*Sozialverhalten*	*Sprache*
15 Monate	Freies Gehen, Aufeinanderstellen von Gegenständen	Löffel kann gehalten werden, zieht Aufmerksamkeit auf sich	Papa, Mama
18 Monate	Treppensteigen mit Festhalten, Turmbauen	Trinkt aus Tasse	Zweiwortsätze, bis zu 50 Wörter im Wortschatz
24 Monate	Einbeinstand, Rennen	Ausziehen von Kleidung, Interaktion mit anderen Kindern	Dreiwortsätze, spricht von sich in dritter Person
36 Monate	Hüpfen mit beiden Beinen, Dreiradfahren	Trotzphase, Zuknöpfen der Jacke möglich, isst selbstständig mit Besteck	Sechswortsätze, Wortschatz ca. 1000 Wörter
48 Monate	Zehen- und Hackengang, Hüpfen auf einem Bein, Schneiden mit Schere, Zeichnen von Menschen	Selbstständiges Ankleiden, bildet Freundschaften	Spricht in „Ich-Form“, Warum-Fragen

Beispielpatienten

Beispielpatienten

Im folgenden Kapitel wurden häufig vorkommende klinische Krankheitsbilder entsprechend der Systematik dieses Buches anhand ihrer jeweils charakteristischen Anamnese- und Untersuchungsbefunde zusammengestellt. Dies soll dem Studenten als Anleitung für den Unterricht am Krankenbett, aber auch als Hilfestellung für die eigenständige Patientenaufnahme in Famulatur und PJ dienen. Dargestellt sind die für das jeweilige Krankheitsbild wichtigen zu erfragenden anamnestischen Daten und möglichen Befunde der körperlichen Untersuchung, die auch als Vorbereitung auf Patientenvorstellungen bei der Visite oder Prüfungen am Krankenbett (Staatsexamen) genutzt werden können. Es werden jeweils Vorschläge zur weiteren Diagnostik gemacht, wobei diese als Anregungen zu verstehen sind und nicht den Anspruch auf Vollständigkeit erheben.

Im Sinne des nachfolgenden Zitates sei daher dazu ermuntert, den theoretischen Inhalt dieses Buches anhand von praktischen Beispielen am Krankenbett zu vertiefen.

„Ein Arzt daher, ein Richter oder ein Staatskundiger kann viel schöne pathologische, juristische oder politische Regeln im Kopfe haben in dem Grade, dass er selbst darin ein gründlicher Lehrer werden kann, und wird dennoch in der Anwendung derselben leicht verstoßen, entweder, weil es ihm an natürlicher Urtheilskraft (obgleich nicht am Verstande) mangelt, und er zwar das Allgemeine in abstracto einsehen, aber ob ein Fall in concreto darunter gehöre, nicht unterscheiden kann, oder auch darum, weil er nicht genug durch Beispiele und wirkliche Geschäfte zu diesem Urtheile abgerichtet worden. Dieses ist auch der einige und große Nutzen der Beispiele: dass sie die Urtheilskraft schärfen."

Immanuel Kant,
Die Kritik der reinen Vernunft (1781)

Kardiovaskuläres System

Patient mit Herzinsuffizienz

Hauptsymptomatik

- Low-cardiac output failure: Müdigkeit, Leistungsminderung, Änderung des mentalen Status
- Linksherzinsuffizienz: Dyspnoe, Orthopnoe, paroxysmale nächtliche Dyspnoe (Asthma cardiale)
- Rechtsherzinsuffizienz: periphere Ödeme, abdominelle Beschwerden (Stauungsgastritis), Übelkeit, Erbrechen

Medizinische Vorgeschichte

- Herzrhythmusstörungen, Klappenvitien, Endokarditis, Myokarditis, KHK / Myokardinfarkt, Kardiomyopathien, art. Hypertonus, Volumenüberlastung, Perikarditis, Perikardtamponade, Dilatative Kardiomyopathie
- Isolierte Rechtsherzinsuffizienz: pulmonaler Hypertonus durch rez. Lungenembolien, chron. restriktive oder obstruktive Lungenerkrankungen (Cor pulmonale)
- Kardiovaskuläre Risikofaktoren
- Bisherige Untersuchungen: EKG, Langzeit-EKG, Rö-Thorax, Echo (ejection fraction EF als Maß für systolische Funktion), Herzkatheter, Bildgebung

Medikamente

- Negativ inotrope Medikamente (Betablocker, Kalziumkanalblocker, Antiarrhythmika); Alkohol oder andere Toxine (Chemotherapeutika)
- Bisherige Therapie der Herzinsuffizienz, Nebenwirkungen, Compliance

Allergien

- Medikamente
- Kontrastmittel da evtl. Herzkatheter

Sozialanamnese

- Rauchen (KHK / COPD), Alkohol (KHK, dilatative Kardiomyopathie, Herzrhythmusstörungen)
- Wohnsituation (Treppen), körperliche Belastbarkeit, häusliche Versorgung
- Berufliche Exposition (kardiotoxische Substanzen, Lungenerkrankungen)

Familienanamnese

- Myokardiale Ischämie, Klappenfehler, dilatative Kardiomyopathie, kardiovaskuläre Risikofaktoren

Systemübersicht

- **Allgemein:** Abgeschlagenheit, Leistungsminderung, Gewichtszunahme; Klassifikation der Belastbarkeit nach NYHA (vgl. Kapitel Kardiovaskuläres System, S. 70)
- **Kardiovask:** Palpitationen, periphere Ödeme

- **Resp:** Dyspnoe, Orthopnoe, nächtliche Atemnot, Husten, Auswurf (rosa-schaumiges Sputum)
- **GIT:** Zunahme des Bauchumfanges (Aszites), Schmerzen im rechten Oberbauch / Epigastrium (Stauungsleber, Stauungsgastritis)
- **UGT:** Nykturie

Körperliche Untersuchung

- **Allgemein:** periphere Zyanose, Ikterus (Stauungsleber)
- **Vitalzeichen:** Tachykardie, Pulsus alternans, Tachypnoe / Dyspnoe
- **Kopf-Hals:** gestaute Halsvenen/Zungengrundvenen
- **Kardiovask:** Herzspitzenstoß verbreitert und verlagert, evtl. 3. oder 4. Herzton, +/-Herzgeräusch (z. B. Klappenerkrankung), Arrhythmien, periphere Ödeme
- **Resp:** gedämpfter Klopfschall basal (Pleuraerguss), basale RGs (Lungenödem), Giemen (Asthma cardiale)
- **Abdomen:** Hepatomegalie bei Rechtsherzversagen, evtl. Aszites, hepatojugulärer Reflux

Diagnostik

- EKG, Rö-Thorax, Echo (ejection fraction EF als Maß für systolische Funktion), Herzkatheter, BB/ Elektrolyte, BNP, Herzenzyme, Leberenzyme, Urin (Proteinurie bei Stauungsniere)

Patient mit Aorteninsuffizienz

Hauptsymptomatik

- Palpitationen, pulsatorische Phänomene, Angina pectoris, Zeichen der Linksherzinsuffizienz, später auch Rechtsherzinsuffizienz

Medizinische Vorgeschichte

- Rheumatisches Fieber, bakterielle Endokarditis, Trauma, Aortenaneurysma, Aneurysma dissecans, Aortenstenose, bikuspide Aortenklappe, Mesaortitis luica
- bisherige Diagnostik: EKG, Echo, Herzkatheter

Medikamente

Allergien

- Medikamente
- Kontrastmittel da evtl. Herzkatheter

Sozialanamnese

Familienanamnese

- Herzfehler / Klappenanomalien, Marfan-Syndrom

Systemübersicht

- **Allgemein:** Abgeschlagenheit, Leistungsminderung
- **Kardiovask:** Palpitationen, pulssynchrones Dröhnen im Kopf, Angina pectoris (untypisch)
- **Resp:** Belastungsdyspnoe

Körperliche Untersuchung

- **Allgemein:** Allgemein- und Ernährungszustand, selten pulssynchrones Kopfnicken (Musset-Zeichen)
- **Vitalzeichen:** große Blutdruckamplitude mit Pulsus celer et altus (Wasserhammerpuls)
- **Kardiovask:** sichtbare Pulsationen der Karotiden, sichtbarer Kapillarpuls (Quincke-Zeichen), hochfrequentes diastolisches Decrescendo-Geräusch mit p.m. 3. ICR links parasternal, v. a. bei vorgebeugtem Oberkörper hörbar, bei höhergradiger Aorteninsuffizienz zusätzlich auch Frühsystolikum und Spätdiastolikum (Austin-Flint-Geräusch) durch Behinderung des vorderen Mitralsegels durch den Reflux in der Diastole charakteristische arterielle Blutdruckkurve.
- **Resp:** Zeichen der Linksherzinsuffizienz (Lungenödem – basale RGs)

Diagnostik

- EKG, Echo, Rö-Thorax, Herzkatheter

■

Patient mit Aortenstenose

Hauptsymptomatik

- Schwindel, Synkopen, Angina pectoris, Leistungsminderung, rasche Ermüdbarkeit, Belastungsdyspnoe

Medizinische Vorgeschichte

- Arteriosklerose, Rheumatisches Fieber, bikuspide Klappenanlage, Aortenverkalkung
- bisherige Diagnostik: EKG, Echo, Herzkatheter

Medikamente

Allergien

- Medikamente
- Kontrastmittel da evtl. Herzkatheter

Sozialanamnese

Familienanamnese

- Herzfehler / Klappenanomalien

Systemübersicht

- **Allgemein:** Abgeschlagenheit, Leistungsminderung
- **Kardiovask:** Angina pectoris, Synkopen, Schwindel, niedriger Blutdruck
- **Resp:** Belastungsdyspnoe

Körperliche Untersuchung

- **Allgemein:** Allgemein- und Ernährungszustand
- **Vitalzeichen:** niedriger Blutdruck mit kleiner RR-Amplitude, Pulsus parvus et tardus
- **Kardiovask:** evtl. palpables Schwirren über Jugulum, hebender Herzspitzenstoß, rauhes spindelförmiges Systolikum mit p.m. 2. ICR rechts parasternal, Fortleitung in Karotiden, evtl. paradoxe Spaltung des 2. Herztons, oftmals begleitende Aorteninsuffizienz.
- **Resp:** Zeichen der Linksherzinsuffizienz (Lungenödem – basale RGs)

Diagnostik

- EKG, Echo, Rö-Thorax, Herzkatheter. Cave: kein Belastungs-EKG!

Patient mit Mitralstenose

Hauptsymptomatik

- Leistungsminderung, Belastungsdyspnoe / Lungenödem
- Zeichen der Rechtsherzinsuffizienz (z. B. periphere Ödeme, Stauungsgastritis)
- Vorhofflimmern, art. Embolien (z. B. Apoplex, Mesenterialinfarkt, Niereninfarkt)

Medizinische Vorgeschichte

- Rheumatisches Fieber, bakterielle Endokarditis

Medikamente

Allergien

- Medikamente
- Kontrastmittel, da evtl. Herzkatheter

Sozialanamnese

Familienanamnese

- Herzfehler/Klappenanomalien

Systemübersicht

- **Allgemein:** Leistungsminderung
- **Kardiovask:** Palpitationen
- **Resp:** Belastungsdyspnoe, Hämoptoe, nächtlicher Husten (Asthma cardiale)

Körperliche Untersuchung

- **Allgemein:** Facies mitralis (rötlich-zyanotische Wangen)
- **Vitalzeichen:** Puls (Sinusrhythmus / VHF)
- **Kopf-Hals:** gestaute Halsvenen / Zungengrundvenen
- **Kardiovask:** paukender 1. Herzton, Mitralöffnungston, diastolisches Decrescendo mit p. m. über der Herzspitze, am besten in Linksseitenlage auskultierbar, bei schwerer Stenose auch diastolisches Graham-Steell-Geräusch (rel. Pulmonalinsuffizienz) und hebender Herzspitzenstoß, periphere Ödeme
- **Resp:** evtl. Zeichen der Linksherzinsuffizienz (Lungenödem – basale feuchte, feinblasige RGs)
- **Abdomen:** evtl. Hepatomegalie durch Stauungsleber (Rechtsherzinsuffizienz)
- **Neuro / Psych:** evtl. fokal-neurologische Defizite durch arterielle Embolien

Diagnostik

- EKG, Echo, Rö-Thorax, Herzkatheter

Patient mit Mitralinsuffizienz

Hauptsymptomatik

- Akut (selten): Linksherzinsuffizienz und kardiogener Schock (z. B. bei Myokardinfarkt mit Papillarmuskelabriss)
- Chronisch (häufig): Leistungsminderung, Belastungsdyspnoe / Lungenödem, Zeichen der Rechtsherzinsuffizienz, Herzrhythmusstörungen (vor allem VHF)

Medizinische Vorgeschichte

- Mitralklappenprolaps
- Rheumatisches Fieber, bakterielle Endokarditis
- Myokardinfarkt (Papillarmuskelnekrose)
- Z. n. Kommissurotomie (Mitralklappensprengung)

Medikamente

Allergien

- Medikamente
- Kontrastmittel da evtl. Herzkatheter

Sozialanamnese

Familienanamnese

- Herzfehler / Klappenanomalien

Systemübersicht

- **Allgemein:** Leistungsminderung
- **Kardovask:** Palpitationen, Herzrasen
- **Resp:** Belastungsdyspnoe, Hämoptoe, nächtlicher Husten (Asthma cardiale)

Körperliche Untersuchung

- **Allgemein:** Allgemein- und Ernährungszustand
- **Vitalzeichen:** häufig Arrhythmien (VHF)
- **Kopf-Hals:** gestaute Halsvenen und Zungengrundvenen (Rechtsherzinsuffizienz)
- **Kardiovask:** Herzspitzenstoß verbreitert und verlagert, palpables systolisches Schwirren über der Herzspitze, leiser 1. Herzton, oft 3. Herzton, holosystolisches Decrescendo (p. m. über Herzspitze, Fortleitung in Axilla)
- **Resp:** Zeichen der Linksherzinsuffizienz (Lungenödem – basale RGs)
- **Abdomen:** evtl. Hepatomegalie durch Stauungsleber (Rechtsherzinsuffizienz)

Diagnostik

- EKG, Rö-Thorax, Herz-Echo, Herzkatheter

■

Patient mit Rheumatischem Fieber

Hauptsymptomatik

- Fieber, Gelenkschmerzen, wandernde Arthritis der großen Gelenke
- Herz: Endokarditis, Myokarditis, Perikarditis
- Chorea minor (extrapyramidal-motorische Störung: plötzlich einschießende unwillkürliche Bewegungen)

Medizinische Vorgeschichte

- Vorausgegangener Infekt mit ß-hämolysierenden Streptokokken (z. B. Scharlach, Angina tonsillaris, Erysipel)

Medikamente

- Antibiotika-Therapie

Allergien

- Antibiotika, Antiphlogistika

Sozialanamnese

Familienanamnese

Systemübersicht

- **Allgemein:** Schwäche, Leistungsminderung, Fieber
- **Kardiovask:** Palpitationen, Präkordialschmerz (Perikarditis)
- **Resp:** Belastungsdyspnoe, Orthopnoe
- **Musk / Skel:** Gelenkschmerzen, Arthralgien / Arthritis der großen Gelenke
- **Neuro/Psych:** unkontrollierte einschießende Bewegungen der Extremitäten oder Gesichtsmuskulatur (Chorea minor)

Körperliche Untersuchung

- **Allgemein:** Erythema anulare (bläulich-rote Ringe), subkutane Knötchen, Erythema nodosum (druckschmerzhafte rötliche Knoten v. a. an Unterschenkelstreckseiten)
- **Vitalzeichen:** Fieber, irregulärer Puls
- **Kardiovask:** neu aufgetretenes systolisches oder diastolisches Herzgeräusch (Endokarditis), Perikardreiben, periphere Ödeme (Herzinsuffizienz)
- **Resp:** basale RGs (Linksherzinsuffizienz)
- **Musk / Skel:** überwärmte, geschwollene und druckschmerzhafte Gelenke
- **Neuro / Psych:** unkontrollierte einschießende Bewegungen, fokale Symptomatik nach arterieller Embolie

Diagnostik

- BSG / CRP, Anti-Streptolysin-Titer, Anti-Desoxyribonukleotidase B, Echo

■

Patient mit Perikarditis

Hauptsymptomatik

- Stechender retrosternaler Schmerz, verstärkt bei Inspiration, Husten und liegender Position, Dyspnoe
- Herzbeuteltamponade: RR-Abfall, Tachykardie, Pulsus paradoxus, Halsvenenstau, kardiogener Schock
- Perikarditits constrictiva: Rechtsherzsymptomatik

Medizinische Vorgeschichte

- Infektionen: v. a. Viren, selten auch Bakterien und Tbc
- Autoimmunerkrankungen: SLE, rheumatisches Fieber, Dressler-Syndrom
- Perikarditis epistenocardica nach Myokardinfarkt
- Allergie/Arzneimittelreaktion
- Urämie
- Maligner Tumor, Z. n. Strahlentherapie

Medikamente

Allergien

- Medikamente

Sozialanamnese

- Evtl. infektiöse Exposition (Wohnsituation, Herkunft, Kontaktpersonen)

Familienanamnese

- Tbc, Autoimmunerkrankungen

Systemübersicht

- **Allgemein:** Leistungsminderung
- **Kardiovask:** retrosternale Schmerzsymptomatik, Palpitationen
- **Resp:** Belastungsdyspnoe
- **GIT:** evtl. Oberbauchschmerz durch Rechtsherzinsuffizienz (Stauungsleber)

Körperliche Untersuchung

- **Allgemein:** Fieber, akuter Schmerzzustand
- **Vitalzeichen:** Tachykardie, irregulärer Puls
- **Kardiovask:** evtl. Zeichen der Herzinsuffizienz vor allem bei begleitender Myokarditis, Herzrhythmusstörungen; fibrinöse Perikarditis: schabendes ohrnahes Reibegeräusch in Systole / Diastole; exsudative Perikarditis: leise Herztöne, Abnahme des Reibegeräusches; Herzbeutel-Tamponade: gestaute Halsvenen, Pulsus paradoxus, Kussmaulzeichen, RR-Abfall, Tachykardie
- **Resp:** basale RGs als Zeichen der Linksherzinsuffizienz

Diagnostik

- EKG, Echo, Rö-Thorax (Bocksbeutelform bei Herzbeuteltamponade), Herzkatheter ■

Patient mit KHK / Myokardinfarkt („Akutes Koronarsyndrom")

Hauptsymptomatik

- **Angina pectoris**: retrosternaler Belastungsschmerz, auch Brennen oder Druckgefühl, Ausstrahlung in Arm / Epigastrium / Kieferwinkel; Schmerz nicht lage- oder atemabhängig, Besserung durch Ruhe / Nitro; stabile / instabile AP
- Abgrenzung bzw. Übergang zum **Akuten Koronarsyndrom**
- Myokardinfarkt (NSTEMI und STEMI): Schmerzsymptomatik wie Angina pectoris, jedoch länger anhaltende und intensivere Schmerzsymptomatik, keine Besserung durch Ruhe / Nitro; auch akute Hauptsymptomatik als kardiogener Schock möglich
- Herzrhythmusstörungen / plötzlicher Herztod / Herzinsuffizienz

Medizinische Vorgeschichte

- Kardiovaskuläre Risikofaktoren: männliches Geschlecht, familiäre Disposition, Alter, Hyperlipidämie, arterieller Hypertonus, Diabetes mellitus / path. Glucosetoleranz, metabolisches Syndrom, Rauchen, Bewegungsmangel, negative Stresspersönlichkeit
- Evaluation der körperlichen Belastbarkeit (vgl. NYHA-Kriterien)
- Klappenvitien / Rhythmusstörungen
- Anämie, Hyperthyreose (erhöhter O_2-Bedarf)
- Bisherige Diagnostik: EKG, Belastungs-EKG, Echo bzw. Stress-Echo, Myokardszinti, Herzkatheter, Herz-CT / -MRT
- Bisherige Therapie: Medikamente, PTCA, Stent, Bypass

Medikamente

- z. B. ASS, Clopidogrel, Nitro, Betablocker, Kalziumantagonisten, ACE-Hemmer, Statine, Nebenwirkungen und Compliance
- evtl. Lyse-Therapie

Allergien

- Medikamente
- Kontrastmittel, da evtl. Herzkatheter

Sozialanamnese

- Rauchen, Alkohol
- Ernährungsfaktoren, körperliche Bewegung, Umgang mit Stress, berufliche Belastung

Familienanamnese

- KHK, Hyperlipidämie, art. Hypertonus, DM, Apoplex / TIA, pAVK (Alter der betroffenen oder verstorbenen Personen notieren)

Systemübersicht

- **Allgemein:** Belastbarkeit im täglichen Leben (AP in Ruhe / bei Belastung)
- **Kardiovask:** Häufigkeit der Anfälle, Auslöser, Dauer, Besserung durch Ruhe / Nitro
- **Resp:** evtl. Dyspnoe bei Linksherzinsuffizienz

Körperliche Untersuchung

- **Allgemein:** Adipositas, Zeichen der Hyperlipidämie (Xanthome, Xanthelasmen, Arcus lipoides)
- **Vitalzeichen:** art. Hypertonus, irregulärer Puls
- **Kopf-Hals:** Fundus hypertonicus
- **Kardiovask:** evtl. Arrhythmien, Zeichen der Herzinsuffizenz, peripherer Pulsstatus, Strömungsgeräusche, periphere Ödeme
- **Resp:** evtl. Zeichen der Linksherzinsuffizienz (Lungenödem – basale RGs)

Diagnostik

- EKG, Belastungs-EKG, Echo, Herzkatheter, Stressecho, Myokardszintigraphie, CT/MRT

Patient mit Arteriellem Hypertonus

Hauptsymptomatik

- akut: Hypertensive Krise (> 230 / 130 mmHg ohne akuten Organschaden), Hypertensiver Notfall (> 230 / 130 mmHg mit Gefahr der Hochdruckenzephalopathie, akute Linksherzbelastung, Angina pectoris, Aortendissektion), Schwindel, Kopfschmerz, Sehstörungen, Epistaxis
- chronisch: Endorganschäden: KHK, PAVK, zerebrovaskuläre Komplikationen (hypertensive Massenblutung, zerebrale Ischämie, hypertensive Enzephalopathie), Niereninsuffizienz, Aneurysmata

Medizinische Vorgeschichte

- Kardiovaskuläre Risikofaktoren: DM / metabolisches Syndrom, Rauchen, Hyperlipidämie, familiäre Disposition
- Renale Erkrankungen: z. B. Nierenarterienstenose, chron. Pyelonephritis / Glomerulonephritis, interstitielle Nephritis, zystische Nierendysplasie
- Endokrine Erkrankungen: M. Cushing, Phäochromozytom, Conn-Syndrom, Akromegalie
- Aorteninsuffizienz, Aortenisthmusstenose
- Schwangerschaftsinduzierte Hypertonie, Präeklampsie, HELLP-Syndrom
- Bisherige Untersuchungen: RR, EKG, Langzeit-RR, Rö-Thorax, Echo

Medikamente

- Bisherige Therapie (z. B. Betablocker, ACE-Hemmer, Angiotensin-Rezeptorantagonisten, Ca-Antagonisten, α_1-Hemmer) und Compliance, Allgemeinmaßnahmen (Diät, Sport)
- Potentiell Hypertonie-induzierende Medikamente: z. B. Steroide, Ovulationshemmer, Cyclosporin A, Erythropoetin

Allergien

- Medikamente

Sozialanamnese

- Rauchen, Alkohol, Drogen
- Körperliche Bewegung, Ernährungsgewohnheiten

Familienanamnese

- art. Hypertonus, KHK, Apoplex, metabolisches Syndrom, renale oder endokrine Erkrankungen
- ggf. bisheriger Schwangerschaftsverlauf, frühere Komplikationen

Systemübersicht

- **Allgemein:** Schwindel, Ohrensausen, Nasenbluten, verminderte körperliche Belastbarkeit, Übelkeit
- **Kardiovask:** Palpitationen, AP-Symptomatik, Claudicatio intermittens
- **Resp:** Belastungsdyspnoe, Orthopnoe (Linksherzinsuffizienz)
- **Neuro / Psych:** Kopfschmerzen, TIA, PRIND, Apoplex

Körperliche Untersuchung

- **Allgemein:** Adipositas, Zyanose der unteren Extremität (Aortenisthmusstenose)
- **Vitalzeichen:** RR an beiden Armen und Beinen messen, RR-Differenz (z. B. bei Aortenisthmusstenose oder Aneurysma), Tachykardie, Tachypnoe
- **Kopf-Hals:** Augenhintergrund (Fundus hypertonicus)
- **Kardiovask:** Arrhythmien, irregulärer Puls, 3. Herzton, verlagerter und verbreiteter Herzspitzenstoß, periphere Ödeme, evtl. periphere Pulsdefizite (Aortenisthmusstenose)
- **Resp:** basale RGs (Lungenödem)
- **Abdomen:** periumbilikales Strömungsgeräusch (Stenose), Pulsationen (Aortenaneurysma), Nieren vergrößert tastbar (zystische Nierendegeneration)
- **Neuro / Psych:** fokal-neurologische Defizite bei zerebrovaskulären Komplikationen

Diagnostik

- Wiederholte RR-Messung, 24h-RR, BB, Elektrolyte, Nierenwerte, Urinstatus, EKG, Echo, evtl. Nierensono, Screening auf weitere kardiovaskuläre Risikofaktoren, Abklärung sekundärer Ursachen: Doppler-Sono Nierenarterien, Sono Nieren, Aldosteron/Renin-Quotient zum Ausschluss M. Conn, Dexamethason-Hemmtest zum Ausschluss M. Cushing, Katecholamine im Sammelurin bzw. Plasma-Metanephrine zum Ausschluss Phäochromozytom. ■

Patient mit peripherer arterieller Verschlusskrankheit (pAVK)

Hauptsymptomatik

- Belastungsabhängiger ischämischer Muskelschmerz distal der Stenose, Besserung durch Ruhe
- In fortgeschrittenen Stadien auch Ruheschmerz (Fontaine III) und Nekrosen / Gangrän (Fontaine IV)
- Schmerz im Gesäß / Oberschenkelbereich sowie Erektionsschwäche bei Verschluss der Aortenbifurkation (Leriche-Syndrom)

Medizinische Vorgeschichte

- Arterieller Hypertonus, Diabetes mellitus, metabolisches Syndrom, Hyperlipidämie, Hyperurikämie
- Kollagenosen, Vaskulitiden, Raynaud-Symptomatik
- Bisherige Therapie (konservativ / Katheter / operativ)

Medikamente

- Betablocker, hormonale Kontrazeptiva, Ergotamine (können pAVK verstärken)

Allergien

- Kontrastmittel, da evtl. Angiographie

Sozialanamnese

- Rauchen, Alkohol
- Körperliche Aktivität / Ernährungsgewohnheiten

Familienanamnese

- Kardiovaskuläre Risikofaktoren, Vaskulitiden, Kollagenosen

Systemübersicht

- **Allgemein:** körperliche Belastbarkeit / Gehstrecke ohne Schmerzen (Einteilung nach Fontaine), Neigung zu Wundheilungsstörungen und Weichteilinfektionen
- **Kardiovask:** genaue Schmerzsymptomatik und -lokalisation (Etagen: gluteal, Oberschenkel, Waden, Füße)
- **GIT:** evtl. belastungsabhängige Bauchschmerzen (aorto-iliakales Steal-Syndrom)
- **Neuro/Psych:** Symptome durch TIA / PRIND / Apoplex, Erektionsstörungen, ischialgieforme Schmerzen

Körperliche Untersuchung

- **Allgemein:** Hautfarbe (Blässe), ↓ Hauttemperatur, trophische Störungen (Nekrose / Gangrän)
- **Vitalzeichen:** art. Hypertonus
- **Kardiovask:** Karotidenpuls- und Strömungsgeräusche, peripherer Pulsstatus (abgeschwächte / fehlende periphere Pulse) und Strömungsgeräusche, Lagerungsprobe nach Ratschow, Austestung der Gehstrecke

- **Abdomen:** evtl. periumbilikales Strömungsgeräusch (Nierenarterienstenose)
- **Neuro / Psych:** evtl. fokal-neurologische Defizite

Diagnostik

- Gehtest, Doppler, Angiographie, Bildgebung

Patient mit Aortenaneurysma

Hauptsymptomatik

- 30 % asymptomatischer Zufallsbefund
- Symptome: Unspezifischer Rückenschmerz, Flankenschmerz, AP-Symptomatik (stechende thorakale Schmerzen, Dyspnoe), zerebrovaskuläre Symptomatik (A. dissecans)
- Akut: Ruptur mit hypovolämischem Schock

Medizinische Vorgeschichte

- Kardiovaskuläre Risikofaktoren (Arteriosklerose): Art. Hypertonus, Diabetes mellitus, metabolisches Syndrom, Adipositas, Hyperlipidämie
- Trauma (Thoraxaufprall auf Lenkrad, auch Gefäßpunktionen / Operationen)
- poststenotisch bei Aortenstenose
- Lues, Kollagenosen / zystische Medianekrose, Kawasaki-Syndrom
- Marfan-Syndrom, Ehlers-Danlos-Syndrom

Medikamente

Allergien

- Kontrastmittel, da evtl. Angiographie

Sozialanamnese

- Rauchen, Alkohol
- Sexualanamnese bei V. a. Lues

Familienanamnese

- Kardiovaskuläre Risikofaktoren, Marfan-Syndrom, Ehlers-Danlos-Syndrom

Systemübersicht

- **Allgemein:** Schmerzsymptomatik
- **Kardiovask:** stechender thorakaler oder abdomineller Schmerz, AP-Symptomatik, Claudicatio intermittens
- **Resp:** Dyspnoe, evtl. Rekurrensparese und Heiserkeit bei thorakalem Aneurysma
- **GIT:** evtl. gastrointestinale Blutungen
- **UGT:** evtl. Hämaturie, Ausfall der Nierenfunktion
- **Musk / Skel:** unspez. Rücken- und Flankenschmerzen
- **Neuro / Psych:** TIA- / PRIND- / Apoplex-Symptomatik

Körperliche Untersuchung

- **Allgemein:** Evtl. Hinweise auf Marfan-Syndrom (z. B. lange schmale Extremitäten und Akren, überstreckbare Gelenke) / Ehlers-Danlos-Syndrom (verstärkte Elastizität der Haut)
- **Vitalzeichen:** art. Hypertonie vor Ruptur, Hypotonie, Tachykardie, positiver Schockindex
- **Kardiovask:** peripheres Pulsdefizit, evtl. diastolisches Geräusch bei begleitender Aorteninsuffizienz
- **Resp:** basale RGs (Lungenödem)

- **Abdomen:** pulsierender Tumor im Bauchraum, systolisches Strömungsgeräusch, Schwirren
- **Neuro / Psych:** neurologische Defizite (A. dissecans)

Diagnostik

- Rö-Thorax, Abdomen-Sono / Farbdoppler, TEE, CT, Angiographie

Patient mit Lungenembolie

Hauptsymptomatik

(determiniert durch Größe des Thrombus und der betroffenen Gefäßbahn)
- asymptomatisch
- schlagartige Dyspnoe, Tachypnoe, Tachykardie
- Thoraxschmerzen (inspiratorisch verstärkter pleuritischer Schmerz)
- Husten, Hämoptyse, Pneumonie
- Angst, Beklemmungsgefühl, Schweißausbruch
- Synkope, Schock, Herz-Kreislauf-Stillstand

Medizinische Vorgeschichte

- Tiefe Beinvenenthrombose und deren Risikofaktoren:
- Adipositas, Varikosis, Herzinsuffizienz, Immobilisation, Operation, Fraktur (auch: Fettembolie), Economy class syndrome, entzündliche Darmerkrankungen, nephrotisches Syndrom (Verlust an AT III), Alter
- Hyperviskositätssyndrome, Kollagenosen (SLE), Antiphospolipidsyndrom
- Polycythaemia vera, Polyglobulie, Thrombozytose
- APC-Resistenz / Faktor-V-Leiden, Prothrombin-Dimorphismus, Antithrombin-III-Mangel, Protein-C-Mangel, Protein-S-Mangel, Dysfibrinogenämie, Hyperhomocysteinämie
- Maligne Grunderkrankungen
- Schwangerschaft, Geburt, Wochenbett (auch: Fruchtwasserembolie)
- Thorax / Herz-OP, orthopädische Eingriffe der unteren Extremität, Neurochirurgie: erhöhtes Risiko für Luftembolie

Medikamente

- Östrogene, Ovulationshemmer, Heparin (HIT), Diuretika (Exsikkose)

Allergien

- Heparin-induzierte Thrombozytopenie
- Kontrastmittel, da evtl. Angiographie

Sozialanamnese

- Rauchen
- Körperliche Bewegung / Immobilisation
- Reiseanamnese (Economy class syndrome)

Familienanamnese

- Thrombosen, Lungenembolien
- Bei V. a. SLE / Antiphospholipidsyndrom auch nach Fehlgeburten fragen

Systemübersicht

- **Allgemein:** Beklemmungsgefühl, Angst, Schweißausbruch
- **Kardiovask:** Thoraxschmerz, Palpitationen, Spannungsgefühl / Schmerz in Beinen
- **Resp:** Dyspnoe, Husten, Hämoptysen

Körperliche Untersuchung:

- **Allgemein:** Schocksymptomatik, kaltschweißig, Zyanose, evtl. Fieber
- **Vitalzeichen:** Schockindex, Tachykardie, RR-Abfall, abgeschwächter Puls, Tachypnoe
- **Kopf-Hals:** gestaute Halsvenen
- **Kardiovask:** evtl. Galopp-Rhythmus, lauter 2. Herzton, Zeichen des akuten Rechtsherzversagens; Zeichen der tiefen Beinvenenthrombose: Zunahme Beinumfang (Seitendifferenz > 1 cm), ödematöse, evtl. livide gefärbte Schwellung, Druckempfindlichkeit (Mayr, Homanns, Payr), Überwärmung, Pratt-Warnvenen (prätibial), evtl. Phlegmasia coerula dolens (starkes Ödem, Zyanose, kühle Haut da arterieller Zufluss komprimiert)
- **Resp:** evtl. pleuritisches Reibegeräusch, basale RGs, basale Dämpfung (Pleuraerguss)

Diagnostik

- EKG, Rö-Thorax, BGA, UKG, Spiral-CT, Perfusions- / Ventilationsszinti, Angiographie / Rechtsherzkatheter

Respiratorisches System

Patient mit Asthma bronchiale

Hauptsymptomatik

- anfallsweise auftretende Atemnot, expiratorischer Stridor
- Hustenreiz, nächtlicher Husten, zäher Auswurf, verlängertes Expirium

Medizinische Vorgeschichte

- Manifestationsalter, Anzahl der Anfälle pro Tag / Woche, nächtliche Attacken, FEV_1 (peak flow)
- Frühere Krankenhausaufenthalte / Intubationen / Notwendigkeit oraler Kortikosteroide
- Trigger: Anstrengung, Medikamente (Aspirin, Betablocker), beruflich, Infekt, Allergie, Stress, emotionale Belastung
- Bisherige Diagnostik: Spirometrie, Metacholin-Provokations-Test, Peak-Flow-Kontrolle; Allergie-Diagnostik (Pricktest, Intrakutantest, IgE, inhalativer Provokationstest)
- Atopische Prädisposition
- Gastroösophagealer Reflux (oftmals mit Asthma vergesellschaftet)

Medikamente

- Medikation bei Bedarf / Dauertherapie
- Inhalative Beta-2-Mimetika, inhalative Kortikoide, orale Kortikoide, Theophyllin, Leukotrien-Antagonisten, Mastzellstabilisatoren, inhalative Parasympatholytika. Wirkung / Nebenwirkungen / Compliance

Allergien

- Atopische Prädisposition (atopisches Ekzem, allerg. Konjunktivitis, allerg. Rhinitis, allerg. Enteritis)
- Medikamente: z. B. ASS (sog. Pseudoallergie)
- Haustiere, Stauballergie, Milben

Sozialanamnese

- Rauchen (auch passiv)
- Berufliche Exposition: inhalativ, chemisch-irritativ (z. B. Mehlstaub, Kleiestaub, Schimmel, Verunreinigungen); Besserung am Wochenende
- Wohnsituation: Klima, Luftverschmutzung
- Psychosomatische Aspekte: Stressbelastung und -verarbeitung, Konflikte

Familienanamnese

- Atopische Erkrankungen (atopisches Ekzem, allerg. Rhinitis / Konjunktivitis, Asthma)

Systemübersicht

- **Kopf-Hals:** allergische Rhinitis, allergische Konjunktivitis, Sinusitis
- **Resp:** anfallsartige Atemnot, Husten, glasig-zäher Auswurf

Körperliche Untersuchung

- **Allgemein:** Zeichen der respiratorischen Erschöpfung, Zyanose
- **Vitalzeichen:** Tachykardie, Tachypnoe, Dyspnoe
- **Kopf-Hals:** allergische Rhinitis, allergische Konjunktivitis
- **Kardiovask:** Tachykardie, Pulsus paradoxus (insp. Blutdruckabfall > 10 mmHg), evtl. Zeichen der chron. Rechtsherzbelastung (Ödeme, Halsvenenstauung, lauter 2. Herzton, fixierte Spaltung)
- **Resp:** Schwere Dyspnoe, Husten, verstärkter Gebrauch der Atemhilfsmuskulatur, evtl. juguläre und epigastrische Einziehungen, expiratorischer Stridor, verlängertes Expirium, respiratorischer Alternans (Wechsel thorakaler / abdomineller Atmung), hypersonorer Klopfschall, Zwerchfelltiefstand, diffuse trockene Rasselgeräusche (Giemen, Brummen, Schnurren), evtl. silent chest (hochgradige Spastik mit Lungenüberblähung)
- **Abdomen:** evtl. epigastrische Einziehungen
- **Neuro / Psych:** bei schweren Verlaufsformen zunehmende Eintrübung durch CO_2-Retention

Diagnostik

- hyperreagibles Bronchialsystem: Peak-Flow-Protokoll, Metacholin-Provokationstest
- Manifestes Asthma: Anamnese / Klinik, Lungenfunktion mit Broncholysetest nach Gabe von β_2-Mimetika
- Allergie: Karenzversuch, Reexpositionstest, Hauttest, IgE

Patient mit COPD

Hauptsymptomatik

- Chronische Bronchitis (WHO-Definition: Husten und Auswurf in zwei aufeinanderfolgenden Jahren während mindestens drei aufeinander folgenden Monaten pro Jahr), chronisch-nichtobstruktiv: nur Husten und Auswurf, chronisch-obstruktiv: mit Belastungsdyspnoe und Leistungsabfall, Obstruktives Lungenemphysem / resp. Insuffizienz / Cor pulmonale, verstärkt im Herbst / Winter

Medizinische Vorgeschichte

- Rezidivierende bronchopulmonale Infekte, chronische Sinusitis
- α_1-Antitrypsin-Mangel, Antikörpermangelsyndrom
- Bisheriger Verlauf (Anzahl der akuten Exazerbationen / Trigger / Antibiotika-Therapie / Intubationen) sowie bisherige Diagnostik (Rö-Thorax, CT, Spirometrie, Bronchoskopie)

Medikamente

- Bisherige Therapie (inhalative β_2-Sympathomimetika, Parasympatholytika, Theophyllin, orale Glukokortikoide, Antibiotika, O_2-Therapie), Nebenwirkungen, Compliance
- Pneumokokkenvakzine, Influenzavakzine

Allergien

- Antibiotika

Sozialanamnese

- Rauchen
- Berufliche Exposition: z. B. Luftschadstoffe, Feinstaub, Isocyanate
- Wohnsituation (z. B. Treppen) / Klimatische Verhältnisse

Familienanamnese

- Emphysem in der Familie (α_1-Antitrypsin-Mangel)
- Immundefizit (Antikörpermangelsyndrom)

Systemübersicht

- **Allgemein:** Einschränkung der körperlichen Belastbarkeit
- **Kopf-Hals:** chronische Sinusitis
- **Kardiovask:** periphere Ödeme
- **Resp:** Belastungs-Dyspnoe, Ruhe-Dyspnoe, Husten, Auswurf, rez. Infekte

Körperliche Untersuchung

- **Allgemein:** Zyanose, Kachexie / Adipositas, Uhrglasnägel, Trommelschlegelfinger
- **Vitalzeichen:** Tachypnoe, Dyspnoe, evtl. Fieber (infektiöse Exazerbation)
- **Kopf-Hals:** deszendierte Trachea (verminderte Distanz Schildknorpel / Sternum)

- **Kardiovask:** Zeichen der Rechtsherzinsuffizienz (Cor pulmonale): gestaute Hals- und Zungengrundvenen, periphere Ödeme, lauter 2. Herzton
- **Resp:** Husten, Presslippenatmung, verstärkter Gebrauch der Atemhilfsmuskulatur, expiratorischer Stridor, fassförmiger Thorax, horizontal verlaufende Rippen, Sahlischer Venenkranz (kleine Hautvenen im Bereich des Rippenbogens), geblähte Schlüsselbeingruben, tiefstehende, wenig verschiebliche Atemgrenzen, hypersonorer Klopfschall, Expirium verlängert, leises Atemgeräusch, trockene und/oder feuchte Atemgeräusche (abhängig von Menge der Sekrete, spastischer Komponente, Infiltrat)
- **Abdomen:** Leberrand nach kaudal verlagert, evtl. Stauungsleber bei fortgeschrittener Rechtsherzinsuffizienz

Nach dem klinischen Bild können Patienten mit chron. Lungenemphysem in 2 Gruppen unterteilt werden:
Pink Puffer: dyspnoeisch-kachektisch, hager, kaum Zyanose, Belastungsdyspnoe, Tachypnoe, verlängertes Exspirium, hyperresonant, verminderte Atemgeräusche, resp. Partialinsuffizienz
Blue Bloater: übergewichtig, Zyanose, Husten, Sputumproduktion, bronchitisch, Polyglobulie, resp. Globalinsuffizienz, Cor pulmonale

Diagnostik

- Anamnese / Klinik, Lungenfunktion
- Bildgebung: Rö-Thorax / CT-Thorax
- Lab: Ausschluss α_1-Protease-Inhibitor-Mangel (bes. bei Alter < 50J.)

Patient mit Sarkoidose

Hauptsymptomatik

- Akut (Löfgren-Syndrom): Erythema nodosum, bihiläre Adenopathie, Arthritis (meist Sprunggelenk), oft begleitet von Allgemeinsymptomen wie Fieber, Leistungsminderung, Husten
- Chron.: Reizhusten, Belastungsdyspnoe, oft Zufallsbefund in Röntgen-Thorax

Medizinische Vorgeschichte

- Bisheriger Krankheitsverlauf und Diagnostik: BSG, Rö-Thorax, Spirometrie, Bronchiallavage, transbronchiale Biopsie
- Autoimmunerkrankungen, rheumatische Erkrankungen, Tbc

Medikamente

- Bisherige Therapie: z. B. Glukokortikoide

Allergien

Sozialanamnese

Familienanamnese

- Sarkoidose

Systemübersicht

- **Allgemein:** Leistungsminderung
- **Kopf-Hals:** gerötete schmerzhafte Augen
- **Kardiovask:** Palpitationen
- **Resp:** Belastungsdyspnoe, Reizhusten
- **GIT:** Schmerz rechter / linker Oberbauch (Hepatosplenomegalie)
- **UGT:** Nierensteine (Hyperkalzämie)
- **Endo:** Polyurie / Polydipsie (zentraler Diabetes insipidus)
- **Musk / Skel:** Arthralgien
- **Neuro / Psych:** Kopfschmerz, Nackensteife, Krampfanfälle

Körperliche Untersuchung

- **Allgemein:** Lymphadenopathie, Erythema nodosum (blaurote druckdolente Flecken, meist an Streckseiten der unteren Extremität), blau-rote Plaques (Lupus pernio)
- **Vitalzeichen:** moderates Fieber, Bradykardie
- **Kopf-Hals:** Iridozyklitis, Uveitis, Schwellung der Tränendrüsen und Parotis, evtl. in Kombination mit Fazialisparese (Heerfordt-Syndrom)
- **Kardiovask:** Herzrhythmusstörungen (meist Reizleitungsstörungen / Bradykardie), Zeichen der Herzinsuffizienz / Kardiomyopathie
- **Resp:** Husten, unspezifischer Auskultationsbefund
- **Abdomen:** Hepatomegalie, Splenomegalie

- **Musk / Skel:** gerötete geschwollene Gelenke (Arthritis), Ostitis multiplex cystoides (zystische druckdolente Umwandlung der Phalangen)
- **Neuro / Psych:** Fazialisparese, granulomatöse Meningitis (Brudzsinski / Kernig / Lasègue, Nackensteife), periphere Polyneuropathie

Diagnostik

- pulmonale / extrapulmonale Manifestationen
- Bronchoskopie mit Biopsie (nichtverkäsende Epitheloidzellgranulome)
- Bronchoalveoläre Lavage mit Zytologie
- Ausschluss einer infektiösen Genese / Tbc
- Zusätzlich: EKG, ophthalmologische Untersuchung, Lungenfunktion, Herzecho

Patient mit Bronchialkarzinom

Hauptsymptomatik

- Frühstadium: keine typischen Symptome
- Husten, Dyspnoe, Hämoptyse, Thoraxschmerz
- Asthma und Bronchitis mit kurzer Anamnese, rezidivierende Pneumonien, therapieresistente Erkältungskrankheiten im Alter >40
- Rekurrensparese, Phrenikuslähmung, Pancoast-Syndrom
- Paraneoplastische Syndrome (Cushing, SIADH, Hyperkalzämie, Lambert-Eaton, Polymyositis, Dermatomyositis, Thromboseneigung, Acanthosis nigricans)

Medizinische Vorgeschichte

- Tbc, Lungennarben, Kavernen, Lungenbestrahlung
- Bisherige Diagnostik und Therapie

Medikamente

Allergien

Sozialanamnese

- Zigarettenrauchen (auch passiv)
- Berufliche Exposition gegenüber pulmotropen Karzinogenen (Asbest, Chrom, Arsen, Haloether, Dichlorethylsulfid, ionisierend-strahlende Stoffe, Nickel, polyzyklische aromatische Kohlenwasserstoffe)
- Luftverschmutzung

Familienanamnese

- Bronchialkarzinom bei einem Elternteil (2–3fach erhöhtes Risiko)

Systemübersicht

- **Allgemein:** Gewichtsverlust, Inappetenz
- **Kopf-Hals:** Lymphknotenschwellung
- **Resp:** Husten, Dyspnoe, Hämoptysen, Heiserkeit, rez. broncho - pulmonale Infekte
- **GIT:** evtl. Schmerz rechter Oberbauch (Hepatomegalie)
- **UGT:** evtl. Polydipsie und Polyurie (Syndrom der inadäquaten ADH-Produktion)
- **Häm / Onk:** rez. Thrombosen, Anämie
- **Musk / Skel:** Muskelschwäche der Extremitäten (Lambert-Eaton-Syndrom), Muskelschmerz (Polymyositis, Dermatomyositis), WS-Schmerz (Knochenmetastasen)
- **Neuro / Psych:** Plexusneuralgien, Gangunsicherheit (zerebelläre Ataxie)

Körperliche Untersuchung

- **Allgemein:** Kachexie, Lymphadenopathie, Zyanose, evtl. Gynäkomastie, Zeichen der ektopen ACTH-Produktion (Cushing: Stammfettsucht, Vollmondgesicht, Büffelnacken, Striae), Acanthosis nigricans, Dermatomyositis

- **Vitalzeichen:** Tachypnoe, Dyspnoe, evtl. Fieber
- **Kopf-Hals:** Rekurrensparese (Heiserkeit), Horner-Syndrom (Miosis, Ptosis, Enophthalmus) bei Pancoast-Tumor, evtl. Zeichen der oberen Einflusstauung (geröteter Kopf, gestaute Halsvenen)
- **Kardiovask:** evtl. Zeichen der Perikarditis (schabendes, ohrnahes Reibegeräusch) bei Tumorinfiltration, evtl. Armschwellung durch Lymph- und Venenstau, Druckschmerz der WS (Knochenmetastasen)
- **Resp:** Phrenikusparese, evtl. Pleuraerguss (hyposonorer Klopfschall, abgeschwächtes Atemgeräusch), Zeichen der Pneumonie (Bronchialatmen, klingende RGs, verstärkter Stimmfremitus), Atelektase (hyposonorer Klopfschall, abgeschwächtes Atemgeräusch)
- **Abdomen:** evtl. Hepatomegalie und Aszites
- **Musk / Skel:** Muskelatrophie, Schwäche der prox. Extremitätenmuskulatur (Lambert-Eaton-Syndrom), Hypertrophische pulmonäre Osteoarthropathie (Trommelschlegelfinger, schmerzhaft geschwollene Knöchel / Handgelenke)
- **Neuro / Psych:** Polyneuropathie, Zeichen der zerebellären Funktionseinschränkung (Ataxie, breiter unsicherer Gang, Dysdiadochokinese, path. Finger-Nase Versuch, evtl. Nystagmus, Dysarthrie), evtl. Demenz

Diagnostik

- Lokalisation: Rö-Thorax, CT, evtl. PET, Bronchoskopie
- Art: Zytologie, Histologie
- Metastasensuche: Sono-Abdomen (Leber), CCT (Gehirn), Szinti (Knochen), PET
- präoperativ: Lungenfunktion

Patient mit Pneumothorax

Hauptsymptomatik

- Pneumothorax: Plötzliche Atemnot und stechender einseitiger Thoraxschmerz, Husten
- Spannungspneumothorax: stark zunehmende Dyspnoe, Schmerzen, Zyanose, Tachykardie, RR-Abfall, obere Einflussstauung, Schock-Symptomatik

Medizinische Vorgeschichte

- Trauma: penetrierende Verletzung (offener Pneu), traumatischer Bronchusabriss
- Iatrogen: Pleurapunktionen, V. subclavia-Katheter, maschinelle Beatmung, OP
- Asthma, Emphysem, interstitielle Lungenvorerkrankungen, Mukoviszidose, Kavernen, Abszess, Tbc, Karzinom, Ruptur subpleuraler Emphysemblasen
- jugendliche, meist hochgewachsene Sportler (idiopathischer Spontanpneumothorax)
- Anzahl bisheriger Pneumothoraces, Therapie (Pleurasaugdrainage, thorakoskopische Abtragung von Emphysemblasen)

Medikamente

Sozialanamnese

- Rauchen

Familienanamnese

- Lungenerkrankungen

Systemübersicht

- **Kardiovask:** plötzlicher einseitiger Thoraxschmerz, verstärkt durch Inspiration
- **Resp:** akute Dyspnoe, Husten

Körperliche Untersuchung

- **Allgemein:** Zyanose, evtl. Hautemphysem an Verletzungsstelle (Trauma/iatrogen), bei Trauma auf evtl. Rippenserienfraktur achten (Hämatome, Druckdolenz), Zeichen penetrierender Verletzungen (offener Pneu)
- **Vitalzeichen:** Tachykardie, RR-Abfall (Spannungspneu), Tachypnoe, Dyspnoe
- **Kopf-Hals:** Zeichen der oberen Einflussstauung bei Spannungspneumothorax: Halsvenen und Zungengrundvenen gestaut
- **Resp:** asymmetrische Thoraxbewegungen, hypersonorer Klopfschall (Spannungspneumothorax), abgeschwächtes Atemgeräusch

Diagnostik

- Rö-Thorax (in Exspiration)

Gastrointestinales System

Patient mit Chronisch-entzündlichen Darmerkrankungen (Colitis ulcerosa/Morbus Crohn)

Hauptsymptomatik

- Intestinale Symptome: Abdominalschmerz, Tenesmen, blutig-schleimige Diarrhoe, Blähungen, Übelkeit, Fieber, Gewichtsverlust, Appetitlosigkeit, toxisches Megakolon mit Sepsis und Peritonitis, Ileus
- Extraintestinale Symptome: Erythema nodosum, Pyoderma gangränosum, Uveitis, Episkleritis, primär-sklerosierende Cholangitis (PSC), Arthritis, Sacroiliitis, Spondylitis ankylosans, Wachstumsstörungen im Kindesalter
- Spätkomplikationen: Kolorektales Karzinom, Amyloidose, Komplikationen durch OP (z. B. Kurzdarmsyndrom, Ileus bei Verwachsungen)

Medizinische Vorgeschichte

- Verlauf der Krankheit (chronisch / akut, Anzahl der Rezidive / kontinuierlicher Verlauf, Dauer der Remission, Anzahl der Stühle / Tag)
- bisherige Untersuchungen (Labor, Calprotectin im Stuhl, Sonographie, Sigmoidoskopie /Koloskopie, Hydro-MRT des Dünndarms, Biopsien, bildgebende Verfahren, bisherige medikamentöse Therapie und Operationen)
- Komplikationen (toxisches Megakolon, Darmperforation, Ileus, massive Blutungen, Abszesse, Fisteln), extraintestinale Manifestationen

Medikamente

- z. B. Aminosalicylate, Kortikosteroide, Immunsuppressiva, Biologika

Allergien

- Antibiotika (z. B. Metronidazol)

Sozialanamnese

- Familienstand und psychosoziale Unterstützung, evtl. psychosomatische Komponenten
- Berufsanamnese (physische Beeinträchtigung, Stressfaktoren)
- Rauchen (häufiger M. Crohn), Ernährungsgewohnheiten / Diät, Reiseanamnese (DD Diarrhoe)

Familienanamnese

- M. Crohn / C. ulcerosa
- Spondylitis ankylosans

Systemübersicht:

- **Allgemein:** Fieber, Appetitlosigkeit, Gewichtsverlust, Hautveränderungen
- **Kopf-Hals:** Mundläsionen (Aphthen, Ulzera), Episkleritis, Uveitis
- **GIT:** Diarrhoe (Stuhlfrequenz / Konsistenz), Abdominalschmerz, Tenesmen, Blähungen, Blutungen, Schleimabgang
- **Musk / Skel:** Arthralgien, Rückenschmerzen, Sakroiliitis

Körperliche Untersuchung

- **Allgemein:** Allgemeiner Gesundheitszustand (akut / chron.), Ernährungs - zustand (Kachexie), Dehydratation, Hautveränderungen: Erythema nodosum, Pyoderma gangraenosum
- **Vitalzeichen:** Fieber, Tachykardie
- **Kopf-Hals:** Uveitis, Episkleritis, Mundläsionen (Apthen, Ulzera)
- **Abdomen:** hyperaktive gurgelnde Darmgeräusche, evtl. abwesende Darmgeräusche bei Ileus, Druckschmerz, Raumforderung, evtl. peritonitische Zeichen, anale Fisteln
- **Musk / Skel:** lokaler Druckschmerz Iliosakralgelenke, pos. Mennell-Zeichen (Spondylitis ankylosans), evtl. gerötete und geschwollene Gelenke

Diagnostik

- Koloskopie, Gastroskopie (ggf. Kapselendoskopie)
- Bildgebung (Sono, Hydro-MRT des Dünndarms, MRT des Beckens (Fisteln), CT)
- Lab: BB, Hb, CRP, BSG, evt. Auto-AK (ANCA), Fibrinogen, Eisen, Ferritin, Calcium, Vit. D, Vit. B12, Calprotectin im Stuhl

■

Patient mit Kolorektalem Karzinom

Hauptsymptomatik

- Änderung der Stuhlgewohnheiten (Diarrhoe / Konstipation), Blutbeimischungen / Auflagerungen im Stuhl, Ileus
- Leistungsminderung, Gewichtsverlust, Anämie

Medizinische Vorgeschichte

- Risikofaktoren (chron.-entzündl. Darmerkrankung, Adenome / Polypen des Kolons)
- Assoziierte Neoplasien: Mammakarzinom, Ovarialkarzinom, Uteruskarzinom
- bisherige Untersuchungen (Sigmoidoskopie / Koloskopie, Biopsie, Staging), bisherige Therapie (Chirurgie, Chemotherapie, Radiotherapie)

Medikamente

- Chemotherapie

Sozialanamnese

- Ernährungsgewohnheiten
- Rauchen
- Bisherige Vorsorgeuntersuchungen

Familienanamnese

- Kolorektales Karzinom / Kolonpolypen, Familiäre adenomatöse Polyposis (obligate Präkanzerose), Lynch-Syndrom, Mammakarzinom / Ovarialkarzinom / Uteruskarzinom

Systemübersicht

- **Allgemein:** Gewichtsverlust, Leistungsminderung, Anämie
- **Resp:** Dyspnoe (Lungenmetastasen)
- **GIT:** Schmerz, Änderung der Stuhlgewohnheiten (Diarrhoe / Konstipation), rektale Blutung, Meläna, Blutauflagerung / -beimischung im Stuhl, Flatus, Mucus

Körperliche Untersuchung

- **Allgemein:** Allgemeiner Gesundheitsstatus (akut / chron.), Ernährungsstatus (Kachexie)
- **Abdomen:** sichtbare Vorwölbung, hyperaktive / abwesende Darmgeräusche (Ileus), tastbare Raumforderung, Hepatomegalie, Aszites, Ikterus (Lebermetastasen); rektale Untersuchung: tastbare Raumforderung, pos. Hämoccult-Test
- **Neuro:** Evtl. neurologische Defizite bei Hirnmetastasen

Diagnostik

- rektale Untersuchung, Stuhltest zur Früherkennung, Koloskopie
- Bildgebung
- Metastasen-Suche: Leber-Sono / Rö-Thorax, CT / Schädel-CT
- Lab: Tumormarker CEA (Verlaufskontrolle)

■

Patient mit Chronischer Leberinsuffizienz / Zirrhose

Hauptsymptomatik

- Allgemeinsymptome: Leistungsminderung, Völlegefühl im Oberbauch, Pruritus
- Folgen der portalen Hypertension: Aszites, Ösophagusvarizenblutung, Hypersplenismus
- Folgen der Leberinsuffizienz: Ikterus, Hepatische Enzephalopathie, Gerinnungsstörungen
- Spätfolgen: Hepatozelluläres Karzinom

Medizinische Vorgeschichte

- Hepatitis B / C, M. Wilson, Hämochromatose, α_1-Antitrypsin-Mangel
- Chronische Rechtsherzinsuffizienz, Nicht-alkoholische Fettlebererkrankung (NAFLD) bei Adipositas oder metabolischem Syndrom/Diabetes; alkoholische Fettlebererkrankung
- Primäre biliäre Zirrhose, Primär sklerosierende Cholangitis (! Assoziation zu Colitis ulcerosa)
- Autoimmunhepatitis (! Assoziation zu DM, Hashimoto-Thyreoiditis)
- Budd-Chiari-Syndrom, Tropenerkrankungen (Bilharziose)
- Bluttransfusionen, Blutprodukte (Hepatitis)

Medikamente

- hepatotoxische Medikamente

Allergien

Sozialanamnese

- Alkoholkonsum (50 % aller Leberzirrhosen)
- Drogenabhängigkeit, Sexualanamnese (Hepatitis)
- Reiseanamnese (Hepatitis, Bilharziose)
- emotionaler und sozialer Rückhalt, Coping mit chron. Erkrankung

Familienanamnese

- M. Wilson (aut.-rez.), Hämochromatose (aut.-rez.), α_1-Antitrypsinmangel (aut.-rez.)
- Autoimmunerkrankungen (Hashimoto-Thyreoiditis, DM)

Systemübersicht

- **Allgemein:** Abgeschlagenheit, Pruritus, Ikterus
- **Kardiovask:** Evtl. Palpitationen, periphere Ödeme
- **Resp:** Dyspnoe (Zwerchfellhochstand / Pleuraerguss)
- **GIT:** Druckgefühl Oberbauch, Zunahme Bauchumfang, Meläna, Hämatemesis (Varizenblutung)
- **Endo:** Libido- / Potenzstörungen, Amenorrhoe
- **Häm / Onk:** erhöhte Blutungsneigung durch Gerinnungsstörungen
- **Neuro / Psych:** Konzentrationsstörungen, Tremor, Apathie

Körperliche Untersuchung

- **Allgemein:** Leberzeichen: Ikterus, Gynäkomastie, Veränderung der Körperbehaarung (Bauchglatze), Palmarerythem, Leukonychie, Spider naevi, Kratzspuren (Pruritus), Hautblutungen, allgemeiner Hygiene- und Ernährungszustand des Patienten, Zeichen von iv-Drogenabusus, Tattoos (Hepatitis-Risiko)
- **Vitalzeichen:** Fieber (DD Peritonitis, akute Hepatitis)
- **Kopf-Hals:** gelbe Skleren
- **Kardiovask:** Zeichen der Rechtsherzinsuffizienz: erhöhter JVD, periphere Ödeme
- **Resp:** Pleuraerguss: Perkussion gedämpft, Stimmfremitus aufgehoben
- **Abdomen:** Frühstadium: vergrößerte Leber mit derber unregelmäßiger Oberfläche, Spätstadium: zirrhotische Schrumpfleber, Aszites (Zunahme des Bauchumfanges, vorgewölbtes Abdomen, gefüllte Flanken, verstrichener Nabel, Flankendämpfung), Caput medusae, Kollateralvenen auf Bauchhaut, Splenomegalie, Gynäkomastie, Bauchglatze, Hodenatrophie
- **Musk / Skel:** Dupuytrensche Kontraktur
- **Neuro / Psych:** Glasgow Coma Scale / Mini Mental State Exam (hepatische Enzephalopathie, chron. Alkoholabusus), Asterixis / Flapping Tremor

Diagnostik

- Lab: Bilirubin, Leberenzyme, Hepatitis-Screening, Gerinnung, α-Fetoprotein, AMA, ANA, Eisen, Ferritin u. a.
- Bildgebung: Sono, CT, MRT, evtl. Biopsie, Elastographie/ARFI

Patient mit Akuter Pankreatitis

Hauptsymptomatik

- starker Abdominalschmerz (zentral / epigastrisch), gürtelförmig ausstrahlend in Rücken und Thorax
- Übelkeit / Erbrechen, Meteorismus, Schock

Medizinische Vorgeschichte

- Gallensteine
- Alkoholabusus
- Trauma, vorausgegangene ERCP, Hyperkalzämie, Hyperlipidämie
- Ulcus duodeni (retroperitoneale Perforation), Duodenaldivertikel
- Autoimmunkrankheiten, virale Infektionen (insbesondere Mumps, HIV, Hepatitis)

Medikamente

- z. B. Steroide, Diuretika, β-Blocker, ACE-Hemmer, Östrogene, Methyl-Dopa, Tetracycline, Erythromycin, Sulfasalazin, Antikonvulsiva, Azathioprin, Mercaptopurin, Didanosin

Allergien

Sozialanamnese

- Alkoholabusus
- Reiseanamnese (Hepatitis, Ascariden in Gallengängen, Skorpionbiss)

Familienanamnese

- hereditäre Pankreatitis
- Gallensteine
- Primärer Hyperparathyreoidismus (Hyperkalzämie)
- Familiäre Hyperlipidämie (v. a. Typ I, IV, V)

Systemübersicht

- **Allgemein:** Akute Schmerzsymptomatik (Lokalisation, Intensität, Ausstrahlung etc.), Fieber, Headscher Zonenschmerz
- **Kardiovask:** Evtl. Palpitationen
- **Resp:** Dyspnoe (Pleuraerguss)
- **GIT:** Abdominalschmerz, Übelkeit, Erbrechen, Meteorismus, letzter Stuhlgang (Ileus)

Körperliche Untersuchung

- **Allgemein:** akuter Schmerz, Schock, Ikterus, eingeschränkter Gesundheits- und Ernährungszustand, Zeichen der Hyperlipidämie (Xanthelasmen, Xanthome, Arcus lipoides)
- **Vitalzeichen:** Schockzeichen (Hypotonie, Tachykardie), Fieber
- **Kopf-Hals:** Gesichtsrötung
- **Kardiovask:** Tachykardie
- **Resp:** Gedämpfte Perkussion, aufgehobenes Atemgeräusch und Stimmfremitus (Pleuraerguss)

- **Abdomen:** schmerzhafte Palpation, Abwehrspannung, peritonitische Zeichen, Aszites, paralytischer Ileus (keine Darmgeräusche), Meteorismus, Cullen-Zeichen, Grey-Turner-Zeichen

Diagnostik

- Lab: Lipase, Amylase, CRP, LDH, Bilirubin, AP, γ-GT, Calcium, Leuko
- Bildgebung: Sono-Abdomen, CT, MRCP, ERCP

Patient mit Cholelithiasis

Hauptsymptomatik

- asymptomatisch (70–80 %)
- unspezifische Oberbauchbeschwerden, Völlegefühl, Meteorismus, Unverträglichkeit fettiger Speisen
- Gallenkolik durch Steinabgang mit krampfartigen rechtsseitigen Oberbauchbeschwerden, ausstrahlend in Rücken und Schulter, Übelkeit, Erbrechen
- Komplikationen: Cholezystitis, Cholangitis, Steinperforation mit Ileus, Abszess, Empyem, Peritonitis, Pankreatitis, Verschlussikterus, chron. Chole - zystitis mit Gefahr der Schrumpfgallenblase und Gallenblasenkarzinom

Medizinische Vorgeschichte

- Adipositas, Hypercholesterinämie, fettreiche Ernährung, Z. n. Darm-OP / Kurzdarm-Syndrom, M. Crohn
- DM, kongenitale Anomalien der Gallenwege
- Schwangerschaft, Östrogeneinnahme
- „5F": female, fat, fair, forty, fertile
- chron. Hämolyse (Bilirubinsteine)
- Bisheriger Verlauf / Komplikationen, Diagnostik, Therapie

Medikamente

- Östrogene, orale Kontrazeptiva

Allergien

Sozialanamnese

- Ernährungsgewohnheiten, körperliche Bewegung

Familienanamnese

- Familiäre Prädisposition für Gallensteine, hämatologische Erkrankungen (Hämolyse)

Systemübersicht

- **Allgemein:** Schmerzsymptomatik, Fieber, evtl. Ikterus, Pruritus
- **GIT:** Völlegefühl, kolikartige Oberbauchschmerzen, Kolik, dyspeptische Beschwerden, Blähungen Inappetenz, Nahrungsunverträglichkeit, Übelkeit, Erbrechen, evtl. heller Stuhl / dunkler Urin bei Cholestase

Körperliche Untersuchung

- **Allgemein:** Patient in akuten Schmerzen, evtl. Ikterus bei Cholestase
- **Vitalzeichen:** Fieber, Tachykardie, evtl. Schocksymptomatik
- **Abdomen:** Klopfschmerz / Druckschmerz / Abwehrspannung rechter Oberbauch, Murphy-Zeichen (schmerzbedingter Stop der Inspiration bei Palpation des ROQ bei Cholezystitis), evtl. peritonitische Zeichen

Diagnostik

- Lab: BB, CRP / BSG, AP, γ-GT, direktes und indirektes Bilirubin, Leberenzyme, Amylase, Lipase
- Bildgebung: Sono-Abdomen, ERCP, MRCP, Cholecystocholangiographie

Patient mit Ulcus ventriculi / duodeni

Hauptsymptomatik

- Epigastrische Schmerzen, meist nüchtern (v. a. Ulcus duodeni) oder postprandial (v. a. Ulcus ventriculi), Druck- und Völlegefühl, Inappetenz, Gewichtsverlust, Übelkeit
- Akut: obere gastrointestinale Blutung, Hämatemesis, Meläna, Schock, Perforation mit akutem Abdomen, Penetration in Nachbarstrukturen (Pankreatitis)
- Spätkomplikationen: Magenkarzinom (3 %), Magenausgangsstenose mit Gewichtsverlust, Inappetenz, Erbrechen

Medizinische Vorgeschichte

- Bekannte Helicobacter pylori-Infektion
- Stressfaktoren (Intensivstation, Polytrauma, Verbrennungen u. a.)
- Chron. schmerzhafte Erkrankungen mit Einnahme von NSAR (z. B. Rheumatoide Arthritis)
- Steroidtherapie
- Hyperparathyreoidismus, Zollinger-Ellison-Syndrom
- Blutgruppe (v. a. bei Blutgruppe 0)
- Bisherige Diagnostik und Therapie

Medikamente

- NSAR, Glukokortikoide (Kombination beider Substanzen erhöht Ulcus-Risiko um Faktor 15!)
- Immunsuppression, Zytostatika
- Eradikationstherapie

Sozialanamnese

- Alkohol, Nikotin, Rauchen
- Soziales und berufliches Umfeld, Stressfaktoren, Ernährungsgewohnheiten

Familienanamnese

- Ulcus ventriculi / duodeni, Magenkarzinom

Systemübersicht

- **Allgemein:** Inappetenz, Übelkeit, Gewichtsverlust
- **GIT:** Epigastrische Schmerzen, Druck- und Völlegefühl, Bluterbrechen, Teerstuhl

Körperliche Untersuchung

- **Allgemein:** Allgemein- und Ernährungszustand (Kachexie), Schmerzen
- **Vitalzeichen:** Bei Blutung oft hypovolämischer Schock mit RR-Abfall, Tachykardie; Schockindex
- **Abdomen:** Epigastrischer Druckschmerz bei Palpation, Abwehrspannung, evtl. peritonitische Zeichen; rektale Untersuchung: pos. Hämoccult-Test

Diagnostik

- Endoskopie, Abdomen Sono, Röntgen Abdomen (freie Luft im Abdomen bei Perforation), H. pylori-Diagnostik ■

Urogenitales System

Patient mit chronischer Niereninsuffizienz

Hauptsymptomatik

- Allgemein: Leistungsminderung, Rückgang der Diurese, Gewichtszunahme, Ödeme, Pruritus, Kopfschmerz, Konzentrationsstörungen, Somnolenz / Koma, Krampfanfälle
- Organmanifestationen: Hypertonie, Anämie, Perikarditis, Herzrhythmusstörungen, Lungenödem, Pleuritis, Gastroenteritis, Osteomalazie, Thrombopenie

Medizinische Vorgeschichte

- Diabetes mellitus, chronische Glomerulonephritis, interstitielle Nephritis, polyzystische Nierendegeneration, art. Hypertonus, SLE / Kollagenosen / Vaskulitiden
- Bisherige Diagnostik (Labor, Sono, Biopsie), Verlauf, Therapie (Dialysepflicht) und Komplikationen, evtl. Transplantationsliste oder bereits erfolgte Transplantation

Medikamente

- Analgetika (Analgetikanephropathie!)
- Hypertensive Therapie, Diuretika, Phosphatbinder, Erythropoetin
- Bei Transplantation: Immunsuppression und evtl. Nebenwirkungen

Allergien

Sozialanamnese

- Familiäre / häusliche Situation (Hämodialyse / Peritonealdialyse)
- Berufliche Situation

Familienanamnese

- Zystische Nierendegeneration, Alport-Syndrom, Hypertonus, Diabetes mellitus, Autoimmunerkrankungen

Systemübersicht

- **Allgemein:** Leistungsminderung, Schwäche, Gewichtszunahme
- **Kardiovask:** Palpitationen, thorakale Schmerzen, Ödeme, Hypertonie
- **Resp:** Dyspnoe, rez. Infekte
- **GIT:** Übelkeit / Erbrechen, Gastroenteritis, Blutungen
- **UGT:** Rückgang Diuresemenge
- **Endo:** Diabetes mellitus
- **Häm/Onk:** renale Anämie, vermehrte Blutungsneigung (Thrombopenie)
- **Musk/Skel:** Knochenschmerz (sek. Hyperparathyreoidismus)
- **Neuro/Psych:** Kopfschmerzen, Konzentrationsstörungen, Krampfanfälle, Polyneuropathie, restless legs, psychische Veränderungen

Körperliche Untersuchung

- **Allgemein:** Allgemein- und Ernährungszustand, Kachexie, Anämie, Café-au-lait-Farbe der Haut, Foetor uraemicus, evtl. Shunt (Lage, Infektzeichen)
- **Vitalzeichen:** Hypertonus, evtl. irregulärer Puls, Fieber
- **Kopf-Hals:** Fundus hypertonicus, Ödeme (Lidschwellung)
- **Kardiovask:** Herzrhythmusstörungen, Reibegeräusch (Perikarditis), Zeichen der Linksherzinsuffizienz durch Hypertonie, periphere Ödeme
- **Resp:** basale feuchte RGs (Lungenödem), Reibegeräusch (Pleuritis), Dämpfung / abgeschwächtes Atemgeräusch (Pleuraerguss)
- **Abdomen:** Nieren vergrößert tastbar (zystische Nierendegeneration)
- **Neuro /Psych:** Zeichen der Polyneuropathie

Diagnostik

- Lab: BB, CRP, Hst, Krea, Krea-Clearance, E-lyte; Calcium, Phosphat, Parathormon; Urin; Sono

■

Patient mit Nierensteinen

Hauptsymptomatik

- Akute Harnleiterkolik bei Steinabgang: schwere kolikartige Schmerzen, Ausstrahlung in Rücken / Unterbauch / Hoden bzw. Schamlippen (je nach Steinlokalisation), Übelkeit / Erbrechen, Harndrang, Hämaturie, evtl. reflektorischer Ileus
- Komplikation: Harnwegsinfektion / Urosepsis

Medizinische Vorgeschichte

- Harnstau aufgrund anatomischer / funktioneller Veränderungen
- Harnwegsinfekt (Magnesium-Ammonium-Phosphat-Steine)
- Hyperkalzämie (z. B. Hyperparathyreoidismus, Vit. D-Überdosierung, Immobilisation, Sarkoidose)
- Idiopathische Hyperkalzurie, Hyperoxalurie (M. Crohn, Schädigungen des Ileum), Hyperphosphaturie
- Hyperurikämie (Gicht, myeloproliferative Erkrankungen)
- Hypomagnesiurie, Hypocitraturie

Medikamente

Allergien

- Antibiotika, Antiphlogistika

Sozialanamnese

- eiweißreiche Kost, Dursten, Gewichtsreduktion
- Immobilisation

Familienanamnese

- Nierensteine, anatomische Nierenanomalien, endokrine / metabolische Erkrankungen

Systemübersicht

- **GIT:** Übelkeit, Erbrechen, kolikartiger Abdominalschmerz, Stuhl- / Windverhalt durch reflektorischen Subileus
- **UGT:** Hämaturie, Harndrang, Blasentenesmen

Körperliche Untersuchung

- **Allgemein:** Allgemein- und Ernährungszustand (z. B. Dehydratation)
- **Vitalzeichen:** evtl. Fieber, Tachykardie und Hypotonie (Sepsis)
- **Abdomen:** abdomineller Druckschmerz bei Palpation, Abwehrspannung / peritonitische Zeichen, evtl. fehlende Darmgeräusche (Ileus)

Diagnostik

- Urinanalyse, Sono, Röntgen Abdomen, Urographie

Endokrinologie

Patient mit Diabetes mellitus

Hauptsymptomatik

- bei Typ-1-Diabetes meist rasche Manifestation, bei Typ-2-Diabetes meist schleichender Beginn der Symptomatik, häufig auch asymptomatisch
- Manifestationssymptomatik: Müdigkeit, Leistungsminderung; Heißhunger, Schwitzen, Kopfschmerz bei passageren Hypoglykämien; Polyurie, Durst, Polydipsie, Verschwommensehen, Gewichtsverlust, Synkope, Koma
- Komplikationen des Diabetes:
  Makroangiopathie: KHK, pAVK, AVK der Hirnarterien, ischämischer Hirninfarkt, Mikroangiopathie: Glomerulosklerose, Retinopathie, Neuropathie

Medizinische Vorgeschichte

- chronische Pankreatitis / Pankreasinsuffizienz
- Akromegalie, Cushing-Syndrom, Phäochromozytom, Hyperthyreose
- Down-Syndrom, Klinefelter-Syndrom, Turner-Syndrom
- Schwangerschaft (Gestationsdiabetes bei 3% aller Schwangerschaften)
- Metabolisches Syndrom (stammbetonte Adipositas, Dyslipoproteinämie, Hyperurikämie, essentielle Hypertonie, Glukosetoleranzstörung)

Medikamente

- Glukokortikoide, Schilddrüsenhormone, Diazoxid, Betaadrenergika, Thiazide

Allergien

Sozialanamnese

- Ernährungsgewohnheiten

Familienanamnese

- Diabetes mellitus: Vater/Mutter mit Typ-1-Diabetes Risiko ca. 2–5%, beide mit Typ-1-Diabetes Risiko 20%; Vater / Mutter mit Typ-2-Diabetes Risiko bis 50%

Systemübersicht

- **Allgemein:** Müdigkeit, Leistungsminderung, Pruritus
- **Kardiovask:** AP-Beschwerden (können auch infolge Neuropathie fehlen!)
- **GIT:** Völlegefühl /Druck im Oberbauch bei Gastroparese, postprandiale Diarrhoe im Wechsel mit Obstipation (autonome diab. Neuropathie), Hepatomegalie/Druckschmerz bei nicht-alkoholischer Fettleber (NAFLD)
- **UGT:** Potenzstörungen, Amenorrhoe, Harnwegsinfekt; erektile Dysfunktion (autonome diab. Neuropathie)
- **Endo:** Heißhunger, Schwitzen, Kopfschmerz (initial durch Hyperinsulinismus bei Typ-2-Diabetes); Polyurie, Durst, Polydipsie, Gewichtsverlust (durch Hyperglykämie und Glukosurie); nächtliche Wadenkrämpfe, Sehstörungen (durch Störungen im Elektrolyt- und Flüssigkeitshaushalt)
- **Neuro/Psych:** TIA- / PRIND-Symptomatik (zerebrale AVK)

Körperliche Untersuchung

- **Allgemein:** Typ-1-Diabetes: meist schlanker Körperbau, meist jüngeres Lebensalter
  Typ-2-Diabetes: meist adipös, meist höheres Lebensalter, Rubeosis diabetica, Necrobiosis lipoidica, Aceton-Geruch
- **Vitalzeichen:** Hypertonie (! diab. Nephropathie); Ruhetachykardie /Herzfrequenzstarre (autonome diab. Neuropathie)
- **Kopf-Hals:** diab. Retinopathie (nichtproliferativ, proliferativ, diab. Makulopathie)
- **Kardiovask:** ischämischer Fuß (s. u.)
- **Abdomen:** Fettleber
- **Musk / Skel:** neuropathischer diabetischer Fuß: warm, rosig, tastbarer Puls, gestörte Tiefensensibilität, evt. schmerzlose Ulzera (v. a. Ferse, Fußballen); ischämischer Fuß bei pAVK: kalt, livide verfärbt, kein tastbarer Puls, erhaltene Tiefensensibilität, Nekrosen der Akren
- **Neuro/Psych:** ↓Vibrationsempfinden (Stimmgabel-Test) an Extremitäten (diab. Neuropathie)

Diagnostik

- Nüchtern-Blutzucker, ggf. oraler Glucosetoleranztest, HbA1c, Urin: Glucose / Protein / Ketonkörper, oraler Glukosetoleranztest, evtl. Auto-AK, (IA2-Antikörper, GAD-65-Antikörper, Zinktransporter-8-Antikörper)
- Diagnostik der Komplikationen ■

Patient mit Hyperurikämie (Gicht)

Hauptsymptomatik

- akut: schmerzhaft geschwollenes Gelenk (meist Monarthritis, typisch Großzehengrundgelenk = Podagra), allgemeine Entzündungszeichen
- chronisch: Weichteiltophi (z. B. Ohrmuschel, Schleimbeutel, Olecranon), Nephrolithiasis, Uratnephropathie

Medizinische Vorgeschichte

- Metabolisches Syndrom (Diabetes mellitus, Hypertonie, Adipositas, Hyperlipidämie)
- Leukämie, Polyzythämie, Chemotherapie, Strahlentherapie (vermehrter Anfall von Nukleinsäuren)
- Nierenerkrankungen
- selten angeboren: Lesch-Nyhan-Syndrom

Medikamente

- Thiazide (verminderte Harnsäureausscheidung)
- Chemotherapeutika

Allergien

Sozialanamnese

- Alkoholkonsum, purinreiche Ernährung (Fleisch), Fasten
- Familienanamnese
- Metabolisches Syndrom

Systemübersicht

- **Kardiovask:** kardiovaskuläre Risikofaktoren
- **UGT:** Hämaturie, Nierenkolik (Nephrolithiasis)
- **Musk / Skel:** Gelenkschmerzen

Körperliche Untersuchung

- **Allgemein:** Adipositas, Weichteiltophi
- **Vitalzeichen:** Fieber
- **Musk / Skel:** Gelenkschwellung, -rötung, -schmerz

Diagnostik

- Harnsäure im Serum / im 24h-Urin, Röntgen des betroffenen Gelenks, Nierenfunktion, evtl. Gelenkpunktion (Uratkristalle)

Patient mit Akromegalie

Hauptsymptomatik

- Vergröberung der Gesichtszüge, Vergrößerung von Händen / Füßen / Schädel / Zunge sowie der inneren Organe
- Kopfschmerz, Hypertonie, Sehstörungen, Gesichtsfelddefekte, Karpaltunnelsyndrom, pathologische Glukosetoleranz

Medizinische Vorgeschichte

- bekannter Hypophysentumor

Medikamente

Allergien

Sozialanamnese

Familienanamnese

Systemübersicht

- **Allgemein:** Vergröberung der Gesichtszüge, Vergrößerung der Hände und Füße, tiefere Stimme (durch Kehlkopfvergrößerung)
- **Kardiovask:** Arterieller Hypertonie, Belastungsdyspnoe
- **Musk/Skel:** diffuse Gelenkschmerzen
- **Endo:** pathologische Glukosetoleranz / Diabetes mellitus, verstärktes Schwitzen, sekundäre Amenorrhoe, Struma
- **Neuro / Psych:** Kopfschmerz, Karpaltunnelsyndrom, Sehstörungen

Körperliche Untersuchung

- **Allgemein:** Vergröberung der Gesichtszüge, tiefere Stimme, Verdickung der Haut, Hypertrichose
- **Vitalzeichen:** Hypertonie
- **Kopf-Hals:** vergrößerte Zunge, Gesichtsfelddefekte
- **Kardiovask:** Zeichen der Links- oder Rechtsherzinsuffizienz bei Kardiomyopathie
- **Abdomen:** Hepato- / Splenomegalie
- **Musk / Skel:** Vergrößerung der Akren
- **Neuro / Psych:** Visusverlust, Gesichtsfelddefekte

Diagnostik

- Serum-GH, oraler Glukosetoleranztest (fehlende Supprimierbarkeit von GH), IGF-1, Ausschluss Hypophyseninsuffizienz, bildgebende Verfahren (MRT, CT)

Patient mit Hypercortisolismus (M. Cushing, Cushing-Syndrom)

Hauptsymptomatik

- Vollmondgesicht, stammbetonte Adipositas, Stiernacken
- Hypertonie
- Diabetes mellitus, path. Glucosetoleranz

Medizinische Vorgeschichte

- bekannter Hypophysentumor, Nebennierentumor
- Neoplasie mit ektoper ACTH-Produktion (v. a. kleinzelliges Bronchial-Ca, Karzinoid)

Medikamente

- Steroide (iatrogenes Cushing-Syndrom)
- Kontrazeptiva (Anstieg des cortisolbindenden Hormons, freies Cortisol normal)

Allergien

Sozialanamnese

Familienanamnese

- MEN I (multiple endokrine Neoplasie)

Systemübersicht

- **Allgemein:** Gewichtszunahme
- **UGT:** Harnwegsinfekte, Candida
- **Endo:** Diabetes mellitus, path. Glucosetoleranz, Zyklusstörungen, Libido- / Potenzstörungen
- **Musk/Skel:** Osteoporose, Muskelschmerzen
- **Neuro/Psych:** Depression, Psychose

Körperliche Untersuchung

- **Allgemein:** stammbetonte Adipositas, Akne, Pergamenthaut, Teleangiektasien, Hirsutismus / Virilismus bei Frauen
- **Vitalzeichen:** Arterieller Hypertonus
- **Kopf-Hals:** Vollmondgesicht mit Plethora, Stiernacken, Candida
- **Abdomen:** Striae
- **Musk/Skel:** Muskelatrophie
- **Neuro/Psych:** prox. Muskelschwäche

Diagnostik

- Cortisol im 24h-Urin, Dexamethason-Hemmtest, nächtliches Speichelcortisol, bildgebende Verfahren

■

Patient mit Hypocortisolismus (primär/M. Addison, sekundär)

Hauptsymptomatik

- Schwäche, Ermüdbarkeit, Gewichtsverlust, Dehydratation
- vermehrte Pigmentierung von Haut- und Schleimhäuten
- Hypotonie
- akut: Addison-Krise (Exsikkose, Hypotonie, Schock, Pseudoperitonitis)

Medizinische Vorgeschichte

- Autoimmunerkrankungen
- Tbc, CMV (v. a. bei HIV-Patienten)
- Meningokokken-Sepsis (Waterhouse-Friderichsen)
- Einblutungen in Nebennieren (Antikoagulation, Trauma, Metastasen), Nebennieren-Operation
- Sarkoidose, Hämochromatose

Medikamente

- Langzeitbehandlung mit Steroiden (akutes Absetzen)

Allergien

Sozialanamnese

Familienanamnese

- Autoimmunerkrankungen

Systemübersicht

- **Allgemein:** Gewichtsverlust, Schwäche, Adynamie, Salzhunger, Appetitlosigkeit
- **Kardiovask:** Herzrhythmusstörungen durch Hyperkaliämie
- **GIT:** Übelkeit, Erbrechen, Abdominalschmerz, Durchfälle, Obstipation
- **Endo:** Hypoglykämie
- **Musk/Ske:** Myalgien, Arthralgien

Körperliche Untersuchung

- **Allgemein:** Dehydratation, Pigmentierung von Haut und Schleimhäuten, Vitiligo, Verlust der Sekundärbehaarung bei der Frau
- **Vitalzeichen:** Hypotonie
- **Kopf-Hals:** Exsikkosezeichen (trockene Zunge)
- **Abdomen:** evtl. abdomineller Druckschmerz

Diagnostik

- ACTH-Test, Plasma-ACTH, ggf. Nebennieren-Antikörper, bildgebende Verfahren (Hypophyse / Nebennieren)

■

Patient mit Hypothyreose

Hauptsymptomatik

- kongenital: Trinkunlust, Obstipation, prolongierter Ikterus, Vollbild: Kretinismus (Kleinwuchs und geistige Retardierung)
- erworben: Antriebsarmut, Obstipation, Müdigkeit, Haarausfall, Gewichtszunahme
- Myxödem-Koma (selten): Hypothermie, Hypoventilation, Bradykardie, Hypotonie, Myxödem

Medizinische Vorgeschichte

- Schilddrüsen-OP
- Radiojodtherapie
- Autoimmunerkrankungen

Medikamente

- Thyreostatika, Lithium, Amiodaron

Allergien

Sozialanamnese

- Strahlenexposition

Familienanamnese

- Schilddrüsenerkrankungen / Kretinismus
- Andere Autoimmunerkrankungen

Systemübersicht

- **Allgemein:** Leistungsabfall, Antriebsarmut, Müdigkeit, Kälteempfindlichkeit, rauhe heisere Stimme, Gewichtszunahme
- **GIT:** Obstipation
- **Endo:** Hypercholesterinämie
- **Musk / Skel:** Myopathien, Muskelkrämpfe
- **Neuro / Psych:** Desinteresse, Depression

Körperliche Untersuchung

- **Allgemein:** trockene kühle Haut, trockenes Haar
- **Vitalzeichen:** Bradykardie, Hypotension
- **Kopf-Hals:** evtl. periokuläre Ödeme, Myxödem (Makroglossie, verdickte Lippen, aufgedunsenes Gesicht)
- **Kardiovask:** evtl. Perikarderguss
- **Neuro / Psych:** verlängerte Reflexzeiten, Parästhesien

Diagnostik

- TSH basal, T3, T4, Sono Schildrüse, Schilddrüsen-Antikörper (TPO-Antikörper, Tg-Antikörper), ggf. Szintigraphie, evtl. Feinnadelbiopsie

■

Patient mit Hyperthyreose

Hauptsymptomatik

- Struma, Tachykardie, Arrhythmie, psychomotorische Unruhe, vegetative Symptomatik
- Thyreotoxische Krise: Tachykardie / -arrhythmie, Hypertonus, Fieber, Schwitzen, Exsikkose, Unruhe, Delir, Koma

Medizinische Vorgeschichte

- Jodbehandlung / Kontrastmittel
- Autoimmunerkrankungen

Medikamente

- Schilddrüsenhormone, Amiodaron

Allergien

- Jod, Sulfonamide

Sozialanamnese

- Wohnort: Jodmangelgebiet
- Berufsanamnese (Hyperthyreosis factitia)

Familienanamnese

- Autoimmunerkrankungen

Systemübersicht

- **Allgemein:** Unruhe, Schlafstörung, Gewichtsverlust
- **Kardiovask:** Palpitationen, Zeichen der Herzinsuffizienz
- **GIT:** gesteigerte Stuhlfrequenz, Diarrhoe
- **Endo:** path. Glukosetoleranz
- **Musk / Skel:** Osteoporose
- **Neuro / Psych:** Nervosität, Depression

Körperliche Untersuchung

- **Allgemein:** warme, feuchte Haut, dünnes Haar, Wärmeintoleranz
- **Vitalzeichen:** Tachykardie, hohe RR-Amplitude
- **Kopf-Hals:** Struma (evtl. Schwirren bei starker Vaskularisation); Endokrine Orbitopathie (M. Basedow): Exophthalmus, seltener Lidschlag (Stellwag-Zeichen), sichtbarer Sklerastreifen über Cornea (Dalrymple-Zeichen), Zurückbleiben des Oberlids bei Lidsenkung (Graefe-Zeichen), Konvergenzschwäche (Möbius-Zeichen)
- **Kardiovask:** Arrhythmien (VHF)
- **Abdomen:** evtl. Hepatomegalie (Fettleber)
- **Musk / Skel:** prox. Muskelschwäche, prätibiales Myxödem (M. Basedow)
- **Neuro / Psych:** Tremor

Diagnostik

- TSH basal, T3, T4, Antikörper (Tg-Antikörper, TPO-Antikörper, TSH-Rezeptor-Antikörper), Sono Schildrüse, ggf. Szintigraphie, evtl. Feinnadelbiopsie ■

Hämatologie / Onkologie

Patient mit Anämie

Hauptsymptomatik

- Allgemein: Müdigkeit, Leistungsminderung, Konzentrationsschwäche, reduzierte körperliche Belastbarkeit, Palpitationen, belastungsabhängiger Thoraxschmerz und Atemnot bei vorbestehender KHK
- Mikrozytäre Anämien: Blutungen, Eisenmangelanämie
- Hämolytische Anämien: Hämolytische Krisen mit Fieber, Oberbauchschmerz, Ikterus
- Megaloblastäre Anämien (Vit. B_{12} / Folsäure): Neurologische Symptome, chron. Autoimmungastritis Typ A (Dyspepsie)

Medizinische Vorgeschichte

- Mögliche chronische Blutungsquellen: z. B. Ulcus duodeni / ventriculi, Divertikulose, gynäkologische Vorerkrankungen (Myome, Hypermenorrhoe), Operationen
- Infektionen (z. B. HIV, CMV, EBV, Parvovirus, Mycoplasmen)
- Chron. Erkrankungen: z. B. Niere (renale Anämie), Rheumatoide Arthritis, Kollagenosen
- Neoplasien / Chemotherapie
- Prosthetischer Klappenersatz (Hämolyse)
- Bluttransfusionen (Hämolyse)

Medikamente

• NSAR/Steroide (Gastritis, Ulcus ventriculi / duodeni):	Eisenmangelanämie
• Methotrexat, Pyrimethamin, Trimethoprim, Phenytoin:	Megaloblastäre Anämie (Folsäure)
• Zytotoxische Medikamente (KM-Suppression):	Aplastische Anämie
• Penicillin, Cephalosporine, Alpha-Methyldopa:	AIHA durch Wärmeantikörper
• Chloroquin, Sulfonamide, Dapson, ASS:	G-6-P-DH Mangel
• Marcumar, Aspirin:	erhöhtes Blutungsrisiko

Allergien

Sozialanamnese

- Ethnische Herkunft: Mittelmeerländer (Glu-6-P-DH Mangel, Thalassämie), Afrika, Karibik (Sichelzellanämie)
- Berufsanamnese: Exposition gegenüber Chemikalien / Benzol / Blei / Strahlen
- Ernährungsgewohnheiten (Eisenmangel, Vit. B_{12}- / Folsäure-Mangel)
- Alkohol: Vit. B_{12}- / Folsäure-Mangel durch Malnutrition, Eisenmangel durch GI-Blutung (Gastritis, Ösophagusvarizenblutung)
- HIV-Risikofaktoren
- Kontakt mit viralen Infektionen (z. B. Parvovirus B19 / Ringelröteln)
- Religionszugehörigkeit (sind Bluttransfusionen erlaubt?)

Familienanamnese

- Anämien (angeborene erythrozytäre Membran- / Enzymdefekte, Sichelzell-Anämie, Thalassämie)
- Neoplasien / Kolorektales Karzinom / Polypen (Eisenmangel)
- Nierenerkrankungen (renale Anämie)
- Autoimmunerkrankungen (Typ A Gastritis / perniziöse Anämie)

Systemübersicht

- **Allgemein:** Leistungsminderung, Konzentrationsschwäche, Müdigkeit, Fieber (selten), Nachtschweiß, Gewichtsverlust (B-Symptomatik), Ikterus
- **Kardiovask:** orthostatische Hypotension, Palpitationen, Thoraxschmerz, Dyspnoe
- **GIT:** Zungenbrennen, Mundwinkelrhagaden, Dyspepsie (Typ A Gastritis), hämolytische Krisen mit Ikterus und Oberbauchschmerzen, Gallensteine (Bilirubin bei hämolytischen Anämien), Änderung der Stuhlgewohnheiten, rektale Blutung, Meläna
- **UGT:** chron. Nierenerkrankungen
- **Häm / Onk:** Neoplasien
- **Musk / Skel:** Osteoporose, aseptische Knochennekrosen (Sichelzellanämie), Rheumatoide Arthritis/Kollagenose (chronische Anämie)

Körperliche Untersuchung

- **Allgemein:** Blässe der Haut und Schleimhäute, Koilonychie (Eisenmangel), Ikterus (hämolytische Anämien)
- **Vitalzeichen:** Fieber (aplastische Anämie, Sepsis)
- **Kopf-Hals:** blasse Skleren, Mundwinkelrhagaden, Glossitis (Eisen, Vit. B_{12}, Folsäure)
- **Kardiovask:** systolisches Strömungsgeräusch über Aortenklappe
- **Abdomen:** rektale Untersuchung, Hämoccult-Test (Eisenmangelanämie bei kolorektalem Karzinom), Hepatosplenomegalie (Neoplasie, Hämolytische Anämie)
- **Neuro / Psych:** Zeichen einer funikulären Spinalerkrankung (Ataxie, spastische Parese, Polyneuropathie mit schmerzhaften Parästhesien, Störung der Tiefensensibilität und Vibrationsempfindens) bei Vit.-B_{12}-Mangel

Diagnostik

- BB, Differential-BB, MCV, MCH, Retikulozyten
- weitere Tests nach Indikation (Hämolyse, Eisenmangel), evtl. Knochenmarksbiopsie, Hb-Elektrophorese

Patient mit Chronisch lymphatischer Leukämie

Hauptsymptomatik

- Unspezifische Symptome: Fieber, Nachtschweiß, Gewichtsverlust, Leistungsminderung
- Haut: Pruritus, Ekzeme, Infektionen, Herpes zoster, Einblutungen
- Lymphknotenschwellung, Splenomegalie

Medizinische Vorgeschichte

- Bisherige Diagnostik (Labor, Histo, Chromosomenanalyse, Tumorstadium)
- Bisherige Therapie (Chemotherapie, autologe Knochenmark- / Stammzell - transplantation)

Medikamente

- Chemotherapie
- Substitution von Immunglobulinen, Antibiotika
- Glukokortikoide (AIHA, Autoimmunthrombozytopenie)

Allergien

- Antibiotika

Sozialanamnese

- Familiäre / Häusliche Situation, soziale Integration, Versorgung
- Coping mit Diagnose

Familienanamnese

Systemübersicht

- **Allgemein:** Leistungsminderung, Gewichtsverlust, Nachtschweiß, subfebrile Temperaturen, Lymphknotenschwellungen, Hautinfektionen
- **Resp:** rez. bronchopulmonale Infekte
- **GIT:** evtl. Schmerz rechter / linker Oberbauch (Hepatosplenomegalie)
- **UGT:** Infekte / Mykosen
- **Häm / Onk:** Anämie, Thrombopenie, erhöhte Blutungsneigung

Körperliche Untersuchung

- **Allgemein:** schlechter Allgemein- und Ernährungszustand, Lymphknotenschwellung, Hautinfektionen, Herpes zoster, Ekzeme, knotige Hautinfiltrate
- **Vitalzeichen:** Fieber
- **Kopf-Hals:** evtl. Parotis- und Tränendrüsenschwellung (Mikulicz-Syndrom)
- **Resp:** evtl. Zeichen einer Pneumonie
- **Abdomen:** Hepatosplenomegalie

Diagnostik

- BB, Knochenmark
- evtl. Immunzytologie, Lymphknotenhistologie ■

Patient mit Multiplem Myelom (Plasmozytom)

Hauptsymptomatik

- Allgemeinsymptome: Gewichtsverlust, Leistungsminderung, Nachtschweiß, subfebrile Temperaturen, Übelkeit, Erbrechen
- Knochenschmerzen / Rückenschmerzen / pathologische Frakturen
- Erhöhte Infektanfälligkeit (Antikörpermangelsyndrom)
- Niereninsuffizienz

Medizinische Vorgeschichte

- Bisherige Diagnostik (Röntgen gesamtes Skelett, Labor, Histologie, Tumorstadium)
- Bisherige Therapie (Chemotherapie, autologe Stammzelltransplantation, lokale Bestrahlung, OP, Plasmaseperation bei Hyperviskosität)

Medikamente

- Chemotherapie
- Biphosphonate, Schmerztherapie
- Substitution von Immunglobulinen, Antibiotika

Sozialanamnese

- Familiäre / Häusliche Situation, soziale Integration, Versorgung

Familienanamnese

Systemübersicht

- **Allgemein:** Leistungsminderung, Gewichtsverlust, subfebrile Temperaturen
- **Resp:** rez. bronchopulmonale Infekte
- **GIT:** Übelkeit / Erbrechen
- **UGT:** Niereninsuffizienz, Infekte
- **Musk / Skel:** Knochenschmerzen, Spontanfrakturen, Raynaud-Symptomatik (Hyperviskosität)
- **Häm / Onk:** Thrombopenie, erhöhte Blutungsneigung, Anämie, Leukopenie
- **Neuro / Psych:** Kopfschmerzen, Sehstörungen

Körperliche Untersuchung

- **Allgemein:** Ernährungs- und Allgemeinzustand, Dehydratation (Hyperkalzämie), Hautinfektionen
- **Vitalzeichen:** Fieber
- **Kopf-Hals:** Hämorrhagien am Fundus, Visusverlust
- **Kardiovask:** Durchblutungsstörungen an den Akren (Hyperviskosität)
- **Resp:** evtl. Zeichen einer Pneumonie (Infektanfälligkeit)
- **Musk / Skel:** Druckdolenz WS, Fraktur-Zeichen

Diagnostik

- Knochenmarkshistologie
- monoklonale Immunglobuline i. S. und / oder Bence-Jones-Protein i. U.
- Rö-Skelett (osteolytische Herde, generalisierte Osteoporose) / MRT

■

Muskuloskeletales System

Patient mit Rheumatoider Arthritis

Hauptsymptomatik

- Allgemeinsymptome: Leistungsminderung, subfebrile Temperaturen, Lymphadenopathie
- Akute Symptomatik: Polyarthritis der Fingergrundgelenke und proximalen Interphalangealgelenke (symmetrisch) mit Morgensteifigkeit, Schwellung, Bewegungsschmerz, Rheumaknoten, Karpaltunnelsyndrom, Bakerzyste, Tendovaginitis, Bursitis
- Chronisch: Fehlstellung und Funktionsverlust von Gelenken, Ankylose, atlanto-axiale Dislokation
- Extraartikulär: Perikarditis, Pleuritis, interstitielle Lungenerkrankung, Keratokonjunktivitis sicca, Skleritis, Vaskulitis, Anämie, Granulozytopenie (Felty-Syndrom), Amyloidose, Sjögren-Syndrom

Medizinische Vorgeschichte

- Bisherige Diagnostik (Antikörper, HLA-B27, HLA-DR 4, Röntgenbefunde, Synoviaanalysen, extraartikuläre Manifestationen)
- Medikamentöse Therapie
- Radiosynoviorthese, Synovektomie, chirurgische Eingriffe

Medikamente

- Nicht-steroidale Antirheumatika (NSAR)
- Kortikoide
- Basistherapeutika (Sulfasalazin, Chloroquin, Gold, D-Penicillamin, Zytostatika, TNF-α-Antikörper)
- Nebenwirkungen der Therapie: NSAR: Ulcus ventriculi / duodeni, Analgetikanephropathie; D-Penicillamin / Gold: chron. Niereninsuffizienz, Methotrexat: Immunsuppression, KM-Suppression; Kortikoide

Allergien

Sozialanamnese

- Sozialer und familiärer Rückhalt, Unterstützung im Alltag, Coping mit chronischer Erkrankung, Ausmaß der beruflichen und sozialen Aktivitäten, physikalische Therapie, Gehhilfen, Rollstuhl, Rehabilitationsmaßnahmen, Wohnsituation
- Berufsanamnese: Caplan-Syndrom (RA und Silikose bei Grubenarbeitern)

Familienanamnese

- Rheumatoide Arthritis
- Autoimmunerkrankungen

Systemübersicht

- **Allgemein:** Fieber, Gewichtsverlust, Leistungsminderung, Schmerzanamnese
- **Kardiovask:** Thoraxschmerz, Dyspnoe (Perikarditis)
- **Resp:** Dyspnoe, Orthopnoe, Thoraxschmerz (Pleuritis, interstitielle Lungenerkrankung)
- **GIT:** Dyspepsie (Ulcus bei NSAR!)
- **UGT:** Einschränkung der Nierenfunktion (Analgetikanephropathie)
- **Häm / Onk:** Anämie
- **Musk / Skel:** Osteoporose
- **Neuro / Psych:** chronische Schmerzen, Schmerz im Handgelenk (Karpaltunnelsyndrom)

Körperliche Untersuchung

- **Allgemein:** allgemeiner Gesundheits- und Aktivitätszustand (Patient in akutem Schmerzzustand / bettlägerig / an Rollstuhl gebunden / kann sich selbst ankleiden), Lymphadenopathie (Felty-Syndrom),
- **Vitalzeichen:** subfebrile Temperaturen
- **Kopf-Hals:** Episkleritis, Keratokonjunktivitis sicca
- **Kardiovask:** Perikarditis, Durchblutungsstörung an Extremitäten
- **Resp:** Pleuritis, Pleuraerguss, Interstitielle Lungenerkrankung
- **Abdomen:** Splenomegalie (Felty-Syndrom)
- **Musk / Skel:** betroffene Gelenke / Funktionsverlust / Deformität; Z-Deformität des Daumen, Ulnardeviation, Schwanenhalsdeformität, Knopflochdeformität, Atrophie der kleinen Handmuskeln, Strecksehnenruptur, Rheumaknoten, symmetrische Schwellung der Fingergrundgelenke und proximalen Interphalangealgelenke, Gaenslen-Zeichen (schmerzhafter Händedruck), Baker-Zyste, Zeichen der atlanto-axialen Instabilität
- **Neuro / Psych:** Depressionen, Karpaltunnelsyndrom, Polyneuropathie (Vaskulitis der Vasa vasorum)

Diagnostik

- BSG / CRP, BB, Rheumafaktoren, ANA, Röntgen, Sono der betroffenen Lokalisation, Synoviaanalyse, ggf. MRT / Szinti

Patient mit Systemischem Lupus erythematodes (SLE)

Hauptsymptomatik

- Allgemein: Leistungsminderung, Gewichtsverlust, Fieber, Lymphknotenschwellung
- Polyarthritis, Myositis
- Hautmanifestation: Schmetterlingserythem, diskoider Lupus, Photosensibilität, orale Ulzera
- Organmanifestationen: Pleuritis / Perikarditis / Myokarditis / Endokarditis, Glomerulonephritis, Psychosen, Epilepsie, Hirnnervenausfälle, zerebrale Perfusionsstörungen, rez. Thrombosen / Lungenembolien, Fehlgeburten

Medizinische Vorgeschichte

- Bisherige Diagnostik (Labor, Antikörper, Histologie) und Verlauf der Erkrankung
- Komplikationen durch viszeralen Befall: Niereninsuffizienz / Dialysepflicht, kardiopulmonale Veränderungen, neurologische Veränderungen

Medikamente

- „drug induced SLE“: z. B. Penicillamin, Procainamid, Methyldopa, Hydralazin, Phenytoin, Neuroleptika
- Therapie: NSAR, Hydroxychloroquin, Kortikoide, Antikoagulation, Antihypertensiva

Allergien

Sozialanamnese

- Familiäre Situation, Kinderwunsch, Schwangerschaft, Fehlgeburten
- Berufliche Situation / Einschränkung

Familienanamnese

- Autoimmunerkrankungen, Thrombosen / Lungenembolien

Systemübersicht

- **Allgemein:** Leistungsminderung, Schwäche, Fieber, ↑ Lichtempfindlichkeit, Hautveränderungen
- **Kardiovask:** Thorakale Schmerzen (Pleuritis / Perikarditis), Palpitationen, periphere Ödeme, art. Hypertonus (Niereninsuffizienz)
- **Resp:** Belastungsdyspnoe
- **GIT:** orale Ulzera
- **UGT:** Niereninsuffizienz / Dialyse
- **Endo:** Schwangerschaften / Fehlgeburten
- **Musk / Skel:** Gelenk- und Muskelschmerzen (Polyarthritis / Myositis), Raynaud-Symptomatik
- **Häm / Onk:** Anämie, Leukopenie, Thrombopenie, rez. Thrombosen / Lungenembolien
- **Neuro / Psych:** Krampfanfälle, Persönlichkeitsveränderungen (Depressionen, Psychosen), neurologische Defizite

Körperliche Untersuchung

- **Allgemein:** Allgemein- und Ernährungszustand, Lymphadenopathie, Anämie, Foetor uraemicus
- **Vitalzeichen:** Fieber, Hypertonie (Niereninsuffizienz), evtl. Tachykardie / irregulärer Puls
- **Kopf-Hals:** orale Ulzera, Schmetterlingserythem, diskoider Lupus
- **Kardiovask:** schabendes ohrnahes Reibegeräusch (Perikarditis), evtl. Zeichen der Herzinsuffizienz, Durchblutungsstörungen an den Akren (Raynaud)
- **Resp:** Reibegeräusch (Pleuritis), Pleuraerguss (hyposonor, abgeschwächtes AG)
- **Musk / Skel:** Polyarthritis, Subluxationen / Fehlstellungen
- **Neuro / Psych:** Depression, Psychose, Hirnnervenausfälle, motorische Defizite

Diagnostik

- BSG/CRP, BB, Komplement (C3, C4 ↓), ANA; anti-dsDNS-AK, Antiphospholipid-AK, Coombs-Test

Neurologie / Psychiatrie

Patient mit Alkoholkrankheit

Hauptsymptomatik

- Akute Alkoholintoxikation („Rausch“): Verhaltens- und Bewusstseinsstörungen (Somnolenz, Koma), gestörte Koordination, Artikulationsschwierigkeiten, Atemdepression, Aspiration
- Alkoholentzugssyndrom: Psychomotorische Unruhe, Angst, vegetative Symptomatik, Tachykardie, Übelkeit / Erbrechen, Tremor, Krampfanfälle, Halluzinationen („krabbelnde Tiere“), Bewusstseinsstörungen, Delir
- Folgeschäden: Hirnatrophie / Demenz, Wernicke-Enzephalopathie (Somnolenz, Ataxie, Augenmuskelparesen), Korsakow-Syndrom (Orientierungsverlust, Amnesie, Störungen der Konzentration), Polyneuropathie, Epilepsie, Ösophagusvarizen, akute obere gastrointestinale Blutung, Alkoholhepatitis, Leberzirrhose, Pankreatitis, Herzrhythmusstörungen (z. B. Vorhofflimmern, „holiday heart“), dilatative Kardiomyopathie

Medizinische Vorgeschichte

- Dauer des Alkoholabusus, Art und Menge, Häufigkeit, Trinkverhalten, Motivation / Einsicht, Anzahl der stationären Aufnahmen (evtl. Fremdanamnese)
- CAGE-Fragen (vgl. Kapitel Anamnese, S. 10)
- Körperliche Abhängigkeit (Toleranzsteigerung, Entzugssyndrome bei Unterbrechung der Alkoholzufuhr)
- Psychische Abhängigkeit (Kontrollverlust, Unfähigkeit zur Abstinenz, Konsum zu allen Tageszeiten, Alkohol als zentrales Thema, Konsum trotz beruflicher / familiärer / sozialer Konsequenzen)
- Vorbestehende psychiatrische Erkrankungen (sekundäre Alkoholabhängigkeit)
- Alkoholtoxisch bedingte Folgeschäden
- Bisherige Therapie: Entzug / Entwöhnung (stationär / ambulant), Selbsthilfegruppen (z. B. Anonyme Alkoholiker), Motivation für Beginn der Therapie, Gründe für evtl. Abbruch

Medikamente

Allergien

Sozialanamnese

- Familiäre Konflikte, Bezugspersonen, soziale Einbindung, häusliche Gewalt / Kontrollverlust
- Situation am Arbeitsplatz, finanzielle / rechtliche Schwierigkeiten
- Wohnsituation / Versorgung
- Rauchen / Medikamenten- oder Drogenabusus

Familienanamnese

- Alkohol / Medikamenten / Drogen-Abusus
- Psychiatrische Erkrankungen

Systemübersicht

- **Allgemein:** körperliche und psychische Verfassung, Gewichtsabnahme, Schlafstörungen
- **Kardiovask:** Palpitationen, periphere Ödeme
- **Resp:** rez. bronchopulmonale Infekte, Belastungsdyspnoe (kardial)
- **GIT:** Übelkeit / Erbrechen, gastrointestinale Blutung (Hämatemesis, Meläna), Ösophagitis / Sodbrennen, Pankreatitis, Ikterus-Symptomatik,
- **Endo:** Diabetes mellitus, Hyperlipidämie, Porphyria cutanea tarda
- **Häm / Onk:** Anämie
- **Neuro / Psych:** Gangstörungen (Ataxie), motorische Schwierigkeiten, Sensibilitätsausfälle (Polyneuropathie), Tremor, Sehstörungen, Konzentrationsstörungen, Gedächtnisdefizite

Körperliche Untersuchung

- **Allgemein:** Bewusstseinszustand (Glasgow Coma Scale), Ernährungs- und Allgemeinzustand, vegetative Symptomatik, Ikterus (gelbe Skleren), Anämie (Folsäuremangel), Hautinfektionen, Gynäkomastie, Hodenatrophie, Bauchglatze
- **Vitalzeichen:** Tachykardie, RR-Abfall, Fieber (im Entzugsdelir)
- **Kardiovask:** Arrhythmien/irregulärer Puls (VHF), Zeichen der dilatativen Kardiomyopathie (verlagerter Herzspitzenstoß, periphere Ödeme, gestaute Halsvenen, Stauungsleber, Lungenödem)
- **Resp:** evtl. Zeichen einer Pneumonie
- **Abdomen:** Hepatosplenomegalie (Fettleber, Alkoholhepatitis, Leberzirrhose), Aszites, Caput medusae, Spider naevi
- **Musk/Skel:** Muskelatrophie, evtl. Dupuytrensche Kontraktur
- **Neuro/Psych:** Bewusstseinszustand (Somnolenz / Koma), Desorientierung zu Person / Ort / Zeit, psychomotorische Unruhe („Nesteln"), Angst / Phobien, Halluzinationen, Suizidgedanken, Depression, Sprachstörungen (Dysarthrie), Konzentrationsstörungen, Amnesie, Demenz, Augenmuskelparesen, Nystagmus, Ataxie (path. Finger-Nase-Versuch, Gangstörungen), motorische Defizite (v. a. Feinmotorik), Sensibilitätsausfälle (Polyneuropathie)

Diagnostik

- Eigen- und Fremdanamnese (CAGE-Test), Klinik
- Diagnostik der Folgeerkrankungen je nach Indikation

Patient mit Multipler Sklerose

Hauptsymptomatik

- Optikusneuritis / Augenmotilitätsstörungen
- Sensibilitätsstörungen
- Paresen / Spastik
- zerebelläre Symptome (Ataxie, Diplopie, Dysarthrie, Tremor, Nystagmus)
- Miktionsstörungen / Sexualfunktionsstörungen
- psychische Symptome
- akuter Schub / chronisch progredienter Verlauf

Medizinische Vorgeschichte

- bisheriger Krankheitsverlauf (Anzahl der akuten Schübe, Dauer, Abstand zwischen einzelnen Schüben)
- bisherige Diagnostik (Liquorpunktion, MRT) und Therapie (Medikamente, Bewegungstherapie)

Medikamente

- Glukokortikoide, IFN-β, Immunsuppression, Biologika
- Baclofen (Spastik)

Allergien

Sozialanamnese

- familiäre und soziale Einbindung
- Coping mit chron.-progr. Erkrankung, Informationsgrad, Unterstützung durch Selbsthilfegruppen
- Wohnsituation / Versorgung (Schweregrad der körperlichen Einschränkung, Rollstuhl-gerechtes Wohnen, Hilfe im Haushalt und in der Pflege durch Angehörige oder Pflegedienst)
- Situation am Arbeitsplatz, finanzielle Schwierigkeiten

Familienanamnese

- MS

Systemübersicht

- **Allgemein:** Müdigkeit, Leistungsminderung, uncharakt. Schmerzen und Missempfindungen, Artikulationsstörungen, Symptome nach Hitze (Uhthoff-Zeichen) oder Sport verschlimmert
- **Kardiovask:** Schwindel
- **GIT:** Dysphagie (bulbäres Symptom), Obstipation
- **UGT:** Imperativer Harndrang, Inkontinenz, Dysurie, Impotenz / Sexualstörungen, Selbstkatheterisierung
- **Musk / Skel:** Muskelschwäche
- **Neuro / Psych:** Koordinations- und Gleichgewichtsstörungen, Parästhesien, Paresen, Tremor, Sehstörungen / Doppelbilder / Gesichtsfeld - defekte, retrobulbärer Schmerz, Fazialisparese, Trigeminus - neuralgie, Krampfanfälle, Demenz, Depression / Euphorie

Körperliche Untersuchung

- **Allgemein:** körperliche Schwäche (Rollstuhl, alleine Auskleiden), Schmerz, Dysarthrophonie
- **Kopf-Hals:** Zentralskotom (Fundoskopie), Nystagmus, Gesichtsfelddefekte, Augenmuskelparesen, Fazialisparese, faziale Dysästhesien
- **Neuro / Psych:** Nackenbeugezeichen nach Lhermitte +, spastische Lähmungen, Kloni, gesteigerte Eigenreflexe, abgeschwächte Bauchhautreflexe, Babinski + , Sensibilitätsausfälle, Dysmetrie der Zeigeversuche, Intentionstremor, Hemiataxie, Dysdiadochokinese, evtl. Depression / Demenz

Diagnostik

- Liquorpunktion, Elektrophorese, MRT, Evozierte Potentiale, EEG

Patient mit Parkinson

Hauptsymptomatik

- Klassische Trias: Rigor, Tremor, Akinese / Hypokinese
- zusätzlich vielfältige vegetative / psychische Symptomatik

Medizinische Vorgeschichte

- Trauma
- Enzephalitis
- subkortikale arteriosklerotische Enzephalopathie
- Stoffwechselerkrankungen (Taurinmangel, M. Wilson)
- Multisystemerkrankungen (diffuse Lewy-Körperchen-Erkrankung, Multisystematrophie, kortikobasale Degeneration, Alzheimer-Krankheit)

Medikamente

- Intoxikation mit CO, H_2S, Mangan, MPTP (Meperidin)
- Parkinson-Medikation

Allergien

Sozialanamnese

- Boxsport in Vergangenheit
- Bergbauarbeiter (Mangan-Vergiftung)

Familienanamnese

- hereditäres Parkinson-Syndrom

Systemübersicht

- **Allgemein:** verstärktes Schwitzen
- **GIT:** Obstipation, Inappetenz
- **UGT:** Harnretention, imperativer Harndrang, Pollakisurie, Sexualstörungen
- **Musk / Skel:** Muskelschmerzen (Rigor, DD Schulter-Arm-Syndrom)
- **Neuro / Psych:** Antriebsverlust, Denkverlangsamung, Affektstörung, Stimmungslabilität, depressive Verstimmung, Schlafstörungen

Körperliche Untersuchung

- **Allgemein:** Akinese / Hypokinese (Verlangsamung aller Bewegungen), Starthemmung, vornüber gebeugte Haltung, keine Mitbewegung der Arme beim Gehen, kleinschrittiger Gang, Fallneigung, Stolpern, Mikrographie, Sprache leise und monoton, trophische Störungen der Haut
- **Vitalzeichen:** unregelmäßige Atmung
- **Kopf-Hals:** „Maskengesicht“ (Hypomimie), „Salbengesicht“ (Seborrhoe, Hypomimie), seltener Lidschlag, vermehrter Speichelfluss, Schluckstörung, Augenmotilitätsstörung
- **Musk / Skel:** Rigor (↑ Muskeltonus, zäher wächserner Widerstand) mit Zahnradphänomen

- **Neuro / Psych:** Ruhetremor (regelmäßig, grobschlägig, 4–7 / s, distal betont, vermehrt bei Emotion, vermindert bei Intention) mit „Pillendrehen", „Geldzählen", „Rabbit-Phänomen"

Diagnostik

- Anamnese (und Fremdanamnese!), Klinik
- Labor, MRT, CCT, EMG

Patient mit Anorexia nervosa

Hauptsymptomatik

- massive Gewichtsabnahme, Leistungsminderung, pyschosoziale Auffälligkeiten, Suizidversuch

Medizinische Vorgeschichte

- Körpergewicht/Gewichtsänderungen in Vergangenheit (auch Kindheit), Diäten, körperliche Aktivitäten
- Essverhalten: Anzahl und Art der Mahlzeiten (gemeinsam / alleine, KH, Fett, Eiweiß), Essattacken, selbst-induziertes Erbrechen (Bulimie)
- Körperbild / Selbstrezeption, Gesundheitsbewusstsein, Angst vor Gewichtszunahme
- vorausgegangene Diagnostik (z. B. Diarrhoe, Malabsorption, Amenorrhoe) und Klinikaufenthalte
- bisheriger Krankheitsverlauf und Therapie

Medikamente

- Appetitzügler, Laxantien, Diuretika

Sozialanamnese

- Bezugspersonen, familäre und soziale Einbindung, Konflikte
- berufliche / schulische Konflikte (Umgang mit Stress, Leistungsdruck)
- Nikotin, Alkohol, Drogenabusus

Familienanamnese

- Essstörungen, psychiatrische Erkrankungen
- DD: Diabetes mellitus, Hyperthyreose

Systemübersicht

- **Allgemein:** gestörtes Körperschema
- **Kardiovask:** Schwindel / Synkopen
- **GIT:** Obstipation / Diarrhoe, Erbrechen / Hämatemesis bei selbstinduzierten Brechattacken
- **Endo:** Amenorrhoe, sexuelle Funktionsstörungen
- **Neuro / Psych:** Angst, Depression, abnorme Selbstwahrnehmung bzgl. Gewicht, Angst vor Gewichtszunahme, Suizidgedanken

Körperliche Untersuchung

- **Allgemein:** Körpergewicht, BMI, Allgemein- und Ernährungszustand, vermehrte Behaarung (Lanugo-Haare) im Gesicht / Rücken, evtl. Ödeme (Hypalbuminämie)
- **Vitalzeichen:** Hypotonus, Bradykardie
- **Kopf-Hals:** Struma, evtl. schmerzlose Schwellung der Parotis
- **Kardiovask:** kalte Extremitäten,
- **Neuro / Psych:** Depressive Verstimmung, Suizidalität

Diagnostik

- Eigen- und Fremdanamnese, Klinik, BB, Elektrolyte, Eiweiß, Glucose, TSH, T3, T4 ■

Patient mit Depression

Hauptsymptomatik

- gedrückte Stimmung, Antriebsminderung, Melancholie, Schwermut, Interessenverlust, Aktivitätsminderung, soziale Isolation, „Gefühl der Gefühllosigkeit“
- somatische Beschwerden: Schlafstörungen (z. B. Früherwachen), Leistungsminderung, Appetitlosigkeit, Gewichtsverlust, Obstipation, unspezifische Schmerzsymptomatik

Medizinische Vorgeschichte

- Dauer und Beginn der Depression, mögliche Auslöser, Verlauf, soziale und berufliche Folgen, Suizidgedanken
- psychiatrische Erkrankungen mit depressiven Episoden: Zyklothymie, schizophrene Psychose, schizoaffektive Psychose, neurotische Depression
- reaktive Depression bei akuter Belastungsreaktion
- somatogene Depression bei Hirntumoren, HOPS, M. Parkinson, Enzephalitis, geistiger Behinderung, Epilepsie
- Schwangerschaftsdepression / Wochenbettdepression
- bisherige Therapie: ambulant / stationär, Medikamente, Psychotherapie, Schlafentzug, Lichttherapie, Elektrokrampftherapie

Medikamente

- Antidepressiva

Sozialanamnese

- familiäre und soziale Situation, Konflikte, Trauerreaktion
- berufliche Situation
- Alkohol, Drogen, Schlaftabletten etc.

Familienanamnese

- Depression in der Familie (15fach erhöhtes Risiko), andere psychiatrische Erkrankungen

Systemübersicht

- **Allgemein:** ständige Müdigkeit, Brust- / Herz- / Bauch- / Kopfschmerzen, Schweregefühl
- **GIT:** Inappetenz, Gewichtsverlust, Obstipation
- **UGT:** Libidoverlust, Sexualfunktionsstörungen
- **Neuro / Psych:** gedrückte Stimmungslage, Interessenverlust, Antriebslosigkeit, vermindertes Selbstwertgefühl, Pessimismus, Traurigkeit, Konzentrationsstörungen, Angstzustände, Suizidgedanken, Schlafstörungen

Diagnostik

- Anamnese und Fremdanamnese!
- HAMD-Score (HAMilton Depression scale), Selbstbeurteilungsskalen
- Ausschluss organisch bedingter Psychosen

■

Infektiologie

Patient mit Endokarditis

Hauptsymptomatik

- *akut:* schweres lebensbedrohliches Krankheitsbild, hohes Fieber, embolische Komplikationen, akute Herzinsuffizienz
- *subakut:* schleichender Beginn, oft über Wochen bis Monate mit Fieber, Gewichtsverlust, Abgeschlagenheit, Nachtschweiß, embolischen Komplikationen (Extremitätenverschluss, Nierenversagen, Mesenterialinfarkt, zerebrovaskuläre Komplikationen)

Medizinische Vorgeschichte

- Rheumatisches Fieber, künstliche Herzklappen, angeborene Herzklappenanomalien, Zahnoperationen, chirurgische Eingriffe, Infektionsherde, venöse Zugänge

Medikamente

- Endokarditisprophylaxe bei bekanntem Herzfehler
- Immunsuppressiva

Allergien

- Antibiotika-Allergie (Therapie)

Sozialanamnese

- IV-Drogenabusus (! häufig Trikuspidalklappe befallen, atypische Erreger)
- Alkohol (oft Candida als Erreger)

Familienanamnese

- Herzfehler / Klappenanomalien

Systemübersicht

- **Allgemein:** Abgeschlagenheit, Leistungsminderung, Gewichtsverlust
- **Kardiovask:** Palpitationen, periphere Ödeme
- **Resp:** Dyspnoe, Orthopnoe
- **GIT:** abdominelle Schmerzen
- **UGT:** Hämaturie

Körperliche Untersuchung

- **Allgemein:** körperliche Schwäche; „splinter hemorrhage" (bakterielle Mikroembolien im proximalen Nagelbett), Trommelschlegelfinger / Uhrglasnägel, Osler-Knötchen (Finger und Zehen), Palmarerythem
- **Vitalzeichen:** Fieber, Tachykardie, Tachypnoe
- **Kopf-Hals:** Roth-Spots (Retinablutung), Petechien (Konjunktiven, Gaumen)
- **Kardiovask:** neues Herzgeräusch, Arrhythmien, irregulärer Puls, Zeichen der Herzinsuffizienz (S3, verlagerter Herzspitzenstoß, Lungenödem, periphere Ödeme)

- **Resp:** basale feuchte RGs als Zeichen einer Linksherzinsuffizienz
- **Abdomen:** Splenomegalie
- **Neuro / Psych:** fokal-neurologische Defizite durch septische Embolien

Diagnostik

- BSG / CRP, BB, Blutkulturen, transthorakales / transösophagales Echo

Patient mit Pneumonie

Hauptsymptomatik

- Typische Pneumonie: Leistungsminderung, akut hohes Fieber / Schüttelfrost, pleuritischer Thoraxschmerz, Husten, Auswurf (gelb / grün), Dyspnoe, Hämoptyse; bei älteren Patienten oft Verwirrung / Delir
- Atypische Pneumonie: trockener Husten, Kopfschmerz, Myalgien, Leistungsminderung, Übelkeit / Erbrechen, Halsschmerz, Diarrhoe

Medizinische Vorgeschichte

- rezidivierende Infektionen (Immunsuppression)
- chronische Bronchitis, COPD, Asthma bronchiale
- Splenektomie, Krankenhausaufenthalte (nosokomiale Infektion), Apoplex (Aspiration)
- Bronchiektasen, Influenzainfektion (mit bakterieller Superinfektion)
- Strahlentherapie (Strahlenpneumonitis!), chronische Herz- und Lungenerkrankungen Linksherzinsuffizienz, Lungenembolie, nephrotisches Syndrom, Sichelzellanämie, Tuberkulose, HIV-Infektion, Mukoviszidose

Medikamente

- Kortikosteroide, Immunsuppressiva
- vorausgegangene Antibiotikatherapie

Allergien

- vorbestehendes Allergisches Asthma
- Antibiotika-Allergie (Penicillin, Cephalosporin, Sulfonamide)

Sozialanamnese

- Rauchen, Arbeitsumfeld (Exposition gegenüber Kälte / Nässe / Staub / Chemikalien)
- Kontakt mit infizierten Personen, Alkohol, Mangelernährung
- Reiseanamnese
- Impfstatus (Pneumokokken)
- Exposition gegenüber Tieren, Vögeln (Ornithose)

Familienanamnese

- chron. Lungenerkrankungen, Immunmangelsyndrome

Systemübersicht

- **Allgemein:** Fieber, Abgeschlagenheit, Leistungsminderung
- **Resp:** pleuritischer Thoraxschmerz, Dyspnoe, Husten / Auswurf, Hämoptyse
- **GIT:** Übelkeit, Appetitlosigkeit, Gewichtsverlust
- **Endo:** Diabetes mellitus
- **Häm / Onk:** Immunsuppression
- **Neuro / Psych:** Verwirrung, Konzentrations- und Gedächtnisstörungen

Körperliche Untersuchung

- **Allgemein:** Zyanose
- **Vitalzeichen:** Fieber, Tachypnoe, Tachykardie, erniedrigte O_2-Sättigung
- **Kopf-Hals:** Otitis media, Lymphknotenschwellungen, Konjunktivitis, Herpes labialis
- **Kardiovask:** Herzgeräusche (Endokarditis)
- **Resp:** verstärkte Atemarbeit, Einsatz der Atemhilfsmuskulatur, Bronchialatmen; typische Pneumonie: positive Bronchophonie, klingende feuchte Rasselgeräusche, positiver Stimmfremitus; atypische Pneumonie: geringer Auskultationsbefund im Gegensatz zum Röntgenbefund
- **Musk / Skel:** Myalgien
- **Neuro / Psych:** meningitische Zeichen

Diagnostik

- BSG / CRP, BB, Blutkulturen, Sputumkulturen, Rö-Thorax, evtl. AK-Nachweis, Bronchoalveoläre Lavage

Patient mit Tuberkulose (Tbc)

Hauptsymptomatik

- Primärtuberkulose: meist asymptomatisch, Fieber, Nachtschweiß, Gewichtsverlust, Erythema nodosum
- Pleuritis exsudativa: Dyspnoe, Thoraxschmerz, Fieber
- Miliar-Tbc: Meningitis tuberculosa, Leukopenie, Befall von Lunge / Leber / Niere / Nebenniere
- Postprimäre Tbc: 85 % pulmonal mit Fieber, Husten, Auswurf, Hämoptyse, 15 % Lymphadenopathie, Urogenital-Tbc, Knochenbefall

Medizinische Vorgeschichte

- vorbestehende Lungenerkrankungen, frühere Tbc-Erkrankung (z. B. Röntgenbefund, Pleuritis / Rippenfellentzündung)
- Risikofaktoren (Resistenzminderung): Immunsuppression, HIV, Alkoholkrankheit, Diabetes mellitus, chronische Niereninsuffizienz, Mangelernährung, Drogenabusus, Silikose, Lymphome, Leukämie

Medikamente

- Medikamente / Dauer / Nebenwirkungen der Tbc-Therapie: Isoniazid (Lebertoxizität, Polyneuropathie, Krampfanfälle), Rifampicin (Cholestase, Thrombozytopenie), Ethambutol (Optikusneuritis), Streptomycin (Ototoxizität, Nephrotoxizität), Pyrazinamid (Photodermatosen, Lebertoxizität, Hyperurikämie)
- Immunsuppressiva

Allergien

- Medikamente

Sozialanamnese

- Nationalität, Familienstand, Wohnsituation (z. B. Sammelunterkunft)
- Kontaktpersonen, Reiseanamnese
- Berufsanamnese (Silikose)
- Impfstatus / letzter Tbc-Test (Tuberkulintest Mendel-Mantoux) / Rö-Thorax
- Alkohol / Nikotin / Drogenabusus

Familienanamnese

- Tbc-Fälle in Familie / Immunsuppression

Systemübersicht

- **Allgemein:** Fieber, Nachtschweiß, Gewichtsverlust, Abgeschlagenheit, Konzentrationsstörungen, Erythema nodosum, Hautveränderungen, Lymphadenopathie
- **Resp:** Dyspnoe, Husten, Auswurf, Thoraxschmerz, Hämoptyse
- **GIT:** Diarrhoe, Abdominalschmerz (atypische Mykobakterien bei AIDS)
- **UGT:** Hämaturie, Dysurie (Urogenital-Tbc)
- **Musk / Skel:** Knochenschmerz, Rückenschmerzen

- **Neuro / Psych:** Kopfschmerz, Konzentrationsstörungen, motorische und sensorische Symptome

Körperliche Untersuchung

- **Allgemein:** allgemeiner Gesundheitsstatus (akut / chron.), Ernährungs- und Hygienestatus, Hautveränderungen (Erythema nodosum, Lupus vulgaris)
- **Vitalzeichen:** Fieber, Tachypnoe
- **Kopf-Hals:** Lymphadenopathie
- **Resp:** Pleuritis exsudativa: verminderte Thoraxbewegung, aufgehobenes Atemgeräusch, gedämpfte Perkussion, Stimmfremitus aufgehoben
- **Abdomen:** Hepato- / Splenomegalie bei Miliar-Tbc
- **Musk / Skel:** lokalisierter Druckschmerz z. B. Wirbelsäule („Pott's disease")
- **Neuro / Psych:** meningitische Zeichen, fokale motorische und sensorische Ausfälle, Hirnnervenparese

Diagnostik

- Rö-Thorax, Tuberkulin-Test / Quantiferon-Test, Bakteriologische Untersuchung von Sputum, Bronchialsekret, Magensaft, Urin

Patient mit Meningitis

Hauptsymptomatik

- Fieber, Kopfschmerz, Nackensteife, Photophobie, Somnolenz, Delirium, Lethargie, erhöhte Krampfneigung (epileptische Anfälle), Reizüberempfindlichkeit (Licht, Berührung, akustische Reize), Übelkeit / Erbrechen, Bewusstseinsstörungen, dermatologische Veränderungen (Petechien, Purpura), Schock
- Ältere Patienten: atypische Hauptsymptomatik mit Lethargie möglich
- Meningokokken: Petechien, Gelenkschwellungen

Medizinische Vorgeschichte

- Trauma, virale Infektionen des oberen Respirationstrakts, Sinusitis, Mastoiditis, Otitis media, Pneumonie, Immunsuppression, Diabetes mellitus, Alkoholabusus, ventrikuläre Shunts, Tuberkulose

Medikamente

- Immunsuppressiva

Allergien

- Antibiotika

Sozialanamnese

- Kontakt mit erkrankten Personen, Sammelunterkünfte, Mangelernährung, Alkoholabusus, Reiseanamnese, Impfstatus, Aufenthalt in Risikogebieten (FSME)

Familienanamnese

Systemübersicht

- **Allgemein:** Abgeschlagenheit, Konzentrationsschwäche, Leistungsminderung
- **Kardiovask:** Palpitationen
- **Resp:** Infektionen des Respirationstrakts
- **GIT:** Übelkeit, Erbrechen
- **Musk / Skel:** Nacken- und Rückenschmerzen
- **Neuro / Psych:** Kopfschmerz, Photophobie, Krampfanfälle, motorische / sensible Ausfälle, Sprachstörungen, Hypakusis, Persönlichkeitsveränderungen, Konzentrationsstörungen

Körperliche Untersuchung

- **Allgemein:** eingeschränkter Bewusstseinsstatus, Hautblutungen, Petechien, evtl. Herpes labialis
- **Vitalzeichen:** Fieber, Tachykardie, Tachypnoe
- **Kopf-Hals:** Lymphadenopathie, Nackensteife, evtl. Papillenödem, evtl. Konjunktivitis, Otitis media
- **Kardiovask:** Herzgeräusche (Endokarditis)
- **Resp:** Infektionen des oberen Respirationstrakts
- **Musk / Skel:** Gelenkschwellungen

- **Neuro / Psych:** meningeale Zeichen (Brudzinski, Lasègue, Kernig), evtl. Hirnnervenausfälle (N. abducens / N. facialis), zerebrale Herdsymptome, psychotische Veränderungen

Diagnostik

- BB, BSG / CRP, Blutkultur, Liquorpunktion / -kultur, evtl. MRT / CT, EEG

Patient mit LYME-Borreliose

Hauptsymptomatik

- *Stadium I:* grippale Symptome, Lymphadenopathie, Erythema chronicum migrans
- *Stadium II:* Leistungsminderung, Lymphadenopathie, Arthralgien (v. a. Knie- und Sprunggelenk), Myalgien, Meningoradikulitis, Fazialisparese, Mononeuritis multiplex, Arrhythmien (AV-Block), Myokarditis
- *Stadium III:* Acrodermatitis chronica atrophicans, Pannikulitis, Arthralgien, Polyneuropathie, Enzephalomyelitis, Demenz

Medizinische Vorgeschichte

- Zeckenstich (Ort / Epidemiegebiet, Zeitpunkt)
- bisherige Diagnostik und Krankheitsverlauf

Medikamente

- bisherige Therapie (Antibiotika)

Allergien

- Antibiotika

Sozialanamnese

- berufliche Exposition (Waldarbeiter) / Aufenthalt in Risikogebieten, Tiere
- Impfstatus (FSME)

Familienanamnese

Systemübersicht

- **Allgemein:** wandernde Schmerzsymptomatik, Leistungsminderung, allgemeines Krankheitsgefühl, Lymphknotenschwellungen, Hautveränderungen
- **Kardiovask:** Palpitationen
- **Musk / Skel:** Gelenkbeschwerden (Lyme-Arthritis), Muskelschmerzen
- **Neuro / Psych:** radikuläre Schmerzen, Kopf- und Nackenschmerzen, Sensibilitätsstörungen, Konzentrations- und Gedächtnisstörungen

Körperliche Untersuchung

- **Allgemein:** akute Schmerzsymptomatik
- **Vitalzeichen:** evtl. Bradykardie (AV-Block)
- **Kopf-Hals:** Lymphadenopathie
- **Kardiovask:** Arrhythmien, evtl. Zeichen der Herzinsuffizienz (Z. n. Myokarditis)
- **Musk / Skel:** Muskelatrophien, Gelenkschwellung / -rötung
- **Neuro / Psych:** meningeale Zeichen, Hirnnervenausfälle (N. facialis), radikuläre Schmerzen, Sensibilitätsstörungen, motorische Ausfälle (oft asymmetrisches Verteilungsmuster)

◦ **Derm:** Erythema chronicum migrans (wandernde Hautrötung mit zentraler Abblassung), Acrodermatitis chronica atrophicans (rot-bläulich verfärbte Hautareale)

Diagnostik

- Nachweis von Borrelien-AK in Serum und Liquor, evtl. MRT

Patient mit HIV / AIDS

Hauptsymptomatik

- *Akute HIV-Krankheit:* mononukleose-ähnlich, Fieber, Lymphadenopathie, Splenomegalie, Angina, gel. Exanthem
- *Latenzphase:* klinisch gesund, evtl. Laborveränderungen: Lymphopenie, Thrombopenie, Granulozytopenie
- *Lymphadenopathiesyndrom (LAS):* Lymphknotenschwellung > 3 Monate an mindestens zwei extrainguinalen Stellen, keine Allgemeinsymptome, evtl. seborrhoische Dermatitis
- *AIDS-Related Complex (ARC):* Fieber, Nachtschweiß, Gewichtsverlust, Diarrhoe, Laborveränderungen
- *AIDS:* opportunistische Infektionen (z. B. HIV-assoziierte Enzephalopathie, orale Candidiasis, Herpes zoster, Tbc), AIDS-definierende Erkrankungen (Pneumocystis-carinii-Pneumonie PCP, Toxoplasmose, Kryptosporidiose, Candida-Ösophagitis, Candida-Sepsis, Kryptokokkose, atypische Mykobakteriose, Salmonellen-Sepsis, CMV-Infektion, HSV-Infektion, JC-Virus-Infektion, Kaposi-Sarkom, ZNS-Lymphome, NHL)

Medizinische Vorgeschichte

- Diagnosestellung (Zeitpunkt, Virusload, Immunstatus-CD4), ggf. Übertragungsweg
- bisherige Therapie (Beginn, Medikamente, Prophylaxe, Impfungen), Komplikationen (opportunistische Infektionen, Neoplasien)
- vorausgegangene Infektionen: Tbc, Syphilis, Toxoplasmose, CMV, virale Hepatitis (Gefahr der Reaktivierung)
- vorausgegangene Bluttransfusionen
- andere Vorerkrankungen

Medikamente

- bisherige Therapie (Kombination von Nukleosidanaloga, Nicht-Nukleosidische Reverse Transkriptasehemmer und Proteaseinhibitoren) und evtl. Nebenwirkungen

Allergien

Sozialanamnese

- Familienstand, Sexualpartner und Kontaktpersonen, Verhütung, safer sex
- Wohnsituation (Exposition gegenüber Infektionen), Berufliche Situation
- Alkohol / Nikotin, Lebensführung, resistenzmindernde Faktoren, Drogenabusus (Exposition Infektionen)
- Impfstatus, Vorsorgeuntersuchungen (z. B. Zervix-Untersuchung Frauen)

Familienanamnese

Systemübersicht

- **Allgemein:** Fieber, Nachtschweiß, Gewichtsverlust, Abgeschlagenheit, Konzentrationsstörungen, Hautveränderungen, erhöhte Infektionsneigung, Lymphknotenschwellung

- **Kopf-Hals:** Mundläsionen, Sehstörungen
- **Resp:** Dyspnoe, Husten, Auswurf, Thoraxschmerz
- **GIT:** Diarrhoe, Abdominalschmerz, Erbrechen
- **UGT:** Ausfluss, Dysurie, genitale Ulzera
- **Neuro / Psych:** Kopfschmerz, Konzentrationsstörungen, motorische und sensorische Symptome

Körperliche Untersuchung

- **Allgemein:** allgemeiner Gesundheits- und Ernährungsstatus (akut / chronisch krank, Kachexie), Hautveränderungen: Seborrhoische Dermatitis, Molluscum contagiosum, Kaposi-Sarkom, Zeichen von iv-Drogenabusus
- **Vitalzeichen:** Fieber, Tachykardie, Tachypnoe
- **Kopf-Hals:** Visus (Retinitis), Lymphadenopathie, orale Läsionen (Haarleukoplakie, Ulzera), Mundsoor
- **Kardiovask:** Zeichen von Kardiomyopathie
- **Resp:** Zeichen pulmonaler Infiltrate (Perkussion / Auskultation / Palpation)
- **Abdomen:** Abdominalschmerz, Proktitis
- **Musk / Skel:** Muskelschwäche
- **Neuro / Psych:** meningitische Zeichen, Hirnnerven, fokale motorische und sensorische Ausfälle, Demenz, periphere Neuropathie, Depression

Diagnostik

- HIV-Serologie (ELISA; Western-Blot), PCR, Viruslast, CD4- / CD8-Zellen

Appendix

Appendix

Patientenvorstellung

Im Rahmen der Visite wird von Seiten des Studenten oder Stationsarztes eine sogenannte Patientenvorstellung erwartet, d.h. Oberarzt und Chefarzt, aber auch andere Kollegen der Station möchten über die Anamnese und Untersuchung des Patienten informiert werden. Hierbei ist es entscheidend, Daten und Befunde in klarer und präziser sowie möglichst kurzer Form darzustellen, um dem Zuhörer in wenigen Minuten ein möglichst umfassendes Bild des Patienten zu vermitteln. Grundsätzlich sollte dabei versucht werden, weitestgehend nur **für das Beschwerdebild relevante Daten und Befunde** zu erwähnen – so ist es z.B. für die Differentialdiagnose von akuten Oberbauchbeschwerden von geringem Interesse, dass der Patient in der medizinischen Vorgeschichte vor 20 Jahren eine Sprunggelenksfraktur angibt. Andererseits sollten **wichtige negative Informationen** nicht vergessen werden – so ist es für das im folgenden genannte Beispiel durchaus relevant, dass der Patient nicht erbrochen hat und keine Voroperationen hatte. Gleiches gilt auch für die Darstellung von Untersuchungsbefunden – auch hier sind sowohl positive als auch wichtige negative Befunde zu erwähnen (im Beispiel: keine Abwehrspannung, keine peritonitischen Zeichen). Folgendes Schema gibt anhand eines klinischen Beispiels einen anschaulichen Überblick über die wesentlichen inhaltlichen Bestandteile der Patientenvorstellung:

Tabelle 153

Patientenvorstellung

Theoretische Inhalte	*Praktisches Beispiel*
Name und Alter	„Ich möchte Ihnen den Patienten Peter Mustermann, 54 Jahre alt, vorstellen,
Zeitpunkt / Grund der Aufnahme	aufgenommen heute morgen mit akuten epigastrischen Schmerzen.
Hauptsymptomatik	Die Beschwerden traten gestern Abend plötzlich nach dem Essen auf und nehmen seither an Intensität zu. Die Schmerzen werden als sehr stark und stechend beschrieben, strahlen in den Rücken aus und zeigen keine Besserung bei Lagewechsel.
Wichtige Begleitsymptome	Begleitend klagt der Patient über starke Übelkeit und einen geblähten Bauch; Erbrechen und Fieber wurden jedoch verneint, ebenso eine Änderung der Stuhlgewohnheiten oder Stuhlfarbe.
Relevante Angaben der medizinischen Vorgeschichte	In der Vorgeschichte ist eine asymptomatische Cholelithiasis als sonographischer Zufallsbefund sowie eine Hyperlipidämie bekannt. Der Patient ist nicht voroperiert.
Medikamente	Die Hyperlipidämie ist mit Mevinacor (Lovastatin) 10 mg / d eingestellt.
Relevante Daten der Sozialanamnese	Der Patient gibt einen Alkoholkonsum von 4 Flaschen Bier pro Tag an, Nikotin- oder Drogenkonsum wurden verneint.
Relevante Befunde der körperlichen Untersuchung	Bei Aufnahme hatte der Patient akute Schmerzen, er war wach und orientiert, afebril, Puls 94, Blutdruck 150 / 95, Atemfrequenz 25. Die Untersuchung des Abdomens zeigte periumbilikale Hautverfärbungen sowie eine deutliche Druckdolenz im Epigastrium, jedoch keine Abwehrspannung oder peritonitische Zeichen. Das Murphy-Zeichen war negativ, die Darmgeräusche in allen 4 Quadranten lebhaft. Die rektale Untersuchung war unauffällig, der Hämoccult-Test negativ. Die Untersuchung der anderen Organsysteme erbrachte keine Auffälligkeiten.
Bisherige Laborwerte / Diagnostik	Im Labor zeigte sich eine Erhöhung der Leukozyten (12.000 / ml) und des C-reaktiven Proteins (8 mg / dl), der Hb war unauffällig. Die Amylase sowie die Lipase waren deutlich erhöht (290 bzw. 450 mg / dl), alle anderen Parameter in der Norm.
Arbeitsdiagnose / weiteres diagnostisches / therapeutisches Vorgehen	Unter der Verdachtsdiagnose einer akuten Pankreatitis wurde der Patient stationär aufgenommen und seitdem unter Schmerztherapie und Nahrungskarenz intensivmedizinisch überwacht. Zur weiteren Diagnostik ist heute morgen ein CT des Abdomens geplant."

Verlaufsdokumentation (SOAP-Note)

Zur weiteren täglichen Verlaufsdokumentation bietet sich eine strukturierte Einteilung an, die im angloamerikanischen Sprachraum unter der Abkürzung **SOAP**-Note (***S****ubjective* Subjektives Befinden, ***O****bjective* Objektive Befunde, ***A****ssessment* Analyse, ***P****lan* Planung) bekannt ist.

S (Subjektives Befinden)

Unter dem subjektiven Befinden des Patienten werden seine aktuellen Beschwerden, Gefühle und Probleme sowie seine eigene Einschätzung des Gesundheitszustandes (Besserung / Verschlimmerung) zusammengefasst, die dem Arzt während der Visite wichtige Informationen über das aktuelle Befinden des Patienten geben können.

O (Objektive Befunde)

Als objektive Befunde des Patienten werden dokumentiert:

- Vitalzeichen — Puls, Blutdruck, Temperatur, Atemfrequenz, ggf. O_2-Sättigung
- Flüssigkeitsbilanz — ggf. Bilanz über 24-h Einfuhr / Ausfuhr
- Untersuchung — relevante positive und negative Befunde der körperlichen Untersuchung
- Medikamente — aktuelle Medikation
- Ereignisse / neue Daten — z. B. Röntgenaufnahme, Koloskopie, 24-RR-Messung, Laborbefunde, Biopsieberichte

A (Analyse)

Die Analyse fasst die wichtigsten Informationen über den Patienten sowie die Verdachtsdiagnose nochmals zusammen.

P (Planung des weiteren Vorgehens)

Die Planung des weiteren Vorgehens sollte sich an wichtigen Probleme des Patienten orientieren und sich dabei nicht nur auf medizinische Probleme, sondern auch die für den Patienten und seine Erkrankung relevanten psychologischen und sozioökonomischen Schwierigkeiten beziehen. Insbesondere bei Patienten mit multiplen Erkrankungen und langem Klinikaufenthalt kann diese stichpunktartige Dokumentation der wichtigsten Problemfelder und deren diagnostischer und therapeutischer Überlegungen zur Übersicht und Verlaufskontrolle hilfreich sein. Auch sind durch diese Art der Dokumentation die wichtigsten Gedankenschritte und Überlegungen über den Patienten auch für konsiliarisch tätige Kollegen ersichtlich.

Tabelle 154

Beispiel einer SOAP-Note

	Patient X.X., 65 Jahre.
S	Patient fühlt sich müde, über Nacht Besserung der Dyspnoe.
O	T 37.9° C, Puls 60, RR 140 / 70, AF 18, O_2-Sättigung 96 % bei Raumluft Einfuhr 2500 ml, Ausfuhr 2100 ml Kardiovask.: Puls rhythmisch, keine Herzgeräusche, Halsvenen nicht gestaut, peripherer Pulsstatus + / + Resp.: Klopfschall sonor, Lungengrenzen gut verschieblich, vesikuläres Atemgeräusch, feuchte Rasselgeräusche über basalen Lungenabschnitten bds. Abdomen: weich, kein Druckschmerz oder Abwehrspannung, keine Resistenzen, keine Organomegalie, DG in allen 4 Quadranten + Extremitäten: leichte retromalleoläre Ödeme Neuro: keine Änderung zum Vorbefund Medikamente: Furosemid 40 mg Tbl. 1-0-0, Nitro-Spray 2 Hübe bei Bedarf, ASS 100 mg 1-0-0, Metoprololsuccinat 47.5 mg 1-0-0 Rö-Thorax 29.10.08: V. a. Lungenödem EKG 29.10.08: SR, Linkstyp, tiefes Q in II, III, aVF Labor Hypokaliämie ↓ (3.1 mmol/l), andere Parameter im Normbereich, Herzenzyme initial negativ
A / P	65-jähriger Patient mit thorakalen Schmerzen und Dyspnoe seit 29.10.08, Z. n. Myokardinfarkt 1998, mit v. a. kardial bedingtes Lungenödem. 1. Dyspnoe: heute Herzecho (kardiale Pumpfunktion?), je nach Ergebnis ggf. Umstellung der medikamentösen Therapie bzw. Intervention, erneut EKG und Herzenzyme zur Verlaufskontrolle ↑ Lasix 40 Tbl. 2-0-0 2. Hypokaliämie: Kalinor Brause 1-0-0, morgen erneut Elektrolytkontrolle 3. Kardiale Risikofaktoren: Blutzuckertagesprofil, Lipidprofil

Breaking bad news

„Die Hauptqual für Ivan Iljitsch war die Lüge – jene aus irgendeinem Grunde von allen anerkannte Lüge, dass er nur krank sei, nicht aber sterbe, und dass er sich nur ruhig halten, die Kur durchführen müsse, damit alles wieder sehr gut werde. Er aber wusste: Wir konnten tun, was wir wollten, es würde doch nichts mehr herauskommen als noch qualvollere Leiden und der Tod. Ihn quälte diese Lüge; es quälte ihn, dass man nicht eingestehen wollte, was alle wussten und was auch er wusste, und dass man ihn zwingen wollte, an dieser Lüge teilzunehmen.(...) Das war schrecklich, qualvoll für Iwan Iljitsch. Und seltsam! Er war viele Male, während sie mit ihm alle diese törichten Dinge anstellten, um ein Haar nahe daran, sie anzuschreien: So hört doch auf zu lügen, Ihr wisst es, und ich weiß es, dass ich sterbe. So hört doch wenigstens auf zu lügen! Aber er hatte nie den Mut, dies zu tun.“

Leo Tolstoi, Der Tod des Ivan Iljitsch (1886)

Die Mitteilung von Diagnosen mit schlechter oder gar infauster Prognose gehört zu einer der schwierigsten Aufgaben, mit denen der Arzt oder auch Medizinstudent im klinischen Alltag konfrontiert wird. In Diskrepanz zu dem hohen Maß an Einfühlungsvermögen und Sensibilität, welches diese Situation erfordert, steht jedoch das Ausmaß der Anleitung und Ausbildung, die im medizinischen Bereich tätige Personen für diese Art der Gesprächsführung erhalten. Dabei ist die Konfrontation mit malignen oder schweren chronischen Erkrankungen nicht ausschließlich spezialisierten Onkologen, Palliativmedizinern oder Psychologen vorbehalten, sondern gehört zum Alltag eines jeden Arztes. Mit einem Patienten das Gespräch über dessen Prognose oder gar baldigen Tod zu suchen, bedeutet für den Arzt aber auch die Begegnung mit seinen eigenen Ängsten, der eigenen Hilflosigkeit und Sterblichkeit, die der Reflexion bedürfen, um eine offene und ehrliche Begegnung mit dem Kranken oder Sterbenden zu ermöglichen. Nur allzu oft werden daher Gespräche dieser Art vermieden und der Kranke – seine Diagnose jedoch wohl wissend oder ahnend – wird seinen Gedanken und Emotionen selbst überlassen.

Für ein Gespräch dieser Art und Tragweite inhaltliche und strukturelle Abläufe in schematischer Form festzulegen, kann der Situation sowie der individuellen Persönlichkeit des Patienten sowie des Arztes wohl kaum gerecht werden. Nachfolgende Gedanken und Hinweise sollen dem Studenten und Arzt jedoch als Begleitung in der Kommunikation mit schwer kranken und sterbenden Patienten dienen:

Vorbereitung des Gesprächs

Für das Gespräch mit dem Patienten stellt eine gute und fundierte **Vorbereitung seitens des Arztes** eine wesentliche Voraussetzung dar. Die Diagnostik des Patienten sollte dabei möglichst abgeschlossen und alle relevanten Daten vorhanden sein, ebenso ist ein multidisziplinäres Gespräch der betreuenden Stationsärzte mit den Radiologen, Chirurgen oder Onkologen über mögliche Therapieoptionen mit kurativer oder palliativer Zielsetzung wünschenswert.

Unklare Informationen über die Diagnose oder das weitere Vorgehen führen zu einer Verunsicherung des Patienten, die Ängste verstärkt und eine Auseinandersetzung mit der persönlichen Situation erschwert. Bei Palliativpatienten ist zudem eine Rücksprache mit dem Palliativteam oder ähnlichen Einrichtungen über die Möglichkeiten der medizinischen und pflegerischen Versorgung zu Hause hilfreich, um dem Patienten weitere Optionen aufzeigen zu können.

Im Vorfeld sollte der Arzt versuchen, sich mit Hilfe der Krankenakte, aber auch durch Gespräche mit dem Pflegepersonal ein möglichst **umfassendes Bild** vom Patienten zu machen – so können Informationen über die familiäre und soziale Situation des Patienten, sein Kontakt zu Angehörigen oder auch seine Religion und Glaubensüberzeugung wichtige Anhaltspunkte im Gesprächsverlauf sein. Wichtig ist auch, das Pflegepersonal der Station zuvor über das anstehende Gespräch zu informieren. Hierdurch werden nicht nur störende Unterbrechungen vermieden, sondern auch die wichtigsten Kontaktpersonen des Patienten für dessen Situation sensibilisiert. Aufklärungsgespräche sollten zudem möglichst nicht am Abend, sondern im Verlauf des Vormittages stattfinden, um dem Patienten Gelegenheit zu Nachfragen oder zum Gespräch mit Angehörigen zu geben und ihn nicht mit Diagnosen dieser Art alleine der Nacht zu überlassen.

Das Gespräch sollte in einer **privaten und ungestörten Atmosphäre** erfolgen, die dem Patient auch nach dem Gespräch noch Rückzugsmöglichkeiten bietet. Auch sollten von Seiten des Arztes Zeitdruck sowie Unterbrechungen durch Telefon oder Funk vermieden werden, um dem Patienten volle Aufmerksamkeit und Empathie geben zu können. Falls der Patient dies wünscht, können auch Angehörige oder nahe Bezugspersonen an diesem Gespräch teilnehmen.

Beginn des Gesprächs

Zu Beginn des Gespräches ist es für den Arzt oftmals schwierig, die passenden Worte bzw. den richtigen Einstieg in die Thematik zu finden. In Abhängigkeit von ethnischem, intellektuellem, sozioökonomischem oder auch religiösem Hintergrund zeigen Gesprächsinhalte und -dynamik sowie die Interaktion mit dem Patienten individuell deutliche Unterschiede, die vom Arzt Flexibilität und Fingerspitzengefühl erfordern. Einfache offene Fragen wie „*Wie geht es Ihnen heute?*“ oder „*Wie fühlen Sie sich zur Zeit?*“ können helfen, mit dem Patienten auf neutraler Ebene ins Gespräch zu kommen. Hierbei ist es initial von großer Bedeutung, einen Eindruck über den **Wissensstand des Patienten** über seine Erkrankung und deren Prognose zu gewinnen. Fragen wie „*Was wissen Sie bisher über Ihre Erkrankung?*“ oder „*Welche Informationen haben Sie bisher über Ihre Erkrankung erhalten?*“ können dem Arzt helfen, gezielter und auch feinfühliger auf den Patienten einzugehen und ihn – bildlich gesehen – an seinem bisherigen Wissens-Standort abzuholen. Wichtig ist aber auch, ein Gefühl dafür zu entwickeln, wie viele Informationen der Patient wirklich bekommen möchte bzw. in welcher Offenheit er über die Diagnose aufgeklärt werden möchte. Dem Patienten sollte daher die Gelegenheit gegeben werden, die ihm gegebenen **Informationen selbst zu dosieren** und somit über sein **Recht auf Wissen bzw. Nichtwissen** in dieser Phase der Erkrankung zu entscheiden. Dies kann einerseits durch schrittweise Aufklärung erfolgen, in der der Patient durch Nachfragen seinen Wissensstand bestimmt, andererseits auch durch offene Fragen wie „*Manche Patienten möchten alle Informationen über ihre Erkrankung auf einmal, andere nur bestimmte Aspekte erfahren – wie würden Sie gerne weiter verfah-*

ren?". Meidet der Patient dabei sichtbar die Konfrontation mit der Diagnose, sollte dies in jedem Falle respektiert und dem Patienten durch ein Angebot zu einem Gespräch am darauffolgenden Tag oder im Verlauf der nächsten Woche uneingeschränkte Gesprächsbereitschaft signalisiert werden.

Weiterer Gesprächsverlauf

Für die Information des Patienten ist es wichtig, in einer allgemein verständlichen Sprache zu kommunizieren und medizinische Fachtermini zu erklären. Auch sollte der Arzt in einem ersten Gespräch nicht alle Aspekte der Diagnose ausführlich im Detail erläutern, sondern sich auf wesentliche, allgemeine Punkte beschränken. Zu viele Informationen führen zur Überforderung des Patienten, die Aufnahmefähigkeit ist angesichts der hohen emotionalen Anspannung deutlich begrenzt. Wichtig sind zudem **bewusste Pausen** im Gesprächsverlauf, in denen der Patient die Nachricht verinnerlichen kann oder auch Zeit für Nachfragen erhält. Die Inhalte des Gespräches können sehr starke emotionale Reaktionen in dem Patienten hervorrufen, denen in jedem Falle Raum und Zeit gegeben werden sollte. Wichtig für den Patienten ist hierbei, von Seiten des Arztes **Verständnis und Respekt gegenüber seinen Emotionen** zu spüren, die von Trauer und Angst bis hin zu Wut, Ärger und Hass reichen können: „*Ich kann gut verstehen, dass diese Nachricht Sie traurig macht*", „*Ihre Angst kann ich gut nachvollziehen*", „*Viele Menschen reagieren sehr wütend in ihrer Situation, was ich gut verstehen kann*". Ist die innere Verfassung des Patienten nicht zu erkennen, oder sind eventuell suizidale Tendenzen zu befürchten, so können offene, direkte Fragen weiterhelfen: „*Wie fühlen Sie sich jetzt?*"

Ende des Gesprächs

Gegen Ende des Gespräches kann es für den Patienten hilfreich sein, das weitere Vorgehen inhaltlich und zeitlich detailliert zu besprechen und festzulegen, um hierdurch eine Struktur für eine nun ohnehin ungewisse Zukunft zu erhalten. Beispiele hierfür können die Erarbeitung eines therapeutischen Konzeptes zur optimalen Einstellung der Schmerzen, eine palliative Bestrahlung, ein gemeinsames Gespräch mit den Angehörigen, Kontakt zu Pflegediensten u. a. sein. Auch wenn mit diesen Maßnahmen keine Heilung in Aussicht gestellt wird, so vermitteln sie dem Patienten doch das Gefühl, nicht aufgegeben zu werden. Sätze wie „*Wir können nichts mehr für Sie tun*" oder „*Es gibt keine Therapiemöglichkeiten*" sind dabei weder inhaltlich richtig noch menschlich angebracht. Vielmehr muss dem Patienten in allen Situationen das Prinzip Hoffnung erhalten bleiben, das ihn in den nächsten Tagen, Wochen, Monaten oder auch Jahren tragen wird. Hierbei geht es jedoch nicht um unrealistische Zukunftsvisionen wie Spontanremissionen oder die Pille gegen Krebs – der Begriff der Hoffnung erhält hier andere Dimensionen, wie die Hoffnung auf einige Wochen im Kreise der Familie, auf Schmerzfreiheit, auf menschliche Begleitung und nicht zuletzt auf einen schmerzfreien, würdevollen Tod. Zudem sollte der Patient ausreichend Gelegenheit haben, Fragen zu stellen oder auch seine Emotionen zu zeigen. Wichtig ist hierbei, das Gefühl von Offenheit, Respekt und Vertrauen zu vermitteln und uneingeschränkte Gesprächsbereitschaft zu signalisieren: „*Ich kann verstehen, dass Sie sich von dem Gespräch und den Informationen vielleicht überfordert fühlen, und im Laufe der Zeit noch mehr Fragen aufkommen. Falls Sie oder Ihre Angehörigen ein weiteres Gespräch wünschen, sagen Sie mir Bescheid.*"

Dokumentation

Nach Beendigung des Gespräches sollten die Inhalte in der Krankenakte vermerkt werden, um anderen behandelnde Kollegen und das Pflegepersonal in Kenntnis zu setzen. Auch im Brief an den überweisenden Hausarzt sollte der Informationsstand des Patienten dokumentiert werden: „*Der Patient wurde am 1.12.08 in einem ausführlichen Gespräch über seine Diagnose und deren Prognose informiert; mögliche Therapieoptionen wurden erörtert.*"

Nach dem Gespräch

Aus einem Gespräch dieser Art mit einem „guten Gefühl" oder „Erfolgserlebnis" herauszugehen, trifft wohl in den meisten Fällen nicht die persönlichen Empfindungen des Arztes und kann der Zielsetzung der Gesprächsinhalte auch nicht gerecht werden. So ist es nach einem Gespräch umso wesentlicher, sich selbst mit der vorhandenen Trauer, Aggression oder auch dem Gefühl der Hilflosigkeit auseinander zu setzen und als natürliche Reaktionen zuzugestehen – Gespräche mit Kollegen und Pflegepersonal sowie auch Balint-Gruppen können hierbei helfen, Erfahrungen und Emotionen zu reflektieren sowie auch die nötige emotionale Distanz wiederzugewinnen.

„Zwischen Furcht und Hoffnung
kann der Mensch leben,
aber nicht ohne Hoffnung"

C.W. Hufeland

Abkürzungsverzeichnis

A., Aa.	Arteria, Arteriae
ACE	Angiotensin Converting Enzyme
ACS	Akutes Koronarsyndrom
ACTH	Adrenocorticotropes Hormon
ADH	Antidiuretisches Hormon
AG	Atemgeräusch
AIDS	Acquired immunodeficiency syndrome
AIHA	autoimmunhämolytische Anämie
AK	Antikörper
ALS	amyotrophe Lateralsklerose
AMA	Antimitochondriale Antikörper
ANA	Antinukleäre Antikörper
ANCA	Anti neutrophil cytoplasmatic antibody
ant.	anterior
a.p.	anterior-posterior
AP	Angina pectoris, Alkalische Phosphatase
APC-Resistenz	Resistenz gegen aktiviertes Protein C
ASD	Vorhofseptumdefekt
ASS	Acetylsalicylsäure (Aspirin)
AT III	Antithrombin III
Aut.-dom.	Autosomal-dominant
Aut.-rez.	Autosomal-rezessiv
AV	arteriovenös, atrioventrikulär
B.	Bacillus
BB	Blutbild
BCG	Bacille Calmette-Guerin
BGA	Blutgasanalyse
BMI	Body mass index
BSG	Blutsenkungsgeschwindigkeit
BWS	Brustwirbelsäule
C.	Clostridium, Colitis
C2	Alkohol
C3, C4	Komplementfaktoren
Ca	Carcinom
CCT	craniales CT (CT Schädel)
CD	cluster of differentiation
CEA	Carcinoembryonales Antigen
CED	chronisch entzündliche Darmerkrankung
CML	Chronisch myeloische Leukämie
CMV	Cytomegalie-Virus
CO	Kohlenmonoxid
CO2	Kohlendioxid
COPD	Chronisch Obstruktive Lungenerkrankung (pulmonary disease)

CRP	C-reaktives Protein
CT	Computertomographie
D., Dd.	Ductus, Ductus (Plural)
dB	Dezibel
DD	Differentialdiagnose
Def.	Definition
DG	Darmgeräusche
DIP	distales Interphalangealgelenk
DM	Diabetes mellitus (Diabetes Typ I, Diabetes Typ II)
dpt	Dioptrien
EBV	Ebstein-Barr-Virus
Echo	Echokardiogramm
EEG	Elektroenzephalogramm
EF	Ejection fraction
EKG	Elektrokardiogramm
ELISA	enzyme linked immunosorbent assay
E-lyte	Elektrolyte
Endo	Endokrines System
ERCP	endoskopische retrograde Cholangiopankreatikographie
E.	Escherichia (z.B. E. coli)
Exp.	Exspiration
ext.	externus
FAP	Familiäre Adenomatöse Polyposis coli
FEV1	Forciertes Exspirationsvolumen in einer Sekunde
FSME	Frühsommer-Meningo-Enzephalitis
γ-GT	γ-Glutamyltransferase
GCS	Glasgow Coma Scale
GH	growth hormone
GI	gastrointestinal
GIT	Gastrointestinaltrakt
Gl., Gll.	Glandula, Glandulae
Glu-6-P-DH	Glucose-6-Phosphat-Dehydrogenase
GN	Glomerulonephritis
H_2S	Schwefelwasserstoff
Hb	Hämoglobin
HCG	human chorionic gonadotropine
HELLP	haemolysis, elevated liver function tests, low platelet count (Variante der EPH-Gestose)
HF	Herzfrequenz
HIT	Heparin-induzierte Thrombopenie
HIV	Humanes Immunodefizienz Virus
HLA	human leukocyte antigen
HNO	Hals-Nasen-Ohren
HOCM	hypertrophe obstruktive Cardiomyopathie
HOPS	Hirnorganisches Psychosyndrom
HP	Helicobacter pylori

HPT	Hyperparathyreoidismus
HPV	Humanes Papilloma Virus
Hst	Harnstoff
HSV	Herpes-simplex-Virus
HT	Herzton, Herztöne
HWI	Harnwegsinfekt
HWS	Halswirbelsäule
ICR	Interkostalraum
IFN	Interferon
IgE	Immunglobulin E
IGF-1	Insuline-like growth factor
inf.	inferior
Insp.	Inspiration
int.	Internus
i.S.	im Serum
i.U.	im Urin
iv	intravenös
JVD/ JVP	Jugularvenendruck (jugular venous pressure)
KH	Kohlenhydrate
KHK	Koronare Herzerkrankung
KM	Kontrastmittel, Knochenmark
Krea	Kreatinin
LDH	Laktatdehydrogenase
li.	links
Lig.	Ligamentum
LJ.	Lebensjahr
LK	Lymphknoten
LOQ	linker oberer Quadrant
LUQ	linker unterer Quadrant
LWS	Lendenwirbelsäule
M.	Morbus
M., Mm.	Musculus, Musculi
MCH	Mean corpuscular haemoglobin
MCL	Medioclavicularlinie
MCP	Metacarpophalangealgelenk
MCV	mean corpuscular volume
MEN	multiple endokrine Neoplasie
MI	Myokardinfarkt
MÖT	Mitralöffnungston
MRCP	MR-Cholangiopankreatikographie
MRT	Magnetresonanztomographie
MS	Multiple Sklerose
MTP	Metatarsophalangealgelenk
N., Nn.	Nervus, Nervi
NAFDL	Nicht-alkoholische Fettlebererkrankung

Nitro	Nitroglycerin-Spray
NN	Nebenniere
NNH	Nasennebenhöhlen
NSAR	nicht-steroidale Antirheumatika
NSTEMI	Nicht-ST-Hebungs-Myokardinfarkt
NYHA	New York Heart Association
O_2	Sauerstoff
OP	Operation
OSG	oberes Sprunggelenk
P.	Pleura
PAP	Vaginalabstrich nach Papanicolaou
PAVK	periphere arterielle Verschlusskrankheit
PBC	Primär biliäre Cholangitis
PCO	Polyzystische Ovarien
PCP	Pneumocystis carinii Pneumonie
PCR	Polymerase-Kettenreaktion, polymerase chain reaction
PET	Positronenemissionstomographie
PIP	proximales Interphalangealgelenk
p.m.	punctum maximun (Herzauskultation)
post.	Posterior
PRIND	Prolonged reversible ischaemic neurological deficit
Proc.	Processus
PSC	Primär sklerosierende Cholangitis
PTCA	perkutane transluminale coronare Angioplastie
RA	Rheumatoide Arthritis
Re.	rechts
Rez.	rezidivierend
RF	Raumforderung, Rheumafaktor
RG	Rasselgeräusche bei Lungenauskultation
ROQ	rechter oberer Quadrant
RR	Blutdruck (nach Riva-Rocci)
RUQ	rechter unterer Quadrant
S.	Salmonella
S3, S4	dritter und vierter Herzton
Sek.	Sekundär
SI	sakroiliakal
SIADH	Syndrom der inadäquaten ADH-Produktion
SLE	Systemischer Lupus erythematodes
Sono	Sonographie
SSW.	Schwangerschaftswoche
STEMI	ST-Hebungs-Myokardinfarkt
sup.	superior
Tbc	Tuberkulose
TEE	transesophageal echocardiogram (Transösophageales Echokardiogramm)
TIA	Transiente ischämische Attacke

TNF	Tumor-Nekrose-Faktor
TSH	Thyroidea-stimulierendes Hormon
UGT	Urogenitaltrakt
USG	unteres Sprunggelenk
V., Vv.	Vena, Venae
vgl.	vergleiche
VHF	Vorhofflimmern
Vit.	Vitamin
VSD	Ventrikelseptumdefekt
WHO	World Health Organisation
WS	Wirbelsäule
Z.n.	Zustand nach
ZNS	Zentrales Nervensystem

A

B

C

D

E

F

G

H

I

J

K

N

S

T

U

V

W

X

Z